W0256894

# Medizinische Informatik und Statistik

Band 1: Medizinische Informatik 1975. Frühjahrstagung des Fachbereiches Informatik der GMDS. Herausgegeben von P. L. Reichertz. VII, 277 Seiten. 1976.

Band 2: Alternativen medizinischer Datenverarbeitung. Fachtagung München-Großhadern 1976. Herausgegeben von H. K. Selbmann, K. Überla und R. Greiller. VI, 175 Seiten. 1976.

Band 3: Informatics and Medecine. An Advanced Course. Edited by P. L. Reichertz and G. Goos. VIII, 712 pages. 1977.

Band 4: Klartextverarbeitung. Frühjahrstagung, Gießen, 1977. Herausgegeben von F. Wingert. V, 161 Seiten. 1978.

Band 5: N. Wermuth, Zusammenhangsanalysen Medizinischer Daten. XII, 115 Seiten. 1978.

Band 6: U. Ranft, Zur Mechanik und Regelung des Herzkreislaufsystems. Ein digitales Simulationsmodell. XV, 192 Seiten. 1978.

Band 7: Langzeitstudien über Nebenwirkungen Kontrazeption – Stand und Planung. Symposium der Studiengruppe „Nebenwirkungen oraler Kontrazeptiva – Entwicklungsphase“, München 1977. Herausgegeben von U. Kellhammer. VI, 254 Seiten. 1978.

Band 8: Simulationsmethoden in der Medizin und Biologie. Workshop, Hannover, 1977. Herausgegeben von B. Schneider und U. Ranft. XI, 496 Seiten. 1978.

Band 9: 15 Jahre Medizinische Statistik und Dokumentation. Herausgegeben von H.-J. Lange, J. Michaelis und K. Überla. VI, 205 Seiten. 1978.

Band 10: Perspektiven der Gesundheitssystemforschung. Frühjahrstagung, Wuppertal, 1978. Herausgegeben von W. van Eimeren. V, 171 Seiten. 1978.

Band 11: U. Feldmann, Wachstumskinetik. Mathematische Modelle und Methoden zur Analyse altersabhängiger populationskinetischer Prozesse. VIII, 137 Seiten. 1979.

Band 12: Juristische Probleme der Datenverarbeitung in der Medizin. GMDS/GRVI Datenschutz-Workshop 1979. Herausgegeben von W. Kilian und A. J. Porth. VIII, 167 Seiten. 1979.

Band 13: S. Biefang, W. Köpcke und M. A. Schreiber, Manual für die Planung und Durchführung von Therapiestudien. IV, 92 Seiten. 1979.

Band 14: Datenpräsentation. Frühjahrstagung, Heidelberg 1909. Herausgegeben von J. R. Möhr und C. O. Köhler. XVI, 318 Seiten. 1979.

Band 15: Probleme einer systematischen Früherkennung. 6. Frühjahrstagung, Heidelberg 1979. Herausgegeben von W. van Eimeren und A. Neiß. VI, 176 Seiten. 1979.

Band 16: Informationsverarbeitung in der Medizin - Wege und Irrwege -. Herausgegeben von C. Th. Ehlers und R. Klar. XI, 796 Seiten. 1979.

Band 17: Biometrie – heute und morgen. Interregionales Biometrisches Kolloquium 1980. Herausgegeben von W. Köpcke und K. Überla. X, 369 Seiten. 1980.

Band 18: R.-J. Fischer, Automatische Schreibfehlerkorrektur in Texten. Anwendung auf ein medizinisches Lexikon. X, 89 Seiten. 1980.

Band 19: H. J. Rath, Peristaltische Strömungen. VIII, 119 Seiten. 1980.

Band 20: Robuste Verfahren. 25. Biometrisches Kolloquium der Deutschen Region der Internationalen Biometrischen Gesellschaft, Bad Nauheim, März 1979. Herausgegeben von H. Nowak und R. Zentgraf. V, 121 Seiten. 1980.

Band 21: Betriebsärztliche Informationssysteme. Frühjahrstagung, München, 1980. Herausgegeben von J. R. Möhr und C. O. Köhler. (vergriffen)

Band 22: Modelle in der Medizin. Theorie und Praxis. Herausgegeben von H.-J. Jesdinsky und V. Weidtman. XIX, 786 Seiten. 1980.

Band 23: Th. Kriedel, Effizienzanalysen von Gesundheitsprojekten. Diskussion und Anwendung auf Epilepsieambulanzen. XI, 287 Seiten. 1980.

Band 24: G. K. Wolf, Klinische Forschung mittels verteilungsunabhängiger Methoden. X, 141 Seiten. 1980.

Band 25: Ausbildung in Medizinischer Dokumentation, Statistik und Datenverarbeitung. Herausgegeben von W. Gaus. X, 122 Seiten. 1981.

Band 26: Explorative Datenanalyse. Frühjahrstagung, München, 1980. Herausgegeben von N. Victor, W. Lehmacher und W. van Eimeren. V, 211 Seiten. 1980.

Band 27: Systeme und Signalverarbeitung in der Nuklearmedizin. Frühjahrstagung, München, März 1980. Proceedings. Herausgegeben von S. J. Pöppl und D. P. Pretschner. IX, 317 Seiten. 1981.

Band 28: Nachsorge und Krankheitsverlaufsanalyse. 25. Jahrestagung der GMDS, Erlangen, September 1980. Herausgegeben von L. Horbach und C. Duhme. XII, 697 Seiten. 1981.

Band 29: Datenquellen für Sozialmedizin und Epidemiologie. Herausgegeben von R. Brennecke, E. Greiser, H. A. Paul und E. Schach. VIII, 277 Seiten. 1981.

Band 30: D. Möller, Ein geschlossenes nichtlineares Modell zur Simulation des Kurzzeitverhaltens des Kreislaufsystems und seine Anwendung zur Identifikation. XV, 225 Seiten. 1981.

Band 31: Qualitätssicherung in der Medizin. Probleme und Lösungsansätze. GMDS-Frühjahrstagung, Tübingen 1981. Herausgegeben von H. K. Selbmann, F. W. Schwartz und W. van Eimeren. VII, 199 Seiten. 1981.

Band 32: Otto Richter, Mathematische Modelle für die klinische Forschung: enzymatische und pharmakokinetische Prozesse. IX, 196 Seiten, 1981.

Band 33: Therapiestudien. 26. Jahrestagung der GMDS, Gießen, September 1981. Herausgegeben von N. Victor, J. Dudeck und E. P. Broszio. VII, 600 Seiten. 1981.

# Medizinische Informatik und Statistik

Herausgeber: S. Koller, P. L. Reichertz und K. Überla

62

# Prognose- und Entscheidungsfindung in der Medizin

30. Jahrestagung der GMDS
Düsseldorf, 16.-19. September 1985
Proceedings

Herausgegeben von
Hans Joachim Jesdinsky und
Hans Joachim Trampisch

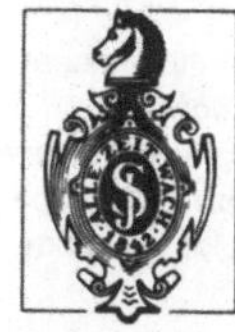

Springer-Verlag
Berlin Heidelberg New York Tokyo

**Reihenherausgeber**
S. Koller P. L. Reichertz K. Überla

**Mitherausgeber**
G. Goos H.-J. Jesdinsky H.-J. Lange B. Schneider
G. Segmüller G. Wagner

**Herausgeber**
Hans Joachim Jesdinsky
Hans Joachim Trampisch
Institut für Medizinische Statistik und Biomathematik
der Universität Düsseldorf
Moorenstr. 5, 4000 Düsseldorf 1

ISBN-13: 978-3-540-16068-7 e-ISBN-13: 978-3-642-82651-1
DOI: 10.1007/ 978-3-642-82651-1



2145/3140-543210

# VORWORT

Die 30. Jahrestagung 1985 der "Deutschen Gesellschaft für Medizinische Dokumentation, Informatik und Statistik" (GMDS) war in mehreren Hinsichten von den vorangehenden Jahrestagungen verschieden. Zum ersten Mal war sie in eine ganze Woche, die PROMED WOCHE, eingebettet, die sie zusammen mit einer internationalen Fachgesellschaft, der "International Society for Clinical Biostatistics" (ISCB) ausfüllte. Ein eintägiges Symposium über "Klinische Onkologie" wurde zusammen mit der "Gesellschaft zur Bekämpfung der Krebskrankheiten Nordrhein-Westfalen" (GBK) abgehalten.

Das Hauptthema der Tagung, die **Medizinische Prognose- und Entscheidungsfindung**, beherrschte nicht nur den gemeinsam von beiden Gesellschaften gestalteten Tag am 18. September 1985. Die medizinische Entscheidungsfindung liegt der Sicherstellung einer optimalen Arzneimittelversorgung ebenso zugrunde wie die Planung und Qualitätssicherung der ärztlichen Versorgung, die an anderen Tagen im Vordergrund standen. Schließlich hat die rasche Entwicklung der Computertechnologie in den letzten Jahren auch in der Medizin neue Akzente gesetzt, womit den Ärzten mächtige Werkzeuge zur Bewältigung der Wissensflut, zur Verarbeitung von Klartext, zur Betriebsorganisation und zur Unterstützung der Forschung zuwuchsen.

Dieser Tagungsband enthält überwiegend keine spezialisierten Forschungsbeiträge, vielmehr grundlegende Referate und Übersichtsartikel, dazu konkrete Anwendungen, die ein Schlaglicht auf den aktuellen Stand der Verwendung der Methoden der Statistik und Informatik in der Medizin werfen.

Die Gliederung in vier Teile stellt nur einen Rahmen dar. Das Studium der Beiträge zeigt die Fülle der behandelten Themen und deren interdisziplinäre Natur, besonders in den ersten Teilen, in denen man biometrische Prinzipien ebenso wie epidemiologische Untersuchungen findet.

Die Zweisprachigkeit der Tagung findet sich auch in diesem Tagungsband wieder. Den deutschen Beiträgen wurde eine englische Zusammenfassung vorangestellt.

## PREFACE

The 30th Annual Meeting 1985 of the 'Deutsche Gesellschaft für Medizinische Dokumentation, Informatik und Statistik' (GMDS) differed in several aspects from its predecessors. For the first time it covered a whole week, the 'PROMED WOCHE', which included the 'International Society for Clinical Biostatistics' (ISCB). A one-day symposium on Clinical Oncology together with the 'Gesellschaft zur Bekämpfung der Krebskrankheiten Nordrhein-Westfalen' (GBK) was also part of the program.

The main theme of the meeting **'Medical Prognosis and Decision Making'** was not only present in the joint meeting of the GMDS and ISCB on the 18th September 1985, but it was also the basis for other topics, such as ensuring an optimal drug supply and the planning and quality control of medical care which were emphasized on other days. Finally, the rapid development of computer technology during the last few years brought more efficient tools to cope with the torrent of medical knowledge, word processing, as well as the management of information systems and research.

The proceedings contain basic papers, surveys, and practical applications rather than specialized research topics. Thus, this volume offers a short survey on the state of the art concerning the application of statistics and informatics in medicine today.

The four parts roughly indicate the contents. The individual papers will reveal the variety of topics dealt with and their interdisciplinary nature, particularly in the first parts, where biometric principles as well as epidemiological investigations are presented.

The proceedings are partly in English, partly in German. For readers familiar with English only, English abstracts are added to papers written in German.

## INHALTSVERZEICHNIS


**FESTVORTRAG**

Wie frei ist die Forschung in Deutschland? 1
J.F.V. Deneke

**ERÖFFNUNGSVORTRAG DES PRÄSIDENTEN DER GMDS**

Biometrische Aufgaben in Diagnostik und Therapie 20
L. Horbach

**NUTZEN-RISIKO-BEWERTUNG VON ARZNEIMITTELN**
**RISK-BENEFIT EVALUATION OF DRUGS**

Pharmakologische Grundlagen für die Beurteilung des therapeutischen Nutzens von Arzneimitteln 47
U. Schwabe

Vorhersage von Arzneimittelrisiken aus der Sicht der Toxikologie 58
H.M. Bolt

Unerwünschte Arzneimittelwirkungen: Erfassung und pathophysiologische Interpretation als Grundlage der Nutzen-Risiko-Abschätzung 67
P.S. Schönhöfer, J. Gröticke

Beurteilung von Arzneimitteln in der Praxis
Aus der Sicht des praktisch tätigen Arztes 78
H. Overhoff

Die Beratung des Arztes in der Nutzen-Risiko-Bewertung von Arzneimitteln 93
K.H. Kimbel

Nutzen-Risiko-Bewertung von Arzneimitteln
Rundtischgespräch (Zusammenfassung) 103
H.J. Jesdinsky

Risk-Benefit Assessment of Drugs
Round-table Discussion (Summary) 105
H.J. Jesdinsky

**GESUNDHEITSFORSCHUNG UND MEDIZINISCHE VERSORGUNG**
**HEALTH CARE RESEARCH**

Contributions of Clinical Biostatistics to Quality Assurance of Medical Care 107
H.K. Selbmann

Die Bedeutung des Nachsorgeregisters im Tumorzentrum Kiel e.V. für die kooperative Tumortherapie 118
H.A. Horst, K. Bäuning, J. Hedderich, R.-D. Kanitz, A. Müller

Das Darmstädter Nachsorgemodell 130
C.R. Vosseler, O.P. Schaefer

Erfahrungen mit einem klinischen Krebsregister 139
J.Th. Fischer

Cancer Registration - Aims, Achievements, Prospects 146
L. Teppo

The Dilemma of Prevention Trials 166
M. Steinbach

Air Pollution as a Risk Factor in Lung Cancer: Some Preliminary Design Considerations 177
K.-H. Jöckel, E. Greiser, W. Ahrens, H. Becher, U. Maschewsky-Schneider, P. Metternich, B. Molik, G. Schöneberg, H.E. Wichmann, K. Drescher, J. Timm

The Course of Chronic Heart Disease in Ambulatory Care According to Data from Social Health Insurance (GKV) 187
L. von Ferber, R. Fimmers

Überregionale Studie bakterieller Resistenzen 203
P.L. Reichertz, K. Wettich, B. Wiedemann, R. Stark, Ch. Simon

Zusammenhänge zwischen Arbeitsbelastungen und chronischen Krankheiten in einem Stahlwerk 220
W. Slesina

Wege zur Verbesserung der ärztlichen Versorgung am Beispiel der ambulanten kassenärztlichen Diabetikerbetreuung. 232
P. Helmich

**MEDIZINISCHE INFORMATIK / MEDICAL INFORMATICS**

Wissensrepräsentation für fortgeschrittene Computer-Anwendungen 238
B. Neumann

SNOMED as a Standard Nomenclature (Problems and Potential for a Computer Based Information System) 255
D.J. Rothwell

HELP - A Medical Information System which Combines Automated Medical Decision-Making with Clinical Data Review and Administrative Support 266
P.D. Clayton, T.A. Pryor, R.M. Gardner, H.R. Warner

Practicability of COSTART 273
R. Blomer, S. Streichenwein, O. Vanderbeke

Generalisiertes Konzept zur Führung von Wartestrukturen 278
M. Nieländer, A. Schewe, K.-W. Hartmann

A Decision-theoretical Model for Quality Indexes of Medical Documentations 290
R. Klar

Untersuchungen zur Qualität einer routinemäßigen Computerdokumentation von Diagnosen und Operationen 296
B. Graubner, B. Jacob

Integration von Dialogdatenverarbeitung und Textverarbeitung in Befundschreibverfahren 308
R. Schulz

Datenbankorientiertes anästhesiologisches Basisdokumentationssystem in einem Mikrocomputer-Großrechnerverbund 319
B. Pollwein, L. Gierl

Einsatz von Arbeitsplatzcomputern für die Medizinische Basisdokumentation im Schreibdienst einer Klinik 328
R. Salm, F. Bodendorf, E.H. Farthmann

An Expert System for Diagnosis and Therapy of Endocarditis. Design and Methodological Considerations Focusing on Antibiotic Therapy 339
R. Haux, K. Langner, R. Repges, U. Sauerbrey

**MEDIZINISCHE BIOMETRIE / MEDICAL BIOMETRY**

Use and Usefulness of Diagnostic Tests. The Oral Glucose Tolerance Test and the so called Chlorpropamide Alcohol Flush Test 352
J. Köbberling

The Haemoccult-Test. Discrepancies Between Published Original Data and the General Clinical Appreciation 370
J. Windeler, J. Köbberling

The Comparison, Combination, and Repetition of Simple Diagnostic Tests 381
U. Abel

Bayesian Revision of the Decision Rule for the Classification of Systemic Lupus Erythematosus 392
P. Manu

Eine Analyse prognostischer Faktoren bei Non-Hodgkin-Lymphomen 400
B. Steinke, J. Mau

Computer-Aided Predictions of Pseudoallergic Reactions to Plasma Substitutes: A Model Using Haemaccel[R] 410
C. Ohmann, W. Lorenz, M. Ennis, Yang Qin, R. Zaczyk, B. Schöning

Erfahrungen mit einer statistischen Entscheidungsunterstützung bei der chirurgischen Behandlung des Rektumkarzinoms 421
I. Guggenmoos-Holzmann, B. Heinen, W. Gunselmann, P. Hermanek

Statistische Methoden zur Bewertung der individuellen Wirkung einer Anti-Arrhythmischen Substanz 431
K. Ulm, G. Schmidt

A Data Bank to Better Prognosis and Treatment of Infective Endocarditis 441
L. Bassein, A.M. Marata, M. Sanguinetti, M.Fantinel, L. Liverani, A. Gaspari, E. Ambrosioni, B. Magnani

Interactive Analysis of Transplant Data 451
R. Janßen, R. Reuter

Nichtorthogonale Varianzanalyse in Klinik und Epidemiologie 456
J. Adam, H.-P. Wortha

Rangverfahren und Grenzen ihrer Anwendung 472
R. Hilgers

Residuenanalyse des Unabhängigkeitsmodells zweier kategorialer Variablen 494
G. Hommel, W. Lehmacher, H.-G. Perli

Die statistische Auswertung prärandomisierter Versuchspläne 504
E. Brunner

Klinische und Methodische Implikationen der Prärandomisation bei klinischen Studien 511
H. Scheurlen, M. Olschewski

**AUTORENINDEX/INDEX OF AUTHORS** 523

# WIE FREI IST DIE FORSCHUNG IN DEUTSCHLAND ?

J.F. Volrad Deneke

Axenfeldstraße 16, D-5300 Bonn 2

Summary

The concern of the formal address on the occasion of the Paul-Martini-Award 1985 is

- to describe the reality of the constitutions in both German political systems
- to emphasize the idea of liberty in terms of the interaction principle between individuals
- to demand the guarantee for a free research.

The progress of science and technology is promoted by rationality, teamwork, and perfection. This development, however efficient it proved to be, bears a tendency towards limiting the freedom of research, in fact in both political systems, the Federal Republic of Germany and the German Democratic Republic, though to a different degree and for different reasons. The conflict cannot be cleared away but has to find a practical compromise. We have to rely on the inborne capacity of man to stand his own ground and to arrange his environment. It is by making use of this ability that researchers may create an atmosphere where rationality, teamwork and perfection can grow.

Especially in drug research, the possible threat to innovative research by idolizing the safety and by introducing bureaucracy is discussed.

It is recognized that industrial research, at least partly, must be 'purposive' research. All the more, universities and non-profit research institutions must be the places where basic research should be located. Research in Germany is dependent on research grants to a great extent. Therefore, we should pay close attention to political influence which tends to hamper basic research through either providing or refusing funds.

Wie frei ist die Forschung in Deutschland?

Niemand wird auf eine so komplexe, auf eine so politische Frage eine bündige Antwort erwarten. Der Zweck der Frage gerade in einem Festvortrag anläßlich der Zuerkennung eines Preises an Forscher liegt vielmehr in ihr selbst. Die Frage soll ausgebreitet und vertieft zur Selbstbesinnung und Ortsbestimmung anregen. Dabei wird vielfach pointiert formuliert werden, um zum Nachdenken im Widerspruch zu veranlassen.
Im Versuch solchem Anspruch gerecht zu werden, werden die drei großen Worte des Themas zum Einstieg in die Gedankenführung gemacht:

- Deutschland: die staatsrechtlichen Grundlagen für Forschung und
- Freiheit: der Entscheidungsspielraum des Forschers
- Forschung: Tendenzen zur Begrenzung der Freiheit in der Berufstätigkeit und in der Forschungspolitik.

Im Abschnitt "Forschung" werden Folgerungen aus den voraufgehenden Definitionen und analytischen Thesen, auch exemplarische Hinweise auf die medizinisch-pharmazeutische Forschung zu geben sein. Dieser Abschnitt wird daher ausführlicher ausfallen müssen als die beiden ersten Hindeutungen.

## I. Deutschland: die staatsrechlichten Grundlagen für Forschung und Forschungspolitik

### 1. Zur Definition

Zur Propädeutik gehört die Definition der Begriffe, mindestens eine Anmerkung, wie der Referent die Vokabeln im Blick auf das Thema verwendet.

Was also ist Deutschland?

Ein im Jahre 1860 verstorbener Bonner Universitätskollege von Paul Martini hatte einst formuliert: "Das ganze Deutschland soll es sein, soweit die deutsche Zunge klingt und Gott im Himmel Lieder singt."

Wir werden die aktuelle Tabuisierung der Diskussion des Deutschlandbegriffes nicht aufbrechen. Wir verwenden den Begriff wie unsere zeitgenössischen Enzyklopädien als Namen für "das Gebiet in Mitteleuropa, das als Deutsches Reich Ende 1937 eine staatsrechtliche Einheit bildete". Wir beschränken uns weiterhin innerhalb dieser Definition auf den Bereich der beiden nach 1945 neu entstandenen Staaten in Mitteleuropa.

Insoweit allerdings ist auch angesichts der internationalen Einbettung dieser Veranstaltung im Thema bewußt nicht nur nach der Freiheit der Forschung in der Bundesrepublik Deutschland gefragt. Wir erkennen Wert und Wirklichkeit unserer eigenen, der uns gewohnten Freiheiten in der vergleichenden Beobachtung mit der Verfassungswirklichkeit in der Deutschen Demokratischen Republik.

## 2. Freiheit der Forschung im Grundgesetz der Bundesrepublik Deutschland

Sind die Rahmenbedingungen für Forschung in der Bundesrepublik Deutschland so stringent geworden, daß hier keine Nobel-Preise mehr errungen werden können, sondern besser in der Freiheit der schweizerischen Bergwelt? Oder das Forschung aus der Bundesrepublik Deutschland in die freie Welt des amerikanischen Westens verlagert werden muß?

Für die Forschungspolitik in der Bundesrepublik Deutschland ist das Grundgesetz oberste Maxime. In Artikel 5 Abs. 3 heißt es:

> "Kunst und Wissenschaft, Forschung und Lehre sind frei".

Der Satz steht im Abschnitt der "Grundrechte", die nach Artikel 19 Abs. 2 nicht in ihrem "Wesensgehalt angetastet werden" dürfen. Dem Grundrecht auf Freiheit der Forschung geht der erste Satz des Artikel 1 Abs. 1 voraus

> "Die Würde des Menschen ist unantastbar"

und dessen Präzisierung in Artikel 2 Abs. 1

> "Jeder hat das Recht auf die freie Entfaltung seiner Persönlichkeit, soweit er nicht die Rechte anderer verletzt und nicht gegen die verfassungsmäßige Ordnung oder das Sittengesetz verstößt".

Forschung ist damit nach der Verfassung der Bundesrepublik Deutschland unterworfen und verpflichtet

- dem Gebot der Menschlichkeit,
- dem Recht aller Menschen auf freie Entfaltung der Persönlichkeit,
- der verfassungsmäßigen Ordnung dieses Staates und
- dem "Sittengesetz".

Ganz in diesem Sinn hat vor einem Jahr Kleinsorge in Karlsruhe darauf hingewiesen, daß die Freiheit der Wissenschaft nicht verwechselt werden dürfe mit der Blindheit für die Folgen des eigenen Handelns.

Der Begriff "Sittengesetz" ist nun allerdings ein unbestimmter Begriff. Nach der Rechtsprechung des Bundesverfassungsgerichts gelten als "Sittengesetz" im Sinne des Artikels 2 Abs. 1 die Wertvorstellungen, die nach "allgemeinem sittlichen Urteil" für die im Geltungsbereich des Grundgesetzes lebende Rechtsgemeinschaft bestimmend sind.

Angesichts der Diversifikation der Wertvorstellungen in der pluralen Gesellschaft stellt sich die Frage, wieviel Bindung hier überhaupt noch normiert ist. Die Diminuierung des sittlichen Konsenses macht "das Sittengesetz" als Kanon der Normen sittlichen Verhaltens zu einer sich immer mehr und mehr entleerenden Hülse. Der rasche Wandel, auch die wechselnde Akzentuierung nur partieller Wertvorstellungen bis hin zu modischen Emotionen der öffentlichen Meinung führen andererseits leicht zu einer Popularisierung radikaler und extremer sittlicher Detailforderungen ohne Augenmaß für das geschichtliche und gesellschaftliche Ganze.

Man braucht nicht einmal sehr tief in die tägliche Flut der Massenmedien einzutauchen um zu beweisen, wie akute Meinungsschübe etwa zu den Stichworten "Tierversuche", "Umweltschutz", "Arzneimittelnebenwirkungen", "Datenschutz", "Waldsterben" usw. usw. zu vielfach höchst widersprüchlichen, jeweils jedoch mit dem "allgemeinen sittlichen Urteil" begründeten Forderungen führen.

Das Dilemma zwischen Auszehrung des als allgemein verbindlich anerkannten Sittengesetzes einerseits und der schnell zur Allgemeinverbindlichkeit popularisierten extremen Detailforderung andererseits wird durch die Tendenz verschärft, Handlungen von gestern nach dem "allgemeinen sittlichen Urteil" von heute zu messen. Das aktuelle Ergebnis: Die grundgesetzliche Bindung der Forschung an "das Sittengesetz" normiert Rechtsunsicherheit.

Insoweit bleiben die Bindungen an die Menschenwürde nach Artikel 1 und an die Freiheit aller zur Entfaltung ihrer Persönlichkeit nach Artikel 2 Abs. 1 der realistische Kern für ethische Güterabwägung. Dem einzelnen, soweit er sich nicht eines weitergehenden, insbesondere religiösen Sittengesetzes verpflichtet fühlt, kann der kategorische Imperativ aus Kants "Kritik der praktischen Vernunft" (1788) nach wie vor Entscheidungshilfe in konkreten Zweifelsfällen bieten:

> "Handle so, daß die Maxime Deines Willens jederzeit zugleich als Prinzip einer allgemeinen Gesetzgebung gelten könne" (§ 7).

In diesem Satz verbinden sich die beiden Hauptlinien der ägyptisch-mosaischen, die Daseinsrechte anderer Menschen betonenden Sozialethik und der griechisch-germanischen, die persönliche Tugend betonenden Individualethik zur Sittlichkeit des Menschen als Person in der menschlichen Gemeinschaft. Die durch das Sittengesetz bestimmten Grenzen offenbaren damit über weite Strecken Identität mit den durch die Persönlichkeitsrechte anderer gesetzten Grenzen.

Der Grundgedanke der Freiheitsgarantie für die Forschung im Grundgesetz der Bundesrepublik Deutschland entspricht dem Grundgedanken des freien Spiels der Kräfte, das es zu wahren und zu fördern gilt.

## 3. Dienstpflicht der Forschung in der Deutschen Demokratischen Republik

Oberste Maxime für die Forschungspolitik in der Deutschen Demokratischen Republik sind die Parteitagsbeschlüsse der SED. Insbesondere bedeutsam dafür sind die Parteiprogramme und Parteitagsbeschlüsse der SED von 1963, 1967, 1971, 1976 und 1981.

Im Parteiprogramm der SED von 1963 wird auf die Notwendigkeit hingewiesen, die Forschung, und zwar besonders die technisch-naturwissenschaftliche und die wirtschaftswissenschaftliche Forschung einheitlich zu leiten. Die Grundlagenforschung sei so zu entwickeln, daß ein "Vorlauf für die Technik und Produktion von morgen gewonnen wird". Planungs- und Leitungsinstanzen der Forschungspolitik arbeiten auf der "Grundlage des Programms der SED, der Beschlüsse des Zentralkomitees (ZK) der SED, der Gesetze und Beschlüsse der Volkskammer sowie der Verordnungen und Beschlüsse des Ministerrates".

Auf dem VII. Parteitag 1967 wurde der Wissenschaft und Forschung die Funktion einer "Produktivkraft", eines "dritten Faktors" neben den Produktionsfaktoren Arbeit und Kapital zugewiesen. Die Erzielung wissenschaftlich-technischer Leistungen ist auch für der VII., VIII. und X. Parteitag der SED 1971, 1976 und 1981 Leitlinie der entsprechenden Fünfjahrespläne. Grundgedanken sind die Abhängigkeit der Forschung

- von den gesellschaftspolitischen Zielen,
- von der internationalen Planung und
- von den parteipolitischen Direktiven.

Der VIII. Parteitag der SED 1971 bindet die Forschung der Deutschen Demokratischen Republik ausdrücklich ein in die Forschungsplanung und Zusammenarbeit der Mitgliedsländer des Rates für gegenseitige Wirtschaftshilfe und damit an die Beschlüsse der Ratstagungen und die Direktiven des Exekutiv-Komitees der COMECON-Staaten.

Dem westlichen Grundgedanken, wonach die Freiheitsgarantie für Forschung das freie Spiel der Kräfte und damit eine optimale Entfaltung der Forschung ermögliche, steht der Gedanke einer Optimierung durch Planung, Lenkung und Kontrolle gegenüber, - bei gleichzeitig sehr hoher Ansiedlung des Sozialgutes "Forschung" als einer eigenen dritten gesellschaftlichen Produktivkraft.

Eine ganz andere Frage ist es, inwieweit Repräsentanten der Forschung selbst in der Deutschen Demokratischen Republik die Forschungspolitik bestimmen und welche Spielräume der Forschung durch die Vielfalt von Zuständigkeiten gegeben ist, wie sie in autoritären Herrschaftsformen nicht selten die Lebenswirklichkeit bestimmen.

Und schließlich: Inwieweit werden überhaupt gerade technische, naturwissenschaftliche und medizinische Forschung in ihrem Forschungsgehalt davon betroffen, wenn sie "auf der Grundlage des dialektischen und historischen Materialismus einen wirksamen Beitrag zur Erforschung gesellschaftlicher Entwicklungsprozesse und ihrer objektiven Gesetzmäßigkeiten" zu leisten haben?

Für Naturwissenschaft und Technik gibt es da erheblich weniger Konfliktstoffe als für die Geisteswissenschaften. Das gilt mit gewissen Einschränkungen auch für die Medizin, ganz gewiß nicht für die Psychiatrie.

## II. Freiheit: der Entscheidungsspielraum des Forschers

### 1. Zur Definition

Nach dem aktuellen Sprachgebrauch wird Freiheit, insbesondere die für die Behandlung des Themas wichtige Willensfreiheit des Menschen definiert als "das relative und sittlich zurechenbare Wählenkönnen in Entscheidungssituationen".

Freiheit ist danach nicht nur als Grundrecht, sondern bereits per definitionem relativ und bedeutet nicht das Recht auf absolute Wahlfreiheit unter allen in einer gegebenen Situation denkbaren Entscheidungen. Sie bedeutet danach vielmehr das Recht, zu bestimmten Handlungen oder Verhaltensweisen nicht durch äußere, insbesondere gewaltsame Einwirkungen gezwungen werden zu können. Inwieweit "Rahmenbedinungen" physischem Zwang gleich wirken können, das ist eine andere, auch uns betreffende Frage.

Die Definition von Willensfreiheit als "relatives und sittlich zurechenbares Wählenkönnen in Entscheidungssituationen" wird im folgenden durch eine These ergänzt:

> Freiheit ist ein Interaktionsprinzip der menschlichen Gesellschaft im offenen System der Biozönose. Die Summe aller Freiheiten in der Umweltkomplexität der offenen biotopen Systeme dieser Welt ist konstant.

Diese These ergänzt den passiven Charakter der landläufigen Definition von Freiheit durch eine auf das Verständnis von Aktivität und Dynamik hinweisende definitorische These. Erkenntnistheoretisch könnte dies Verständnis von Freiheit als Interaktionsprinzip am ehesten wohl vergleichbar sein dem Relativitätsprinzip im Inertialsystem der Physik. Es ist das Prinzip der interdependenten Dynamik im Bezugssystem des Lebens. Es bedeutet, daß ohne Entfaltungschancen, ohne Freiheitsräume für jeden Organismus nicht Leben wäre.

Andererseits weist das Prinzip darauf hin, daß jede Wahrnehmung von Freiheit durch den einen den Freiheitsraum des anderen begrenzt. Das Interaktionsprinzip funktioniert innerhalb der Konstanz des Freiheitsgehaltes in jeder Biozönose: eines kann sich nur auf Kosten anderer entfalten.

Das Verständnis von Freiheit als Interaktionsprinzip der menschlichen Gesellschaft in der Umweltkomplexität der offenen Systeme ist das symbiotische Element des Individuellen mit dem Sozialen, eben jener spannungsreichen Zweifaltigkeit der menschlichen Natur in Person und Gesellschaft, wie sie die Ethik Kants ins Auge gefaßt hat.

In der den Relativitätsbegriff ergänzenden These vom Interaktionsprinzip "Freiheit" wird einsichtig, daß jede Frage nach Ort und Ausmaß von Freiheit immer interdependente Dynamik abfragt. Das Interaktionsprinzip definiert Leben als Wahrnehmen und Wirken von Freiheit.

## 2. Individuelle Willensfreiheit

Aus der Definition von Freiheit als eines Lebensprinzips ergibt sich, daß die stärksten Fesseln für die Freiheit des Menschen in ihm selbst wurzeln. So fühlt sich und macht sich der Mensch meist abhängiger als er seiner Natur und den Umständen nach ist. Er nimmt Freiheiten nicht wahr.

Die Freiheit zu individueller Entfaltung ist an die zeitgenössisch aktuellen und greifbaren, geschichtlich gewachsenen Vorurteile gebunden. Sie ist an die teils genetisch vorgeprägte, teils durch Bildung und Erziehung ausgeprägte Fähigkeit gebunden, Chancen zur Entscheidung in Umweltkomplexitäten im doppelten Sinne dieses Wortes wahrzunehmen: zu erkennen und zu ergreifen.

In der Forschung als Beruf und Berufstätigkeit wie bei der Erfüllung von bestimmten Forschungsaufgaben ist es von entscheidender Bedeutung,

ob

- immer mehr Wahlfreiheiten wahrgenommen werden können
  oder ob
- die Möglichkeit, Wahlfreiheiten wahrzunehmen, immer mehr eingegrenzt wird.

Dies ist auch eine Frage nach der Fähigkeit des Menschen, sich offenzuhalten für unkritische Phantasie, für unbefangene, im besten Sinne dilettantisch naive, intuitive Fragestellungen und Handlungsfreiheiten.

### 3. Sozialfunktion von Freiheit

Freiheit als Interaktionsprinzip bestimmt die Ausformung des dynamischen Spannungsverhältnisses von Individualität und sozialem Wesen im Menschen. Bei der Güterabwägung als Phase des relativen und sittlich zurechenbaren Wählenkönnens in Entscheidungssituationen handelt es sich demnach nicht "nur" um ein ethisches Problem, sondern um die Wahrnehmung von Freiheit als existentielles, über Leben und Überleben entscheidendes Verhalten.

Damit gilt ganz besonders für den Menschen und für die menschliche Gesellschaft: Leben ist Freiheit.

## III. Forschung: Tendenzen in Berufstätigkeit und Politik

### 1. Zur Definition

Das Wort "forschen" hängt sprachgeschichtlich eng mit dem Wort "fragen" zusammen. Als "Forschung" wird geistige Tätigkeit mit dem Ziel Erkenntnisse zu gewinnen verstanden. Fragen und Forschen sind dem Menschen eingeboren. Schon Kinder fragen mehr als Eltern und Lehrer beantworten können. Und Kinder forschen ebenso spielerisch wie brutal, immer wieder probierend experimentell, aber auch analytisch zergliedernd und dabei zerstörend.

Der homo sapiens ist der Mensch als Erkennender. Der Mensch als Frager und Forscher ist immer auch in ganz besonderer Weise homo ludens in der Freiheit seines Fragens und Forschens: homo sapiens ludens.

In der Natur des Menschen allerdings liegt es auch, vor dem eigenen Fragen und dem eigenen Erkennen immer wieder zurückzuschrecken, sich in die Geborgenheit des Überkommenen und des Bekannten zu verschanzen und das Wagnis der Innovationen nicht auf sich zu nehmen. Freiheit der Forschung steht von je her in diesem Sinne im Widerstreit zu Lebensängsten und Sehnsucht nach Sicherheit.

Als wissenschaftlich wird Forschung bezeichnet, die

- methodisch stimmig,
- systematisch,
- nachprüfbar

ist. Die Erkenntnisse sollten neu sein. Ob sie auch "wahr" sind, ist eine andere Frage: zunächst einmal handelt es sich bei neuen Erkenntnissen immer um das Ergänzen oder Ersetzen von Vorurteilen. Die Erkenntnisse von heute sind die Vorurteile von morgen.

Ursprung alles Forschens ist das Fragen. Die Freiheit zu forschen beginnt mit der Freiheit zu fragen. Das Grundgesetz der Bundesrepublik Deutschland anerkennt die Freiheit des Menschen zu fragen als ein Grundrecht. In religiös oder ideologisch fixierten Gesellschaftsordnungen, in politisch autoritären Systemen kann es bereits tödlich sein, sich die Freiheit des Fragens zu nehmen.

Alles, was solche Herrschaftssysteme erschüttern oder ihrerseits in Frage stellen würde, darf dort nicht gefragt werden. Dabei gibt es ewige und ganz aktuelle, von Gott oder von der irdischen Obrigkeit dekretierte Wahrheiten, denen bei Strafe der Verbannung, der Einkerkerung, des Todes nicht nachgefragt werden darf. In diesen Systemen ist es Aufgabe der Forschung, zu belegen und zu beweisen, was als "wahr" schon vorbestimmt worden ist.

Glaubenswahrheiten und die Tabuisierung von Fragestellungen gibt es selbstverständlich auch in freiheitlich verfaßten Herrschaftssystemen. Es gibt sie auch in der modernen Medizin und ihren Autoritäten.

## 2. Forschungsimmanente Abhängigkeiten

Zum Thema der forschungsimmanenten Abhängigkeiten seien hier nur zwei Feststellungen getroffen:

> Erste generelle Feststellung: Forschung ist immer an die ihr zur Verfügung stehenden personellen und materiellen Ressourcen gebunden.

Nicht zuletzt die Bindung an das Prinzip der Nachprüfbarkeit macht wissenschaftliche Forschung bis zur Erlangung, bis zur "Produktion" von Ergebnissen von materiellen und/oder personellen Fremdmitteln abhängig. Notwendiger Aufwand und Fremdmittelabhängigkeit sind fachspezifisch und in bezug auf die konkrete Fragestellung höchst ungleich. Für die medizinisch-pharmakologische Forschung in der Bundesrepublik Deutschland kann das Ergebnis dieser Abhängigkeit und Fremdbestimmung schlagwortartig in der These zusammengefaßt werden:

> Es gibt immer mehr ungestellte Fragen und immer mehr bestellte Antworten.

Von fundamentaler Bedeutung für die personellen Ressourcen der Forschung sind Bildungsstruktur und Bildungspolitik. Der Nachweis, daß Bildung an sich seit Ausrufung des Bildungsnotstandes durch Georg Picht das Ziel der bundesdeutschen Bildungspolitik gewesen wäre, läßt sich nicht erbringen. Daß jedoch Bildungspolitik im Dienst ideologisch befrachteter Gesellschaftspolitik Ursache für das Ausmaß von gigantischen Fehlinvestitionen in das geistige Kapital der jüngeren Generation ist, gilt als nachweisbar.

Die großen Anstrengungen, die innerhalb der Wirtschaft für die Forschung geleistet werden, haben keine adäquate Ergänzung der Förderung der Grundlagenforschung durch die öffentliche Hand erfahren. Vielmehr wurde das Verhältnis von Forschung und Lehre an den Hochschulen systematisch zu Lasten der Forschung verändert. Die Universitäten wurden dem Grundgedanken der universitas litterarum und seiner ethischen Tradition entfremdet. Sie wurden weitgehend außerstand gesetzt, ihre Forschungsaufgaben, insbesondere im Sinne der Freiheit von Forschung in der Grundlagenforschung zu erfüllen.

> Zweite spezielle Feststellung: Medizinische Forschung ist immer

den Probanden als Patienten verpflichtet; ärztliche Hilfe geht vor medizinische Forschung.

Insoweit sind die ethischen Bindungen der medizinischen Forschung konkreter definiert als die Bindungen an das allgemeine Sittengesetz. So geht die ärztliche Schweigepflicht allemal weiter als der allgemeine Datenschutz. Der Mensch als Proband der medizinischen Forschung bleibt für den Arzt als Forscher Patient, der grundsätzlich nicht ohne seine Einwilligung der Forschung als Objekt dienstbar gemacht werden darf.

Dabei ist zu beachten, daß Mensch und menschliche Gemeinschaft mehr sind als die Mitmenschlichkeit in der Gegenwart. Ihre geschichtliche und generative Dimension verpflichtet Forscher und Patient auch der Zukunft und künftigen Generationen. Die Sozialpflichtigkeit ist mithin auch generativ determiniert. Das gilt nicht nur für die Genforschung, sondern u. a. auch für Forschung und Praxis der "Familienplanung" und alles, was auch immer mit diesem Begriff bezeichnet und verschleiert wird.

Im Vergleich zur Pflichtenbindung des Forschers an Menschenfreundlichkeit und Tierfreundlichkeit ist die Sozialpflichtigkeit des Patienten eine Schwachstelle der öffentlichen Diskussion.

Wer jedoch Fortschritt fordert für seine medizinische Versorgung ist auch zur Mitwirkung an der Forschung als Patient und Proband verpflichtet. Überzogene Forderungen legen der Forschung zum Nachteil künftiger Patientengenerationen unverhältnismäßige Sicherheitsgurte an. Hier bedarf es der Besinnung auf ausgewogene Güterabwägung.

Mit Richtlinien zum Datenschutz in der Forschung hat der Wissenschaftliche Beirat der Bundesärztekammer schon vor Jahren eine Entscheidungshilfe für Ärzte als Forscher in Konfliktfällen angeboten. Als Institutionen wirken die Ethik-Kommissionen im gleichen Sinne.

## 3. Aktuelle Tendenzen zur Einschränkung der Freiheit der Forschung

Auf der Grundlage dieses Verständnisses von Forschung und der für die Freiheit der Forschung allezeit gültigen und wirksamen, allgemeinen Bindungen sei nun auf vier besondere aktuelle Tendenzen zur Eingrenzung der Freiheit der Forschung hingewiesen, ehe abschließend die Rolle der

Politik für die Freiheit der Forschung skizziert wird.

Erste Tendenz: Der einzelne Forscher wird immer abhängiger vom Forschungsteam.

So kann Großforschung für die Mitglieder des Forschungsteams und das Team als Kollektiv nur dann ein Optimum der Forschungsfreiheit bedeuten, wenn alle Beteiligten sich mit der Zielsetzung der Großforschungsprojekte auch persönlich identifizieren. Was bleibt ihnen auch anders übrig? Für alle anderen Forscher bedeutet die pointierte Förderung der Großforschungsprojekte eine Eingrenzung ihrer Freiheit zu forschen durch Einschränkung oder Stagnation ihrer Ressourcen bis hin zur Verbannung in das Forschungsproletariat.

Diese Entwicklung vom forschenden Individuum zum forschenden Kollektiv begrenzt nicht nur die Wahlfreiheit des einzelnen in der Forschung. Sie zwingt auch die Forschung insgesamt zur Konzentration auf die Bearbeitung weniger Fragen. Als Folge davon wachsen Wissen und Erkenntnisse nicht gleichmäßig universal sondern "unverhältnismäßig". Die Entfremdungen durch Spezialisierung klaffen zu immer weiteren Distanzen auseinander.

Allerdings ist diese Entwicklung unerhört produktiv für den Forschungsfortschritt auf den geförderten Gebieten. Und die Methode der Spezialisierung und Kollegialität bleibt unverzichtbar für den Fortschritt der Forschung.

Der Hinweis auf die Eingrenzung der Freiheit der Forschung als Tendenz darf daher nicht als Aufforderung zum Rückschritt mißverstanden werden. Schon das Bewußtsein der Antinomie kann Optionen offen halten. Großzügige Förderung von Außenseitern erfordert vergleichsweise wenig Mittel. Tatsächlich aber beschneidet die Sparpolitik immer gerade die Randzonen größerer Freiheit kleiner Projekte und konzentriert die knappen Mittel nun erst recht auf die Großforschungsprojekte.

Zweite Tendenz: Der ökonomische Utilitarismus bestimmt immer mehr die Prioritäten <u>in</u> der und damit den Spielraum <u>für</u> die Forschung.

Das wird nicht mit dem Blick auf die Industrieforschung gesagt. Für diese ist ökonomischer Utilitarismus ein Wachstumsgesetz. Das eigentlich Bemerkenswerte ist das Übergreifen und Überhandnehmen dieser Tendenz auch in der Hochschulforschung und als Maxime der staatlichen Forschungsförderung. Damit werden sichtbar besonders seit Ende der sechziger Jahre auch politisch-ideologisch vorgezeichnete Einbahnstraßen zementiert wie dies von Scheuch, Herder-Dorneich, Bogs und anderen nachgewiesen wurde.

Infolge davon veröden andere Forschungslandschaften. Die Vorgaben verweisen einmal mehr "Außenseiter" auf caritative Mäcene, auf abnorme Askese oder monomanen Dilettantismus. Soweit diese Tendenz als entschiedende Hinwendung zu rationalem Verhalten im Fragen und Forschen auftritt, fördert sie Wirksamkeit des Mitteleinsatzes und die Entwicklung. Der Anwendungsbezug von Fragen und Forschen ist entwicklungsgeschichtlich im Menschen angelegt. Geht aber die spielerische Komponente verloren, so verdorrt das schöpferische Element.

Insoweit geht es auch hier nicht um eine resignierend kritische These, sondern um die Feststellung eines sehr effizienten Tatbestandes. Allerdings muß auch hier erkannt werden, daß die Option zum Fragen und Forschen "an sich" und ohne prospektive Anwendungschancen offen bleiben muß. Die unwillkürliche, zweckfreie, spielerische Fülle des Fragens, Forschens und Erkennens gehört zum Wesen des Menschen und zum Initiativen in der Forschung.

> Dritte Tendenz: Sicherheitsstreben und Forschungsbürokratie verdrängen Forschung und lähmen deren freie Entfaltung.

Diese Entwicklung entspricht der Sehnsucht des Menschen nach Sicherheit, spiegelt natürliche Lebensängste.

Es reicht daher nicht aus, diese Tendenz als ein Phänomen der allseits bekannten Selbstbefruchtung und Zellteilung im Bürotop zu erklären. Mindestens muß wohl darauf hingewiesen werden, daß die Spezialisierungsprozesse auch als Perfektionierungsprozesse in Erscheinung treten. Dem Einbruch der allgemeinen Öffentlichkeit in die Elfenbeintürme folgt der Rechtsmittelstaat auf dem Fuße. Er diszipliniert die Forschung bis zu perfekter Lähmung ihrer Wahl- und Willensfreiheiten.

Nicht aus Sorge für die Freiheit der Forschung, sondern dem Sicherheitsbedürfnis der Öffentlichkeit entsprechend, werden in der Bundesrepublik Deutschland Richtlinien zur Gen-Forschung erlassen.

Faszinierend ist das Phänomen einer Antinomie auch hier: große Forschungserfolge durch Teamarbeit, Rationalisierung und Perfektionierung einerseits - Minimierung von Freiheit der Forschung als unverzichtbarer schöpferischer Urkraft der Entwicklung des Menschen andererseits.

> Vierte Tendenz: Die unverhältnismäßige Extension der Zweckforschung gefährdet mit der Grundlagenforschung die Lebenskraft aller Forschung.

Zur Grundlagenforschung gehört auch in besonderem Maße die Förderung der Forschung in denjenigen Wissenschaften, die sich interdisziplinär als "Hilfswissenschaften" bewähren. Die Förderung der Forschung in der Informatik und in der Kommunikationswissenschaft ist daher von übergreifender Bedeutung. So ist zu hoffen, daß der Jury des Paul-Martini-Preises künftig auch preiswürdige Arbeiten eingereicht werden, die unmittelbar oder exemplarisch der Methoden- und Grundlagenforschung auf den Gebieten der medizinischen Dokumentation, Informatik und Statistik dienen. Dies würde auch den Statuten des Preises entsprechen.

Wenn im Parteiprogramm der SED von 1963 gefordert wird, die Grundlagenforschung so zu entwickeln, daß ein "Vorlauf für die Technik und Produktion von morgen gewonnen wird", dann bedeutet dies de facto die Verneinung des Grundgedankens von Grundlagenforschung überhaupt.

Möglicherweise liegt es aber auch in der Natur derjenigen Menschen, die das größtmögliche Glück der größtmöglichen Wählerzahl im Auge haben, die Förderung der Grundlagenforschung der Zweckforschung nach- oder unterzuordnen. Die Bundesrepublik Deutschland scheint diesbezüglich noch nicht am Tiefpunkt des internationalen Vergleichs angelangt zu sein: Sir Hans Kornberg kritisierte in diesen Tagen das Nützlichkeitsdenken der Regierung Thatcher mit dem Hinweis darauf, daß Großbritannien für die Grundlagenforschung nur die Hälfte von dem ausgäbe, was die Bundesrepublik Deutschland dafür aufwendet.

Dies sollte uns nicht beruhigen. Die Rahmenbedingungen für Grundlagenforschung in der Bundesrepublik Deutschland sind frustran. Der Utilitarismus ist nicht weniger vorherrschend als in der Deutschen Demokratischen Republik; nur aus anderer Motivation setzt er andere Prioritäten.

## 4. Freiheit der Forschung - Opfer oder Ziel der Forschungspolitik

Forschungspolitik wirkt mit den Mitteln von

- Förderung
  und/oder
- Verhinderung.

Für die Intentionen, Methoden und für den Aufwand der Förderung wird auf die einschlägigen Rechenschaftsberichte der Regierungen, der gesetzgebenden Körperschaften und der Administrationen in Bund und Ländern verwiesen. Die Veröffentlichungen sind, was unsere Frage nach der Förderung von Freiheit der Forschung anlangt, dekouvrierend.

Für die Suche nach Antwort auf die Frage "Wie frei ist die Forschung in Deutschland?" konzentrierten wir uns auf zwei "Detailfragen":

> Erste Frage: Zielt die Forschungspolitik _in_ der Bundesrepublik Deutschland auf Freiheit der Forschung?

Für die Antwort gibt die medizinisch-pharmazeutische Forschung ein eindrucksvolles Beispiel:

Die Entwicklung der Antibiotika hat dazu geführt, daß für resistente Bakterien geradezu ideale Lebensbedingungen geschaffen werden. Wenn die Generationenfolge resistenter Bakterien ihre Vervielfältigung innerhalb weniger Stunden ermöglicht, dann kommt es darauf an, daß die Forschung möglichst unverzüglich entsprechende Variationen oder Neuentwicklungen von Antibiotika entdeckt und die Industrie möglichst unverzüglich - ohne schuldhaftes Zögern - Forschungsergebnisse zur Verfügung stellt. Das heißt in unserem System: "vermarktet".

Gesetzgebung und Administration jedoch handeln nicht unverzüglich. Sie beeinträchtigen vielmehr die Chance der Forschung in diesem Wettlauf mit der biologischen Evolution.

In voller Übereinstimmung mit der Tendenz zur Sensibilisierung individueller Ansprüche bei gleichzeitiger sozialer Demotivation, sowie mit der Tendenz zu Bürokratisierung und Perfektionierung wird es für die individuelle Gesundheit und für das Überleben der Menschen nun höchst problematisch

- daß der Sicherheitskoeffizient bei der Zulassung von Arzneimitteln und medizinisch-technischen Geräten in keinem sinnvollen Verhältnis mehr zu den Sicherheitsvorschriften in anderen Lebensbereichen steht,

- daß Instanzenzug und Parcours der staatlichen Anerkennung von medizinisch-technischen oder pharmakologischen Erkenntnissen bis zur Vermarktung möglicherweise mehr Gesundheit kostet als die Inkaufnahme höherer Risiken, vielleicht sogar mehr Menschenleben.

Die Förderung der Forschung durch Gewinnstreben hat sich im Vergleich liberaler mit sozialistischen Herrschaftssystemen als außerordentlich wirkungsvoll erwiesen. Das ist womöglich nicht mehr gesichert. Die Tendenz geht dahin, daß die Anwendung vergleichbarer Sicherheitsbedingungen, wie sie der industriellen Arzneimittelforschung auferlegt werden, beispielsweise im Bereich der Verkehrspolitik kein Kraftfahrzeug und keine Autobahn mehr zulassen würden. Die menschliche Gesellschaft würde dann auf Feld- und Waldwege, auf Pferd und Esel zurückverwiesen.

So sehr die Tendenz zu ökonomischem Utilitarismus der Industrieforschung gemäß ein Motor von Forschung und Entwicklung ist, und so sehr dabei für den Forscher vielfach auch Rückbesinnung auf Fragestellungen der Grundlagenforschung notwendig und möglich bleibt, so bedenklich ist staatliche Forschungspolitik, die sich nun auch ihrerseits vorwiegend dem ökonomischen Utilitarismus verschreibt und dabei nicht um ein optimales Verhältnis von Zweckforschung und Grundlagenforschung bemüht ist. Es kann keine Rede davon sein, daß Freiheit als existenzielles Lebenselement der Forschung von der Forschungspolitik in der Bundesrepublik Deutschland erkannt und den Überlebensnotwendigkeiten entsprechend beachtet würde.

Zweite Frage: Wie frei ist die Forschungspolitik der Bundesrepublik Deutschland in der Interdependenz der internationalen Politik?

Für die Beantwortung dieser Frage ist die aktuelle Diskussion um das amerikanische Forschungsprogramm für ein Raketen-Abwehrsystem im Weltall und die Eureka-Idee europäischer Forschungskoordination exemplarisch.

Daß überhaupt in der Bundesrepublik Deutschland ein amerikanisches Forschungsprogramm der Verteidigungsstrategie kritisch diskutiert werden kann, bedeutet immerhin mehr Freiheit als anderwärts in Deutschland. Mit Sorge jedoch sollte auch beachtet werden, daß ein in der Forschungspolitik sachkundiger, inzwischen führender deutscher Außenpolitiker für das Projekt "Eureka" gefordert hat, bei der Projektauswahl sei streng darauf zu achten, daß "eine klare Analyse vorliegt, ob eine Entwicklung ihren Markt findet" (Stavenhagen).

Hier zeigt sich, daß Eureka allenfalls eine kommerzielle Alternative Westeuropas zur strategischen Alternative der US-amerikanischen Forschungspolitik ist. Aber dies ist eben in Wahrheit weder eine Alternative noch eine Konkurrenz. Zum einen wie zum anderen wäre nur eine Forschungspolitik alternativ, die strategischen und kommerziellen Utilitarismus um die Dimension zweckfreier Forschungsförderung großzügig ergänzt und weitet. Dies wäre eine angemessene Alternative für die Forschungspolitik der Freien Welt zur Dienstbarkeit der Forschung in autoritären Systemen.

## Schlußfolgerung

Wie frei ist die Forschung in Deutschland?

Rationalität, Kollegialität und Perfektionierung der Forschung fördern den Fortschritt in Wissenschaft und Technik. Gerade weil dies so ist, gilt es, der dieser Entwicklung immanenten Tendenz zur Eingrenzung der Freiheit die Erkenntnisse entgegenzusetzen, daß hier eine Antinomie nicht ausgeräumt werden kann, sondern gelebt werden muß. Und sie muß so gelebt werden, daß die im Menschen angelegte Fähigkeit zur Freiheit sich behaupten, sich entfalten und zum Agens der Rationalität, des Miteinander und der Perfektionierung von Forschung wird.

Die Besinnung darauf, daß Freiheit ein Lebensprinzip des Menschen, der Gesellschaft, der Natur, daß Freiheit ein Lebensprinzip der Forschung ist, sollte uns Orientierungsdatum und auch Leitgedanke der forschungspolitischen Diskussion sein.

Dazu müssen wir alle in unserer hochdifferenzierten, netzkausalen und wechselwirkenden Lebenskomplexität sich bietenden Chancen für individuelle Entscheidungen auch aufspüren und wahrnehmen. Leben heißt für den forschenden Menschen, für den homo sapiens ludens Entscheidungschancen im doppelten Sinne des Wortes wahrzunehmen zu erkennen und zu ergreifen. Freiheit der Forschung muß daher Leitidee auch für jede forschungspolitische Konzeption sein.

So wie wir in unsere Umweltkomplexe eingebunden sind, so sind wir auch frei. Nicht erst der umweltwirksame Erfolg, sondern diese Freiheit, Fragen aufzuspüren, Fragen zu erkennen und sie anzupacken, ist das täglich mögliche, ist das beglückende Erlebnis von Forschung als Beruf, als Berufung des Menschen.

# BIOMETRISCHE AUFGABEN IN DIAGNOSTIK UND THERAPIE

Lothar Horbach
Institut für Med. Statistik und Dokumentation
Universität Erlangen-Nürnberg
Waldstr. 6, 8520 Erlangen

Summary

Developing practical aids to the physician's daily work goes beyond defining entities of the disease process. The diagnostic procedure has to be analysed carefully, and its single steps must be identified and validated. The different types of diagnostic errors and the expected failure rates have to be taken into account. Medical biometry adapts mathematical models to the real situation and supplies the tools for the necessary quantifications.

In practice, there is a close interconnection between diagnostic steps and therapy. The various interactions may be analysed by carefully designed studies. Moreover, the gain in knowledge from certain invasive diagnostic procedures versus possible risks has to be taken into account.

Clinical trials of phase III, aimed at establishing the efficacy of a therapy in large populations, should include the observation of variables pointing to risks, so that one may take resort to these data if adverse events observed later on have to be evaluated when the drug is on the market (phase IV).

The assessment of risks and benefits requires a special knowledge of the drug, its pharmacological profile as well as its clinical use before any biometric evaluation is applied. In this way, the superiority of a drug over other drugs in general may be established. What is more, the use of prognostic models based on prospective clinical observations makes therapeutic decisions in individual patients possible.

## 1. Historische Vorbemerkungen

Im Jahre 1844 wurde im Erlanger Verlag von Ferdinand Enke von S. LANDMANN eine Übersetzung des Werkes von JULES GAVARRET herausgebracht mit dem deutschen Titel "Allgemeine Grundsätze der medicinischen Statistik" (Abb.1). Es ist vermutlich das erste deutschsprachige Buch, welches die Grundlagen der medizinischen Statistik - nach dem damaligen Erkenntnisstand - darstellt. Im Mittelpunkt der behandelten Problematik steht die Anwendung des "Wahrscheinlichkeitskalküls" auf Fragen der Bewertung der Therapie, einem Thema, dem bereits in der ersten Hälfte des vorigen Jahrhunderts in Frankreich bedeutende Wissenschaftler wie LOUIS (1835) und GAVARRET einen wesentlichen Teil ihrer Arbeit gewidmet hatten.

Der bekannte französische Kliniker BOUILLAUD (zitiert nach LANDMANN (1844)) hat dazu im Jahre 1836 in seinem "Essai sur la Philosophie médicale" bemerkt, daß ihm zwar die erforderliche Kenntnis der Methoden fehle, er aber die Probleme angeben könne, "die von dem Wahrscheinlichkeitscalcul ihre fernere Beleuchtung erwarten". Mit diesem Kliniker hätte man als Biometriker wohl gut zusammenarbeiten können.

**Allgemeine Grundsätze**

der

**medicinischen**

**S t a t i s t i k**

oder

**Entwicklung der für die numerische Methode gültigen Regeln**

von

**Jules Gavarret.**

Aus dem Französischen ins Deutsche übertragen

von

**Dr. S. Landmann.**

**K.U.B.E.**

**Erlangen,**

Verlag von Ferdinand Enke

**1844.**

Abb. 1

Andere, längst in Vergessenheit geratene Autoren haben damals aus ihrer Unkenntnis der Methodik ihre Ablehnung für die Anwendung in der Medizin abgeleitet.

AMADOR (zitiert nach LANDMANN (1844))formulierte in seiner der medizinischen Akademie in Paris vorgetragenen Abhandlung: "Der Wahrscheinlichkeitscalcul ist von seinen Grundsätzen aus betrachtet noch viel zu dunkel, um irgend ein Vertrauen zu verdienen!" Wenn man etwas nicht versteht, ist es verständlich, wenn man dazu eine skeptische Einstellung hat. Goethe hat dieses Phänomen sehr scharf formuliert, indem er sagte: "Man ist gewohnt, daß die Menschen verachten, was sie nicht verstehen können".

Ein anderer Kritiker, DOUBLE (zitiert nach LANDMANN (1844)), führte 1837 vor demselben Gremium aus: "Die Medizin beschäftigt sich bloß mit Individualitäten; zwei Beobachtungen über irgend eine Krankheit bieten unter sich viel zu große Unterschiede dar, um als vergleichbare Größen betrachtet zu werden", und weiter "Die Medizin liefert nur heterogene Größen, man kann daher in dieser Wissenschaft auch nicht zählen". Immerhin sprach er das Problem der Datenverarbeitung an, das erst im Zeitalter der Computer befriedigend bewältigt werden kann.

GAVARRET widerlegt in dem von LANDMANN übersetzten Buch die Argumentationen der Gegner des "Wahrscheinlichkeitskalküls" und führt im Folgenden die Bedingungen aus, unter welchen Beobachtungen vergleichbar sind; insbesondere wird dabei die Bedeutung der Klassifikation nach Krankheitseinheiten dargestellt. Die enge Verzahnung zwischen Diagnose und Therapie stellt er bereits mit aller Deutlichkeit dar.

Diese Diskussion aus der ersten Hälfte des 19. Jahrhunderts ist nicht nur von rein historischem Interesse. Es gibt auch heute noch bei der täglichen Arbeit eines beratenden Statistikers Überzeugungsarbeit zu leisten, wie sie GAVARRET vor etwa 150 Jahren begonnen hat. Diese Überzeugungsarbeit ist heute eine vorrangige Aufgabe der GMDS. Sie ist zu bewältigen durch Wissensvermittlung, Kooperation und vor allem durch die Erarbeitung für die Medizin relevanter Forschungsergebnisse.

Die Geschichte des medizinischen Fortschritts lehrt, daß technische Errungenschaften, z.B. solche zur Verbesserung der Untersuchungstechnik, viel rascher Eingang fanden als die mit der Erfordernis von Abstraktionsleistungen verbundenen Erkenntnistheorien.

GAVARRET hat den Satz "Ars medica tota in observationibus" - "Die ärztliche Kunst liegt nur in den Beobachtungen" - mit Recht als unzulänglich erkannt. Beobachtungen sind die Grundlagen für verallgemeinerungsfähige Schlüsse, für die Erkennung von Regelhaftigkeiten.

Erst durch Abstraktionsprozesse auf der Basis von Beobachtungen, wobei in letzter Konsequenz biometrische Methoden zur Gewinnung objektiver, schlüssiger Resultate unverzichtbar sind, wird die Medizin zu einer lehrbaren Wissenschaft. GAVARRET hat gefolgert: "Die Kunst zu beobachten muß notwendigerweise zugleich die Wissenschaft hervorrufen". Es geht um die Objektivierung der medizinischen Erfahrung, die, gäbe es keine vergleichbaren Fälle, ein sinnloses Wort wäre, "und der Schüler, der noch keinen Kranken gesehen hatte, würde mit dem ältesten Praktiker auf gleicher Stufe des Wissens stehen".

## 2. Herausforderung der modernen Computertechnologie

Seit dem Bestehen dieser wissenschaftlichen Gesellschaft ist außer der grundsätzlichen Notwendigkeit einer objektivierenden Methodik zur medizinischen Erkenntnisgewinnung eine andere Herausforderung an den Biometriker in der Medizin, der heute faktisch einen Berufsstand mit einem dafür geschaffenen Zertifikat darstellt, herangetragen worden. Es ist die atemberaubende technische Entwicklung zur Bewältigung großer Datenmengen durch immer neue Computergenerationen mit leistungsfähigeren Zentraleinheiten und größerer Speicherkapazität. In dem Prozeß der Auseinandersetzung der modernen Medizin mit dem Computer erwächst ihm eine wichtige Aufgabe, die er in Kooperation mit dem Medizininformatiker und dem Kliniker lösen muß. Auch die ausgefeilteste Technik der Datenverarbeitung impliziert - abgesehen von routinemäßiger Informationsübermittlung - keinesfalls die korrekte Methodik zur Erzielung unverzerrter und schlüssiger Resultate auf den verschiedenen medizinischen Problemgebieten wie Ätiologie, Pathogenese, Diagnostik, Therapie, Prognose. Die im Laufe der siebziger Jahre vor allem in den USA entwickelten neuen Softwaretechniken, allgemein als "künstliche Intelligenz" (engl. "Artificial Intelligence") bezeichnet, werden in wachsendem Maße zur Entwicklung von Expertensystemen zur Unterstützung diagnostischer und therapeutischer Entscheidungen herangezogen (KULIKOWSKI (1970), RAULEFS (1982)). Wenn brauchbare Systeme entwickelt werden sollen, müssen dazu auch die Erfordernisse exakter Methoden beachtet werden.

Wie können aufgrund von Beobachtungen Regeln erhalten werden, die für den Arzt hilfreich sind bei der Diagnoseerstellung mit dem hohen Anspruch, daß sich für die Praxis brauchbare therapeutische Handlungsanweisungen daraus ergeben (ANSCHÜTZ (1982))?

## 3. Analyse der medizinischen Sachverhalte in der Diagnostik

Es entspricht einer probaten Vorgehensweise in der Biometrie, zunächst die medizinischen Fragestellungen und Sachprobleme aufzugliedern und danach in einem Abstraktionsprozeß formale Lösungswege zu suchen.

Welche Sachverhalte liegen - in allgemeiner, notgedrungen schematisierter Form - einer diagnostischen Aufgabe mit dem Ziel, mit den diagnostischen Erkenntnissen den Schlüssel für die adaequate Therapie zu erhalten, zugrunde?

Ausgangspunkt der Überlegungen zur logischen Klärung der Sachverhalte, die für eine Diagnose relevant sind, ist die Existenz eines Krankheitsprozesses (Abb.2). Die hier zugrunde gelegte Annahme eines

Abb. 2

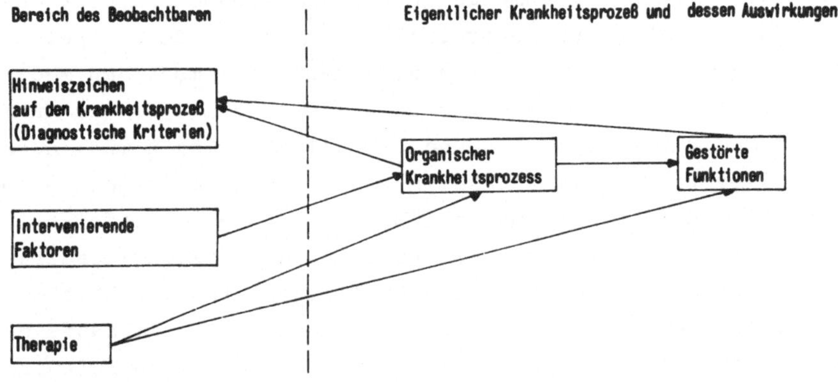


organischen Prozesses kann schon eine erhebliche Einschränkung der Problematik bedeuten; wohl nie ist z.B. mit letzter Sicherheit die Feststellung zu treffen, daß bei einem Patienten kein krankhafter Prozess vorliegt. Es ist das Ziel jeder Diagnostik - gleich wie man sie definiert - einen vorhandenen Krankheitsprozess und seine Auswirkungen auf die Funktionen des Organismus zu erkennen. Dieses diagnostische Erkennen ist in der Regel nicht direkt möglich. Zwischen dem eigentlichen Prozeß mit den durch ihn bedingten Funktionsstörungen und dem Bereich des Beobachtbaren, den diagnostischen Kriterien, liegt im allgemeinen ein Hiatus (gekennzeichnet in Abb.2 durch die gestrichelte Linie), ein mehr oder weniger großer Spielraum eingreifender und modifizierender Faktoren von individueller Ausprägung, deren Zusammenhänge und Effekte nicht deterministisch dargestellt werden können. Von den zu beobachtenden Hinweiszeichen als diagnostischen Kriterien lassen sich deshalb nur Wahrscheinlichkeitsschlüsse auf den eigentlichen Prozeß ziehen (KOLLER 1967). Dabei müssen im Interesse der detaillierten Charakterisierung der Erkrankung intervenierende Variablen in Betracht gezogen werden, welche den Krankheitsprozess beeinflussen können. Dazu gehören auch therapeutische Maßnahmen, die vor Abschluß der Diagnostik erfolgt sind und die, z.B. bei Infektionskrankheiten, geeignet sind, den eigentlichen Krankheitsprozess zu verschleiern. Hinter diesem einfachen Schema steckt eine fast unüberschaubare Mannigfaltigkeit der Details, für die im Folgenden nur Grundzüge aufgezeigt werden können.

## 3.1 Kennzeichnung eines Krankheitsprozesses

Für die Kennzeichnung eines Krankheitsprozesses und dessen therapeutischer Beeinflußbarkeit genügt nicht die Angabe einer Diagnose als Etikett, wie wir sie für Klassifikationen in der Epidemiologie brauchen. Eine ganze Reihe für die Therapie relevanter Komponenten sind zu beachten, die teils durch die Grundlagenforschung erkannt wurden, z.Tl. von Fall zu Fall abzuklären sind (Abb.3). Ätiologie, Art des Krankheitsprozesses und Lokalisation, zuweilen auch beobachtbare Krankheitszeichen werden zur Klassifikation u.a. in der ICD benutzt. Hier gewinnen diese Komponenten der Diagnose zusammen mit anderen besondere Bedeutung, da sie von Fall zu Fall richtungsweisend für die Therapie sein können.

Bei einer Krebserkrankung spielt die größtenteils anzunehmende Verursachung durch multiple Faktoren nach dem Manifestwerden der Krankheit im allgemeinen keine besondere Rolle mehr für die Therapie. Die außerordentlich wichtigen Ergebnisse nach statistischen Planungs- und Auswertungsprinzipien durchgeführter epidemiologischer Studien haben zur Erkennung physikalischer und chemischer Karzinogene geführt und damit Möglichkeiten zu deren Ausschaltung, zur Prophylaxe erschlossen.

Bei Infektionskrankheiten ist die bakteriologische bzw. virologische Charakterisierung des Erregers Voraussetzung für eine gezielte Therapie, bei bakteriellen Infektionen nach Untersuchung der Resistenzlage. Computerunterstützte Informationssysteme in einem Krankenhaus können bei statistisch geplanten Datensammlungen die empirische Basis für Schätzungen der orts- und zeitabhängigen Resistenzlage von Keimstämmen gegenüber den verschiedenen Antibiotika führen und hilfreich bei der therapeutischen Entscheidung beim einzelnen Patienten sein, da die Behandlung oft vor Bekanntsein der Resistenzlage einsetzen muß (REICHERTZ et al. (1985)).

**Für die Therapie relevante Komponenten eines Krankheitsprozesses**

Abb. 3

- Ätiologie
- Pathogenese
- Art des Prozesses
- Lokalisation
- Verlauf des Prozesses
- Gestörte Funktionen, z.B.
  - o Regelfunktionen (z.B. Elektrolythaushalt, Stoffwechsel)
  - o Ausscheidung
  - o Morbidität
  - o Sensorium
  - o Ernährungsstörungen

Die Erforschung der Pathogenese und der Art des pathischen Prozesses - z.B. Entzündung, Neoplasma, degenerativer Prozess - ist seit jeher die Domäne der Pathologen. Greift man die Problematik der Karzinogenese heraus, so zeigen sich hier noch große Erkenntnislücken. Die Epidemiologie liefert deutliche Hinweise dafür, daß zwischen der ersten Exposition gegenüber Karzinogenen und dem Manifestwerden der Krankheit oft Jahrzehnte liegen (HORBACH, LOSKANT 1981). Über biometrische Pathogenesemodelle gibt es bereits eine beachtliche Literatur und hervorragende Biometriker wie J. NEYMAN haben sich mit diesem Problemfeld beschäftigt. Medizinrelevante Fortschritte sind dort zu erwarten, wo eine wechselseitige Orientierung an tierexperimentellen Ergebnissen oder an pathologisch-anatomisch aufgearbeitetem Material (Leichen, Operationspräparate) möglich ist. Von hohem Interesse sind die Erkenntnisse der Arbeiten AUERBACH's (1964, 1967) in den USA über Vorstadien beim Bronchialkarzinom, die von BRUNNER (1977) mit anderen Techniken bestätigt wurden; sie haben vor allem Aufschlüsse über die Prädilektionsstellen der Bronchialkarzinome, die wichtig für die Krebsfrüherkennung sind, erbracht.

Ein nicht genügend beachtetes Arbeitsfeld in der Zusammenarbeit mit dem Operateur bzw. Pathologen ist die Abklärung der Häufigkeiten von organischen Prozessen an typischen Lokalisationen, z.B. von degenerativen Erkrankungen im Gefäßsystem.

Organische Prozesse lösen oft typische Funktionsstörungen aus, insbesondere solche, die bestimmte Regelkreise betreffen. Störungen z.B. des Elektrolythaushalts erfordern spezielle therapeutische Maßnahmen wie z.B. Substitutionen bestimmter Ionen. Unzweifelhaft sind in der Grundlagenforschung noch große Anstrengungen zu machen, um zu einer exakten quantitativen Darstellung der Regelkreise im Sinne der von NORBERT WIENER (1963, 1964) geschaffenen kybernetischen Theorie zu gelangen. Ansätze eines computerunterstützten Verfahrens zur Beherrschung z.B. von Elektrolytstörungen, die von BLEICH (1969, 1972) erprobt wurden, sind durch einen Mangel an quantitativ gefaßten theoretischen Grundlagen beeinträchtigt.

Alle diese genannten Komponenten eines Krankheitsprozesses sind vorwiegend Gegenstand der sogen. Grundlagenforschung, die tierexperimentell, ausnahmsweise auch am Menschen, z.B. an bioptischem Material, erfolgen kann. Die Zusammenarbeit des Biometrikers mit Pathologen, Physiologen, Pathophysiologen, Mikrobiologen und spezialisierten Klinikern ist äußerst wichtig und ergebnisträchtig. Die umfangreiche Forschungsarbeit, die bereits geleistet wurde, zeigt, daß es bei den Krankheitsprozessen sicher individuelle Ausprägungen, dabei aber Regelhaftigkeiten gibt, die ihre Klassifikation - in mehr oder weniger befriedigendem Maße -, damit die Zählbarkeit innerhalb solcher Klassen ermöglichen.

## 3.2 Kategorien diagnostischer Kriterien

Der Kliniker hat beim kranken Menschen in der Regel nicht die Möglichkeit, den eigentlichen Krankheitsprozeß direkt zu untersuchen. Er ist auf die beobachtbaren Hinweise auf den vorliegenden Krankheitsprozeß - Abb.2 jenseits der gestrichelten Linie - angewiesen.

Abb. 4 gibt eine grobe Übersicht über die Kategorien diagnostischer Kriterien, die durch Gespräch, Beobachtung und Untersuchung zu erfahren sind. Es ist das Ziel des diagnostischen Vorgehens, aus solchen Variablen mit möglichst hoher Wahrscheinlichkeit auf den eigentlichen Krankheitsprozeß zu schließen, und zwar unter Berücksichtigung all der Komponenten, die im gegebenen Falle für die Therapie relevant sind. Ausgangspunkt für die Diagnostik ist das durch den Krankheitsprozeß sich entwickelnde Beschwerdebild mit der Vorgeschichte.

FASSL hat 1970 eine Arbeit über die Anamnese als Informationsgewinnungsprozeß vorgelegt. Unter Nutzung der heutigen Leistungsfähigkeit von Computern wäre die weitere Bearbeitung dieser sehr komplexen

Abb. 4

<u>Kategorien diagnostischer Kriterien</u>, die durch Gespräch, Beobachtung und Untersuchung zu erfahren sind:

- Anamnese
- Beschwerden (symptoms)
- Klinische Befunde (signs)
- Chemische Laborbefunde
- Physikalische Messungen
- Mikrobiologische und immunologische Befunde
- Biosignale
- Ergebnisse klinischer Testverfahren
- Ergebnisse bildgebender Verfahren
- Endoskopische Befunde
- Bioptische Befunde

} Verlauf

Problematik von hohem Interesse und könnte die Grenzen der Lehrbarkeit einer anamnestischer Befragung ausloten als Voraussetzung für die Ausbildung angehender Kliniker.

Die Anamnese und eine erste körperliche Untersuchung sind auch heute noch von grundlegender Bedeutung für das richtige Einfädeln des diagnostischen Vorgehens.

Ein falsches Einfädeln kann auf diagnostische Irrwege führen.

Die weiteren diagnostischen Maßnahmen - biochemische und physikalische Messungen, bakteriologische, virologische und immunologische Untersuchungen, Ableitung von Biosignalen, klinische Testverfahren, bildgebende Verfahren bis hin zu endoskopischen und bioptischen Befunden - wird durch die erste Orientierung eingeleitet und stufenweise unter Befolgung diagnostischer Strategien weiter bestimmt. Auch bei der Erkennung von Teilkomponenten der Diagnose wie etwa durch den eigentlichen Krankheitsprozess ausgelöste Störungen von Regelsystemen erfolgen im Sinne der zeitgerechten Verzahnung von Diagnostik und Therapie im Sinne von GROSS (1969) bereits therapeutische Maßnahmen.

### 3.3 Intervenierende Variablen

Nicht nur Krankheitssystome, sondern auch individuelle intervenierende Faktoren wie sie in Abb. 5 zusammengestellt sind, spielen für die Ausprägung des Krankheitsprozesses und seine Therapie eine nicht zu unterschätzende Rolle.

## 4. Diagnostische Wertigkeit

Im Interesse einer trennscharfen Diagnostik und einer oekonomischen Arbeitsweise des Arztes ist es wichtig, die diagnostische Wertigkeit und Notwendigkeit der bestehenden Untersuchungstechniken wie die der zahlreichen neu entwickelten Verfahren mit kritischer Objektivität zu überprüfen. Hierzu ist die Anwendung biometrischer Verfahren unabdingbare Notwendigkeit. Zwei grundsätzliche Beurteilungskriterien sind zu beachten:

Reliabilität und Validität.

Der Physiker spricht bei seinen Messungen von deren Reproduzierbarkeit; **Routiniers** warnen nach einer vermeintlich gelungenen Messung

**Faktoren, die als <u>intervenierende Variablen</u> einen Krankheitsprozess beeinflussen können:**

Abb. 5

- **Geschlecht**
- **Alter**
- **Bekannte kronische Krankheiten, wie z.B. Diabetes**
- **Genetisch determinierte Faktoren, z.B. Enzymmangel**
- **Psyche**
- **Peristase**
- **Andere, krankheitsspezifische prognostische Faktoren**

vor deren Wiederholung: es könnte dann das Dilemma heraufbeschworen werden, daß etwas anderes herauskommt. In der Medizin sind die Beobachtungsbedingungen durch eine Vielzahl unkontrollierbarer Faktoren beeinflußt, so daß - auch bei äußerstem Bemühen um standardisierte Beobachtungsbedingungen - stets eine mehr oder weniger große Streuung der Ergebnisse gegeben ist. Es ist eine vielleicht weniger spektakuläre, dafür umso wichtigere Aufgabe der Biometrie, in Zusammenarbeit mit dem klinischen Untersucher bzw. Laborarzt den Einfluß unkontrollierbarer Faktoren zu erkennen und diese für die klinische Routine weitgehend auszuschalten.

Zur Thematik der Fehlerkennung im klinisch-chemischen Labor (GRIESSER, WAGNER (1968))gab es bereits 1967 in Kiel eine Jahrestagung dieser Gesellschaft. Damals spielten die speziellen Verteilungen an bestimmten Wochentagen als Zeichen der Leistungsbereitschaft der medizinisch-technischen Assistentinnen, z.B. bei Halbtagsarbeit mittwochs und samstags eine Rolle. Die Fehlerkomponenten bei Serumbestimmungen von den Randbedingungen beim Patienten - nüchtern, Testbebedingungen usw. -, der Technik der Blutabnahme, dem Transport der Probe bis zur chemischen Bestimmung und Modellansätze zu ihrer Ermittlung wurden diskutiert. Sind diese Überlegungen im Zeitalter der Laborautomaten überflüssig geworden?

Abb. 6 zeigt Verteilungen und Mittelwerte der LDH von Patienten mit Herzinfarkt am Aufnahmetag in verschiedenen europäischen Kliniken (HORBACH, JUST 1979). Die Unterschiede der Lageparameter und Formen dieser Verteilungen sind eklatant. Dabei wurden die gleichen Bestimmungsverfahren des Enzyms verwendet, jedoch mit unterschiedlichen Inkubationstemperaturen. Nicht nur bei der wissenschaftlichen Kommunikation muß man auf derartige Unterschiede achten. Wie BLASEIO 1970 durch die Analyse von Resultaten, die über längere Zeit gesammelt wurden, zeigen konnte, bedürfen auch moderne Laborautomaten der stetigen Kontrolle und einheitlichen Eichung, wenn vergleichbare Ergebnisse erzielt werden sollen.

Wichtig zur Vereinheitlichung und Abgleichung der Analyseverfahren sind Ringversuche, wie sie z.B. von der Deutschen Gesellschaft für klinische Chemie in verdienstvoller Weise für verschiedene Bestimmungsmethoden (Steroidhormone, Thyreotropin im Blut, Harnsteine, Blutgase, hämatologische Bestimmungen u.a.) durchgeführt wurden (RÖHLE, G. et al. 1983). Die Problematik ist bedeutend genug, hier eine Kooperation der Gesellschaften anzustreben.

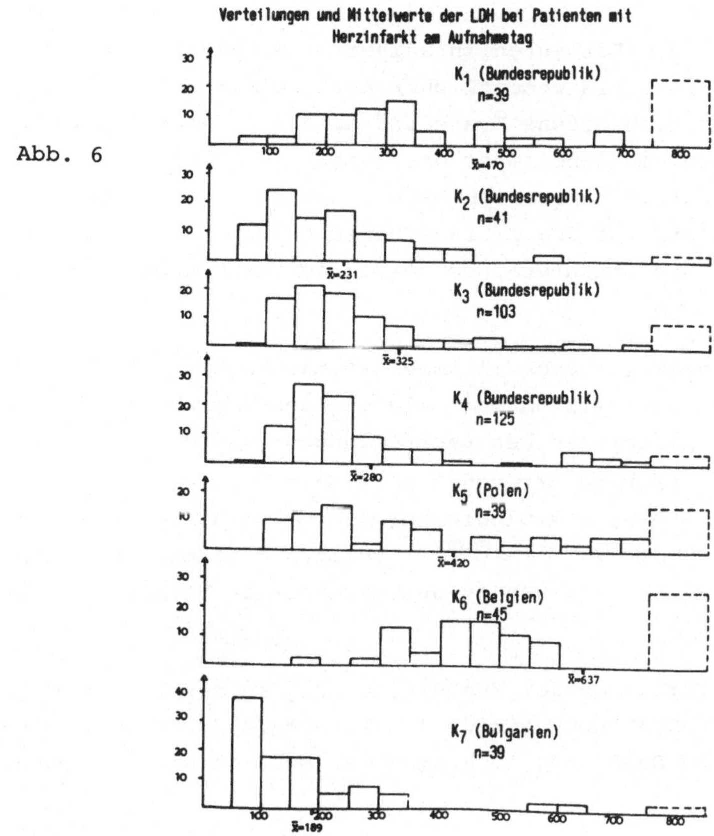


Abb. 6

Ich kann mir nicht vorstellen, daß eine vergröbernde Unterscheidung von Labordaten in "erniedrigt - normal - erhöht", wie sie manchen Expertensystemen zugrunde gelegt werden, für eine klinische Diagnostik ausreicht. Vor allem verlangt die Beurteilung des Einzelverlaufs - zu erkennen, ob eine Therapie greift oder nicht,ist u.U. außerordentlich wichtig für die Diagnose - reliable Laborwerte. Von Patient zu Patient können die Verläufe auf einem ganz unterschiedlichen Niveau liegen.

Bei den sogenannten weichen Daten, die aufgrund subjektiver Beurteilung gewonnen werden, ist deren Reliabilität grundsätzlich infrage zu ziehen. Es gibt für solche Variablen viel zu wenig vergleichende Beurteilungen, wie sie den Ringversuchen der klinischen Chemiker entsprechen.

Wechselwirkungen der Kommunikation zwischen Arzt und Patient führen bereits bei der Anamnese zu recht unterschiedlichen Ergebnissen, beim

Assistenten zu anderen als beim Chefarzt. Das Einfühlen und Verstehen der Persönlichkeit des Patienten in seinem Kranksein im Sinne der Hermeneutik ist sicher ein wesentlicher Bestandteil der ärztlichen Kunst. Es ist eine noch offene Frage und sollte Gegenstand künftiger Untersuchungen sein, ob dabei über die subjektive Beurteilung der individuellen Situation hinaus zählbare Daten gewonnen werden können. Der Physiologe KEIDEL hat diese Frage bereits 1967 bei der Diskussion der Möglichkeiten des Computereinsatzes in der klinischen Diagnostik gestellt.

Kritische Aufmerksamkeit wurde in immer stärkerem Maße der Verläßlichkeit der optischen Beurteilung bei bildgebenden Verfahren, auch bei cytologischen und histologischen Beurteilungen geschenkt (GALLMEIER, W.M. et al. 1981). Es wird oft von Diskrepanzen bei unabhängiger Beurteilung cytologischer, histologischer Präparate durch verschiedene Pathologen gesprochen; diese Mehrfachbeurteilungen sollten systematisch durchgeführt und zur Erkennung des wahren Untersucherbias biometrisch ausgewertet werden.

Für die modernen Verfahren der Mustererkennung in der medizinischen Informatik gibt es hier noch ein weites Arbeitsfeld, dem - mangels Manpower - zu wenig Beachtung im Rahmen der GMDS geschenkt werden kann.

Die Validität einer Untersuchung soll Antwort auf die Frage geben:

Was sagt eine beobachtete Variable über einen Krankheitsprozess, den es zu diagnostizieren gibt, aus?

Es handelt sich darum, die übliche Praxis des erfahrenen, diagnostisch tätigen Arztes mittels Untersuchungen, die nach den Regeln der statistischen Methodik geplant und ausgewertet werden, zu überprüfen. Wie bereits gezeigt wurde, stehen sich zwei Gruppen von Informationen bzw. Sachverhalten gegenüber: einmal die zu erfragenden bzw. zu beobachtenden oder zu messenden Krankheitsäußerungen, aus denen mittels eines wahrscheinlichkeitstheoretischen Ansatzes auf den zunächst unbekannten, zu diagnostizierenden Krankheitsprozess mit seinen einzelnen therapierelevanten Komponenten zu schließen ist. Nach den Ergebnissen der Grundlagenforschung können typische, klassifizierbare Einheiten unterschieden werden.

Die axiomatischen Festsetzungen der Wahrscheinlichkeitsrechnung, aufgrund derer komplizierte wahrscheinlichkeitstheoretische Berechnungen durchgeführt werden können, haben als grundsätzliche Voraussetzung eine definierte Menge. Entsprechend sind im Sinne des induktiven Schließens Schätzungen von Wahrscheinlichkeiten nur möglich, wenn eine für eine definierte Grundgesamtheit repräsentative Stichprobe gegeben ist. Auch das Erfahrungswissen von Ärzten ist zweifellos geprägt durch die von ihnen im Laufe der Jahre beobachteten und diagnostizierten Erkrankungsfälle, die Stichproben spezifischer Ausprägung darstellen.

Es ist leicht einzusehen, daß die Häufigkeiten der vorkommenden Krankheiten in einer Klinik mit gastroenterologischem Schwerpunkt ganz anders anzusetzen sind als in einer vorwiegend kardiologischen Klinik. Es wären jeweils andere Grundgesamtheiten mit anderen a priori-Wahrscheinlichkeiten der Krankheitseinheiten gegeben, was z.B. für die Berechnung bedingter Wahrscheinlichkeiten für das Vorliegen einer Krankheit bei gegebenem Symptomenmuster nach BAYES große Bedeutung hat.

Es ist allgemein bekannt und mehrfach diskutiert worden, daß wichtige Maße der diagnostischen Wertigkeit wie

- Sensitivität
- Spezifität
- prädiktiver Wert (Definition in Abb.7)

stark von der Grundhäufigkeit der betreffenden Krankheit in der Grundgesamtheit, damit auch in der Stichprobe abhängen; die ermittelte Wertigkeit würde nur für eine bestimmte Klinik gelten. Abb. 8 enthält hierzu ein Zahlenbeispiel.

Die Frage ist die Überlegung wert, ob es wirklich sinnvoll ist, diagnostische Systeme ins Auge zu fassen, die z.B. alle in der inneren Medizin infrage kommenden Diagnosen umfassen, obgleich das schon eine Einengung ist,die mit u.U. folgeschweren Irrtümern durch Außerachtlassen außerhalb liegender Krankheitsprozesse verbunden sein kann.

FRANZ VOLHARD hat bereits im Jahre 1931 (zitiert nach GROSS 1969) den Versuch einer mengentheoretischen Darstellung der Diagnosen, die in der Nierenpathologie vorkommen,unter Berücksichtigung der wichtigsten Grundsymptome vorgelegt (Abb.9); er hat damals die moderne Diagnostik der internistischen Nierenerkrankungen in überschaubarer Weise eingeleitet.

BECHER (zitiert nach GROSS 1969) hat 1944 dieses Schema noch erweitert (Abb. 10); von einem VENN-Diagramm kann man hier erst recht nicht mehr reden. Es ist aber ein Versuch, eine Übersicht über Krankheitsprozesse der Nieren und deren beobachtbare Äußerungen zu geben. Vielleicht sollten sich Methodiker eine Darstellung überlegen, welche mit Ansätzen der Wahrscheinlichkeitsrechnung in Einklang zu bringen ist.

Bei verläßlichem Einfädeln des diagnostischen Prozesses durch das Erkennen eines Leitsystoms, das eine Beschränkung auf eine bestimmte

Gruppierung von Krankheiten, wie die Nierenkrankheiten, also auf das Feld einer Differentialdiagnose ermöglicht, kommt man zweifellos zu wesentlich stabileren und einheitlicheren a priori-Wahrscheinlichkeiten; selbstverständlich ist auch dabei auf regionale Unterschiede - z.B. durch endemische Gebiete mit Nierentuberkulose zu achten.

Im Rahmen der Bewertung eines diagnostischen Verfahrens wird dem Zeitfaktor, der Dynamik der Erkrankung, zu wenig Beachtung geschenkt (HORBACH 1975, 1978). Abb. 11 zeigt Verlaufskurvenscharen der SGOT von 20 aus einer Studie zufällig ausgewählten Patienten mit akutem Herzinfarkt (HORBACH, JUST 1979). Ein Maximum der überhöhten Werte ist um die 20. Studie nach Klinikaufnahme zu verzeichnen; zu früh oder zu spät bestimmte Werte bedeuten keine Information für die Diagnose.

Studien zur Bewertung diagnostischer Verfahren werden in wachsendem Maße durchgeführt. Gleich welche Ansätze gemacht werden, in jedem Falle besteht die Schwierigkeit, die Validität der diagnostischen Entscheidung durch die Feststellung des "wahren" Krankheitsprozesses mittels eines geeigneten Außenkriteriums zu überprüfen; die Möglichkeiten hierzu haben ihre Grenzen. Selbst bei den Pathologen gibt es Ungewißheiten. Zur Beurteilung der präkanzerösen Eigenschaften von Dickdarmpolypen haben erst Langzeitbeobachtungen zu schlüssigen Ergebnissen geführt (HERMANEK, P. et al. 1983). Wenn ein geeignetes Außenkriterium fehlt und man andere diagnostische Kriterien, zuweilen auch die zu beurteilenden zur Verifikation heranzieht, fällt man leicht einem Zirkelschluß anheim.

Die Zusammenhangsstruktur von Variablen, die zu einer Diagnose herangezogen werden, führt folgerichtig zu multivariaten Verfahren, z.B. zur Diskriminanzanalyse (MICHAELIS et al. 1972 ). Beim BAYES'schen Ansatz wird meist die Abhängigkeit der Variablen nicht berücksichtigt. Die Hinzuziehung einer weiteren Variablen bedeutet nicht immer Informationsgewinn bei einem diagnostischen Prozeß. Die Trennschärfe des biometrischen Verfahrens kann darunter leiden. In einer Zeit großen apparativen Aufwandes in der klinischen Diagnostik fällt dem Biometriker die wichtige Aufgabe zu, für bestimmte Differentialdiagnosen zusammen mit dem Kliniker effiziente Untersuchungsstrategien herauszuarbeiten.

Abb. 7

**Gütekriterien eines diagnostischen Verfahrens (einfachstes Modell)**

| | | Wahrer Sachverhalt | |
|---|---|---|---|
| | | krank $k^{+}$ | Nicht krank $k^{-}$ |
| Test-ergebnis | positiv $T^{+}$ | $T^{+} k^{+}$ richtig positiv | $T^{+} k^{-}$ falsch positiv |
| | negativ $T^{-}$ | $T^{-} k^{+}$ falsch negativ | $T^{-} k^{-}$ richtig negativ |

Sensibilität: $\frac{T^{+} k^{+}}{T^{+} k^{+} + T^{-} k^{+}}$

Spezifität: $\frac{T^{-} k^{-}}{T^{+} k^{-} + T^{-} k^{-}}$

Prädiktiver Wert eines positiven Befunds: $\frac{T^{+} k^{+}}{T^{+} k^{+} + T^{+} k^{-}}$

Prädiktiver Wert eines negativen Befunds: $\frac{T^{-} k^{-}}{T^{-} k^{+} + T^{-} k^{-}}$

Abb. 8

**Verdeutlichung des Einflusses der Prävalenz der zu diagnostizierenden Krankheit auf den prädiktiven Wert eines positiven Befundes**

1. Beispiel: n = 2000
Sensibilität: 90%
Spezifität: 85%

Prävalenz: 50%

| | $k^{+}$ | $k^{-}$ | $\Sigma$ |
|---|---|---|---|
| $T^{+}$ | 900 | 150 | 1050 |
| $T^{-}$ | 100 | 850 | 950 |
| $\Sigma$ | 1000 | 1000 | 2000 |

Prädiktiver Wert eines positiven Befundes: 85,7%

2. Beispiel: n = 2000
Sensibilität: 90%
Spezifität: 85%

Prävalenz: 0,5%

| | $k^{+}$ | $k^{-}$ | $\Sigma$ |
|---|---|---|---|
| $T^{+}$ | 9 | 298 | 307 |
| $T^{-}$ | 1 | 1692 | 1693 |
| $\Sigma$ | 10 | 1990 | 2000 |

Prädiktiver Wert eines positiven Befundes: 2,9%

Abb. 9

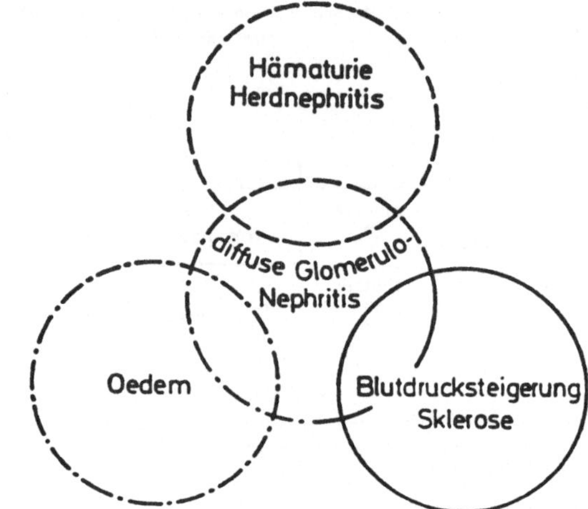


F. VOLHARD (1931)
Diff.-Diagnose bei
Nierenerkrankungen
(zit. nach R. GROSS)

Abb.10

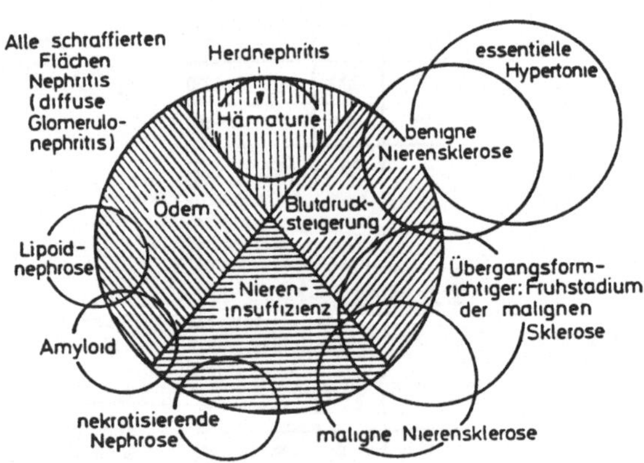


BECHER (1944)
Diff.-Diagnose bei
Nierenerkrankungen
(zit. nach R. GROSS)

Abb.11

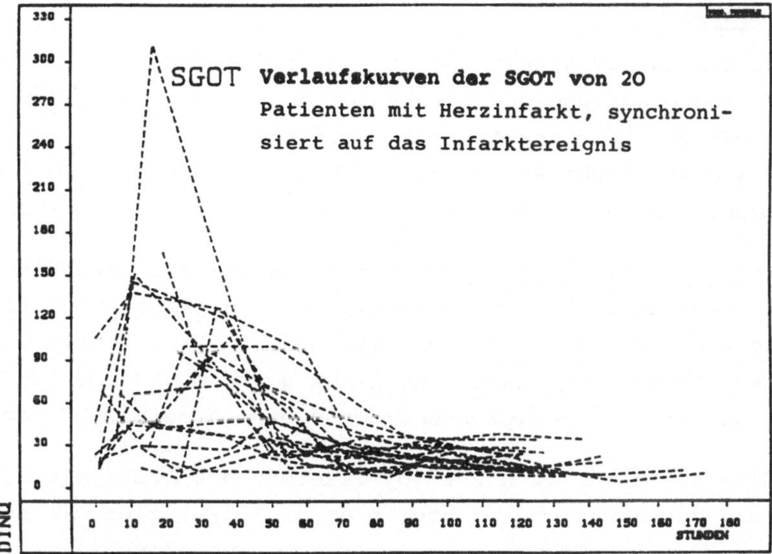


5. Prognostische Faktoren

Zur engen Verzahnung zwischen Diagnose und Therapie gehört auch die Bewertung prognostischer Faktoren, auf die hingewiesen wurde, welche den Krankheitsprozess, gegebenenfalls auch die Wahl der therapeutischen Maßnahmen mit beeinflussen. ARMITAGE et al. haben 1974 die methodischen Möglichkeiten der Identifikation und der Verwendung prognostischer Faktoren umfassend dargestellt. In der Biometrie sind in den letzten Jahren Ansätze der multiplen Regression, die auf COX (1972) zurückgehen, stark beachtet worden. Sie ermöglichen die Darstellung der Zusammenhänge zwischen der Ausprägung bestimmter prognostischer Faktoren am Beginn der Therapie mit Ereignissen im weiteren Verlauf (GUNSELMANN 1982). Schwierigkeiten ergeben sich dabei durch biologische Vorgänge, die - wie etwa Krebsrezidive - nicht unter stetiger Kontrolle bleiben können oder die zu unterschiedlichen Formen der mittleren Verlaufskurven führen. Nur in enger Zusammenarbeit etwa mit dem Kliniker und Pathologen kann eine weitere realitätsorientierte Verbesserung der Methoden erfolgen.

## 6. Therapie

Es ist mir darauf angekommen, die enge Verzahnung zwischen Diagnostik und Therapie aufzuzeigen. Prüfungen der Wirksamkeit von Arzneimitteln, deren Nachweis Voraussetzung für die Zulassung ist, setzen eine verläßliche diagnostische Abklärung der Krankheitsprozesse mit der entsprechenden Behandlungsindikation bei den Patienten einer Studie voraus.

Controlled Clinical Trials sind seit langem die methodische Domäne der Biometriker hinsichtlich deren Planung und Auswertung. Eine systematische Darstellung der damit verbundenen Problematik und den noch zu lösenden Aufgaben kann hier nicht gegeben werden. Ich will nur wichtige aktuelle Teilprobleme aus diesem Arbeitsfeld herausgreifen.

Die GMDS hatte kürzlich zur Novellierung des Arzneimittelgesetzes Stellung zu nehmen und ad hoc in enger Kooperation mit der Deutschen Region der Internationalen Biometrischen Gesellschaft einen Arbeitsausschuß gebildet, der detaillierte Verbesserungsvorschläge ausgearbeitet hat. Ich möchte hier nur als wesentliche Forderung, die an das Ministerium und an die einschlägigen Ausschüsse gerichtet wurde, herausheben, daß künftig neben Beurteilungen durch andere Disziplinen auch ein biometrisches Gutachten zum Wirksamkeitsnachweis erforderlich sein soll. In der Tat muß das Verständnis für methodische Korrektheit der Therapiestudien noch weiter gefördert und unabdingbar gemacht werden.

Es ist selbstverständlich, daß bei jeder neuen Studie methodische Desiderate wie Randomisierung und Doppelblindanlage ethische Fragen aufwerfen. Sie sind in allgemeiner Form anläßlich einer viel beachteten Veranstaltung der Deutschen Gesellschaft für Rechtsmedizin am 25. Januar 1985 in München erneut diskutiert worden; ich habe dazu Stellung genommen und dabei auf frühere Ausarbeitungen von KOLLER (1977), VICTOR (1984) u.a. zurückgegriffen.

Die Randomisierung als Voraussetzung für einen statistischen Test, d.h. Vergleichbarkeit therapeutischer Reihen, ruft zuweilen noch irrationale Widerstände hervor. Die Einsicht, daß man zur Frage, ob ein Mittel dem anderen überlegen ist, nichts weiß, ist ein zentraler Punkt für das Verständnis zur Schaffung quasi experimenteller Vergleichsbedingungen. Es ist immer wieder unsere Aufgabe darauf hinzuweisen, daß man zwischen empirisch begründetem Wissen, theoretisch mehr oder weniger fundierten Spekulationen - einer Grauzone - und Nichtwissen unterscheiden muß. Bei der Festlegung der Vergleichs-medikation müssen Wirksamkeit und Risiko beider Medikamente berücksichtigt werden. Eingeführte Präparate, die zum Vergleich herangezogen werden, sind oft schon mit dem Makel begrenzter Wirksamkeit und bestimmter unerwünschter Effekte behaftet. Mit neuen Präparaten verbinden sich oft begründete Erwartungen über deren höhere Wirksamkeit, die aber u.U. der Prüfung durch unerwartete schädliche Effekte mehr als ausgeglichen werden, was leider oft zu spät erkannt wird.

Die Reliabilität der Vergleichsbeobachtungen, die der Beurteilung zugrunde gelegt werden, muß kritisch gesehen werden; bei subjektiver Beurteilung ist der Doppelblindversuch, der in seiner Notwendigkeit von MARTINI (1957) sehr differenziert dargestellt wurde, nicht zu umgehen; er ist auch wichtig für die korrekte Befolgung der Randomisierung.

Abb.12 zeigt aus einer kürzlich ausgewerteten Studie zur Therapie der allergischen Rhinitis - Verum versus Placebo - die Häufigkeiten von 6 dokumentierten typischen Nebenwirkungen, die bis auf 2 von den 6 Kategorien unerwünschter Wirkungen fast übereinstimmen und ohne Vergleichsgruppe zu Fehlbeurteilungen geführt hätten.

Die Beurteilung der Wirksamkeit mittels Variablen, die in reliabler Weise bestimmt werden können, ist nach biologischen Gesichtspunkten zu durchdenken. Abb. 13 zeigt die Abnahme der $\alpha$-Amylase-Werte bei Patienten mit akuter Pankreatitis unter Verum. Der Unterschied gegenüber der Placebo-Reihe in dieser randomisierten Studie ist signifikant. Bei zwei Patienten mit den gewünschten Normalisierungen der Enzymaktitivät in der Verum-Reihe ist unmittelbar im Anschluß an die letzte Messung der Tod eingetreten infolge eines nicht zu beherrschenden Organverfalls, der auch kein Freiwerden der Enzyme mehr zuließ. Die Relevanz von Labordaten zur Beurteilung der Wirksamkeit muß also von Fall zu Fall kritisch überprüft werden.

## 7. Therapeutische Risiken

Zur Frage unerwünschter Nebenwirkungen von Arzneimitteln, denen in der öffentlichen Diskussion mehr und mehr Beachtung geschenkt wird, müssen vonseiten der Biometrie mit Nachdruck konstruktive Prüfungsvorschläge gemacht werden, auch wenn solche schon in den 60er Jahren kein entsprechendes Gehör fanden (FINNEY 1965, 1966).

Eine Reihe von Vertretern unseres Faches hat dazu Gelegenheit in den sehr aktiven Aufbereitungskommissionen des BGA gefunden. Bei einer Anhörung über die Nebenwirkungen von Antirheumatika im vergangenen Jahr konnte die Industrie zwar sehr umfangreiches, im wesentlichen aber unbrauchbares Datenmaterial vorlegen. Mit dem Bezug gemeldeter Beobachtungen von Zwischenfällen auf 40 bis 80 Millionen Behandelte mit einem Mittel lassen sich keine Inzidenzen angeben. Auch der Zusammenhang mit der Medikation blieb bei diesen Zahlen bei letzter

Abb. 12

**Dokumentierte Angaben zur Verträglichkeit der Therapie**
**in einer randomisierten, doppelblinden Studie**
**zur Behandlung der allergischen Rhinitis**

| Beschwerdeangabe | Verum (n=21) | Placebo (n=19) |
|---|---|---|
| Annahme des Medikaments ungern | 3/21 (~14%) | 2/19 (~11%) |
| Gestörter Nachtschlaf | 3/21 (~14%) | 3/19 (~16%) |
| Besondere Erscheinungen, z. B. Kopfschmerzen | 4/21 (~19%) | 2/19 (~11%) |
| Tagsüber Müdigkeit | 5/21 (~24%) | 1/19 (~5%) |
| Schwindel | 1/21 (~5%) | 1/19 (~5%) |
| Mundtrockenheit | 7/21 (~33%) | 3/19 (~16%) |

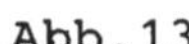
Abb.13

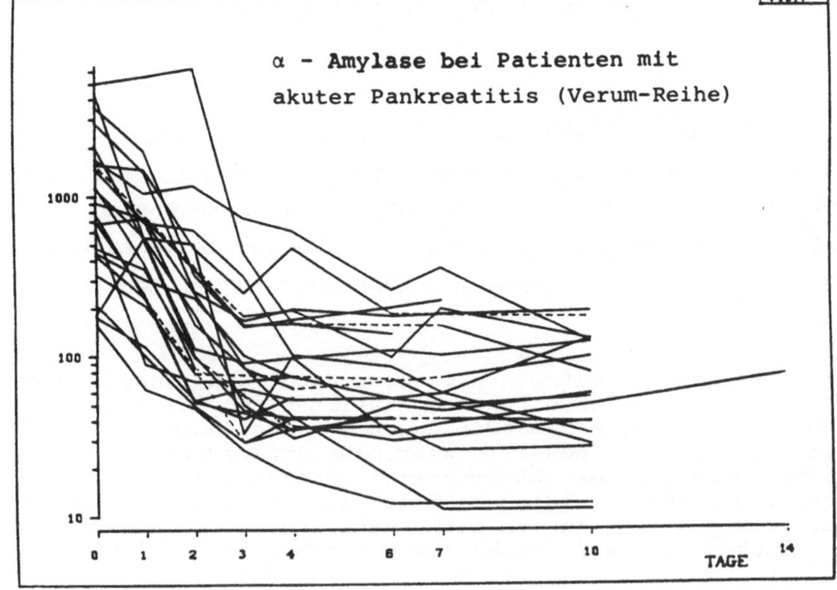

gedanklicher Konsequenz offen.

Bereits in Phase III der Arzneimittelprüfung muß der Frage der unerwünschten Wirkungen mehr Beachtung geschenkt werden. Zu deren Erfassung gehören pharmakologische Vorüberlegungen. AMMON (1985) hat eine Einteilung der unerwünschten Nebenwirkungen nach pharmakologischen Kategorien vorgenommen (Abb. 14). Eine ernsthafte Auseinandersetzung mit dieser wichtigen Frage muß alle diese Möglichkeiten unerwünschter Arzneiwirkungen beachten und abzuklären suchen. Für die Erfassung solcher unerwünschter Wirkungen ist es wichtig, daß sie z.T. nach pharmakologischen Kenntnissen zu befürchten sind und deshalb auf ihr Auftreten in der klinischen Anwendung besonders geachtet werden muß. Daß sie dann auch in der Placebo-Reihe beobachtet werden, habe ich schon gezeigt. Therapeutische Vergleichsreihen in Phase III sind am besten geeignet, nur subjektiv feststellbare unerwünschte Wirkungen richtig zu bewerten. Das gilt in besonderem

Abb. 14

**Pharmakologische Kategorien unerwünschter Nebenwirkungen**
(nach AMMON)

- Arzneimittelnebenwirkungen im engeren Sinne,
  wenn das Arzneimittel über ein Spektrum von Wirkungen verfügt
- Intoxikationen,
  z.B. durch Überdosierung
- Schädliche Wirkungen bei Vorliegen anderer Erkrankungen (Kontraindikationen),
  z.B. Antikoagulantien bei Hypertonie, Kumulation von Arzneimitteln bei Niereninsuffizienz
- Überempfindlichkeitsreaktionen,
  - o Anaphylaktische Reaktion
  - o Zytotoxische und zytolytische Reaktion
  - o Immunkomplexreaktion (Arthus-Reaktion)
  - o Allergische Spätreaktion
- Schädigung der Frucht,
  z.B. in bestimmten Phasen der Schwangerschaft
- Arzneimittelinteraktionen,
  die z.B. Intoxikationen hervorrufen
- Unerwünschte Effekte der Hauptwirkung eines Arzneimittels,
  z.B. Mundtrockenheit bei Atropin
- Gegenregulation des Organismus auf die Arzneimittelwirkung,
  z.B. Tachycardie bei Vasodilatantien

Maße für überraschende, in keiner Weise erwartete Komplikationen, deren Dokumentation in freier Form im Beobachtungsplan in jeder Studie vorzusehen ist. Seltene unerwünschte Nebenwirkungen treten bei den begrenzten Untersuchungsumfängen in Phase III mit hoher Wahrscheinlichkeit nicht auf.

Dennoch sollte in Phase III-Studien zur Beurteilung zweier Medikamente der volle Umfang der Wirkungen berücksichtigt werden, erwünschte Hauptwirkung, die in Abb. 15 durch die Variablen $X_{W_i}$ (A) und $X_{W_i}$ (B) gegenüber gestellt sind. Es gibt dann unerwünschte Wirkungen, die bei beiden Medikamenten vorkommen können ($X_{N_j}$ (A) bzw. $X_{N_j}$ (B)), solche, die nur bei A ($X_{N_k}$ (A))und nur bei B ($X_{N_l}$ (B))vorkommen. Die Variablen, welche Hauptwirkungen und eventuelle Nebenwirkungen kennzeichnen, können von sehr unterschiedlicher Art bzw. Qualität sein; sie sind primär im allgemeinen nicht kommensurabel. Wie soll man einen vorübergehenden Haarausfall gegenüber einer schweren Magenblutung mit möglichem tödlichem Ausgang

Abb. 15

**Kategorien von Variablen beim Nutzen/Risiko - Vergleich**
zweier Medikamente A und B

| A | B |
| --- | --- |
| $X_{W_i}(A)$ | $X_{W_i}(B)$ |
| $X_{N_j}(A)$ | $X_{N_j}(B)$ |
| $X_{N_K}(A)$ | - |
| - | $X_{N_l}(B)$ |

$X_{W_i}(A)$; $X_{W_i}(B)$ : Variablen (i=1,2,...) als Kriterien für die Wirksamkeit bei Therapie A und B

$X_{N_j}(A)$; $X_{N_j}(B)$ : Variablen (j=1,2,...) als Kriterien für unerwünschte Nebenwirkungen bei Therapie A und B

$X_{N_K}(A)$ : Variablen (K=1,2,...) als Kriterien für unerwünschte Nebenwirkungen, die nur bei Therapie A vorkommen

$X_{N_l}(B)$ : Variablen (l=1,2,...) als Kriterien für unerwünschte Nebenwirkungen, die nur bei Therapie B vorkommen.

gewichten. Hier ist von Fall zu Fall zu entscheiden. Ich möchte vor Algorithmen und Gewichtungsverfahren mit dem Anspruch auf Allgemeingültigkeit warnen. Eine Lösungsmöglichkeit würde ich darin sehen, zu prüfen, ob alle die hier aufgeführten Variablen sich in eine gemeinsame Variable, z.B. die Beeinflussung der Letalität oder Verlängerung der Erkrankungsdauer, überführen ließen.

In welchem Maße unerwünschte Nebenwirkungen überhaupt tolerabel sind, hängt nur von der Abwägung gegenüber der Schwere des Krankheitsprozesses und der darauf erzielbaren Heilwirkung ab.

Phase IV sollte in besonderem Maße der Kontrolle der Arzneimittelsicherheit gelten. Bereits in den 60er Jahren wurden von FINNEY (1965, 1966) und anderen Monitoring-Systeme für die Arzneimittelüberwachung geplant und progagiert. Von all dem ist nur ein Minimum, ein spontanes Meldesystem für mutmaßliche unerwünschte Nebenwirkungen etabliert.

Die Beschäftigung mit den Nebenwirkungen von Antirheumatika im Rahmen einer Aufbereitungskommission hat mir gezeigt, daß für einen adaequaten, differenzierten Einsatz dieser Mittel tiefergehende Beobachtungspläne befolgt werden müssen; solche, die z.B. in Rheumakliniken alle mit einem bestimmten Präparat behandelten Patienten mit der betreffenden Behandlungsindikation, der Ausprägung der Krankheit, wichiger intervenierender Faktoren und der gleichzeitigen übrigen Medikation erfassen und dokumentieren. Nur so sind die Inzidenzen von Nebenwirkungen der verschiedenen pharmakologischen Kategorien, auch der Wechselwirkungen zu erkennen und der Bezug auf bestimmte Ausgangssituationen herzustellen. Als Ergebnis könnte ich mir vorstellen, daß sich aus solchen Studien Indikationseinschränkungen, u.U. im Sinne von Differentialindikationen, ergeben, die zur weitgehenden Vermeidung therapeutischer Zwischenfälle führen.

## 8. Schlußsatz

Ich habe versucht, die Bedeutung der Anwendung unserer Methodik in der Grundlagenforschung, die enge Verzahnung zwischen Diagnostik und Therapie bei Expertensystemen und die Bedeutung der Erfassung von unerwünschten Nebenwirkungen mit dem weiten Arbeitsfeld, das sich hier dem Biometriker eröffnet und das erst in Teilbereichen aktiv bearbeitet wird, ohne jeden Anspruch auf Vollständigkeit darzustellen. Wir müssen weiter versuchen, das methodische Verständnis in der Medizin zu fördern, Sprachbarrieren abzubauen und die Kooperation, zu der auch für zahlreiche Probleme der Datenverarbeitung selbstverständlich der medizinische Informatiker gehört, zu intensivieren. Man darf nicht vergessen, auf die bereits erzielten Ergebnisse, wie sie bei diesem Kongreß vorgelegt und diskutiert werden, hinzuweisen.

In diesem Sinne wünsche ich dem Kongreß einen erfolgreichen Verlauf und gute Resonanz, eine künftige weitere Entfaltung unseres Faches in der Medizin und sage dazu - wie es die Bergleute in meinem heimatlichen Saarland und auch hier im nahen Revier ausdrücken würden -

Glück auf!

## 9. Literatur


1 AMMON, P.T: Das Arzneimittel. Wirkung-Nebenwirkung-Wechselwirkung. Inform.Arzt 1, 28-36 (1985)

2 ANSCHÜTZ: Indikation zum ärztlichen Handeln. Springer, Heidelberg 1982

3. ARMITAGE, P., GEHAN, E.A: Statistical Methods for the Identification and Use of prognostic Factors. Int. J. Cancer: 13, 16-36 (1974)

4. AUERBACH, O., STOUT, A.P., HAMMOND, E.C., GARFINKEL,L: Interrelationships among various histological changes in bronchial tubes and in lung parenchyma. Americ.Rev. of Respiratory Diseases 90, 867-876 (1964)

5. AUERBACH, O., STOUT, A.P., HAMMOND, E.C., GARFINKEL, L: Multiple primary bronchial carciomas. Cancer 20, 699-705 (1967)

6. BLASEIO, G: Beitrag zur Präzisionskontrolle im klinisch-chemischen Laboratorium. Inaugural-Dissertation, Erlangen 1977

7. BLEICH, H.L: Computer evaluation of acid - base disorders. Journal of Clinical Investigation 48: 1689-1696 (1969)

8. BLEICH, H.L.: Computer-based consultation: Electrolyte and acid-base disorders. American Journal of Medicine 53: 285-291 (1972)

9. BRUNNER,P: Die gewebliche Dynamik der Bronchialschleimhaut. - Beitrag zum Präkanzeroseproblem - . Habilitationsschrift, Erlangen 1977

10.COX, D.R: Regressionmodels and life-tables (with discussion). J.R. Statist.Soc. B 34, 187-220 (1972)

11.FASSL,H.E: Die Anamnese als Informationsgewinnungsprozeß. Habilitationsschrift, Mainz 1970

12.FINNEY,D.J: The design and logic of a monitor of drug use. Journ.of Chron.Dis., 18, 77-98 (1965)

13.FINNEY,D.J: Monitoring adverse reactions to drugs - its logic and its weaknesses. Proceed. of the European Society for the Study of Drug Toxicity 7, 198-207 (1966)

14. GALLMEIER, W.M: Empfehlungen der American Cancer Society zur Krebsfrüherkennung.
Münch.Mediz.Wschr. 123, 327-342 (1981)

15. GAVARRET, J. übersetzt von LANDMANN, S: Allgemeine Grundsätze der medicinischen Statistik.
F. Enke, Erlangen 1844

16. GRIESSER, G., WAGNER, G. (ed.): Automatisierung des klinischen Laboratoriums.
Dokumentation und Statistik von Laboratoriumsergebnissen und medizinisch-technischen Daten der 12. Jahrestagung der "Deutschen Gesellschaft für Medizinische Statistik und Dokumentation".
Schattauer, Stuttgart-New York 1968

17. GROSS, R: Medizinische Diagnostik.Grundlagen und Praxis.
Springer, Heidelberg 1969

18. GUNSELMANN, W: Multivariate Prognosemodelle in der Medizin.
Erl. Reihe der Med. Statistik und Informationsverarbeitung (ed.L. HORBACH) Vol. 2. Palm und Enke, Erlangen 1982

19. HORBACH, L: Verlaufsdokumentation.
Beitrag zum Handbuch der medizinischen Dokumentation und Datenverarbeitung.
Herausgegeben von S. KOLLER und G. WAGNER.
S. 432-444, Schattauer Verlag, Stuttgart 1975

20. HORBACH, L: Statistische Analysen von Verlaufsbeobachtungen.
Reihe: Medizinische Informatik und Statistik Bd. 9
"15 Jahre Medizinische Statistik und Dokumentation - Aspekte eines Fachgebietes".
S. 116-135, Springer, Berlin 1978

21. HORBACH, L., JUST, H: Trasylol bei Herzinfarkt.
Intensivmed. 16, 338-360 (1979)

22. HORBACH, L., LOSKANT,H: Berufskrebsstudie. Forschungsbericht der DFG.
BOLDT-Verlag,Boppard 1981

23. HERMANEK, P., FRÜHMORGEN, P., GUGGENMOOS-HOLZMANN, I., ALTENDORF, A., MATEK,W: The Malignant Potential of Colorectal Polyps.
- A New Statistical Approach -.
Endoscopy 15, 16-20 (1983)

24. KEIDEL, W.D: Kybernetisches Denken in der Medizin.
Ärztl. Forsch. 21, 443-448 (1967)

25. KOLLER, S: Mathematisch-statistische Grundlagen der Diagnostik.
Klin.Wschr. 45, 1065-1072 (1967)

26. KOLLER, S: Angriff auf den Fortschritt der Medizin. Behauptung der Strafbarkeit kontrollierter klinischer Therapieversuche.
Fortschr. d. Med., 95, 2570-2574 (1977)

27. KULIKOWSKI, C.A: Pattern recognition approach to medical diagnosis.
IEEE Transactions on Systems Science and Cybernetics SSC-6: 83-89 (1970)

28. LOUIS, P.Ch.A: Recherches sur les effets de la saignée et sur l'action de l'émétique et des vésicatoires dans la pneunmonie. Paris-London 1835

29. MARTINI, P. Die unwissentliche Versuchsanordnung und der sogen. doppelte Blindversuch.
Dtsch.med.Wschr. 82, 597-602 (1957)

30. MICHAELIS, J., HORBACH, L., EBERLING, J., BETTE, L., SCHIEFER,H: Diskriminanzanalytische Ansätze zur EKG-Diagnostik bei Kindern mit angeborenen Herzfehlern.
Ztschr.Kreisl.Forsch. 61, 444-457 (1972)

31. RAULEFS, P: Expertensysteme.
Informatik-Fachberichte ed. W. BRAUER,Bd 59, Künstliche Intelligenz ed. W. BIBEL und J.H. SIEKMANN, Seite 61-95.
Springer, Heidelberg 1982

32. REICHERTZ, P.L., WETTICH, K., WIEDEMANN, B., SIMON, CH., Stark, R: Überregionale Studie bakterieller Resistenzen.
(im gleichen Band)

33. RÖHLE, G: Ringversuche für Steroidhormonbestimmungen. Richtigkeit und Präzision der Analysenergebnisse.
J. Clin. Chem. Clin. Biochem. 21, 157-165 (1983)

34. VICTOR, N: Zur Erforderlichkeit und Durchführung der Randomisierung in Therapiestudien. Reihe: Recht und Medizin. Randomisation und Aufklärung bei klinischen Studien in der Onkologie. S. 14-17.
Springer, Heidelberg 1984

35. WIENER, N: Kybernetik. Regelung und Nachrichtenübertragung im Lebewesen und in der Maschine.
Econ-Verlag, Düsseldorf/Wien 1963

36. WIENER, N: Mensch und Menschmaschine.
Athenäum-Verlag, Frankfurt/Main, Bonn 1964.

# PHARMAKOLOGISCHE GRUNDLAGEN FÜR DIE BEURTEILUNG DES THERAPEUTISCHEN NUTZENS VON ARZNEIMITTELN

U. Schwabe
Pharmakologisches Institut
Universität Heidelberg
Im Neuenheimer Feld 366, D-6900 Heidelberg

Summary

In order to assess the therapeutic benefit of a drug, data from both experimental and clinical pharmacology are needed. Additionally, long term practical experience of physicians is important.
The evaluation of a drug is based on knowledge of its chemical constitution, physico-chemical properties, and its position in the system of pharmacologically active substances. Next, the mechanism of its efficacy, dose-response relationship and pharmacological profile must be known. Important requirements are pharmacokinetic data on the absorption, distribution, metabolism, and elimination. Finally, the therapeutic benefit is based on the results of controlled clinical trials. The usefulness of a drug is described by its ability to cure, alleviate or prevent a disease under tolerable risks, referring to a well-defined indication.

As examples for recent developments, nine drugs which came to use in the last nine years and meet all the above requirements are presented. The innovative features were different, they include new principles of therapeutic action, modification of compounds of known pharmacological profiles, new methods of synthesis and a combination of drugs clearly superior to one of its components (table 1). The elimination of a drug which is of great practical impact, is discussed in six substance classes showing two drugs in each class with different biological half lives. The risk-benefit assessment is dependent on the intelligent use by the doctors (table 2). Extension of the therapeutic indication for known drugs has to stand rigorous testing in clinical trials (table 3). Finally, some drugs with known pharmacological profiles but up to now uncertain clinical efficacy are presented (table 4). Here in particular, the evidence from carefully planned clinical studies is crucial for the assessment of the benefit.

Bei der Beurteilung des therapeutischen Nutzens von Arzneimitteln wirken mehrere wissenschaftliche Disziplinen zusammen, wobei der Pharmakologie naturgemäß eine Schlüsselrolle zukommt. So liefert die experimentelle Pharmakologie mit Hilfe des Tierversuchs die wesentlichen Grunddaten eines Arzneimittels, während die klinische Pharmakologie maßgebend an der Prüfung der therapeutischen Wirksamkeit am Menschen beteiligt ist. Beide Teilbereiche der Pharmakologie haben wesentlich dazu beigetragen, daß neue pharmakologische Wirkungsprinzipien in die Arzneitherapie Eingang gefunden haben und zahlreiche altbekannte Arzneimittel in ihrer Wirkungsweise aufgeklärt werden konnten.

Nach einer langen Phase erfolgreicher Arzneimittelentwicklung verfügen wir in vielen Therapiegebieten über hervorragend wirksame Medikamente, so daß es zunehmend schwieriger wird, den bereits erreichten Therapiestandard zu verbessern. Trotz mancher Schwierigkeiten läßt sich aber beobachten, daß mit der Einführung neuer Wirkstoffe weiterhin eine kontinuierliche Entwicklung der Arzneitherapie stattfindet.

Eine Zusammenstellung ausgewählter Beispiele aus den letzten acht Jahren zeigt die Tabelle 1. Cimetidin wurde 1977 als erster Vertreter der neuen Stoffklasse von Histamin $H_2$-Rezeptorantagonisten eingeführt und gehört seitdem zur Standardtherapie des Duodenal- und Magenulcus. Cisplatin ist eine Metallkomplexverbindung des Platins, die ähnlich wie die bifunktionellen Alkylantien Strangvernetzungen in der DNA bildet und seit einigen Jahren wesentlicher Bestandteil der Kombinationstherapie von Hodentumoren ist (Osieka und Schmidt 1979). Auch bei anderen Tumoren werden beachtliche Remissionsraten erzielt. Captopril wurde 1980 als erster Vertreter der neuen Stoffgruppe der Angiotensin Converting Enzym-Hemmstoffe (ACE-Hemmstoffe) in die Therapie eingeführt und vermindert die Bildung des vasokonstriktorisch wirksamen Peptids Angiotensin II (Ondetti und Cushman 1984). Damit wurden neue Therapiemöglichkeiten für die renovaskuläre Hypertonie sowie bei therapieresistenten Formen der essentiellen Hypertonie geschaffen. Im gleichen Jahr wurde auch Praziquantel als neues Anthelmintikum bei zahlreichen Wurminfektionen durch Trematoden und Zestoden in die Therapie eingeführt (Andrews et al. 1983). Besonders hervorzuheben ist seine gute und schnelle vermizide Wirksamkeit bei Bilharziosen, von der weltweit etwa 200 Millionen Menschen vor allen Dingen in den Entwicklungsländern befallen sind. Seit 1982 steht für die Therapie des Diabetes mellitus Humaninsulin zur Verfügung, das im Vergleich zu den tierischen Insulinen immunologische Vorteile bietet, da der Diabetiker in wesentlich geringeren Konzentrationen Insulinantikörper bildet (Sachse et al. 1985). Aciclovir ist eine selektiv wirkende antivirale Substanz aus der Gruppe der Nukleotidanaloga, das bei verschiedenen Infektionen mit Herpes simplex-Viren eine überlegene therapeutische Wirksamkeit aufweist (Laskin 1984). Ciclosporin ist ein neues Immunsuppressivum, das als Hemmstoff der Interleukin II-Bildung die T-Zell-abhängige Immunantwort hemmt, ohne das Knochenmark zu schädigen. Mit Ciclosporin sind vor allem die Ergebnisse bei Herz- und Nierentransplantationen verbessert worden (Cohen et

Tabelle 1. Ausgewählte Beispiele für die Neueinführung von Arzneimitteln

| Jahr | Wirkstoff | Pharmakologsiche Stoffgruppe | Indikation |
|---|---|---|---|
| 1977 | Cimetidin | $H_2$-Rezeptorantagonist | Ulkuskrankheit |
| 1979 | Cisplatin | Zystostatikum | Hodentumoren |
| | Triazolam | Benzodiazepin | Schlafstörungen |
| 1980 | Captopril | ACE-Hemmstoff | Hypertonie |
| | Praziquantel | Anthelmintikum | Bilharziose |
| 1982 | Humaninsulin | Peptidhormon | Diabetes mellitus |
| 1983 | Aciclovir | Antivirale Substanz | Herpesvirusinfektionen |
| | Ciclosporin | Immunsuppressivum | Organtransplantationen |
| 1984 | Buserelin | Gonadotropin-RH | Kombination bei |
| | + Flutamid | Antiandrogen | Prostatakarzinom |

al. 1984). Weiterhin zeigen erste Forschungsergebnisse über die Behandlung von Autoimmunerkrankungen, daß mit Ciclosporin vielversprechende Therapieerfolge erzielt werden können (Stiller et al. 1984). Als letztes ist die Kombinationstherapie mit Buserelin, einem Gonadotropin-Releasing-Hormon-Agonisten, und dem reinen Antiandrogen Flutamid zu nennen. Durch die kombinierte Anwendung dieser beiden Pharmaka wurden bei Patienten mit Prostatakarzinom in zwei Jahren Remissionsraten von 97% beobachtet, die mit keiner der bisher angewendeten Therapieverfahren erreicht wurden (Labrie et al. 1985).

Die therapeutischen Fortschritte, die mit diesen neuen Arzneimitteln erzielt wurden, beruhen auf ganz unterschiedlichen pharmakologischen Prinzipien. Wirkstoffe, die ursprünglich aus pflanzlichem oder tierischem Material gewonnen wurden, können nach der Strukturaufklärung und einer gelungenen chemischen Synthese in reiner Form hergestellt werden. Dadurch lassen sich die Wirkungen verbessern oder, wie im Fall des Humaninsulins, die Nebenwirkungen vermindern.

In den meisten Fällen sind die Wirkstoffe neuer Arzneimittel die ersten Vertreter eines neuen pharmakodynamischen Wirkungsprinzips, wie z.B. Cimetidin als Histamin-$H_2$-Antagonist, Captopril als Angiotensin Converting Enzym-Hemmstoff oder Ciclosporin als Hemmstoff der Interleukinbildung. In seltenen Fällen können auch zwei bekannte Wirkprinzipien miteinander kombiniert werden und zu einem sequentiellen Synergismus mit einer neuen therapeutischen Qualität führen, wie z.B. bei der Kombination von Buserelin und Flutamid.

Schließlich können auch die pharmakokinetischen Eigenschaften eines Arzneimittels oder einer Stoffgruppe verändert werden, wie es z.B. bei Triazolam als dem ersten Vertreter der Benzodiazepine mit kurzer Plasmahalbwertzeit geschehen ist. Damit haben wir in der Tabelle 1 Beispiele für alle wichtigen Kriterien kennengelernt, die bei der Beurteilung des therapeutischen Nutzens eines Arzneimittels von Bedeutung sind: Die Inhaltsstoffe eines Arzneimittels, die Pharmakodynamik und die Pharmakokinetik. Von ausschlaggebender Bedeutung ist schließlich die therapeutische Wirksamkeit eines Arzneimittels, die in kontrollierten klinischen Untersuchungen am Patienten gemessen wird. Diese grundlegenden pharmakologischen Kriterien werden in den folgenden Abschnitten im einzelnen erläutert.

## Inhaltsstoffe von Arzneimitteln

Jedes Arzneimittel besteht aus einem oder mehreren Wirkstoffen und den bei der Herstellung benutzten Hilfsstoffen, die angegeben werden müssen, soweit sie pharmakologische Wirkungen oder unerwünschte Wirkungen verursachen können.

Ganz überwiegend werden heute die Wirkstoffe von Arzneimitteln als Reinsubstanzen in der Therapie angewendet. Dabei ist es ohne Belang, ob ein Wirkstoff als Naturstoff aus einer Pflanze oder aus einem tierischen Gewebe isoliert worden ist, oder ob er als synthetisch hergestelltes Arzneimittel aus der Retorte des Chemikers stammt. Bei allen diesen Stoffen liegt die chemische Struktur vor, nach der Strukturwirkungsbeziehungen abgeleitet werden können. Diese Stoffe haben weiterhin in der Regel einen internationalen Freinamen (INN) und werden bestimmten chemisch-pharmakologischen Stoffklassen zugeordnet. Sie sind in ihren chemisch-physikalischen Eigenschaften (Löslichkeit, Reinheitsgrad, Haltbarkeit) eindeutig definiert. Viele Arzneimittel des deutschen Arzneimittelmarktes bestehen jedoch immer noch aus Pflanzen- oder Organextrakten. Ihre chemische Zusammensetzung ist meist nur unvollständig analysiert. Pharmakologische Wirkungen werden häufig nur biologisch standardisiert oder sie sind überhaupt nicht nachweisbar. Derartige Extrakte sind daher für eine rationale Arzneitherapie ungeeignet.

Hilfsstoffe sind in fast allen Arzneimitteln enthalten. Bei festen Darreichungsformen wie Tabletten und Dragees werden sie als Füll- und Bindemittel benutzt. Bei flüssigen Arzneimitteln sind Hilfsstoffe als Lösungsmittel oder auch Konservierungsmittel notwendig. Weiterhin werden Hilfsstoffe verwendet, um eine verlängerte Wirkungsdauer bei Retard- oder Depotpräparaten zu erreichen. Viele Arzneimittel enthalten Farbstoffe als Hilfsstoffe, die allerdings meistens nicht deklariert sind. Auf die aktuelle Diskussion über die toxikologischen Risiken des Arzneimittelfarbstoffs Gelborange S als Zusatz zu dem Calciumantagonisten Adalat® sei verwiesen.

## Pharmakodynamik

Die Pharmakodynamik beschreibt die Wirkungen und den Wirkungsmechanismus eines Arzneimittels. Sie liefert damit die entscheidenden Voraussetzungen für die Beurteilung seines therapeutischen Nutzens. Pharmakodynamische Daten werden primär mit den Methoden der experimentellen Pharmakologie gewonnen, wobei das Tierexperiment im Vordergrund steht. In zunehmendem Maße werden aber auch molekularpharmakologische Methoden unter Verwendung von Zellkulturen, isolierten Zellen und Zellbestandteilen eingesetzt, die auch eine Benutzung menschlicher Zellen, z.B. aus dem Blut, erlauben.

Der erste Schritt ist die Beschreibung der verschiedenen Wirkungen einer Substanz, die zusammengesetzt das pharmakologische Wirkungsprofil eines Stoffes ergeben. Als nächstes kommt es darauf an, die Selektivität der pharmakologischen Hauptwirkung gegenüber verschiedenen Begleit- und Nebenwirkungen abzugrenzen. Besonders bedeutsam ist die Festlegung der therapeutischen Breite, die als Maß für den Sicherheitsabstand zwischen den therapeutischen und den toxischen Dosen eines Pharmakons benutzt wird. Dazu werden in Tierversuchen die halbmaximalen Werte der Dosiswirkungskurve für die erwünschte Hauptwirkung ($ED_{50}$) und der Letalitätskurve ($LD_{50}$) ermittelt und ein entsprechender Quotient ($LD_{50}/ED_{50}$) gebildet.

Die Wirkungsstärke eines Arzneimittels wird aus der Beziehung zwischen gegebener Dosis und der gemessenen Wirkung ermittelt. Ein wichtiges pharmakodynamisches Charakteristikum ist der Maximaleffekt, der dann erreicht ist, wenn eine pharmakologische Wirkung durch weitere Dosissteigerung nicht mehr verstärkt werden kann. Pharmaka, die diese Maximalwirkung in einem gegebenen biologischen System nicht erreichen, werden als partielle Agonisten bezeichnet. Ein weiteres Maß für die Wirkungsstärke ist die Dosis, bei der ein halbmaximaler Effekt erzielt wird. Diese Dosis wird als effektive Dosis 50% ($ED_{50}$) bezeichnet. Sie ist eine wichtige Kenngröße, um die Arzneimitteldosis bei der klinischen Anwendung festzulegen. Weiterhin kann sie benutzt werden, um verschiedene Arzneimittel mit gleicher pharmakologischer Wirkung zu vergleichen. Als Vergleichsbasis kann auch die halbmaximal wirksame Konzentration ($EC_{50}$) eines Arzneimittels verwendet werden, das gilt insbesondere für in vitro Untersuchungen oder Serumkonzentrationen von Arzneimitteln.

Ziel der pharmakodynamischen Analyse ist die Aufklärung des Wirkungsmechanismus eines Arzneimittels. In den meisten Fällen wirken Arzneimittel auf zelluläre Makromoleküle und lösen dadurch eine charakteristische Reihenfolge von Funktionsänderungen in der Zelle aus. Im Vordergrund stehen die Wirkungen auf membrangebundene Rezeptoren für Neurotransmitter und Hormone, die Hemmung von Enzymen und die Beeinflussung des Transports von Neurotransmittern und Ionen. Weniger bedeutsam sind rezeptorunabhängige Wirkungen von Arzneimitteln, die nicht an spezifischen Zellproteinen stattfinden, sondern durch einfache chemische Reaktionen mit relativ kleinen Molekülen im Organismus zustande kommen (z.B. Chelatbildner, Antacida).

Die Kenntnis des Wirkungsmechanismus erlaubt es, eine Substanz pharmakologisch zu klassifizieren und damit die therapeutischen Anwendungsmöglichkeiten abzugrenzen. Ein absolutes Kriterium für den therapeutischen Wert eines Arzneimittels stellt der Wirkungsmechanismus nicht dar, da es auch heute noch eine ganze Reihe von bewährten Arzneimitteln gibt, bei denen der molekulare Wirkungsmechanismus noch nicht aufgeklärt werden konnte.

Schließlich sollte bekannt sein, ob mit Wirkungsveränderungen unter bestimmten Bedingungen zu rechnen ist. Der häufigste Fall ist die wiederholte Gabe von Arzneimitteln, die aufgrund einer Toleranzentwicklung zur Wirkungsabschwächung führen kann. In seltenen Fällen können pharmakogenetische Faktoren durch Enyzmdefekte zu einer erheblichen Verstärkung von Arzneimittelwirkungen führen.

## Pharmakokinetik

Ein Arzneimittel kann seine pharmakodynamischen Effekte nur entfalten, wenn es in wirksamer Konzentration an den Wirkort im Organismus gelangt ist. Bei der am häufigsten vorgenommenen oralen Applikation von Arzneimitteln spielt die Bioverfügbarkeit eine wesentliche Rolle. Sie beschreibt das Ausmaß, mit dem der aktive Wirkstoff schließlich in den großen Kreislauf gelangt. Zunächst kommt es dabei auf die galenische Zubereitung eines Arzneimittels an, da der Wirkstoff aus der Tablette freigesetzt werden muß und in Lösung gehen muß. Untersuchungen von zwei deutschen Prüfungsinstituten (Deutsches Arzneiprüfungsinstitut München, Zentrallaboratorium Deutscher Apotheker Eschborn) über die pharmazeutische Qualität von Arzneimitteln haben gezeigt, daß es eine Reihe von Arzneimitteln auf dem deutschen Markt gibt, die keine ausreichende Wirkstoffreisetzung zeigen (Editorial 1985). Während bei den führenden Markenpräparaten nur selten Mängel festgestellt wurden, fiel eine ungenügende Wirkstoffreisetzung bei manchen Generika auf. Zu den Arzneistoffgruppen mit kritischer Bioverfügbarkeit gehören vor allem Herzglykoside, Levothyroxin, ß-Rezeptorenblocker, orale Antidiabetika, Tetracycline und Ampicillin. Bei der Verordnung von Generika aus diesen Arzneimittelgruppen sollte sich der Arzt vergewissern, daß die pharmazeutische Qualität dieser Präparate überprüft worden ist.

Dagegen sind Resorption und die präsystemische Elimination (First Pass-Effekt) in der Darmschleimhaut und in der Leber unabhängig von der Arzneiform und werden durch den Wirkstoff selbst bestimmt. Insgesamt sollte die Bioverfügbarkeit eines Arzneimittels mindestens 50% betragen, weil dadurch Resorptionsschwankungen vermindert werden und die Therapie sicherer wird.

Bei der vergleichenden Beurteilung der Verteilung eines Arzneimittels im Körper spielt die Plasmaproteinbindung eine Rolle. Da die Bindung von Arzneimitteln an das Serumalbumin keine hohe Spezifität aufweist, kann es zur Verdrängung durch andere Arzneimittel oder endogene Stoffwechselprodukte kommen. Bedeutsam sind diese Reaktionen jedoch nur für Arzneimittel, die über 90% gebunden vorliegen. Das Verteilungsvolumen ist dagegen nur eine hypothetische Größe, mit deren Hilfe Plasmakonzentrationen bei bekannter Dosis abgeschätzt werden können.

Die Elimination ist ein wichtiges pharmakokinetisches Kriterium zur Beurteilung eines Arzneimittels. Zur Charakterisierung der Elimination wird vor allem die Plasmahalbwertzeit verwendet, die den Zeitraum beschreibt, in dem die Konzentration eines Arzneimittels im Blut um die Hälfte abgefallen ist. Wesentliche Eliminationsorgane sind die Niere und die Leber. Im Hinblick auf Funktionseinschränkungen dieser beiden Organe sollte daher immer bekannt sein, ob ein Arzneimittel renal oder hepatisch eliminiert wird, um bei entsprechenden Veränderungen die Dosis korrigieren zu können.

Die Plasmahalbwertzeit von Arzneimitteln kann ein wichtiges therapeutisches Auswahlkriterium sein. In der Tabelle 2 sind von einzelnen Arzneimittelgruppen jeweils ein Vertreter mit kurzer und mit langer Halbwertzeit gegenübergestellt. In der Gruppe der Tetracycline wurde ursprünglich Tetracyclin selbst mit einer Halbwertzeit von 9 Stunden verwendet. Das Medikament wird in einer relativ hohen Dosis 3 mal täglich verwendet. Im Vergleich dazu beträgt die Halbwertzeit von Doxycyclin 20 Stunden, weshalb nur eine einmalige Gabe pro Tag benötigt wird. Das hat dazu geführt, daß in der Tetracyclintherapie heute fast ausschließlich Doxycyclin verwendet wird. Ähnlich ist auch die Situation bei den klassischen Cephalosporinen Cefalotin und Cefazolin. Bei den ACE-Hemmstoffen ist Enalapril erst vor kurzem in die Therapie eingeführt worden, so daß noch nicht beurteilt werden kann, ob der pharmakokinetische Vorteil dieser Substanz ausschlaggebend ist. Bisher ist bei dieser Stoffgruppe das Nebenwirkungsprofil von größerer therapeutischer Bedeutung.

Im unteren Teil der Tabelle 2 sind einige Arzneimittelgruppen aufgeführt, bei denen zuerst Stoffe mit langer Halbwertzeit therapeutisch eingesetzt wurden. So hat Nitrazepam mit 29 Stunden eine fast 10fach längere Halbwertzeit als Triazolam mit 2-3 Stunden. Ohne Zweifel ist Triazolam als Schlafmittel besser geeignet, weil am nächsten Tag kein Wirkstoff mehr im Körper vorhanden ist. Bei den Tranquillantien ist eine schnelle Elimination des Wirkstoffes nicht unbedingt erforderlich, weil es sich meist um eine länger dauernde Therapie handelt. Trotzdem werden in zunehmendem Maße auch hier Benzodiazepine mit kürzerer Halbwertzeit bevorzugt. Bei den Antirheumatika ist der Unterschied der Halbwertzeiten zwischen Diclofenac (1,5 Stunden) und Phenylbutazon (30-175 Stunden) besonders auffällig. Bei dieser Arzneimittelgruppe werden heute allgemein Stoffe mit kurzer Halbwertzeit bevorzugt, weniger aus Gründen der Wirkungsdauer als vielmehr wegen des offensichtlich geringeren Nebenwirkungsrisikos der kürzer wirkenden Substanzen.

Die Eliminationsgeschwindigkeit eines Arzneimittels bestimmt auch entscheidend den zeitlichen Ablauf eines Dosierungsschemas. Bei Arzneimitteln mit kurzen Halbwertzeiten (1-12 Stunden) muß die Dosierung mehrmals täglich erfolgen. Bei Arzneimitteln mit langer Halbwertzeit (länger als 24 Stunden) reicht eine einmalige Dosierung pro Tag aus. Bei Arzneimitteln mit langer Halbwertzeit kann es auch erforderlich werden, eine höhere Initialdosis (Sättigungsdosis) zu geben, um die therapeutisch wirksamen Konzentrationen schneller zu erreichen und diese im weiteren Verlauf auf eine Erhaltungsdosis herabzusetzen, die den täglichen Eliminiationsverlust ausgleicht.

Tabelle 2. Plasmahalbwertzeit von Arzneimitteln als therapeutisches Auswahlkriterium

| Arzneimittelgruppe | Plasmahalbwertzeit kurz | Std | lang | Std |
|---|---|---|---|---|
| Tetracycline | Tetracyclin | 9 | Doxycyclin | 20 |
| Cephalosporine | Cefalothin | 0,6 | Cefazolin | 1,8 |
| ACE-Hemmstoffe | Captopril | 2 | Enalapril | 35 |
| Hypnotika | Triazolam | 2-3 | Nitrazepam | 29 |
| Tranquillantien | Oxazepam | 8-15 | Diazepam | 24-48 |
| Antirheumatika | Diclofenac | 1,5 | Phenylbutazon | 30-175 |

## Therapeutische Wirksamkeit

Mit den Angaben über den Wirkstoff, seine Pharmakodynamik und Pharmakokinetik kann der Pharmakologe Voraussagen über das geeignete Anwendungsgebiet und die Dosierung beim Menschen machen. Die Daten aus der experimentellen Pharmakologie können jedoch nicht die therapeutische Wirksamkeit einer Substanz belegen. Auch Untersuchungen an gesunden Probanden, die häufig in der Phase I der klinischen Prüfung vorgenommen werden, können den therapeutischen Wert eines Arzneimittels nicht beweisen. Für die Beurteilung des therapeutischen Nutzens eines Arzneimittels ist es bekanntlich entscheidend, daß die beabsichtigte therapeutische Wirksamkeit bei einer klar definierten Indikation statistisch zu sichern ist und zuverlässig reproduziert werden kann. Dies geschieht durch kontrollierte klinische Untersuchungen in den Phasen II und III der klinischen Prüfung. Ein Arzneimittel ist dann als zweckmäßig für die ärztliche Therapie anzusehen, wenn durch seine Anwendung Krankheiten mit einer möglichst hohen Erfolgsquote und einem möglichst geringen Risiko geheilt, gelindert oder verhütet werden können. Den Grad, mit dem dieser Erfolg eintritt, bezeichnet man als therapeutische Wirksamkeit, jeweils bezogen auf die spezielle Indikation. Es ist sorgfältig darauf zu achten, daß Beobachtungen über pharmakologische Wirkungen aus dem Tierexperiment oder am gesunden Menschen nicht kritiklos auf die therapeutische Situation des Patienten übertragen werden. Auch an Patienten vorgenommene Messungen von pharmakologischen Wirkungen oder Laborparametern, die keinen unmittelbaren Bezug zum Krankheitsgeschehen haben, sind kein Ersatz für den Nachweis der therapeutischen Wirksamkeit

Wenn sich ein Arzneimittel als therapeutisch wirksam erwiesen hat, kommt es häufiger vor, daß es nicht nur für eine, sondern für mehrere Indikationen eingesetzt werden kann. Wir kennen eine ganze Reihe von Arzneimittelgruppen, bei denen wichtige Indikationsgebiete erst im Laufe der späteren therapeutischen Anwendung entdeckt worden sind (Tabelle 3). Dazu gehört die Gruppe der ß-Rezeptorenblocker, die ursprünglich

Tabelle 3. Therapeutische Wirksamkeit von Arzneimitteln und die Etablierung zusätzlicher Indikationsgebiete

| Arzneimittelgruppe | Indikationsgebiete primär | zusätzlich |
|---|---|---|
| ß-Rezeptorenblocker | Angina pectoris<br>Herzrhythmusstörungen | Hypertonie |
| Organische Nitrate | Angina pectoris | Herzinsuffizienz |
| Calciumantagonisten | Angina pectoris<br>Herzrhythmusstörungen | Hypertonie |
| ACE-Hemmer | Hypertonie | Herzinsuffizienz |

zur Behandlung der Angina pectoris und von Herzrhythmusstörungen eingesetzt wurde. Erst später zeigte sich, daß diese Stoffgruppe hervorragend wirksam bei der Hypertonie war, bei der sie seitdem ihre Hauptindikation hat. Die organischen Nitrate als die klassischen Medikamente der Angina pectoris werden heute zusätzlich als Vasodilatatoren bei der Behandlung verschiedener Formen der Herzinsuffizienz eingesetzt. Bei den Calciumantagonisten bahnt sich eine ähnliche Entwicklung wie bei den ß-Rezeptorenblockern an, da die zusätzliche Anwendung bei der Hypertonie, insbesondere bei älteren Patienten, besondere Beachtung gefunden hat. Die ACE-Hemmstoffe sind aufgrund ihrer vasodilatatierenden Wirkung sowohl für spezielle Formen der Hypertonie wie der schweren Herzinsuffizienz geeignet. Angesichts dieser Beispiele soll besonders darauf aufmerksam gemacht werden, daß zusätzliche Indikationen eines Arzneimittels genau wie die Primärindikation sorgfältig in klinisch kontrollierten Untersuchungen geprüft werden müssen. Es läßt sich leider immer wieder beobachten, daß Indikationsausweitungen für Arzneimittel in Anspruch genommen werden, ohne daß entsprechende Prüfergebnisse vorliegen.

Aber auch in umgekehrter Richtung müssen wir bereit sein, tradierte Indikationsangaben kritisch zu überprüfen und, wenn nötig, nicht belegbare Anwendungen einzuschränken. Als Beispiel möchte ich die Diskussion über den Stellenwert der Herzglykoside in der Therapie der Herzinsuffizienz anführen. Auslaßversuche bei digitalisierten Patienten mit Sinusrhythmus haben gezeigt, daß viele Patienten das Herzglykosid offensichtlich nicht benötigen. In vier klinischen Studien trat keine Herzinsuffizienz auf, in den übrigen 9 Studien nur in 10-50% der Fälle (Erdmann 1984). Aus diesem Anlaß wurde darauf hingewiesen, daß die Belastungsinsuffizienz keine gesicherte Indikation für Herzglykoside ist und eine prophylaktische Therapie mit Herzglykosiden unnötig oder sogar gefährlich ist.

Tabelle 4. Arzneimittel mit umstrittener therapeutischer Wirksamkeit

| Arzneimittelgruppe | Umsatz (in Mio DM)* | | |
|---|---|---|---|
| | 1983 | 1984 | Änderung |
| Arteriosklerosemittel | 4,5 | 5,8 | +29,5 % |
| Durchblutungsfördernde Mittel | 951,9 | 1070,1 | +12,5 % |
| Koronardilatatoren | 81,3 | 87,7 | + 7,9 % |
| Lebertherapeutika | 142,6 | 147,6 | + 3,5 % |
| Umstimmungsmittel | 19,6 | 27,5 | +40,3 % |
| Venenmittel | 528,0 | 558,6 | + 5,8 % |

*Nach Daten des GKV-Arzneimittelindex

Zum Schluß sollen einige Arzneimittelgruppen genannt werden, deren therapeutische Wirksamkeit seit langem umstritten ist. Dazu gehören durchblutungsfördernde Mittel, Koronardilatatoren, Lebertherapeutika und Venenmittel (Tabelle 4). Bei vielen Vertretern dieser Arzneimittelgruppen sind zwar tierexperimentelle pharmakologische Wirkungen beschrieben worden, das Ausmaß eines klinisch relevanten therapeutischen Effektes beim Patienten konnte jedoch häufig nicht überzeugend gesichert werden. Der umstrittene therapeutische Nutzen kontrastiert auffällig mit den hohen Kosten dieser Arzneimittelgruppen. Die wissenschaftliche Medizin ist hier im besonderen Maße aufgefordert, durch sorgfältig geplante und überwachte Therapiestudien eindeutige Grundlagen zur Beurteilung des therapeutischen Nutzens dieser Arzneimittel zu erarbeiten.

## Literatur


Andrews P, Thomas H, Pohlke R, Seubert J (1983) Praziquantel. Med Res Rev 3: 147-200

Cohen DJ, Loertscher R, Rubin MF, Tilney NL, Carpenter CB, Strom TB (1984) Cyclosporine: A new immunosuppressive agent for organ transplantation. Annals Int Med 101: 667-682

Editorial (1985) Bedeutung und Wert der Generika. Der Arzneimittelbrief 19: 17-20

Erdmann E (1984) Stellenwert der Herzglykoside in der Therapie der chronischen Herzinsuffizienz. Klin Wochenschr 62: 507-511

Labrie F, Dupont A, Belanger A (1985) Complete androgen blockade for the treatment of prostate cancer. In: de Vita Jr V, Hellman S, Rosenberg SV (eds) Important advances in oncology. J Lipincott, Philadelphia, pp 193-217

Laskin OL (1984) Acyclovir. Pharmacology and clinical experience. Arch Intern Med 144: 1241-1246

Ondetti MA, Cushman DW (1984) Angiotensin-converting enzyme inhibitors: biochemical properties and biological actions. CRC Critical Reviews in Biochemistry 16: 381-411

Osieka R, Schmidt CG (1979) Cis-diamino-dichloro-platin(II). Ein neues Zytostatikum aus der Gruppe der Schwermetallkomplexe. Klin Wochenschr 57: 1249-1258

Sachse G, Mäser E, Federlin K (1985) Langzeittherapie mit Humaninsulin. Klinische Erfahrungen. Dtsch med Wschr 110: 403-406

Stiller CR, Dupré J, Gent M, Jenner MR, Keown PA, Laupacis A, Martell R, Rodger NW, v Graffenried B, Wolfe BMJ (1984) Effects of cyclosporine immunsuppression in insulin-dependent diabetes mellitus of recent onset. Science 223: 1362-1367

# VORHERSAGE VON ARZNEIMITTELRISIKEN AUS DER SICHT DER TOXIKOLOGIE

H.M. Bolt
Institut für Arbeitsphysiologie
Universität Dortmund
Ardeystr. 67, D-4600 Dortmund 1

Summary

Animal experiments in toxicology aim at detecting the risks of drugs in the preclinical field. During the last two decades, the emphasis shifted from acute to chronic toxicity. Nowadays, standards of toxicological testing have been developed that enable us to predict dose-dependent damage to organs and organ systems from preclinical experiments. Problems still arise with the extrapolation of toxic effects in the field of reproduction to corresponding effects in man, and with the prediction of allergic reactions.
Great efforts have been made in order to predict cancerogenicity in man from animal experiments. In fact, the models available, in conjunction with short-term tests and biochemical analyses, show a remarkable accuracy, limitations arise from physiological or biochemical differences in different species.
Think of a 0.2 per cent cancer risk. For simply reproducing by an animal experiment this risk which is certainly intolerable in man, about 5,000 animals are needed - with the usual 3-dose approach and a control group totalling to 20,000 animals, an expenditure beyond reality. This explains the procedure adopted by toxologists, viz. to use excessively high doses. Another example refers to experiments in female beagles which develop breast tumours when given certain gestagens. This led to taking some oral contraceptives containing these gestagens off the market. As early as 1970, the beagle model had been questioned because of grossly different metabolic conditions and peculiarities of the reproduction cycle, together with dissimilarities of the hormonal response of the mammary gland between beagles and other species including man. Nevertheless, the results found in beagles exposed to another gestagen five years later led to the withdrawal of that gestagen from the market. Some other problems in recent examples of applying the results of animal experiments to pharmacology in man, put forth by Gerhard Zbinden in a very recent publication, are also discussed.

Tragische Ereignisse der Vergangenheit haben zu dem Bewußtsein geführt, daß eine gründliche toxikologische Prüfung notwendig ist, bevor ein Arzneimittel beim Menschen angewendet werden darf. In juristischer Hinsicht stellt der Einstellungsbeschluß der Großen Strafkammer des Landgerichts Aachen zum CONTERGAN (Thalidomid)-Prozeß seit dem Jahre 1971 eine Grundlagenfunktion des Arzneimittelrechtes dar. Dieser Beschluß konkretisiert erstmals die Anforderungen und Sorgfaltspflichten, die von einem "ordentlichen und gewissenhaften Arzneimittelhersteller" zu erfüllen sind. Es wurde deutlich, daß der Hersteller beim Auftreten von Schäden am Menschen nicht nur zivilrechtlich in Anspruch genommen werden kann, sondern daß sich unter Umständen auch strafrechtliche Folgen ergeben können (HASSKARL und KLEINSORGE, 1974). Das Arzneimittelrisiko ist dadurch eigentlich erst recht ins Bewußtsein getreten; diese Vorgaben waren mitbestimmend bei der Formulierung des Arzneimittelgesetzes vom 24. August 1976. Im Rahmen dieses Gesetzes und der Richtlinie über die Prüfung von Arzneimitteln sollen aus den Ergebnissen tierexperimenteller toxikologischer Versuche "die Toxizitätsgrenzen des Arzneimittels und seine eventuellen schädlichen und unerwünschten Wirkungen unter den für seine Anwendung am Menschen vorgesehenen Bedingungen" hervorgehen.

Das Raster einer toxikologischen Prüfung ist in Abb. 1 wiedergegeben.

TOXIKOLOGISCHE PRÜFUNG

- Akute Toxizität:
  (Klassische $LD_{50}$; Neuüberlegungen)
  Frage der akuten Überdosierung,
  evtl. Wirksamkeit von Antidoten

- Subchronische/chronische Toxizität
  Klassischer 90-Tage-Versuch
  zur Organtoxikologie

- Reproduktionstoxikologie
  Segmente I - III

- Mutagenität
- Karzinogenität

Abbildung 1: Raster einer toxikologischen Prüfung (vereinfacht)

Bezüglich der Durchführung von Untersuchungen zur akuten Toxizität sind Überlegungen publiziert worden (BASS et al., 1982), auf welche Weise die herkömmliche Bestimmung der $LD_{50}$ unter den neueren Vorgaben des Tierschutzes aussagekräftiger gemacht werden kann.

Das Kernstück der toxikologischen Prüfung ist meist der chronische 90-Tage-Versuch, in welchem unter täglich wiederholter Dosierung die Frage der Schädigung von Organen und Organsystemen im Vordergrund steht.

Die Reproduktionstoxikologie ist in den letzten 15 Jahren stark ausgeweitet worden und schließt nicht nur Untersuchungen klassischer teratologischer Effekte, sondern auch Störungen der männlichen und weiblichen Reproduktionsphysiologie, sowie peri- und postnataler Manifestationen ein.

Mutagenitätsuntersuchungen auf verschiedenen Ebenen biologischer Organisation sind heute fast zu einem eigenständigen Fachgebiet geworden. Sie dienen dem Nachweis möglicherweise vererbbarer genetischer Schäden und als Hinweis auf potentielle karzinogene Wirkungen.

Studien der Karzinogenität müssen über sehr lange Zeiträume durchgeführt werden und sind daher extrem kostenintensiv. Um vom Umfang solcher Untersuchungen einen Eindruck zu vermitteln, möchte ich auf ein extremes, aber auch sehr gut untersuchtes Beispiel mit regulatorischen Konsequenzen zu sprechen kommen. Es handelt sich um die tierexperimentelle Verträglichkeitsprüfung oraler Kontrazeptiva.

## Beispiel: Orale Kontrazeptiva

Wie muß man im Tierversuch vorgehen, um ein für den Menschen relevantes Krebsrisiko zu erfassen? Hier trifft man auf die durch die Statistik gezogenen Grenzen. Nach einer Betrachtung von LEGATOR (1971) soll angenommen werden, daß ein Stoff bei einer bestimmten Dosierung in 0,2 % der Fälle Krebs auslösen soll. Für den Menschen wäre dies in jedem Falle eine um Größenordnungen intolerable Vorgabe. Es müßten jedoch mindestens 5000 Tiere (abhängig von der Untergrund-Tumorrate der nichtbehandelten Tiere) untersucht werden, um diesen Effekt tierexperimentell signifikant zu sichern. Einschließlich mehrerer (meist 3) Dosierungsstufen und der dazu gehörenden Kontrollen würden schon hier mindestens 20.000 Tiere benötigt, die sämtlich vollständig histologisch durchuntersucht werden müßten.

Der einzige Ausweg aus diesem Dilemma ist - neben einer maximalen zeitlichen Ausdehnung des Versuchs, welche durch die Lebenserwartung limitiert ist- die experimentelle Benutzung stark überhöhter Dosen, von denen dann erwartet wird, daß sie bei vertretbarem Aufwand (s.u.) zu statistisch zu sichernden Tumorraten führen.

Sexualsteroide, die für kontrazeptive Zwecke vorgesehen sind, wurden in der Vergangenheit nach Richtlinien der amerikanischen FDA an Mäusen, Ratten, Hunden und Affen geprüft. Bei Mäusen und Ratten wurden männliche und weibliche Tiere, bei Hunden und Affen lediglich weibliche Tiere zur Untersuchung herangezogen. Geprüft wurden jeweils 3 bis 5 Dosierungen, die zwischen dem Doppeltem und dem Hundertfachen derjenigen Dosis liegt, die für die Anwendung am Menschen vorgesehen ist. Entsprechende Kontrollgruppen kommen hinzu. Kanzerogenitätsstudien gehen bei Mäusen über 80 Wochen, bei Ratten über 2 Jahre, bei Hunden über 7 Jahre und bei Affen über ca. 10 Jahre, wobei pro Tiergruppe 40 - 60 Ratten, 6 - 14 Hunde und ca. 8 Affen eingesetzt werden.

Da Kontrazeptiva vom Kombinations- oder Sequenztyp ein Östrogen und ein Gestagen enthalten, mußte den Vorschriften entsprechend auch diese Kombination wie die Reinsubstanzen erneut bei den verschiedenen Tierarten und in den verschiedenen Dosierungen geprüft werden.

Überschlägt man grob die Größenordnung, so kämen pro zu prüfende Reinsubstanz für die chronischen und Kanzerogenitäts-Studien etwa zum Einsatz: 1000 Mäuse, mind. 1000 Ratten, 95 Hunde und 70 Affen. Hierbei muß allerdings wiederum bedacht werden, daß die behördlichen Anforderungen gerade bei der Prüfung von Sexualsteroiden wegen der Nutzen/Risiko-Abwägungen außerordentlich streng sind.

In den einschlägigen Untersuchungen wurde nun gefunden, daß Östrogene nach langer, hochdosierter Anwendung bei Ratten und Mäusen eine bestimmte Tumorart der Hypophyse, der Hirnanhangdrüse, erzeugen. Bei manchen Gestagenen, die dann ja auch später aus dem Handel gezogen wurden, traten bei Beagle-Hündinnen nach langer und hochdosierter Verabreichung Tumoren der Brustdrüse auf.

Regelmäßig steht bei solchen Befunden der Toxikologe nun vor der Frage, ob die bei einzelnen Tierarten erhobenen Befunde auch auf den Menschen übertragbar sind. Für die Beantwortung dieser äußerst schwierigen Frage, die eigentlich die Kernfrage der tierexperimentellen toxikologischen Untersuchungen ist, gibt es leider kein Patentrezept. Oft steht man vor der Entscheidung, ob aufgrund solcher Befunde die betreffende Substant als Arzneimittel überhaupt weiter entwickelt werden kann bzw. ob sie aus dem Markt genommen werden muß. Will man das Medikament nicht sofort aufgeben, so kann man nur so vorgehen, daß man versucht, die tieferen biochemischen und physiologischen Ursachen der Speziesdifferenzen aufzuklären, um so eventuell zu zeigen, aus welchem Grund der bei einzelnen Tierspezies erhobene toxikologische Befund vielleicht nicht auf den Menschen übertragbar ist. Im Falle der Kontrazeptiva ist dies durch vergleichend-endokrinologische Untersuchungen in der Tat gelungen.

## Regulatorische Überlegungen

Wenn man nun die dabei gefundenen Unterschiede zwischen den einzelnen Tierspezies in Betracht zieht, so wird klar, daß die Hypophysentumoren, die nach hochdosierter und langdauernder Östrogengabe bei Ratte und Maus beobachtet werden, keine Bedeutung für den Menschen haben, da sie auf physiologischen Besonderheiten beruhen, die unter den Laboratoriumstieren nur bei Ratte und Maus vorkommen und die es andererseits beim Menschen nicht gibt.

Weitaus schwieriger war die Beurteilung der Entstehung von Brustdrüsentumoren bei Beaglehündinnen durch manche Gestagenbestandteile oraler Kontrazeptiva. Da hier die Untersuchungen mit den einzelnen Substanzen zu verschiedenen Zeiten begonnen wurden, zogen sich die Ergebnisse über einen langen Zeitraum hin. Das erste wegen des Auftretens von Brustdrüsentumoren bei Hunden vom Markt genommene Gestagen war 1968/69 das Anagestonacetat. Es folgten 1969/70 die Gestagene Chlormadinonacetat und Medroxyprogesteronacetat.

Nach diesen Vorgängen setzten intensive Untersuchungen ein, die zum Ziele hatten, die tieferen Ursachen für die an den Beagle-Hunden erhobenen Befunde zu klären und so die Frage zu beantworten, ob diese Befunde für die Verhältnisse am Menschen relevant sind. Man kam daraufhin bereits 1970/71 zu dem Schluß, daß wegen einer Reihe von Besonderheiten beim Hund und insbesondere bei der Beagle-Rasse die Entstehung von Brustdrüsentumoren beim Beagle nicht auf den Menschen übertragbar ist. Hierfür waren folgende Gründe maßgeblich, die hier aber nur kurz angedeutet werden können:

1.) Der wichtigste Einwand war der, daß weibliche Beagles bereits spontan (ohne Gabe irgendwelcher hormonwirksamen Stoffe) zu einem hohen Prozentsatz von Brustdrüsentumoren der Art befallen werden, wie sie auch vermehrt nach Gabe der Gestagene gefunden wurden. Mit 5 Jahren haben ca. 50%, mit 10 Jahren ca. 90% der Beagle-Hündinnen Geschwülste der Brustdrüsen (meist Fibroadenome, selten auch Karzinome).

2.) Die Hündin besitzt einen Fortpflanzungszyklus, der mit dem anderer Tierarten nicht vergleichbar ist. Dies hat auch besondere Auswirkungen auf die Physiologie der Brustdrüse.

3.) Wegen Besonderheiten des Stoffwechsels der fraglichen Gestagene (der 17α-Hydroxyprogesteron-Reihe) besitzen diese Stoffe beim Hund eine unvergleichlich viel stärkere Wirkung als bei anderen Tierarten und beim Menschen.

4.) Der Entwicklung der beobachteten Tumoren der Brustdrüse geht in allen Fällen eine langdauernde hormonelle Überstimulierung der Brustdrüse voraus. Wegen artbedingter Besonderheiten beim Hund wird bei dieser Tierart ein Brustdrüsenwachstum durch gestagene Hormone allein bewirkt. Bei anderen Tierarten (und auch beim Menschen) müssen noch zusätzliche Faktoren dazukommen. Es wurde gezeigt, daß beim Beagle das Wachstumshormon mitwirkt, das bei dieser Tierart eine besondere Wirkung auf die Brustdrüse hat, die bei anderen Spezies dem Prolaktin zukommt.

Die Fragwürdigkeit der bisher befolgten Richtlinien für die toxikologischen Langzeitversuche an Kontrazeptiva lag daher recht klar zutage.

Nachdem man aber bereits im Jahres 1971 die Gründe dafür kannte, warum für die Untersuchung der Entstehung von Brustdrüsentumoren durch gestagene Hormone die Beagle-Hündin kein geeignetes Versuchsobjekt ist, wurde nichtsdestoweniger nach den alten, nun offenbar überholten Richtlinien der amerikanischen Arzneimittelbehörde FDA weitergearbeitet. Es konnte deshalb nicht ausbleiben, daß beim letzten noch ausstehenden Gestagen der in Frage kommenden 17α-Hydroxyprogesteron-Reihe, dem Megestrolacetat, wieder die gleichen Befunde erhoben wurden. Daraufhin zog die internationale Lizenzgeberfirma dieses Gestagen Ende 1975 zurück. Nach diesem präjudizierenden Verhalten wurden auch in Deutschland im Dezember 1975 die Megestrolacetat-haltigen Kontrazeptiva aus dem Verkehr gezogen. Es handelte sich um die Präparate Kombiquens$^R$, Oraconal$^R$, Planovin$^R$ und Tri-Ervonum$^R$.

Sämtlichen Kennern der Materie mußte es als sehr befremdlich erscheinen, daß nun wieder aus Beagle-Versuchen mit Megestrolacetat die gleichen Schlußfolgerungen gezogen wurden, die bereits 1970/71 im Falle der beiden anderen Gestagene als wissenschaftlich schlecht fundiert erschienen waren. Dies zeigt in überaus deutlichem Maße, daß ein allzu schematisiertes Vorgehen, wie immer in der Wissenschaft, auch in der tierexperimentellen Toxikologie wenig hilfreich ist, obwohl verständlicherweise Behörden oft dazu neigen, schematisiertes Vorgehen vorzuschreiben und auch festzuschreiben. Ein Ausweg kann nur dadurch gefunden werden, daß durch neue Ergebnisse der Grundlagenforschung bessere und feinere Möglichkeiten der toxikologischen Risikoabschätzung erarbeitet werden. Hier sind speziell die toxikologischen Universitätsinstitute angesprochen.

Ein grundlegender Artikel zum Problem der tierexperimentellen Toxikologie der Kontrazeptiva (NEUMANN und ELGER, 1971) schließt mit folgenden Sätzen: "Bei Vernachlässigung der biologischen Aktivität bei der Festlegung der Dosierung in toxikologischen Experimenten wird es immer wieder vorkommen, daß Substanzen, die in der jeweiligen Spezies besonders stark wirksam sind, als gefährlich erscheinen, ohne daß dies für den Menschen irgendeine Relevanz hat. Auch das Umgekehrte ist denkbar - und praktiziert worden -, daß biologisch unwirksame Dosen in chronischen Toxizitäten geprüft worden sind. Die Ergänzung der 'blinden' Toxikologie alten Stils durch eine biologisch orientierte ist unter diesen Gesichtspunkten nach unserer Ansicht die einzige Möglichkeit, Aufschlüsse darüber zu erlangen, welches Risiko ein bestimmtes Hormonpräparat für den Menschen beinhaltet."

Die damals eingeleitete Entwicklung hat in der Folge dazu geführt, daß Grundlagenforschung in der Toxikologie einen besonderen Stellenwert bekommen hat. Auf dieser Grundlage soll nun die Frage nach noch bestehenden besonderen Schwachstellen der toxikologischen Prüfung gestellt werden.

## Problemfälle der Arzneimitteltoxikologie

Gerhard ZBINDEN hat jüngst (1985) sehr eingehend die "Mißerfolge" der Arzneimitteltoxikologie aus den Jahren 1964 bis 1983 abgehandelt, basierend auf der Zusammenstellung von BAKKE et al. (1984) über Medikamente, die in den USA und in Großbritannien vom Markt genommen wurden. In dieser Zeit wurden dort 24 Arzneimittel aus toxikologischen Gründen vom Markt zurückgezogen. Darunter waren 19 Stoffe, bei denen unerwünschte Wirkungen beim Menschen den Ausschlag gaben.

Nach der Einteilung von ZBINDEN (1985) wären die ausschlaggebenden Nebenwirkungen bei zwei Stoffen aufgrund der tierexperimentellen Toxikologie erklärbar und voraussagbar gewesen (Phenformin-Laktazidose; Aminogluthetimid-hormonelle Störungen). Erklärbar, aber nicht voraussagbar seien die Agranulocytosefälle durch Aminopyrin und Dipyrone. Eine Reihe von Nebenwirkungen (betreffend 6 Pharmaka) wurden als teilweise erklärbar und teilweise voraussagbar eingestuft. Immerhin 8 Stoffe zeigten jedoch Nebenwirkungen, die als bisher nicht erklärbar und auch nicht voraussagbar zu betrachten sind. Hier handelt es sich um: Oxyphenisatin (Leberschädigung bei Mißbrauch), Benoxaprophen (Leber und Hauttoxizität), Ibufenac, Aclofenac und Zomepirac (idiosynkratische Überempfindlichkeitsreaktionen), Zimelidine (Guillain-Barré-Syndrom), Practolol (Oculomucocutanes Syndrom) und Azaribine (Thrombosen).

Die Analyse dieser Vorfälle (ZBINDEN, 1985) zeigt, daß die große Mehrzahl der toxischen Effekte, welche dosis- und zeitabhängig sind, durch das Tierexperiment prinzipiell voraussagbar ist. Die seltenen Nebenwirkungen ("low incidence responses") betreffen jedoch nur bestimmte Risikopopulationen. Hierhinein fügen sich die Fälle, in denen eine besondere allergische Disposition oder eine (wie auch immer gelagerte) "Idiosynkrasie" angenommen werden muß. Diese Risikofaktoren fehlen bei den Versuchstieren, so daß eine Voraussage nicht möglich ist.

Hier sind eindeutig die Grenzen der tierexperimentellen toxikologischen Testung gegeben. Eine auch noch so ausgefeilte toxikologische Methodik wird also nie eine völlige Sicherheit vor unerwünschten Wirkungen von Arzneimitteln gewähren können, während die allermeisten toxischen Wirkungen voraussagbar geworden sind.

## Literatur

Bakke, O.M., Wardell, W.M., Lasagna, L. (1984) Drug discontinuations in the United Kingdom and the United States, 1964 to 1983: Issues of safety. Clin. Pharm. Ther. 35: 559-567.

Baß, R., Günzel, P., Henschler, D., König, J., Lorke, D., Neubert, D., Schütz, E., Schuppan, D., Zbinden, G. (1982) $LD_{50}$ versus acute toxicity. Arch. Toxicol. 51: 183-186.

Hasskarl, H., Kleinsorge, H. (1974) Arzneimittelprüfung, Arzneimittelrecht. G. Fischer Verlag, Stuttgart.

Legator, M.S. (1971) Deficiencies in our present protocol for chemical evaluation and possible remedies. Ann. N.Y. Acad. Sci. 179: 508.

Neumann, F., Elger, W. (1972) Critical considerations of the biological basis of toxicity studies with steroid sex hormones. In: Plotz, E.J., Haller, J., Methods in Steroid Toxicology for Research and Clinical Application of Steroids, Los Altos, Ca., Geron-X.

Zbinden, G. (1985) Menschen, Tiere und Chemie. MTC Verlag, Zollikon.

# UNERWÜNSCHTE ARZNEIMITTELWIRKUNGEN: ERFASSUNG UND PATHOPHYSIOLOGISCHE INTERPRETATION ALS GRUNDLAGE DER NUTZEN-RISIKO-ABSCHÄTZUNG

P.S. Schönhöfer, J. Gröticke
Institut für klinische Pharmakologie
Zentralkrankenhaus St.-Jürgen-Straße
St.-Jürgen-Straße, D-2800 Bremen 1

Summary

Unwanted drug effects usually evade a causal interpretation when observed in a single patient. Therefore, systems to detect unwanted effects have been developed which serve to draw conclusions from data accumulating over time. Out of the various systems in use, the 'Stimulated Spontaneous Reporting System' is preferred, mainly due to its relatively low cost and its simplicity. Systems developed more recently, based on pharmacies (New Zealand) or an practising physicians (England), cannot be assessed definitely. One problem in detecting unwanted drug effects is that they often tend to be masked as a well-known disease rather than being easily disclosed as an unusual event, e.g. a supposed 'influenza' or 'nosocomial infection' may turn out to be an immunotoxic reaction to a drug.
Therefore, standardized routines may overlook drug-induced diseases when not referring to a pathophysiological understanding. Among some recent examples, there are also simpler causes of unwanted effects such as resulting from inproperly elevated dosages in some non-steroidal antirheumatic drugs.
Finally, some inconsistencies in the decisions by different regulatory agencies are considered. Apart from influences of interested parties, they reflect not the want for methodological principles of detecting and assessing risks, but rather the lack of consensus how to transfer scientific knowledge to practical action. This applies to health authorities as well as to individuals.

Der Prozess der Nutzen-Risiko-Abschätzung bei Arzneimitteln gliedert sich in die **Hypothesengeneration** anhand von Beobachtungen und Verdachtsmomenten, in die **Überprüfung** der Hypothese durch Kontrolle vorhandener Daten oder gezielte Rückfragen nach Verdachtsfällen bei den Ärzten und die abschließende **Bewertung** des Risikos, bei der die klinische Relevanz des Risikos dem Nutzen des Arzneimittels gegenübergestellt wird. Präklinische pharmakologische Untersuchungen zur Sicherheit schließen in der Regel Substanzen mit hohem Toxizitätsgrad von der Weiterentwicklung zu einem Arzneimittel aus. Seltener eintretende gravierende toxische Effekte fallen jedoch auch in der tierexperimentellen Überprüfung nicht auf oder werden fehlinterpretiert. Schwerwiegende lebensbedrohende Risiken, die bei 1-10:100.000 Behandlungsfällen eintreten, werden weder durch die Sicherheitspharmakologie noch durch die frühe klinische Anwendung erfaßt. Derartige Risiken werden erst bei einer hohen Vermarktung des Arzneimittels sichtbar, denn bei 500.000 Verordnungen pro Jahr (Verordnungshäufigkeit marktführender Psychopharmaka) sind bei einer Inzidenz von 1:30.000 Behandlungsfällen in der Bundesrepublik Deutschland nur 5-15 derartige Risikofälle pro Jahr zu erwarten. Erst bei hohen Verordnungshäufigkeiten (10-15 Mio Verordnungen/Jahr; Verordnungshäufigkeit marktführender analgetischer Substanzen) werden mit 100-450 Fällen Größenordnungen erreicht, die das Risiko augenfällig machen.

## I. ERFASSUNGSSYSTEME:

Es gibt unterschiedliche Ansätze für die Erfassung von Arzneimittelrisiken:

**Spontanerfassung:**
In diesem System berichten Ärzte über unerwünschte Arzneimittelwirkungen (UAW), die bei der Behandlung auffällig werden. Derartige Systeme haben den Nachteil der mangelhaften Meldegenauigkeit, da entweder Erkrankungen nicht als arzneimittelbedingt erkannt oder trotz Erkennung nicht weiter gemeldet werden. Außerdem können die Daten derartiger Systeme hinsichtlich ihres Informationsgehaltes beschränkt sein, da eine zu umfanreiche Dokumentation die Meldefreudigkeit behindert. Gute Systeme wie die in England, Irland, Australien, Neuseeland oder den skandinavischen Ländern erfassen jedoch bei schweren UAW ungefähr jedes 10. Ereignis, in England bei tödlichen Verläufen jedes 4. Ereignis. Aufgrund der Unvollständigkeit der Datensammlung ist aber eine Angabe der Häufigkeit nicht möglich.

Der Vorteil derartiger Systeme ist ihre **Signalwirkung** und der relativ geringe finanzielle Aufwand.

Spontanerfassungssysteme sind in vielen Industrieländern seit den 60er Jahren etabliert worden. Als qualitativ gut sind die Erfassungssungssysteme in Großbitannien, Irland, Niederlande, in den skandinavischen Ländern, Australien und Neuseeland zu bewerten.

**Stimulierte Spontanerfassung:**

Der Nachteil der mangelhaften Erfassungsdichte bei Spontanerfassungssystemen läßt sich durch einfache Rückfragesysteme überwinden, bei denen in konkreten Verdachtsfällen Ärzte auf das Risiko hingewiesen und Beobachtungen abgefragt werden. Im Prinzip hat sich der Ansatz bei Practolol oder bei Zimeldin schon bewährt, bei denen die nationalen Behörden nach der Hypothesengeneration die Ärzte zur Meldung aufgefordert hatten. Daß die Bereitschaft der Ärzte zur Kooperation dabei groß ist, haben auch wir bei unseren Untersuchungen zu Nomifensin festgestellt. Deshalb sollte der Entwicklung solcher praktikabler Systeme eine erhöhte Aufmerksamkeit geschenkt werden, da sie schnell, kostengünstig und breit erfassend arbeiten können.

Intensiv-Erfassungssysteme:

Intensiv-Erfassungssysteme haben das Ziel, jede während der Therapie auftretende unerwünschte Wirkung zu erfassen und zu dokumentieren. Prototyp ist das Erfassungssystem in Boston. Der Nachteil der Systeme sind die hohen Kosten und die Stichprobenbegrenzung auf wenige tausend Patienten selbst bei häufig verordneten Arzneimitteln. Deshalb haben diese Systeme keine Signalfunktion, erlauben aber Fall-Kontrollstudien und Inzidenz-Angaben.

**Post-Marketing-Surveillance-Systeme:**

Diese Systeme sollen nach der Zulassung eines Arzneimittels die Sicherheit überprüfen. Es existieren prinzipiell zwei Ansätze:

Das **Intensified Post-Marketing-Surveillance-System** in Neuseeland geht von dem Ansatz aus, daß die ersten 30.000 Patienten, die mit einem überwachten Arzneimittel behandelt werden, in der Apotheke erfaßt werden. Gleichzeitig muß jede Information über dieses Arzneimittel den deutlichen Hinweis tragen, daß das Arzneimittel unter Intensivüberwachung steht und daß jede unerwünschte Wirkung gemeldet werden muß. Ziel des Systems ist es, bei Verdacht auf eine schwerwiegenden UAW eine Patientenpopulation für eine nachgehende Risikoüberprüfung zur Verfügung zu haben. Bewährt hat sich dieses System im Falle von **Mianserin (Tolvin)**, bei dem nach Aufnahme in die Überwachung in kurzer Zeit der Verdacht des besonderen Risikos der Agranulozytose (Indizenz größer als 1:2000) bestätigt wurde.

Einen anderen Ansatz versucht das **Event-Monitoring-System** von **Inman** in England. Ausgewählte Ärzte sollen bei zwei Arzneimit teln der gleichen Indikationsgruppe jedes Ereignis, sei es ein Unfall oder ein Therapieproblem, an die Erfassungsstelle melden. Es werden jeweils Arzneimittel des gleichen Wirktyps an ungefähr 6000 Patienten überprüft. Unterschiede im Risiko sollten sich an einer unterschiedlichen Verteilung der "Events" dokumentieren. Dieser Ansatz scheint noch weiterer Präzisierung zu bedürfen, denn bei dem Vergleich der Antirheumatika Benoxaprofen und Fenbufen wurde das besondere Risko der ersteren Substanz nicht erkannt, wahrscheinlich weil die Risikogruppe der Alterspatienten nur ungenügend beteiligt war.

Zusammenfassend läßt sich feststellen, daß die aufwendigen Systeme der Intensiverfassung bisher nicht den erwarteten Beitrag zur Erkennung und Beurteilung gravierender UAW geleistet haben. Die meisten Erkenntnisse über neue und gravierende UAW wurden durch Spontanerfassungssystemen signalisiert, häufig in Verbindung mit Vorpublikation des Verdachtes in medizinischen Zeitschriften. Dies macht **stimulierte Spontanerfassungssysteme** interessant, in denen durch gezielte Rückfragen bei den behandelnden Ärzten Verdachtsfälle von Sicherheitsrisiken überprüft werden. Anhaltspunkte für mögliche Sicherheitsrisiken ergeben sich häufig schon aus der genauen Analyse der pharmakodynamischen und pathophysiologischen Daten zu den Wirkung eines Arzneimittels.

## II. PATHOPHYSIOLOGISCHE GRUNDLAGEN UNERWÜNSCHTER ARZNEIMITTELWIRKUNGEN.

Die Erkennung von UAW ist unter klinischen Bedingungen oft ein entscheidendes Problem, da sie in der Regel nicht als erkennbare neue Krankheitsbilder, sondern unter dem Bild üblicher klinischer Verlaufsformen auftreten. Ein 14 Tage nach einem kardiochirurgischen Eingriff beginnendes septisches Krankheitsbild mit Fieber, Gelenkschmerzen, Lungeninfiltraten, beatmungspflichtiger Ateminsuffizienz und Thrombozytensturz erklärt sich üblicherweise als nosokomiale Infektion, kann jedoch selten auch eine immuntoxische Reaktion auf das zur Thromboseprophylaxe verwendete Heparin sein. Kenntnisse über die pathophysiologischen Mechanismen, die dem Auftreten von UAW zugrunde liegen, bieten deshalb Ansätze nicht nur zur Analyse, sondern auch zur Vorhersage von Arzneimittelrisiken. Dafür lassen sich folgende Beispiele anführen:

**Nicht-steroidale Antirheumatika (NSAR):**
Diese Substanzen haben unterschiedliche chemische Strukturen, jedoch ein sehr einheitliches Wirkbild in Form von analgetischen, antiphlogistischen und antipyretischen Eigenschaften. Auch das Spektrum der UAW am Magen-Darm-Trakt, am ZNS, der Lunge, der Niere, der Leber und möglicherweise auch am Knochenmark ist sehr uniform. Die erwünschten Wirkungen der NSAR werden z.T. mit der Hemmung der Prostaglandin-Synthese und der Bildung anderer proentzündlicher Arachidonsäure-Metaboliten in Verbindung gebracht. Auch die UAW scheinen zumindesten teilweise auf dem gleichen Wirkungsmechanismus, zu beruhen. Daraus ergibt sich, daß sowohl die erwünschten antirheumatischen wie auch die unerwünschten Wirkungen dosisabhängig zunehmen. Während jedoch die erwünschten antirheumatischen Wirkungen im hohem Dosierungsbereich eine Abflachung der Dosis-Wirkungsbeziehung zeigen, scheint dieses für die unerwünschten Wirkungen weniger zuzutreffen. In dem Dosierungsbereich, in dem ein maximaler therapeutischer Effekt angestrebt wird, liegt also eine ungünstigere Relation zwischen Wirksamkeit und UAW als in dem unteren Dosierungsbereich vor. Daraus lassen sich folgende Vorhersagen ableiten:

1. NSAR, die pro Tablette die maximale effektive Dosis enthalten, werden durch häufige und schwere UAW auffallen.
2. NSAR, die pro Tablette nicht maximal dosiert sind, werden durch häufige und schwere UAW dann auffallen, wenn ihre Halbwertszeit so lang ist, daß der Wirkstoff bei dem üblichen Dosierungsschema kumuliert.

Diese Aussagen erklären das Scheitern einiger NSAR auf dem Markt:

**Zomapirac (Zomax)** wurde als besonders wirksames Schmerzmittel pro Tablette maximal dosiert. Es fiel deshalb durch schwere, insbesondere anaphylaktoide UAW auf und wurde 1983 in den USA aus dem Markt genommen.

**Benoxaprofen (Coxigon)** wurde vom Hersteller als neues, besonders wirksames NSAR angepriesen. Außerdem besaß es als angeblichen "Compliance"-Vorteil eine sehr lange Halbwertszeit. Häufige und schwerwiegende UAW, insbesondere bei Alterspatienten mit eingeschränkter metabolischer Kapazität, waren die Folge, so daß das Mittel 1982 in Großbritannien aus dem Handel genommen wurde.

**Indometazin Gits (Amuno Gits)** sollten das potente, kurzwirksame Indometazin mittels einer besonderen Technologie in ein "Compliance"-gerechtes Langzeitmittel umwandeln. Die Verlängerung der Wirksdauer transformierte also ein gut steuerbares, kurzwirksames NSAR in ein solches mit langer Halbwertszeit. Schwere und häufige UAW waren die Folge, akzentuiert durch lokale Schädigungen in der Darmschleimhaut durch die Spezialkapsel. Das Mittel wurde 1983 wegen schwerer UAW in Großbritannien aus dem Handel genommen. Die üblichen kurzwirksamen Indometazin-Präparate gehören jedoch weiterhin zum unverzichtbaren therapeutischen Arsenal in der Behandlung von Erkrankungen des rheumatischen Formenkreises.

**Phenylbutazon** und seine Derivate sind stark wirksame NSAR mit langer Halbwertszeit. Schon vor 20 Jahren wurde das Risiko dieser Arzneimittel erkannt und durch Therapierichtlinien (Dosisreduktion nach 3 Tagen, Begrenzung der Anwendungsdauer) eingegrenzt. Trotzdem fielen weiterhin schwere UAW auf, so daß 1984 einschneidende Indikationseinschränkungen für Phenylbutazon und Marktrücknahme für Oxiphenbutazon veranlaßt wurden.

**Phenylbutazon-Glukokortikoid-Fixkombinationen** beinhalten wegen der synergistischen Effekte von Phenylbutazon und Glukokortikoiden hinsichtlich der erwünschten wie auch der unerwünschten Wirkungen, insbesondere am Magen-Darmtrakt, das Risiko der Hochdosis. Diese Kombinationen fielen deshalb durch schwerwiegende UAW auf. Im Jahre 1984 erfolgte das Verbot derartiger Fixkombinationen.

**Piroxicam (Felden)** und **Isoxicam (Pacyl)** sind NSAR mit langer Halbwertszeit, jedoch liegt die Dosierung pro Tablette bei mittlerer Wirkstärke. Entsprechend ihrer langen Halbwertszeit fielen diese Substanzen in Ländern mit guter Sicherheitsüberwachung wegen häufiger UAW, insbesondere an den Nieren, auf, da die regelmäßige Einnahme mit Kumulation des Wirkstoffes einhergeht. Trotzdem war Piroxicam z.B. in Schweden in Schwierigkeiten geraten, jedoch führte eine warnende Information der Ärzte zu einem drastischen Rückgang der Verordnungshäufigkeit, so daß auch die Meldungen über UAW stark zurückgingen. Anscheinend konnten sich Piroxicam und Isoxicam im Vergleich zu Benoxaprofen deshalb behaupten, weil die Dosierung pro Tablette nicht im Maximalbereich der Wirksamkeit gewählt wurde und der Verbrauch in den Ländern mit guter Sicherheitsüberwachung stark zurückging.

## III. IMMUNTOXISCHE REAKTIONEN:

Immuntoxische Reaktionen bei Arzneimitteln haben ein sehr einheitliches Initial-Syndrom, aber variable nachfolgende Organmanifestationen. Deshalb erscheint es erforderlich, bei Auftreten des Initial-Syndroms immer nach Spätfolgen zu forschen.

Das **Initial-Syndrom** ist gekennzeichnet durch **Fieber**, das gehäuft 2-4 Wochen nach Behandlungsbeginn, aber auch zu jedem späteren Zeitpunkt auftreten kann. Es kann sich in Fieberschüben in Abhängigkeit mit der Arzneimitteleinnahme oder als Continua dokumentieren. Begleitet ist es von einem **Grippe-ähnlichen Syndrom** mit Arthralgien, Myalgien, Kopfschmerz, Malaise sowie mitunter Bronchitis-ähnlichen Beschwerden. Kennzeichnend ist ferner eine (mitunter nur laborchemisch erfaßbare) **Hepatitis** mit und ohne Ikterus.

Die nachfolgenden Organmanifestationen können von Substanz zu Substanz variieren, jedoch auch bei ein und derselben Substanz ganz unteschiedliche Organsysteme betreffen:
**Blut**: Hämolysen mit Anämie, Leuko- und Thrombopenien.
**Lunge**: Allergische Alveolitis, klinisch als interstitielle Pneumonien imponierend, Pleuritis und Fibrosen als Spätfolge.
**Herz**: Myocarditis mit und ohne Herzinsuffizienz, Perikarditis.
**Niere**: Proliferierende Glomerulonephritis, interstitielle Nephritis, Nierenversagen.
**Gefäße**: Vaskulitis, mitunter nekrotisierend, im Sinne eines Pseudo-Lupus.
**Nervensystem**: Meningismus, Encephalitis, Funktionsstörungen des ZNS bis zum Koma, periphere sensible und motorische Neuropathien.

Als UAW fielen immuntoxische Reaktionen bei **Venopyron**, einem Venenmittel, auf. Es wurde ein Pseudo-Lupus mit Betonung von Myokarditis, Perikardergüssen, Lungeninfiltraten und Pleuraergüssen beobachtet. Akute, letale Verläufe wurden beschrieben. Das Mittel wurde nach Erkennung des Zusammenhanges 1975 aus dem Handel genommen.

Ein weiteres Beispiel ist das Antidepressivum **Zimeldin (Normud)**, bei dem der schwedischen Arzneimittelbehörde auffiel, daß Meldungen, die

die klassischen Symptome des immuntoxischen Initial-Syndroms beschrieben, nebenbei auch Hinweise auf variable Nervenfunktionsstörungen wie Muskelschwäche, Kopfschmerzen, Paresen und sensorische Ausfälle enthielten. Eine gezielte Rückfrage an die Ärzte im Sinne der stimulierten Spontanerfassung bestätigte der Verdacht der immuntoxisch bedingten Schädigung des Nervensystems mit variabler Symptomatik, in einigen Fällen in Form eines klassischen Guillain-Barre-Syndroms. Unverzügliche Marktrücknahme erfolgte 1983.

Ein weiteres Beispiel ist das Lebertherapeutikum **Cianidanol (Catergen)**, für das das Initial-Syndrom mit Fieber und Grippe-ähnlichen Beschwerden häufig beschrieben wurde. Die begleitenden Leberschädigungen ließen sich weniger gut erfassen, weil sie das Indikationsgebiet des Arzneimittels betrafen und vom Arzt als Verschlechterung der Grunderkrankung interpretiert wurden. Der Verdacht auf diese Schädigung wurde schon frühzeitig geäußert (tägl.praxis 24,1983,565). Vor kurzem erfolgte die Marktrücknahme wegen z.B. letal verlaufender hämolytischer Anämien als Spätfolgen.

Bei dem Antidepressivum **Nomifensin (Alival, Psyton)** wurden die Spätfolgen immuntoxischer Reaktionen ebenfalls lange übersehen, obwohl schon früh neben dem Initial-Syndrom Fieber, Grippe-ähnliche Beschwerden und Hepatitis gehäuft hämolytische Anämien, auch mit tödlichen Verläufen, beschrieben wurden. Erst in letzter Zeit wurde deutlich, daß schwerwiegende Spätfolgen auftreten:

1. Es kommt zu Lungeninfiltraten auf dem Boden einer allergischen Alveolitis mit und ohne Pleuritis. Es besteht der Verdacht der Fibrosierung der Lunge als Spätfolgen (Lancet I, 1985,1328).
2. Es werden variable Symptome seitens des Zentralnervensystems mit Funktionseinschränkungen bis zum länger anhaltendem Koma beobachtet (Dtsch.Ärztebl.82,1985,879).
3. Es wurde der Verdacht auf Nierenfunktionsstörungen im Sinne einer immuntoxischen Nephritis berichtet.
4. Es wurde ein akuter Pseudo-Lupus auf dem Boden einer Vaskulitis beobachtet, bei der Skelettmuskel, Myokard, Perikard, Nieren und Zentralnervensystem beteiligt sein können. Je nach Hauptmanifestation werden diese Reaktionen als "Koma unklarer Genese", oder als "Virus-Myokarditis" fehlinterpretiert. Perakute Erkrankungen täuschen auf dem Boden einer nekrotisierenden Vaskulitis eine Sepsis mit septischem Lungenversagen vor (Lancet II,1985, 221). Konsequenzen hinsichtlich der Marktverfügbarkeit von Nomifensin wurden bisher noch nicht gezogen.

Diese Beispiele weisen darauf hin, daß die Analyse der pathophysiologischen Grundlagen pharmakodynamischer oder toxischer Eigenschaften erlaubt, Risiken von Arzneimitteln vorherzusagen. Das Beispiel der Antirheumatika zeigt, daß die pharmakodynamischen und die pharmakokinetischen Eigenschaften Grenzen bestimmen, an denen es zu einer auffälligen Häufung von UAW kommt. Bei den immuntoxischen Reaktionen erlaubt das Verständnis der Pathomechanismen die Schlußfolgerung, daß bei Auftreten der Initial-Syndrome systematisch nach den variablen Organmanifestationen als mögliche Spätfolgen gefahndet werden muß. Die Beispiele von Zimeldin und Nomifensin belegen, daß über eine stimulierte Spontanerfassung derartige Risiken abgeklärt werden können.

## IV. NUTZEN-RISIKO-ABSCHÄTZUNG:

Gleichartige Risiken führen nicht immer zu einer gleichen Nutzen-Risiko-Bewertung. Bewertungen von Risiken werden nicht nur vom wissenschaftlichen Erkenntnisstand, sondern auch von der "Sicherheitsphilosophie" bestimmt. Unterschiedliche Standards in Sicherheitsentscheidungen finden sich häufig:

1. Das Antidepressivum **Mianserin (Tolvin)** bewirkt häufiger als in 1:2000 Behandlungsfällen eine Agranulozytose. Es besitzt keinen therapeutischen Vorteil gegenüber anderen Antidepressiva. Es ververbleibt aber auf dem Markt. Dagegen wurde **Clozapin (Leponex)** bei gleichem Risiko aus dem Handel gezogen, obwohl es als Neuroleptikum bei bestimmten Patienten einen therapeutischen Vorteil bebesitzt und anderen Neuroleptika überlegen ist.

2. **Aristolochiasäure-haltige Arzneimittel** wurden wegen karzinogener Wirkungen aus dem Handel gezogen. **Pyrrolizidinalkaloidhaltige Arzneimittel** verbleiben auf dem Markt, obwohl auch für sie eine karzinogene Wirkung dokumentiert ist (Pharm.Z. 128, 1983,289).

3. **Phenylbutazon** und **Chloramphenicol** besitzen ebenso wie **Metamizol** das Risiko der Knochenmarksschädigung bzw. Agranulozytose bei 1:30.000 Behandlungsfällen. Während jedoch bei den ersteren Arzneimitteln die Indikationen im Sinne der Therapeutika der Reserve eingeschränkt wurden und Rezeptpflicht besteht, blieb Metamizol in der Bundesrepublik Deutschland rezeptfrei und mit mehr als 5 Mio Packungseinheiten/Jahr bzw. 75 Mio Tagesdosen allein für die 3 marktführenden Präparate ein breit verwendetes Arzneimittel. Diese

Beurteilung von Metamizol steht im Gegensatz zu den wesentlichen Industrieländern, in denen die Substanz entweder verboten (Großbritannien, Irland, Dänemark, Schweden, Norwegen, USA, Kanada, Australien, Neuseeland u.a.) oder in der Verwendung bzw. Indikation stark eingeschränkt wurde (Finnland, Israel, Niederlande, Frankreich, Italien, Japan u.a.).

Solche Beispiele lassen sich beliebig vermehren (z.B. **Penfluridol** vs. **Sulpirid**). Die Unterschiede werden nicht durch einen differenten wissenschaftlichen Erkenntnisstand bewirkt, sondern entspringen dem methodisch ungleich schwer erfaßbaren Prozess der Bewertung wissenschaftlicher Daten. Deshalb darf die Auflistung derartiger Bewertungsunterschiede auch nicht als Fehlverhalten einer Behörde oder eines Herstellers mißinterpretiert werden. Die geschilderten Bewertungsunterschiede sind vielmehr das Ergebnis von Einzelentscheidungen, die "ad hoc" unter exogenen oder endogenen Einflußfaktoren getroffen wurden. Es fehlt der methodische Ansatz, der eine Konsistenzprüfung bei Einzelentscheidungen ermöglicht und der dazu beitragen könnte, eine konsensusfähige "Sicherheitsphilosophie" auf dem Gebiet der Risikobeurteilung von Arzneimitteln zu entwickeln. Hierbei wäre ein Beitrag der methodisch orientierten Wissenschaften von großem Wert.

**ZUSAMMENFASSUNG:**

Die nunmehr 20-jährige Erfahrung mit UAW-Erfassungssystemen hat zu Erkenntnissen geführt, die eine Hinwendung zu einfachen, praktikablen und kostengünstigen Systemen beinhaltet. Intensiverfassungssysteme haben nicht den erwarteten Beitrag zur Arzneimittelsicherheit geleistet, da der zur systematischen Überwachung großer Patientenpopulationen notwendige Kostenaufwand in keinem günstigen Verhältnis zum Nutzen steht. Die neueren Systeme in Neuseeland und England sind derzeit noch nicht abschließend zu beurteilen.

Die zunehmenden Kenntnisse über die Pathomechanismen bei Arzneimittel-bedingten Risiken erlauben, anhand des Wirktyps der Substanz, des Profils der unerwünschten Wirkungen und der Erkenntnisse bei verwandten Substanz- bzw. Wirktypen Vorhersagen auf Arzneimittelrisiken zu machen. Die Hypothesengeneration aufgrund von Pathomechanismen kann mittels Rückfragesystemen bei den Verwendern zu einer schnelleren Abklärung von möglichen Arzneimittelrisiken beitragen. Beispiele wie Practolol, Zimeldin und Nomifensin weisen auf den

Nutzen dieser Vorgehensweise für die Arzneimittelsicherheit hin.

Sicherheitsentscheidungen als Ergebnis der Nutzen-Risiko-Bewertung von Arzneimitteln sind derzeit noch nicht konsistent, da Einflußfaktoren außerhalb des wissenschaftlichen Bereichs die Entscheidungsprozesse zu dominieren scheinen. Derzeit fehlen nicht so sehr die methodischen Grundlagen für die Risikoerfassung und -analyse, sondern der Konsensus über die Kriterien der Umsetzung wissenschaftlicher Erkenntnisse auf dem Gebiet der Arzneimittelsicherheit in administratives oder eigenverantwortliches Handeln.

# BEURTEILUNG VON ARZNEIMITTELN IN DER PRAXIS AUS DER SICHT DES PRAKTISCH TÄTIGEN ARZTES

H. Overhoff
Lehrbeauftragter der Ruhr-Universität Bochum
Kurfürstenstr. 24, D-4630 Bochum

Summary

In 1983, physicians' prescriptions in ambulatory care amounted to 14.4 billion DM. For 1984, the costs came to 15.6 billion DM already. 60 per cent of the prescribing physicians are general practitioners, 20 per cent are specialized in internal medicine.
Therefore, one might suppose that doctors in the field of ambulatory care must be most competent in the evaluation of drug therapy. Unfortunately, this is not the case. The reasons are various. Some of the difficulties of the practicing physician to evaluate drug efficacy are the placebo phenomenon, the requirements of primary care which tend to polypragmatic action, the non-compliance of the patient, and self-medication unknown to the doctor.
Practising physicians should make use of all means within their reach to remedy this situation. One is long-term observation: placebo effects wear out with time. Another is avoiding unnecessary polytherapy. Furthermore asking for statements in a standardized form may be used to accumulate knowledge from observations of individual cases.
Finally, the requirements for physicians who cooperate in phase IV studies are reviewed. These studies must not be planned under the auspices of marketing, but have to address to scientific questions of practical importance.

# 1. Einleitung

Im Jahre 1983 verordneten niedergelassene Ärzte in der Bundesrepublik Deutschland 687 Mio Arzneimittel im Werte von ca. 14,4 Mrd DM. Für 1984 wird diese Zahl bereits mit 15,6 Mrd DM angegeben. Die Ausgaben je Rezept betrugen im Jahre 1983 36,78 DM, die je Medikament 21,02 DM; dabei waren die Allgemein/Prakt. Ärzte mit 59,6%, die Internisten mit 19,8% beteiligt (5).

Es liegt nahe, diesen Gruppen aufgrund ihrer Erfahrung im Umgang mit Arzneien auch eine hohe Kompetenz in der Beurteilung von Arzneimitteln in der Praxis zuzugestehen. Jeder in der Praxis tätige Arzt dieser Fachgruppen wird die Erfahrung gemacht haben, daß kaum ein Monat vergeht, in dem er nicht von Pharmareferenten der pharmazeutischen Industrie daraufhin angesprochen wird, ob er nicht willens sei, an Studien zur Prüfung neuer oder auch bekannter Arzneimittel teilzunehmen, wobei die Anforderung an Arbeitsaufwand und Sachverstand des einzelnen Arztes recht unterschiedlich sind.

Generell stellt sich die Frage, welche Bedingungen die individuelle Arztpraxis überhaupt für eine derartige Prüfung bereitstellen kann und welche Kriterien einer rationalen Beurteilung von Arzneimitteln in der Praxis zugrunde liegen müssen, bzw. ob und inwieweit die Praxis den Anforderungen einer sinnvollen Arzneimittelprüfung gerecht werden kann.

# 2. Zur Begriffsbestimmung

Beurteilung ist die Abgabe eines Urteils. Das Urteil muß klar abgegrenzt sein von der Aussage, der es nicht anzusehen ist, ob der Aussagende sie als wahr oder falsch akzeptiert. Ein Urteil nämlich ist an Entscheidung gebunden, wobei dem Entscheidungsprozeß objektivierbare Gründe zukommen müssen. Darüber hinaus inpliziert der Begriff Urteil die Zustimmung des Urteilenden. Das formale Element des Urteils ist eine begründete Setzung, ein wichtiger Grund für eine solche Setzung ist die Gewißheit (9).

# 3. ZUR SITUATION IN DER PRAXIS

Die auch dem Laien bekannte und in Arztpraxen geläufige Redewendung "Versuchen wir doch mal dieses oder jenes Medikament" zeugt davon, daß der Erfolg einer eingeleiteten Arzneitherapie zu Beginn weder dem Patienten noch dem Arzt gewiß erscheint. Viele Imponderabilien werden dem System Arzneitherapie bewußt oder unbewußt zugeschrieben. So ist jede Therapie ein Versuch, ihr Ausgang bis zu einem gewissen, abschätzbaren Grade ungewiß (2). Der Grad der Ungewißheit wird umso größer sein, je mehr Faktoren ins Spiel gelangen, die dem Arzt unbekannt sind, ihm unbekannt bleiben oder auch der Kenntnisnahme bewußt vorenthalten werden. Dies wird insbesondere in der ambulanten Behandlung der Fall sein.

Vier Faktoren seien angesprochen:
- Das Placebophänomen
- Die Polypragmasie
- Die Non-Compliance
- Die Selbstmedikation.

Das sind Faktoren, die von der wissenschaftlichen Literatur mehr und mehr beachtet werden und trotz der nicht zu unterschätzenden Bedeutung für den praktisch tätigen Arzt in der Ausbildung der Medizinstudenten im Fach Pharmakologie an den Universitäten in der Regel bisher nicht den ihnen gebührenden Platz gefunden haben. Sie sind es auch, die die außerordentliche Variabilität in der ambulanten Therapie ausmachen; sie sind als wesentlicher Grund dafür anzusehen, daß eine Beurteilung der Wirksamkeit von Arzneistoffen in der Praxis des einzelnen niedergelassenen Arztes allein schon infolge der beschränkten Fallzahlen kaum möglich sein wird.

Hingegen ist es sehr wohl möglich, Protokollaussagen zu treffen. Eine Protokollaussage (Wahrnehmungsaussage, Beobachtungsaussage) ist eine Aussage, die einem definiertem Gegenstand oder System ein Attribut zuordnet. Je schärfer ein solches Attribut gefaßt ist, z.B. ein Laborparameter im Gegensatz zu Befindlichkeiten, desto genauer sind derartige Aussagen, und desto weniger Aussagen wird man benötigen, um letztlich Wirksamkeit und Unbedenklichkeit zu beurteilen.

## 3.1 ZUM PLACEBOPHÄNOMEN

Der Begriff Placebo soll dem 116. Psalm, Vers 9 entlehnt sein (12): "Placebo domino in regione vivorum." Nach Luther: "Ich werde wandeln vor dem HERRN im Lande der Lebendigen." Wörtlich heißt Placebo "Ich werde gefallen." Der Psalm wurde im Mittelalter als Einleitung zur Totenmesse von professionellen Totenwächtern gesungen. Deren aufrichtige Anteilnahme wurde - wohl zu Recht - bezweifelt. Das "Placebo-Singen" wurde schließlich als scheinheilig angesehen. Der Begriff Placebo taucht im 18. Jahrhundert in der Medizin auf. Im 19. Jahrhundert wurde das "Placebo" im englischen Sprachraum als "Make believe medicine" eingestuft. Heute verstehen wir unter einem "Reinen Placebo" eine Arzneiform ohne einen pharmakologisch wirksamen Stoff. Ein "Unreines Placebo" oder "Pseudo-Placebo" ist eine Arzneiform mit einem pharmakologisch wirksamen Stoff entweder unterdosiert oder bei falscher Indikation gegeben.

Daß eine pharmakologisch wirkstofffreie Zubereitung therapeutisch wirksam sein kann, steht heute außer Zweifel. Es muß an dieser Stelle zwischen Wirksamkeit und Wirkung unterschieden werden. Wirkung ist der durch ein Pharmakon ausgelöste Effekt, der mit pharmakologischen Methoden meßbar oder erfaßbar ist, unabhängig von einer etwaigen therapeutischen oder prophylaktischen Absicht. Wirksamkeit hingegen ist auf das beabsichtigte therapeutische oder prophylaktische Ziel hin gerichtet. In diesem Sinne wird man dem reinen Placebo zwar keine Wirkung zugestehen, muß ihm aber in einer bestimmten Anzahl von Fällen Wirksamkeit zuerkennen.

Inwieweit jedoch die Placebo-Analgesie auf einen pharmakologisch faßbaren Mechanismus zurückzuführen ist, wird derzeit noch kontrovers diskutiert.

Die Häufigkeit gewünschter, positiv therapeutischer Effekte der Placebotherapie wird mit etwa 35% angegeben. Eine umfangreiche Literatur liegt dazu vor. Im Index Medicus sind heute jährlich etwa 30 solcher Arbeiten aufgeführt (1). Besonderes Augenmerk widmet die Placeboforschung psychologischen Faktoren, nicht zuletzt dem Arzt-Patienten-Verhältnis, wobei der Persönlichkeit des Arztes neben der des Patienten eine besondere Bedeutung zukommt. Je mehr Zuwendung der Arzt dem Patienten widmet, je sympathischer er ihm erscheint, umso stärker wird der Arzt "Placebowirkungsinduktor" sein. Dieser Arzttyp ist mehr oder weniger ungeeignet, Arzneimittel zu erproben (7). Bei seinen Patienten ist mit einem hohen Anteil an Placebowirkungen zu rechnen.

Darüber hinaus wirken sich konditionierende Faktoren dahingehend aus, ob ein Patient sich als "Placebo-Responder" oder "Non-Responder" erweist. Dabei kann ein und derselbe Mensch heute zur Gruppe der Responder und morgen zur Gruppe der Nonresponder gehören.

Der Erfolg einer Placebotherapie ist zudem von Art und Weise einer Erkrankung abhängig: Schlafstörungen z.B. sprechen anfangs recht gut an. Die Ansprechbarkeit nimmt jedoch mit der Zeit ab (7). Einige Patienten merken nach dem zweiten oder dritten Mal der Applikation, daß sie mit Placebos behandelt wurden, und nicht mit einem Verumpräparat (7).

Die Erfahrung in der Praxis zeigt, daß der suggestive Effekt der Placebotherapie mit der Zeit nachläßt. Der Arzt ist zum Wechsel der Arznei gezwungen. Das Placebo unterliegt einem Abnutzungseffekt (7).

Weitere typische Symptome, die einer Placebotherapie zugänglich sind, sind Kinetosen, Asthma bronchiale, Angina pectoris, Ulcus duodeni u.a.

In einem derartig variablen System werden Fragen zur Beurteilung von Wirksamkeit und Unbedenklichkeit in der individuellen Praxis immer nur Protokollaussagen zulassen können.

## 3.2 Zur Polypragmasie

Bei der medikamentösen Therapie des älteren Menschen bestimmen Multimorbidität und die Notwendigkeit einer Langzeittherapie das Vorgehen des konsultierten Arztes. Es geschieht nicht selten, daß Patienten aus stationärer Behandlung mit der Empfehlung an den nachbehandelnden Arzt entlassen werden, weiterhin täglich neun oder gar mehr Arzneimittel, z.T. Kombinationspräparate, zu verordnen. Bei dieser heute noch häufig geübten Polypragmasie bestehen Risiken, wie sie früher bei der eher indifferenten Arzneitherapie unbekannt waren.

Mit steigender Anzahl verordneter Arzneistoffe steigt die Zahl theoretisch möglicher Wechselwirkungen. Dieser Sachverhalt läßt sich mathematisch formulieren:

$$N_I = \frac{(N_A)!}{2!\,(N_A-2)!}$$

NI = Anzahl der Interaktionsmöglichkeiten
NA = Anzahl der Arzneistoffe

(Modifiziert nach Klotz (6))

Die derzeitigen Kenntnisse erlauben es kaum, die Folgen von Interaktionen zwischen drei Pharmaka vorauszusagen. Bei Kombinationen mit mehr als drei Stoffen ist eine Voraussage vollends unmöglich (13). Zu erwähnen ist in diesem Zusammenhang, daß pharmakokinetische Interaktionen schwerer zu prognostizieren sind als pharmakodynamische. Bei den pharmakodynamischen Interaktionen bestimmen Synergismus und Antagonismus das Geschehen, bei den pharmakokinetischen hingegen verändert ein Stoff die Pharmakokinetik des anderen. Es kann zu folgenschweren Über- oder Unterdosierungen kommen.

Derartige Mechanismen können jedoch nur dann wirksam werden, wenn die interferierenden Arzneistoffe gleichzeitig und in ausreichender Konzentration am Bindungsort vorliegen. Jede Verschiebung der Resorptionskinetik führt zu einer zeitlichen Nichtübereinstimmung der Plasmapeaks der fraglichen Pharmaka und dient damit einer klinisch stummen Interaktion (13). Sicherlich sind derartige stumme Interaktionen sehr viel häufiger als dramatische Zwischenfälle. Dennoch sind Unsicherheiten, die sich aus den geschilderten Zusammenhängen ergeben, bei einer klinischen Prüfung mit in das Kalkül einzubeziehen.

## 3.3 Zur Compliance

Wie das Placebophänomen findet das Problem der Compliance bzw. Non-Compliance zunehmend Beachtung. Unter dem Begriff Compliance wird im weitesten Sinne das Befolgen ärztlicher Ratschläge durch den Patienten verstanden. Darunter sind Hinweise zur Lebensführung gleichermaßen wie die Einnahmemodalitäten der verordneten Arzneimittel zu subsumieren. Non-Compliance ist naturgemäß die Negation von Compliance.

In der ambulanten Behandlung außerhalb der Klinik hat die Non-Compliance insbesondere auch der beschränkten Kontrollmöglichkeiten wegen besonderes Gewicht. Hinlänglich bekannt ist beispielsweise die z.T. schwierige ärztliche Führung chronisch Kranker, die keinen besonderen Leidensdruck verspüren, z.B. die Führung von Patienten im Frühstadium eines Diabetes mellitus oder einer primären Hypertonie, eine risikoreiche Non-Compliance mit z.T. deletären Folgen. Als Faktoren, die eine Non-Compliance begünstigen, müssen u.a. subjektive Beschwerdefreiheit, länger andauernde Therapie, höhere Anzahl verordneter Arzneimittel, fiktive unerwünschte Arzneimittelnebenwirkungen, deren Kenntnis man zum einen infolge von Mißverständnissen aus dem Text des Beipackzettels der Arzneimittel, zum anderen auch aus der Laienpresse zu erwerben glaubt. Non-Compliance wird weiterhin begünstigt durch die Häufigkeit der Einnahme, durch psychologische Faktoren, Alter, mangelhafte Arzt-Patienten-Beziehung usw.

Wie bei dem Placebophänomen und der Polypragmasie verbirgt sich auch hier ein hohes Maß an Variabilität. All dies erschwert eine arzneimittelbezogene Therapiekontrolle in der Praxis des niedergelassenen Arztes ganz erheblich.

## 3.4 Zur Selbstmedikation

Insbesondere seit mit dem 1.April 1983 die Neuregelung des §182f RVO, die sog. "Negativliste" in Kraft trat, nach der Arzneimittel aus sechs Indikationsgruppen bei sog. "Befindlichkeitsstörungen" aus der Erstattungspflicht der gesetzlichen Krankenkassen ausgenommen wurden, beobachtet der niedergelassene Arzt, daß Patienten zunehmend selbstständig, d.h. ohne ärztliche Konsultation, Arzneimittel einnehmen. Diese "Negativliste" umfaßt Antiemetika und Antivertiginosa, Antitussiva und Expectorantien, Grippemittel, Laxantien, Mund- und Rachentherapeutika sowie Rhinologika. Ein großer Teil dieser Arzneimittel unterliegt nicht der Rezeptpflicht, sie enthalten dennoch teilweise differente Arzneistoffe; sie weisen preislich gesehen durchschnittlich ein niedrigeres Niveau auf als die rezeptpflichtigen Arzneien(14). Dennoch gibt der Bundesbürger jährlich etwa 3Mrd DM für derartige Mittel aus. Die Zahl der allgemeinärztlichen Konsultationen werden für das letzte Jahr in einer Größenordnung von 10-13% als rückläufig angegeben.

Wenn an dieser Stelle zwischen rezeptpflichtigen und frei verkäuflichen Arzneimitteln unterschieden wird, so bedeutet das keinesfalls, daß rezeptfreien Präparaten auch das geringere Risiko anhaftet. So ist das als problematisch anzusehende Phenacitin (Phenacitinnephropathie, Blasenkarzinom) in der Bundesrepublik Deutschland im Gegensatz zu Kanada, Großbritannien , den Niederlanden und vielen anderen Staaten, in denen dieser Stoff verboten ist, in zum Teil rezeptfreien Analgetikazubereitungen immer noch im Handel.

Neben frei verkäuflichen Präparaten, die der Selbstmedikation dienen, können es durchaus auch rezeptpflichtige Mittel sein, die der Patient von Verwandten oder Bekannten oder auch aus der eigenen Hausapotheke bezieht. In diesem Fall wurde das Arzneimittel in der Regel anläßlich eines früheren Arztbesuches verordnet.

Selbstmedikation ist nicht grundsätzlich abzulehnen, der Patient sollte jedoch über bestehende Risiken eines solchen Vorgehens informiert sein, zum einen was eine mögliche verspätete Diagnostik, zum anderen was unerwünschte Arzneimittelwirkungen angeht.

Für den Arzt bedeutet eine von dem Patienten nicht artikulierte Selbstmedikation ggf. eine Fehleinschätzung der Symptomatik einer plötzlich aufgetretenen, klinisch relevanten u.U. auch gefährlichen Interaktion, die bei klinischen Prüfungen Anlaß zu Fehlinterpretationen geben kann.

## 4. Zur klinischen Prüfung

Klinische Prüfung ist Prüfung von Arzneimitteln am Menschen. Sie dient der Urteilsfindung, ob einem pharmakologisch wirksamen Stoff oder einer pharmakologisch wirksamen Stoffkombination in einer Arzneiform therapeutische Wirksamkeit zukommt und inwieweit eine tolerable Nutzen/Risiko-Relation besteht. In der Regel werden vier Phasen der klinischen Prüfung unterschieden. Nach jeder Phase sind eine sorgfältige Beurteilung und ein weiterführender Entscheidungsprozeß erforderlich, um das Procedere festzulegen.

## 4.1 DIE PHASEN DER KLINISCHEN PRÜFUNG

Die Phase I befaßt sich erstmals mit der Prüfung der Verträglichkeit, der orientierenden Pharmakodynamik und Pharmakokinetik am Menschen, in der Regel an wenigen bis zu zwanzig gesunden Probanden, in besonderen Fällen auch an Patienten.

In der Phase II wird die therapeutische Wirksamkeit an etwa 100-200 Patienten geprüft, es werden ggf. Erfahrungen über Interaktionen gesammelt und Kontraindikationen erarbeitet. Diese Phase wird als kontrollierter therapeutischer Versuch verstanden und dient einer ersten Nutzen-Risiko-Abwägung.

In der Phase III sind es Feldversuche, Langzeitstudien und Langzeitbeobachtungen, die auch seltenere unerwünschte Arzneiwirkungen erfassen helfen. Diese Studien werden - der größeren Aussagefähigkeit wegen - häufig multizentrisch angelegt. Bereits hier kann neben der Klinik die Praxis des niedergelassenen Arztes eingebunden werden.

Die Phase IV gilt der Langzeitüberwachung nach der Zulassung durch die Zulassungsbehörde und gibt Hinweise für eine umfassende therapeutische Bewertung; ggf. werden neue Indikationen erstellt und hier ist insbesondere eine fundierte Nutzen-Risiko-Abwägung möglich. Da eine Langzeittherapie in der Regel ambulant durchgeführt wird,ist in die Phase IV der klinischen Prüfung der niedergelassene Arzt notwendigerweise miteinzubeziehen.

Der Begriff Klinische Prüfung besagt also nicht, daß Arzneimittel im Hinblick auf Wirksamkeit und Unbedenklichkeit nur in Kliniken geprüft werden können oder müssen. Aufgrund des zweiten Arzneimittelgesetzes (AMG) der Bundesrepublik Deutschland vom 24.Aug.1976, seit dem 1.Jan. 1978 in Kraft, sind klinische Prüfungen durch den niedergelassenen Arzt grundsätzlich zulässig. Derartige Prüfungen in der ambulanten Praxis sind geradezu notwendig, da, wie oben angedeutet, sich die Situation hier - das Arzt-Patienten-Verhältnis eingeschlossen - oft ganz anders darstellt als in der Klinik.

Die Medizin ist auf Erfahrung angewiesen. Dies erfordert, daß auch die Erfahrung des einzelnen behandelnden Arztes in die Urteilsfindung eingeht. Erfahrung schließt Beobachtung ein. Soll die Beobachtung zur Urteilsfindung beitragen, muß sie dokumentiert werden. Die Beobachtung wird umso präziser ausfallen und als Grundlage für Protokollaussagen umso brauchbarer sein, je fundierter zum einen die Kenntnisse des beobachtenden Arztes sind und je störungsfreier zum anderen die technischen Daten in seiner Praxis anfallen. Dies setzt die Erfüllung bestimmter Mindestanforderungen an den Arzt und die technische Ausrüstung der Praxis voraus.

## 4.2 Anforderungen an den Arzt

Für einen Arzt, der an klinischen Prüfungen von Arzneimitteln teilnimmt, bedeutet das in jedem Falle Prüfung am Menschen. Das setzt besondere Fachkompetenz und ethisches Handeln voraus.

Fachliche Kompetenz: Während die pharmakodynamischen Eigenschaften der Arzneistoffe dem jeweiligen Arzneistoff individuell zukommen, sind die pharmakokinetischen eher allgemeiner Natur. Demzufolge ist die Kenntnis pharmakokinetischer Gesetzmäßigkeiten unabdingbar für den Arzt. Hierzu gehören die Mechanismen der Resorption und Verteilung im Organismus ebenso wie die Speicherung und die metabolische bzw. exkretorische Elimination. Kenntnisse der chemischen Eigenschaften und der pharmakologischen Gruppenzugehörigkeit der infrage kommenden Pharmaka sind genauso zu fordern wie Kenntnisse der Prinzipien pharmakodynamischer und pharmakokinetischer Interaktionen. Derartiges Wissen erlaubt es dem Arzt auch, vorgelegte präklinische experimentelle Befunde fachgerecht zu werten und sie in den Entscheidungsprozeß für eine Teilnahme an einer solchen klinischen Prüfung miteinzubeziehen. Der Arzt muß bestrebt sein, das Risiko für den Patienten auf ein Minimum zu begrenzen; Sachkompetenz hilft dabei.

Ethische Gesichtspunkte: Das Recht des Patienten auf Schutz bei der klinischen Prüfung stellt an den Arzt auch in ethischer Hinsicht erhöhte Anforderungen. Im Rahmen dieser Verantwortung muß er sich nach Maßgabe des kategorischen Imperativs fragen, ob die Grundlage seiner individuellen Einschätzung auch die einer allgemeinen Gesetzgebung sein könnten. Das Arzneimittelgesetz verlangt bei der klinischen Prüfung ein vertretbares Risiko, bei Kranken eine Indikation, die Einwilligung des Patienten (AMG § 40 Abs.1 Nr.3), Sonderschutz für Kranke (AMG § 41) usw. Obwohl die hier angesprochenen Vorschriften der §§40-41 AMG für die Prüfung von nicht zugelassenen Arzneimitteln und bei zugelassenen für neue Indikationen, die nicht Gegenstand der Zulassung waren, gelten, sollte der prüfende Arzt diese Bestimmungen auch in der Phase IV beachten (10).

In einzelnen Fällen können an einigen Universitäten und größeren Kliniken eingerichtete unabhängige Ethik-Kommissionen Entscheidungshilfe geben.

Juristische Gesichtspunkte: Der einzelne Arzt ist juristisch auch dann nicht aus der Verantwortung entlassen, wenn ein organisatorisch vorgeschalteter, erfahrener und qualifizierter Arzt Leiter einer klinischen Prüfung ist. Dieser wird als Leiter eines solchen Projektes von der Verantwortung frei, wenn er nachweisen kann, daß er bei der Auswahl und Überwachung des nachgeordneten Arztes die erforderliche Sorgfalt beachtet hat. Strafrechtlich verantwortlich ist stets nur derjenige, der durch eigenes rechtswidriges und schuldhaftes Verhalten den Tatbestand einer strafbaren Handlung (z.B. fahrlässige Tötung oder fahrlässige Körperverletzung) erfüllt. Auch zivilrechtlich haften ärztliche Mitarbeiter für Fehler in dem ihnen übertragenen Aufgabenbereich im Rahmen ihrer Eigenverantwortung (8).

## 4.3 Anforderungen an die technische Ausrüstung der Praxis

Objektivierbare Daten sind besonders geeignet für eine Urteilsfindung im Hinblick auf Wirksamkeit und Unbedenklichkeit. Hierzu gehören Laboratoriumsbefunde ebenso wie röntgenologische, sonographische, histologische, elektrophysiologische (z.B. Elektrokardiographie, Encephalographie) oder endoskopische Ergebnisse, Computertomographie u.a. Voraussetzung für die Verwertbarkeit solcher Daten ist weniger das Ergebnis als vielmehr sein Zustandekommen. So muß z.B. für Laborparameter die einwandfreie Probengewinnung und -verarbeitung einschließlich der einwandfreien Berechnung der gefragten Dimension gewährleistet sein. Das setzt besondere Kenntnis und Erfahrung des Aufsicht führenden Arztes ebenso voraus wie einwandfreies technisches Gerät; ggf. sind spezialisierte Institutionen mit der Analyse zu beauftragen. Gleiches gilt cum grano salis für röntgenologische, endoskopische u.a. Befunde. Letztlich wird es immer der Arzt sein, der vermeidbare Fehler vermeiden kann und nicht die technische Ausrüstung der Praxis. Der Arzt hat seine Grenzen zu erkennen und entsprechend zu handeln. Meßwerte, die aufgrund von Fahrlässigkeit falsch sind, sind ebenso wenig akzeptabel wie fahrlässiges Handeln durch den Arzt selbst.

## 4.4 Zur Fragestellung einer klinischen Prüfung in der Praxis

Die Ausführungen seien auf die Phase IV der klinischen Prüfung in der Praxis beschränkt, wobei nur einige Probleme angesprochen werden können. Evident sind Fragen wie:"Ist das gefragte therapeutische Prinzip überhaupt wirksam oder einem herkömmlichen sogar überlegen?" "Welche Erkenntnisse ergeben sich bei einer Langzeittherapie?" Hier stellt sich insbesondere das Problem der selteneren unerwünschten Arzneimittelwirkung. "Wie verhalten sich die Kombinationspräparate?" "Ist ein Synergismus der Einzelkomponenten auch im Hinblick auf Wirksamkeit festzustellen?" "Wie ist die Verträglichkeit?" Derartige Fragen müssen vor Beginn einer Studie genau formuliert werden und die Prüfbedingungen genau definiert sein. Einschluß- und Ausschlußkriterien sind exakt festzulegen. Die Art der Studie - experimentelle Studie, Beobachtungsstudie - muß den medizinischen Bedürfnissen angepaßt, einwandfreie statistische Aufbereitung gewährleistet sein. Dabei sollte der prüfende, praktisch tätige Arzt über Einsichten in die Methodik der statistischen Planung verfügen, um Entscheidung über Angemessenheit statistischer Modelle für Planung und Analyse von Therapiebeobachtungen mit treffen zu können, denn das therapeutische Handeln des Arztes ist unmittelbar berührt (3). Vorliegende wesentliche Ergebnisse vorklinisch-pharmakologischer und klinisch-pharmakologischer Arzneimittelprüfung sollten dem Arzt zugänglich gemacht werden.

Nicht Gegenstand dieser Überlegungen können sog. "klinische" Prüfungen sein, die eher dem "Marketing" eines Produktes dienen. Einen derartigen Sachverhalt wird der Hersteller kaum artikulieren wollen. Scharfblick und Redlichkeit des angesprochenen Arztes ist hier gefordert.

## 4.5 Zur Problematik unerwünschter Arzneimittelwirkungen

Bei der klinischen Prüfung auf Wirksamkeit von Arzneimitteln muß dem prüfenden Arzt immer auch die Möglichkeit des Auftretens von unerwünschten Arzneimittelwirkungen (UAW) gegenwärtig sein.

Der Arzt hat die bereits aus der Pharmakodynamik der Arzneistoffe abzuleitenden UAW stets in Rechnung zu stellen und gezielt danach zu fahnden. Darüber hinaus hat das Spontanerfassungssystem der Arzneimittelkommission der deutschen Ärzteschaft eine gewisse Reihenfolge der Häufigkeit der Art unerwünschter Arzneimittelwirkungen ergeben. Nach den bisherigen Erfahrungen sind schwere Überempfindlichkeitsreaktionen wie anaphylaktische oder anaphylaktoide Schockreaktionen, Bronchospasmus, Laryngospasmus u.a. neben schweren Hautreaktionen wie das Lyell-Syndrom, Exantheme und Urticaria führend. Sie zusammen machen über 40% der Meldungen aus. (Pro Bericht werden allerdings durchschnittlich 1,4 Symptome angegeben, durch Aufnahme in mehr als eine Gruppe liegt die Prozentsumme über 100.) Es folgen Reaktionen von Seiten des peripheren und zentralen Nervensystems, des Magen-Darm-Traktes, des Herz-Kreislauf-Systems, unerwünschte hämatologische Wirkungen, Leberfunktionsstörungen usw. Einzelheiten siehe bei (11).

Nach dem Grundsatz: "Häufige Dinge sind häufig, seltene sind selten", lassen sich bereits zu Beginn einer klinischen Prüfung Prioritätenlisten aufstellen, die dem Arzt helfen können, gezielt nach UAW zu fahnden. Das entbindet ihn jedoch nicht von der Pflicht, auch auf seltene unerwünschte Arzneimittelwirkungen zu achten; dabei ist es für die Registrierung und Dokumentation einer UAW unerheblich, ob zum Zeitpunkt der Beobachtung ein Kausalzusammenhang zwischen der beobachteten UAW und dem applizierten Pharmakon nachzuweisen ist oder nicht.

## 4.6 Zur statistischen Aufbereitung

Voraussetzung für eine Beurteilung von Arzneimitteln in der Praxis ist die sachkundige statistische Aufbereitung der in den Protokollaussagen angefallenen Daten. Es kann hier nicht Aufgabe sein, Planung und statistische Auswertung von Arzneimittelstudien darzulegen. Das ist von berufener Seite zu leisten. Doch soll deren Unverzichtbarkeit betont werden. Hinzuweisen ist in diesem Zusammenhang auf zwei in der Praxis de facto nicht zu vermeidende Phänomene: Das eine ist die lückenhafte Dokumentation von Daten, die unterschiedlichste Ursachen haben kann; unvermeidbare Datenlücken werden auch trotz sorgfältigster Durchführung einer Studie immer vorhanden sein. Das andere sind Störgrößen wie Alter, Geschlecht, behandelnder Arzt usw., deren Elimimation durch entsprechende statistische Verfahren angestrebt wird (4).

## 5. Zusammenfassung

Es wurde versucht, die besondere Situation des praktisch tätigen Arztes im Hinblick auf Beurteilung von Arzneimitteln in der Praxis darzustellen. Dabei zeigt sich, daß eine Beurteilung von Arzneimitteln in der Individualpraxis nicht möglich ist. Hingegen ist es sehr wohl möglich und wünschenswert, in der Praxis des niedergelassenen Arztes Protokollaussagen (Wahrnehmungsaussagen, Beobachtungsaussagen) zu treffen. Liegen derartige Protokollaussagen in ausreichender Zahl vor, sind sie der biometrischen Aufbereitung zugänglich. Diese Zahl wird umso größer sein müssen, je unschärfer gefragte Attribute wie z.B. Befindlichkeitsstörungen im Gegensatz z.B. zu Laborparametern gekennzeichnet sind. Daraus folgt, daß insbesondere für die Phase IV der klinischen Prüfung geeignete praktisch tätige Ärzte in ein übergeordnetes System eingebunden werden, das es ermöglicht, Protokollaussagen sachgerechter statistischer Bearbeitung zugänglich zu machen, um sodann Urteile z.B. zur Wirksamkeit und Unbedenklichkeit neuer Arzneimittel oder zur Indikationserweiterung bekannter Präparate und nicht zuletzt zur Problematik unerwünschter Arzneiwirkungen abzugeben. Hier können wir bereits auf ein bestehendes System zurückgreifen: Das Spontanerfassungssystem der Arzneimittelkommission der deutschen Ärzteschaft leistet bei der Erkennung unerwünschter Arzneimittelwirkungen wertvolle Hilfe, seit erstmals 1958 die Arzneimittelkommission die deutschen Ärzte aufgerufen hat, unerwünschte Arzneimittelwirkungen zu melden. Wir beobachten heute eine Zunahme von Quantität und Qualität der Meldungen; z.B. gingen im Jahre 1984 erstmals mehr als 5000 Berichte ein (11). Weitere Bemühungen sind dennoch erforderlich.

## LITERATUR


(1) Friebel, H.: Pers. Mitteilung (1984)

(2) Fülgraff, G.: Herausforderung und Aufgabe für den niedergelassenen Arzt. In: Arzneimittelprüfung durch den niedergelassenen Arzt (Hrsg.: Fülgraff, G., Kewitz, H.). Stuttgart, New York (1979) 2.

(3) Jesdinsky, H.J.: Planung einer Studie. In: Arzneimittelprüfung durch den niedergelassenen Arzt (Hrsg.: Fülgraff, G., Kewitz, H.). Stuttgart, New York (1979) 44.

(4) Jesdinsky, H.J.: Besonderheiten bei der Anwendung statistischer Verfahren. In: Arzneimittelprüfung durch den niedergelassenen Arzt (Hrsg.: Fülgraff, G., Kewitz, H.) Stuttgart, New York (1979) 116-118.

(5) Kassenärztliche Bundesvereinigung: Grunddaten zur kassenärztlichen Versorgung in der Bundesrepublik Deutschland. Köln (1984).

(6) Klotz, U.: Klinische Pharmakokinetik. 2.Auflage. Stuttgart, New York (1983) 77-80.

(7) Kroneberg, G.: Placebotherapie. In: XII. Medicinale. Berichtsband Pluralität in der Medizin (Hrsg.: Barkow, D.R., Graul, E.H.). Iserlohn (1982) 468-490.

(8) Kuemmerle, H.P.: Einführung in die Grundlagen der klinisch-pharmakologischen und klinisch-therapeutischen Forschung. In: Methoden der klinischen Pharmakologie (Hrsg.: Kuemmerle, H.P.) München, Wien, Baltimore (1978) 11-12.

(9) Lay, R.: Grundzüge einer komplexen Wissenschaftstheorie. Frankfurt/M. (1971) 273-277.

(10) Lewandowski, G.: Rechtliche Voraussetzungen. In: Arzneimittelprüfung durch den niedergelassenen Arzt (Hrsg.: Fülgraff, G., Kewitz, H.) Stuttgart (1979) 11.

(11) Mathias, B.: Was taten die Ärzte 1984 für die Arzneimittelsicherheit? Deutsches Ärzteblatt (im Druck)

(12) Shapiro, A.K., Morris, L.A. zitiert bei Fricke,U.: Placebo - ein Aspekt der Pharmakologie. Med. Mo. Pharm. (1983) 356-368.

(13) Tillement, J.P., Albengrens: Arzneimittelwirkungen. In: Klinik und Therapie der Nebenwirkungen (Hrsg.: Kuemmerle, H.P., Goossens, N.). 3. Auflage, Stuttgart, New York (1984), 142-151.

(14) Wissenschaftliches Institut der Ortskrankenkassen: Arzneiverordnungen 1983 aus Daten des GKV-Arzneimittelindex. Bonn (1984) 154-155.

# DIE BERATUNG DES ARZTES IN DER NUTZEN-RISIKO-BEWERTUNG VON ARZNEIMITTELN

K.H. Kimbel
Arzneimittelkommission der Deutschen Ärzteschaft
Haedenkampstr. 5, D-5000 Köln 41

Summary

At present, for most of the drugs on the market hard data on benefits and risks are lacking. As a consequence, the doctor must follow his or her intuition in prescribing. This is all the more regrettable as methods to assess drugs are available.
One possibility to improve the situation is a more rigorous judgement on the efficacy of a drug by the licencing authorities, before release to the market could be envisaged. This would require more carefully planned comparative studies. Data arising in these studies should also be made available to practising doctors. In order to enable conclusions which are valid in practice, studies to assess risks and benefits must be performed in the field of primary health care. Only then may the influences of the environment of a patient in ambulatory care be considered in a realistic way.
The councelling of physicians with respect to beneficial and to possible unwanted drug effects is one of the foremost obligations of the Commission on Drugs of the German Medical Association (Arzneimittelkommission der Deutschen Ärzteschaft). In order to achieve better standards of drug therapy in practice, the scientific community, and particularly the biostatisticians, are called upon to engage in the planning, performance, and evaluation of relevant studies.

# Einleitung

"So werthvoll an sich aber auch die Mittheilungen über Neben- und Nachwirkungen von Medikamenten sind, so sehr der Praktiker hieraus und aus der Belehrung über die Vermeidung und Beseitigung solcher Wirkungsäußerungen Nutzen zum Heile seiner Kranken ziehen kann, so liegt das wahre bildende Moment doch darin, den inneren Zusammenhang solcher Erscheinungen mit anderen biologischen Tathsachen zu zeigen, und wo rein chemische Vorgänge sie bedingen könnten, diese nach Möglichkeit klarzulegen. Diesem Streben wird man allenthalben auf den folgenden Seiten begegnen".

Das sagte L. Lewin 1898 im Vorwort zur 3. Auflage seines Buches "Die Nebenwirkungen der Arzneimittel", das im Untertitel die eindeutige Bezeichnung "Pharmakologisch-Klinisches Handbuch" trug. In den folgenden 85 Jahren hat dieses "Wahre bildende Moment", d.h. die naturwissenschaftliche Aufklärung der "Nebenwirkungsmechanismen" nur bescheidene Früchte getragen. Über die Gründe des geringen Stellenwertes von Arzneimittelsicherheitsproblemen in der akademischen Prioritätenordnung ist hier und jetzt nicht zu sprechen. Sie wären jedoch einer eingehenden Untersuchung wert.

So wissen wir zwar manches über die unerwünschten pharmakologischen Wirkungen der häufig verschriebenen Arzneimittel und einiges über die durch Stoffwechselprodukte bedingten, in kaum einem Falle reichen diese Kenntnisse aber aus, um durch gezielte Molekularmodifikation nebenwirkungsärmere oder gar risikofreie, aber wirksame Arzneimittel zu schaffen. Vielmehr gibt es noch zahlreiche idiosynkratische oder allergische Arzneimittelreaktionen wie sie Sheila Sherlock unvorhersagbare (unpredictable) Reaktionen nennt. Ihnen ist der Patient schicksalhaft ausgeliefert.

Selbst da, wo mit spezifischen Testverfahren, z.B. bei angeborenen Stoffwechseldefekten, eine Vorhersage unerwünschter Arzneimittelwirkungen möglich wäre, geschieht das in der Regel nicht. Meistens sind es finanzielle Erwägungen, die es "unwirtschaftlich" machen, wegen eines möglicherweise betroffenen Patienten weitere 20 unnötig zu untersuchen. Oft wird auch ein bestimmtes Verfahren nur an wenigen Institutionen in der Bundesrepublik durchgeführt und steht, obwohl realisierbar, nicht zur Anwendung in der Praxis zur Verfügung; vielfach weil die zu einer kommerziellen Verwertung der Methode notwendige Fallzahl nicht erreicht wird.

So müssen wir nach wie vor die zahlreichen noch nicht eliminierbaren unerwünschten Wirkungen in Kauf nehmen und aus dem "wann", "wie" und "wie oft" sie auftreten, versuchen, Erkenntnisse zu gewinnen, um damit vielleicht unter den unvermeidlichen Übeln in Zukunft das kleinere zu wählen.

Erfreulicherweise hat, wie vorangegangene und auch diese Tagung zeigen, das Interesse an einer epidemiologischen Bearbeitung von Arzneimittelrisiken zugenommen. Nach von ehrgeizigem Streben nach Vollständigkeit beflügelten Irrwegen scheint sich jetzt ein pragmatischerer und mehr von Nutzen/Kosten-Erwägungen bestimmter Kurs abzuzeichnen. Um Untersuchungen dieser Art, insbesondere für die beiden Hauptverordner von Arzneimitteln, dem praktischen Arzt und dem Internisten als Entscheidungsgrundlage brauchbar zu machen, sollte man darüber nachdenken, was der Verordner an Informationen braucht, um seinem Patienten eine individuell angepaßte optimale und möglichst risikoarme Arzneibehandlung zukommen zu lassen.

Die beiden Hauptprobleme sind Nutzen und Risiko für eine repräsentative Patientenpopulation zu quantifizieren. Während zur Abschätzung des Risikos wenigstens für einige Arzneistoffe annähernde Daten vorliegen, sind die Daten zur Abschätzung des voraussichtlichen Nutzens einer Therapie weitaus spärlicher und beruhen vorwiegend auf empirischen Grundlagen. Die kürzlich erschienenen Monographieentwürfe der Aufbereitungskommission "Alterskrankheiten" des Bundesgesundheitsamtes haben dies wieder vor Augen geführt. In mehreren der bewertenden Zusammenfassungen für Arzneistoffe zur Behandlung von Hirnleistungsstörungen im Alter wird darauf hingewiesen, daß ein therapeutischer Erfolg nur bei etwa 20 % bis 25 % der mit dem jeweiligen Arzneistoff behandelten Patienten zu erwarten ist.

In den Zähler des Nutzen-Risiko-Quotienten dürfen deshalb keine therapeutischen Ergebnisse eingehen, die "nur an einer beschränkten Zahl von Fällen erzielt worden sind" (§ 25 (2) AMG). Ebenso sind globale

Therapieerfolgsdaten von geringem Wert, bei denen kein Bezug auf Alter, Geschlecht, Begleitkrankheiten genommen und Art und Ursache der Krankheit (z.B. bei Bluthochdruck) nicht eindeutig definiert sind. Auch ist sicherzustellen, daß alle durchgeführten Studien vollständig vorgelegt werden.

Des weiteren sind Kriterien für den therapeutischen Erfolg festzulegen, wie sie z.B. von den Onkologen für die Tumortherapie definiert wurden. Schließlich ist das therapeutische Vorgehen selbst zu standardisieren, ohne daß damit eine individuelle Dosisanpassung ausgeschlossen zu werden braucht. Neben diesen für therapeutische Vergleichsstudien allgemein anerkannten Kriterien ist für eine objektive Nutzen-/Risikoabwägung eine Dignitätsklassifizierung der mit Arzneimitteln zu behandelnden Erkrankung notwendig. Dies kann sowohl aus individueller Sicht als auch aus medizin-soziologischen Aspekten erfolgen. Objektive Kriterien können dabei z.B. die Minderung der Erwerbsfähigkeit oder eine Verbesserung der Lebenserwartung sein. Inwieweit jetzt schon eine Verbesserung der Lebensqualität objektiviert werden kann, muß offenbleiben.

Das zu beurteilende Arzneimittel darf jedoch nicht ausschließlich in den Vergleich einbezogen werden. Vielmehr muß sein therapeutischer Nutzen in bezug auf für die gleiche Indikation geeigneter weiterer Arzneistoffe gesehen werden. Hierbei ergibt sich das Problem, daß für viele der in der Bundesrepublik angebotenen Arzneistoffe keine publizierten Vergleichsstudien mit vergleichbaren Substanzen vorliegen. Für die für die Zulassung erforderlichen Wirksamkeitsnachweise in den einzelnen Indikationen werden solche Studien in der Regel vorgelegt, aber nicht veröffentlicht. Hinderlich ist auch die Rechtssituation in der Bundesrepublik, die Werbung mit Vergleichen mit Produkten von Mitbewerbern nicht zuläßt.

Der therapeutische Nutzen einer Arzneibehandlung ist dem Arzt zumindest intuitiv gegenwärtig, wenn er auch vom Verhalten des Patienten nicht unerheblich beeinflußt werden kann. Bei der Abschätzung möglicher Risiken einer Arzneibehandlung ist der Arzt viel unsicherer. Das mag daran liegen, daß er wesentlich häufiger einen therapeutischen Erfolg sieht und ihn beurteilen muß, als die Konsequenzen unerwünschter Arzneimittelwirkungen für seinen Patienten abzuschätzen. Selbst erfahrene Praktiker vergegenwärtigen sich nicht, daß sie nur für sehr häufig verschriebene Arzneimittel, wie z.B. Analgetika oder Antibiotika, anhand des von ihnen übersehenen Patientenkollektivs eine grobe Abschätzung der Häufigkeit unerwünschter Arzneimittelwirkungen vornehmen können.

Nur wenige, sehr beschäftigte Ärzte werden mehr als 400 ihrer Patienten mit ein und demselben Arzneimittel behandeln, um Nebenwirkungen mit einer Häufigkeit von weniger als einem Prozent zu bemerken. In einer ähnlichen Situation sind die Verschreiber soeben neu eingeführter Arzneimittel, bei denen bezüglich der Arzneimittelsicherheit ebenfalls nur Erfahrungen an höchstens einigen tausend Patienten vorliegen. Im letzteren Fall muß sich der Arzt nicht nur seiner besonderen Sorgfaltspflicht zur Beobachtung des Patienten auf alle nur möglichen neuen unerwünschten Arzneimittelwirkungen bewußt sein, er sollte durch entsprechende Aufklärung auch den Patienten in die Verantwortung mit einbeziehen.

Für ein schon länger im Handel befindliches Arzneimittel sollte der Arzt sich nicht auf seine eigenen Erfahrungen verlassen müssen, sondern vom Hersteller ständig aktualisierte Angaben über Häufigkeit schwerer und Konsequenzen möglicher unerwünschter Wirkungen, aber auch über Änderungen im Indikationsspektrum erhalten.

Diese berechtigte Forderung kann jedoch nur erfüllt werden, wenn Methoden und Voraussetzungen für eine epidemiologische Erhebung der Nutzen-/Risikosituation eines Arzneistoffs gegeben sind. Man kann davon ausgehen, daß die methodischen Probleme inzwischen geklärt und verläßliche Verfahren zur Verfügung stehen, die dem Informationsanspruch des verordnenden Arztes voll genügen. Das kann von den praktischen Voraussetzungen für solche Untersuchungen nicht gesagt werden.

Dennoch sollte es mit Hilfe interessierter Assistenten und Oberärzte an größeren Krankenhäusern möglich sein, eine systematische, arzneistoffbezogene Erhebung unerwünschter Arzneimittelwirkungen an größeren Patientenzahlen durchzuführen. Einige wenige Aktivitäten an städtischen Krankenhäusern bestätigen diese Annahme. Jedoch können die Kosten für solche Studien weder den finanziell angespannten Krankenhausträgern noch der gesetzlichen Krankenversicherung aufgebürdet werden. In Anbetracht der durch behandlungsbedürftige unerwünschte Arzneimittelwirkungen anfallenden Kosten wäre es dennoch vorstellbar, daß die Versichertengemeinschaft und auch die Öffentliche Hand ein Interesse an der Durchführung solcher Studien haben könnten. Die so-genannte "intensivierte" Spontanerfassung bei niedergelassenen Ärzten, wie sie von Frau Professor Weber und ihrer Arbeitsgruppe in Heidelberg betrieben wird, wäre ein weiterer Weg zur Quantifizierung von häufigeren unerwünschten Arzneimittelwirkungen in der täglichen Praxis, sie ist auch aus Gründen, auf die ich sogleich eingehe, unerläßlich. Nicht zuletzt ist auch an die Verpflichtung des Herstellers zu denken, dem Arzt entsprechende Daten zu seinem Produkt zur Verfügung zu stellen.

Von besonderer Wichtigkeit für die Beratung des niedergelassenen Arztes über Risiken von ihm verordneter Arzneimittel ist, daß die zugrunde liegende Erhebung sich auf Patientenpopulationen stützt, die mit der Zusammensetzung seiner Klientel weitgehend übereinstimmen. Schon Daten aus Krankenhäusern können wegen schwerer Begleitkrankheiten und der notwendigen Polypragmasie, aber auch durch die besonderen Lage- und Ernährungsbedingungen erheblich von denjenigen abweichen, die in der Praxis gewonnen wurden.

So übersah man bei einem peripheren Vasodilatans zur Blutdruckbehandlung die orthostatische Hypotonie solange, bis ambulante Patienten nach längerem Stehen kollabierten. Auch kann es notwendig sein, sicherzustellen, daß bevorzugte Altersgruppen in dem untersuchten Kollektiv normal repräsentiert sind. So mußte z.B. Inman in seinem von praktischen Ärzten behandelten ambulanten Kollektiv schwere unerwünschte Wirkungen übersehen, die durch die physiologisch eingeschränkte Nierenfunktion bei <u>Alter</u>sheiminsassen über 70 Jahren manifest wurden. Ein besonderes Problem stellen unerwünschte Wirkungen bei <u>Kindern</u> dar, deren systematische Erfassung oft Schwierigkeiten macht.

Ein großer Teil unerwünschter Arzneimittelwirkungen ist vom Patienten selbst zu beobachten oder vom Arzt ohne besondere Untersuchung zu erkennen. Ein nicht unbeträchtlicher Teil wird jedoch erst nach eingehender physikalischer Untersuchung oder durch Laboratoriumsverfahren entdeckt. Schließlich bleiben jene unerwünschten Wirkungen oft verborgen, die nur unter besonderen Situationen evident werden, wie z.B. Fertiliätsstörungen. Hier werden ökonomische Erwägungen das Ausmaß der erforderlichen Untersuchungen bestimmen müssen.

Wenn auch die <u>Häufigkeit</u> des Auftretens unerwünschter Arzneimittelwirkungen für die Nutzen/Risiko-Abwägung des Arztes im Vordergrund steht, braucht er darüber hinaus zuverlässige Angaben über den Verlauf und den Ausgang einer unerwünschten Arzneimittelwirkung. Bei den bislang noch fehlenden Vergleichsmaßstäben ist dem niedergelassenen Arzt mit abstrakten Zahlen daher wenig geholfen. Sie täuschen ihm vielmehr eine Genauigkeit vor, die bei den derzeitigen Untersuchungsvoraussetzungen gar nicht bestehen kann.

So wäre es zweckmäßig, sich auf vereinbarte Begriffe zu einigen, die die Größenordnung des Risikos erkennen lassen, z.B. sehr selten, selten, gelegentlich und häufig. Das könnte z.B. die Bereiche 1:100000, 1:10000, 1:1000 und 1:100 betreffen. In jedem Falle ist die Population, an der die Ergebnisse gewonnen wurden, zu bezeichnen, z.B. bei Hochdruckmitteln nach der Alterszusammensetzung. Weiter ist anzugeben, ob die unerwünschte Wirkung vorübergehend war, wie lang sie andauerte und wie häufig permanente Schäden eingetreten sind. Diese sind dann mit einer geläufigen Einteilung, z.B. nach der Erwerbsminderung, abzustufen.

Die Beratung des Arztes sollte sich nicht nur auf Häufigkeit, Ausmaß und Dauer der zu erwartenden unerwünschten Arzneimittelwirkungen beschränken, es sollte ihm auch die Möglichkeit gegeben werden, besonders gefährdete Personenkreise zu identifizieren. Das sollte in einer entsprechenden Untersuchung von vornherein eingeplant werden. Dies wird z.B. bei angeborenen Enzymdefekten, Stoffwechselstörungen oder Schwangeren große Schwierigkeiten bereiten, darf aber nicht aus dem Auge verloren werden. So kann eine sorgfältig geplante und unter realistischen Bedingungen durchgeführte Therapiestudie nicht nur Informationen zur Nutzen-/Risikoabwägung, sondern auch die Grundlage zu Entscheidungen über mögliche Gegenanzeigen erbringen.

Aus den vorgetragenen Argumenten ergeben sich die folgenden Voraussetzungen für die Informationen eines Verordners, der die jeder Arzneibehandlung vorausgehende Nutzen-/Risikoabwägung nicht intuitiv, sondern begründet vornehmen will. Er wird diese Begründung nicht nur zunehmend im Gespräch mit seinem Patienten, sondern auch vor Gericht brauchen:

Wie Professor Schwabe bereits ausführte, kann ein therapeutischer Nutzen nicht auf Tierversuchen begründet werden - zumindest nicht in der Humanmedizin. Auch eine Wirkung am Menschen, z.B. auf die Merkfähigkeit bei gesunden jungen Probanden ist keine Begründung für einen therapeutischen Nutzen z.B. bei alten Menschen. Der das Medikament Verordnende sollte deshalb in der Produktinformation (der in der Novellierung des derzeitigen AMG zwingend vorgeschriebenen Gebrauchsinformation für Fachkreise) Angaben darüber finden:

- für welche Indikationen (mit Ausschlußkriterien)
- an welchen Patientenpopulationen (Alter, Geschlecht, Rasse)
- unter welchen Bedingungen (stationär, ambulant, Begleitkrankheiten, - Medikation)

der therapeutische Nutzen nachgewiesen wurde. Es sollte sich von selbst verstehen, daß die Zulassungsbehörde die der Zulassung zugrundegelegten Indikationen und Kontraindikationen auf gleiche Weise überprüft hat. Daß davon nicht immer ausgegangen werden kann, zeigen die kürzlich für die Indikation "Leistungssteigerung" zugelassenen zahlreichen Vitamin-E-Präparate.

Der therapeutische Nutzen bedarf der Quantifizierung, wenn er einem entsprechenden Risiko gegenübergestellt werden soll. Ein Arzneistoff, der nur vorübergehende Linderung verspricht, wird anders zu bewerten sein, als derjenige, der den Patienten von einem Krankheitserreger befreit. Ein Arzneistoff der bei 98 % aller Patienten wirksam ist, hat einen höheren therapeutischen Nutzen als ein solcher, der nur in Ausnahmefällen eine Besserung herbeiführt. Nachdem der Begriff des therapeutischen Nutzens auch in das Krankenversicherungsrecht einbezogen wurde, scheint es an der Zeit, Überlegungen zu seiner Bewertung anzustellen.

Erst dann, wenn allgemein akzeptierte Maßstäbe für den therapeutischen Nutzen eines Arzneistoffs bestehen, kann dieser auch mit demjenigen in gleicher Indikation und unter ähnlichen Bedingungen einzusetzenden eines Mitbewerbers verglichen werden. Die immer wieder gestellte Forderung nach vergleichenden Therapiestudien läßt sich auch mit dieser Situation begründen.

Während sich der therapeutische Nutzen zum Zeitpunkt der Einführung eines neuen Arzneistoffs in der Regel überblicken läßt, ist bei der in Phase III notwendigerweise beschränkten Patientenzahl (maximal wenige tausend) nur die Erkennung von in der Prüfpopulation häufiger auftretenden unerwünschten Wirkungen möglich. Da auch nur, wenn aktiv durch engmaschige Untersuchungen nach unerwünschten Wirkungen gefahndet wird. Die Situation wird etwas günstiger, wenn aus anderen Ländern, in denen das Präparat schon länger geprüft oder schon eingeführt wurde, weitere Erfahrungen vorliegen.

Die Risikoinformation für den Arzt bei einem soeben eingeführten Arzneimittel, aber auch für schon lange auf dem Markt befindliche, die nie zuvor systematisch untersucht wurden, sollte die Datenbasis eindeutig beschreiben. Alle Angaben zu Vorkommen, Häufigkeit und Schwere unerwünschter Wirkungen sollten auf die Patientenpopulation bezogen werden, von denen diese Daten stammen. Erkennbare Mängel werden den Arzt dann veranlassen, seinen Patienten in bezug auf neue, unerwartete Risiken besonders sorgfältig zu beobachten. Dabei können dem Arzt auch Angaben über Erfahrungen mit funktionell oder strukturell verwandten Arzneistoffen helfen. Das darf jedoch nicht dazu führen, daß nun nur nach solchen, von verwandten Stoffen bekannten Nebenwirkungen gesucht wird.

Es sollte sich von selbst verstehen, daß bei der bei fast allen neuen, aber auch bei vielen schon lange im Gebrauch befindlichen Arzneimitteln unzureichenden "Datenlage" von den betroffenen Herstellern alles versucht würde, durch epidemiologische Untersuchungen Klarheit über Häufigkeit und Ausmaß zumindest schwerwiegender, unerwünschter Wirkungen zu gewinnen und die Ärzte entsprechend zu unterrichten. In jedem Falle sollten neue Erkenntnisse zur Risikosituation eines Arzneistoffs - sei es aus Spontanerfassungssystemen, kasuistischen Publikationen, aber auch aus systematischen ausländischen Untersuchungen (mit den notwendigen Vorbehalten) - allen verordnenden Ärzten unverzüglich mitgeteilt werden. Die Ärzteschaft erwartet, daß bei der Novellierung des derzeitigen Arzneimittelgesetzes ihre diesbezüglichen Forderungen berücksichtigt werden.

Zusammenfassend ist zu sagen, daß für die meisten derzeit im Handel befindlichen Fertigarzneimittel eine auf "harten" Daten beruhende Nutzen-/Risikoabwägung nicht möglich ist; der verordnende Arzt muß sie vielmehr intuitiv vornehmen. Das ist angesichts der Tatsache, daß die für die Erarbeitung solcher Daten erforderlichen wissenschaftlichen Methoden zur Verfügung stehen, zu bedauern. Einige Zulassungsbehörden bestehen bereits seit längerem auf der Vorlage rigid kontrollierter, statistisch einwandfreier Untersuchungen zum Nachweis der therapeutischen Wirksamkeit in jeder beanspruchten Indikation.

So erfolgte die Zulassung eines Arzneimittels in den USA zur Behandlung der Claudicatio intermittens nur für eine einzige hohe Dosierung, bei der der Wirkungsnachweis erbracht wurde. In anderen Ländern werden niedrigere Dosen empfohlen. Da aus ethischen Gründen die Kontrollpatienten meist mit einem bekannten Arzneistoff behandelt werden, liegen bei neuzugelassenen Arzneistoffen in der Regel auch vergleichende Untersuchungen vor. Alle diese wichtigen Informationen sollten dem verordnenden Arzt zugänglich gemacht werden, um ihm solide Grundlagen für eine begründete Nutzen-/Risikoabwägung zu geben.

Da die Planung und Beratung, wie auch die Aus- und Bewertung von Untersuchungen zur therapeutischen Wirksamkeit und zur relativen Unbedenklichkeit in den Händen der Medizinstatistiker liegen soll, darf ich Sie im Namen meiner Arzneimittel verordnenden Kollegen aufrufen, schon bei der Anlage von kontrollierten Untersuchungen zur Zulassung oder zur späteren Überprüfung dafür Sorge zu tragen, daß der Verordner aus den Untersuchungen Informationen erhält, aus denen er verläßliche Schlüsse sowohl auf den therapeutischen Nutzen als auch auf mögliche Risiken ziehen kann. Sie sollten sich auch dafür einsetzen, daß bei allen nach der Einführung eines Arzneimittels erfolgenden Studien Nutzen und Risiko in gleicher Weise Rechnung getragen wird.

## NUTZEN-RISIKO-BEWERTUNG VON ARZNEIMITTELN
## RUNDTISCHGESPRÄCH (ZUSAMMENFASSUNG)

H.J. Jesdinsky
Institut für Medizinische Statistik und Biomathematik
Universität Düsseldorf
Moorenstr. 5, D-4000 Düsseldorf 1

Die Ideen der vorangehenden Vorträge flossen in das nachfolgende Rundtischgespräch ein, zu dem zusätzlich Herr Vanderbeke geladen war, um die Sicht des Biostatistikers vorzustellen.

Die Biostatistik hat heute einen sicheren Platz als Begleiter eines Arzneimittels durch dessen ganzes "Leben" hindurch. Sie trägt dazu bei, den Wirkungsmechanismus zu verstehen, indem sie Rezeptormodelle auswertet, sie beschreibt die Eigenschaften des Stoffes mit pharmakokinetischen Kenngrößen und durch die Verteilungen der akuten Letaldosen bei verschiedenen Tierarten. Statistische Methoden werden bei Prüfung der chronischen Toxizität eingesetzt, um zu entscheiden, bei welcher Dosierung eine von der Spontanrate in der Kontrollgruppe signifikant verschiedene Tumorrate auftritt.

Die vornehmste Aufgabe des Statistikers liegt jedoch in der Planung klinischer Prüfungen und in deren Auswertung. In der pharmazeutischen Industrie hat der Statistiker in der Regel sehr viele Studien zu betreuen, oft auch solche, die dieselbe Dosis eines Stoffes in der gleichen Indikation prüfen. Damit fällt ihm die Aufgabe zu, die Ergebnisse solcher Studien zusammenzufassen. Darüberhinaus hat er mögliche unerwünschte Effekte - oder Befunde, die in Richtung auf unerwünschte Effekte weisen - aus mehrenen Studien zusammenzutragen, um zu einer frühzeitigen Entdeckung solcher Risiken zu kommen. Die wachsende Verantwortung des Biostatistikers für Post-Marketing-Studien ist allgemein anerkannt. Wenn der Verdacht auf schwerwiegende unerwünschte Wirkungen vorliegt, spielt - neben dem ärztlichen Urteil - die Biostatistik eine wichtige Rolle bei der Planung einer geeigneten Datensammlung aus früheren Behandlungsfällen. Abschliessend ist zu sagen, daß die Hilfe der Statistik aus der Entwicklung und Beurteilung von Arzneimitteln heute nicht mehr wegzudenken ist.

Die Fragen der Zuhörer betrafen
- die Vorhersage unerwünschter Wirkungen
- die Wirksamkeit eines bestimmten Arzneimittels

- die Weitergabe des Wissens an den praktizierenden Arzt.

In den Antworten konnten die Teilnehmer des Gesprächs den Wert der interdisziplinären Zusammenarbeit in Fragen der Arzneimittelsicherheit nochmals hervorheben und auf die Wichtigkeit eines freien Informationsflusses hinweisen.

Die Vorhersage von Risiken hängt von vielen Faktoren ab, von fachgerechter Interpretation der tierexperimentellen Befunde, der biochemischen Mechanismen und klinischen Beobachtungen, schließlich - schon in der Phase, wenn das Arzneimittel auf dem Markt ist - von Daten über "Ereignisse", die von praktizierenden Ärzten berichtet werden, und die, wenn auch verstreut auftretend, sich zu einem quantifizierbaren Risiko konkretisieren können, besonders wenn sie in dem System der "Stimulierten Spontanerfassung" erfaßt werden.

Die Frage nach der Wirksamkeit gehört zu der Kategorie von Arzneimitteln, die Herr Schwabe im letzten Teil seines Vortrags abgehandelt hat. Sie führt auf das Paradox der klinischen Arzneimittelprüfung: Je geringer der Vorteil eines Arzneimittels ist, desto größerer Aufwand muß getrieben werden, um die Wirkungen bewerten zu können.

Ein Problem ist immer noch eine Herausforderung an alle Beteiligten in der Ära der modernen Informationstechnologie: die rechtzeitige Verbreitung von Arzneimittelinformationen bei den praktischen Ärzten. Diese Aufgabe kann man nicht den Arzneimittelherstellern allein überlassen. In der Bundesrepublik Deutschland haben wir die "Arzneimittelkommission der Deutschen Ärzteschaft", deren wichtigste Aufgabe die Beratung der Ärzte auf diesem Gebiet ist. Trotzdem kommt es für eine befriedigende Lösung des Informationsproblems auch auf den **Empfänger** der Nachricht an. Der **Arzt** muß letztlich wissen, wie er sein Wissen aus dem großen Angebot an Informationen herausfiltert.

Zum Abschluß liegt die Frage nahe, warum sich die Teilnehmer des Gesprächs, kommen sie doch aus verschiedenen Fächern und könnte man ihnen auch Interessenbindungen unterstellen, nicht in kontroverse Diskussionen stürzten. Dies lag sicher nicht am fehlenden Temperament der Teilnehmer, vielmehr bietet die Biostatistik ein Terrain, in dem nur Fakten zählen und wo sorgsames Abwägen von Ergebnissen und unvoreingenommenes Urteil gepflegt werden.

## RISK-BENEFIT ASSESSMENT OF DRUGS
## ROUND-TABLE DISCUSSION (SUMMARY)

H.J. Jesdinsky
Institut für Medizinische Statistik und Biomathematik
Universität Düsseldorf
Moorenstr. 5, D-4000 Düsseldorf

The ideas put forth in the foregoing papers flew into a round-table discussion, in which, as an additional member, Oscar Vanderbeke was called to express the views of the biostatistician.

Certainly, biostatistics has become a companion of a drug throughout its entire life time. It helps to understand its mode of action by creating models for the drug-receptor interaction, it describes its qualities both in terms of pharmacokinetic parameters and by characteristics of the acute lethal dose distribution in animal species. In chronic toxicity experiments, biostatistical methods are also applied to decide upon the dose at which the development of tumours significantly exceeds the level of those developing spontaneously in the control group.

However, the foremost obligation of the statistician lies in designing clinical trials and their proper evaluation. In the pharmaceutical industry, the statistician usually has to supervise a great number of studies, often using the same doses of a drug for the same indication. Hence, he is left with the problem of pooling the results. Moreover, he has to compile and thereby detect possible unwanted effects - or conditions pointing to unwanted effects - arising in clinical trials as early as possible. The growing responsibility of the biostatistician for post-marketing studies is well recognised. If severe unwanted effects are suspected, biostatistics - besides the physician's judgement - plays an important role in planning the appropriate sampling of data from past experience with the drug. All in all, the development and the evaluation of the benefits and risks of a drug are unthinkable without the aid of statistics.

Questions from the audience referred to

- the prediction of unwanted effects
- the efficacy of a certain drug
- the diffusion of knowledge to practising physicians.

In their answers the speakers took the opportunity to emphasize once more the merits of an interdisciplinary approach to the problem of drug safety, and of an optimal flow of information.

The prediction of risks depends on the proper interpretation of animal experiments, biochemical mechanisms and clinical observations, not to mention the'events' collected in the post-marketing phase by practising physicians which may, though occurring apparently haphazard, sum up to yield a clear quantification of a risk if solicited by an appropriate 'stimulated' reporting system.

The question of efficacy refers to the last category of drugs in the paper by Ulrich Schwabe. It confronts us again with the paradox of clinical drug testing: the smaller the benefit of a drug the larger the expenditure to assess the effects.

One problem in the era of modern information technology is still a challenge to all parties involved: the timely diffusion of information on drug use to the practising physicians. This cannot be left to the drug manufacturers alone, and in the Federal Republic of Germany it is in fact one of the most important activities of the "Arzneimittelkommission der Deutschen Ärzteschaft" (Committee on Drugs of the German Association of Physicians). Nonetheless, a satisfactory solution to the problem also rests with the receiver of the message: it is the physician who has to know how to select from the vast amount of information available.

Finally, one might ask why the speakers at the round-table, though coming from different fields and supposed to represent different interests, did not enter a controverse discussion. The answer is certainly not implied in the temperament of the speakers, but is grounded in the nature of biostatistics, which offers a terrain where only facts count and where careful weighing of evidence and impartial judgement can grow.

# CONTRIBUTIONS OF CLINICAL BIOSTATISTICS TO QUALITY ASSURANCE OF MEDICAL CARE

H.K. Selbmann
Abt. für Med. Dokumentation und Datenverarbeitung
Universität Tübingen
Westbahnhofstr. 55, D-7400 Tübingen 1

Along with cost containment quality assurance has become an important issue in the discussion of our health services systems. Quality assurance of medical care is, however, neither a new speciality of medicine nor a new idea. New may be perhaps the increased expectations of politicians that improvement of the quality will reduce the costs for the health care system.

## Paradigm of quality assurance

From a methodologist's point of view - and it may also be new that methodologists are intensively concerned with topics of quality assurance - each quality assurance process follows a widely accepted paradigm comprising five steps and a loop ( Selbmann 1983 ) :

1) Standardized observation of the ongoing process of medical care

2) Identification of problem areas and setting of priorities

3) Recognizing the selected problem as a health care problem, analysing the available data and proposing potential problem solutions

4) Choosing and implementing the most appropriate measure into daily life, and finally

5) Evaluation of the intervening measure if the problem is solved or not ? If the answer is yes, the program may proceed with another problem, if no, one should try another approach to solve the problem.

Quality assurance activities without the last step should not be called a quality assurance process or program.

A very simple example may illustrate this paradigm. Using its general hospital statistics a hospital has observed that its infection rate after a specific surgical procedure was too high. The physicians suggest a peri-operative antibiotic prophylaxis may be an appropriate measure of reducing the infection rate and they set up a randomized clinical trial (RCT). The results of their trial prove their hypothesis and they include the prophylaxis into the standards of their therapeutic strategy. Sometime later the hospital statistics register a decrease of the infection rate, not as high as it was expected from the results of the RCT, but nevertheless remarkable. This example shows two aspects: First the running of RCTs alone is not a quality assurance program; their results should be checked under daily conditions and second, the real problems are in the details. Are the hospital statistics good enough to register valid infection rates of specific surgical procedures ? How does the hospital know that its infection rate was too high ? Is the infection rate the only outcome measure to be considered ?

In the following my objectives are not to present a perfect realisation of a quality assurance program - that does not exist - but to point out the difficulties of developing such a process and the role of a biostatistician supporting physicians in their efforts to assure and improve medical care.

## Standardized observation of medical care

For the selection of an observational procedure of an ongoing care delivery process the following must be defined: The duration of the observation e.g. unlimited or limited, the available data sources e.g. medical records and other existing data sources or special quality oriented questionnaires and if the objects of the observation should include all care or only specific health problems or conditions. The Professional Activity Study in Ann Arbor for example is based on a special abstracting form filled in for all patients over an unlimited time while usually each medical care evaluation study called for by the American Joint Commision on Accreditation of Hospitals uses existing data sources as far as possible for observing a specific condition only over a limited time.

Kessner and co-worker (1973) recommended 6 criteria for selecting appropriate health problems, called tracers, representative for certain parts of a health care system:

- Tracers should reflect a great part of activities of health professionals
- Tracers should be relatively well defined and easy to diagnose
- Prevalence rates of tracers should be high enough to permit the collection of adequate data in a limited time
- The natural history of the tracer should vary with the quality of care
- Minimal knowledge and standards should be available and
- The effects of non-medical factors on the tracers should be understood and measurable.

Lists of possible tracers or health care problems for all medical specialties would be very useful, however, they are very rare.

This tracer methodology was used in the Surgical Survey of Nordrhein-Westfalia. In 1982, 184 hospitals participated in this survey documenting on special questionnaires each operation of cholecystitis / -lithiasis, inguinal hernia, and fractured neck of the femur, together approximately 35.000 operations (Selbmann and Eißner 1984). As a first step to quality assurance the central office of the survey delivers to all participating hospitals several hospital specific statistics, permitting each hospital a determination of its own position in relation to other hospitals. The statistics are presented in graphical form meeting the request of the hospitals for more clarity and comprehensibility ( Fig.1 ).
The form of the distribution of the rates of the different hospitals is outlined by the lowest, the middle, and the highest frequency as well as by the interquartile area. The rates of one certain hospital are marked by crosses. In addition to the statistical standards a

consulting comittee of the survey has defined academic standards for several items such as the rate of complications after isolated cholecystectomy which should not be greater than 15% in a hospital. However statistics and profiles are only able to give a first signal to the hospitals suggesting problem areas where special medical care evaluation studies or peer reviews may be necessary. It is left to the hospitals to assess finally their quality and to propose measures to solve the problem.

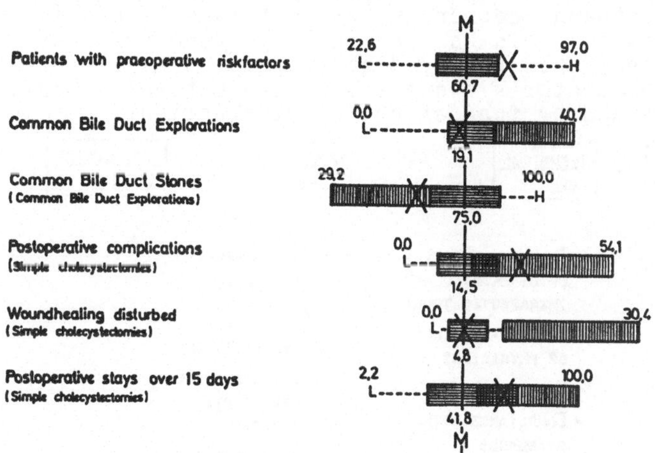


Fig.1: Selected profile of the surgical survey Nordrhein-Westfalia 1982 (vertically hatched: academic standard; horizontally hatched: interquartile area)

## Problems in assessing quality

The most serious problem in quality assurance is the assessment of the quality of medical care. Donabedian (1966) suggested a trinity dividing the quality of medical care in components for structure, process, and outcome and assumed a causal relationship between them: Good structure permits a good process of care ending in a good outcome. The structural aspects of the quality cover technical equipment, staff structure or safety measures as well as professional certificates. It may be that part of the quality most easy to assess.

The problems of assessing outcome of care are well known from innumerable clinical trials performed in the last 20 years. It seems not to be necessary to go into very much more detail, but two problems should be mentioned. Firstly even in clinical trials the end results are multivariate and coming to a recommendation we have to weigh between very different dimensions of outcome such as quality of life and survival time or adverse drug reactions and drug effects. In quality assurance decisions have to be made in a very short time and the number of dimensions of outcome seems to be greater. Secondly outcome within the scope of quality assurance means that part of patient's health which can causally be attributed to medical care - positively or negatively.

## Quality of the process of care

According to Brook and Williams (1975) process quality consists of the quality of technical care, the art of care and their interaction. In figure 2 several aspects of the art of care are listed.The accessibility, the continuity and the milieu of care may easily be measured. More complicated is the assessment of the patient-physician relationship because it may be disarranged by intensive observation. The communication between doctor and patient have been objects of many scientific studies. This has for instance been measures by the knowledge the patient has received about his disease or therapeutic regimen, by the doctor's awareness of the patient's medical and non-medical problems and by the patient's satisfaction.

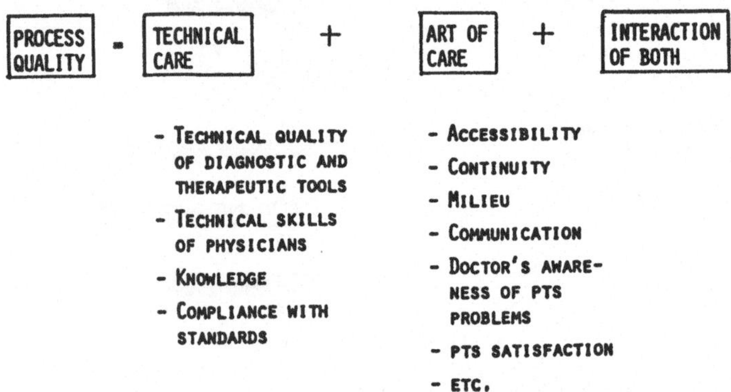


Fig.2: Components of the Process Quality of Medical Care

The quality of technical care has several aspects too. Especially in the field of technical quality of diagnostic and therapeutic tools new approaches have in the past been developed such as the interlaboratory surveys in clinical chemistry or the phantoms in radiology measuring the technical values of x-ray units. Even the quality of drugs belongs to the technical quality to be assessed. Another aspect deals with the technical skills of the physician: the way he uses his tools. A study, recently published by Suzanne Fletcher and co-worker (1985) may illustrate this. They studied 80 physicians to determine their abilities to detect lumps in manufactured breast models. The six silicone breast models varied by size, hardness and depth of the lumps. Altogether they contained 18 lumps, for example six for each size (Fig.3).

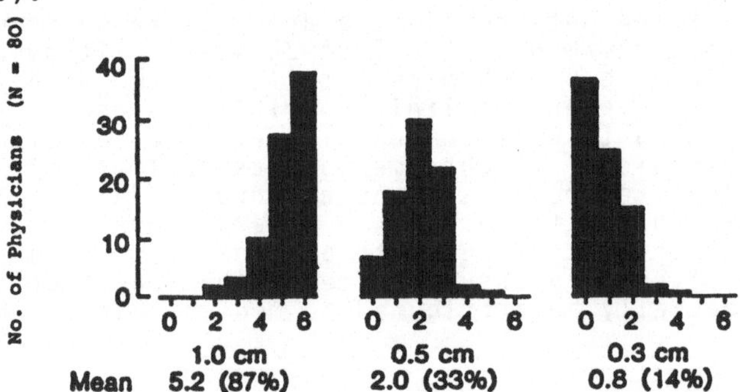


Fig.3: Breast lump detection by size of lumps ( 6 in each size ) (Fletcher et al. 1985)

The modest detection rates and the wide variation between physicians let assume that the breast lump detection can be improved. Similiar approaches have been attempted for example in pathology or ECG-diagnosis.

The next aspect concerns the assessment of the knowledge of health professionals. Multiple choice, critical incident or hypothetical tracer questionnaires have been tested in connection with quality assurance activities. The so called "performance gap", however, should not be disregarded: Knowledge is present but the practice shows deficiencies.

Therefore, the quality of the actual process of care must be assessed also. This is mostly done by measuring the compliance of the actual care with given standards. Two approaches must be distinguished: The implicit and the explicit assessment. In the implicit assessment one or more peers assess the performed care as a whole considering the complete information - as far as it is available - about the special situation of the physician and the patient such as workload of the doctor or co-morbidity of the patient. Good examples for the implicit assessment of the diagnostic ability of a surgeon are the second opinion programs in the USA. In these programs a patient advised to undergo an elective surgical procedure has the opportunity of obtaining at least one surgical consultation.
The explicit assessment uses preformulated criteria lists or criteria maps. Each criterion consists of the variable and its value, the rule for translating the value into a quality scale permitting to distinguish between excellent and poor care and the conditions of competence (e.g. each pregnant woman with risks should visit the women's hospital before delivery).

The development of criteria lists or maps is done with the help of expert interviews, delphi rounds, consensus meetings, opinion polls, observational and experimental studies and, of course, statistical analysis. By the way, I do hope that the present discussion of expert systems will lead to the necessary intensification of efforts in the field of knowledge engineering. Barbara Hulka and co-workers (1979) described in a study on peer review in ambulatory care the stony way to get a consensus criteria list. 31 physicians participated in their study nominating 167 different criteria for hypertension care and general examination. In a second round only 53% of the candidate criteria found the agreement of the majority of the participating physiciancs. The adherence to these self-formulated consensus criteria was studied in a third step abstracting the compliance to the criteria from the medical records. Only 58% of the criteria for hypertension and 69% for general examination have been met (Tab 1.).

Tab.1: Mean Adherence Scores to Consensus Criteria by Conditions and Components of Care (Hulka et al. 1979)

| | Hypertension | | General Examination | |
|---|---|---|---|---|
| No. of patients | 247 | | 365 | |
| | Adh. score | no criteria | Adh. score | no criteria |
| History | 47% | 8 | 61% | 19 |
| Physical exam. | 63% | 9 | 72% | 16 |
| Laboratory | 66% | 9 | 84% | 10 |
| Management | 30% | 1 | 43% | 1 |
| Overall | 58% | 27 | 69% | 46 |

Before concluding something must be wrong with the performed process of care, the quality of the data and the validity of the quality measure should be inspected. For usual adherence scores each criterion is assumed to be independent from each other and often they get the same weights assigned. Additionally, as the conditions of competence is seldom defined, all patients are treated alike. To improve validity of the quality measure Greenfield and co-worker (1982) have developed criteria maps for 40 different health problems. However the problem of the data quality is still present and the problems of assessing the compliance to the whole of a decision tree seem to be increased. The tendency to aggregate criteria may be understood since sometimes one feels like one of these 20 blind men who get the order to assess the quality of an elephant but each of them has only the opportunity of examining a small segment of it. The more a measure is aggregated the less it contains information appropriate to influence directly the patient's care.

Several studies comparing implicit and explicit judgement have found that the explicit approach has a good sensitivity for recognizing poor care but a modest specificity. The reason may be that in a criteria list or map the existing information about the process of care has only partially been taken into account.

It remains a fact that in case of very complicated process strategies no valid and practicable measure of the process quality exists. Therefore it is no wonder that a number of studies failed which started with the objective to validate their process criteria on the outcome criteria. The study of Dickinson and Gehlbach (1978) stands for most of them (Fig.4).

They used 26 process criteria abstracted from medical records of 75 hypertensive patients and calculated the proportion between the complied and the recommended criteria. The percent improvement in blood pressure between the first visit and the average of the latest two visits, more than 13 months later, served as an outcome criterion. Without any statistical test applied no correlation can be stated.

Which quality is assessable with more validity: process quality or outcome quality ? A ten years controversy between advocates of both sides ends undecided: Criteria from both components of the quality should be selected to get an idea of the capacity of a health care provider.

The Bavarian Perinatal Survey has followed this advice and started its data collection at the beginning of 1979 on a state-wide basis. For each newborn the hospitals have to fill in a questionnaire comprising 100 items about pregnancy, delivery, and postnatal period up to the 7th day. More than 160 hospitals participated in the first year. Meanwhile the survey has spread out over the Federal Republic of Germany with more than 500 participating hospitals and over 200.000 deliveries per year.

The method of presenting the quality oriented feedback to the hospitals is very similiar to that of the already known Surgical Survey (Fig.5). Just one thing should be mentioned. Since the survey comprehends all deliveries of a hospital it is up to the physicians and statisticians to select topics for quality assurance activities without changing the routine data collection. The indication of a caesarean section is one of the main and recurrent topics of quality assurance in perinatology.
Row one of figure 5 sketches the distribution of the caesarean section rates from about 160 Bavarian hospitals. You may recognize the large variation ( 0 - 31,4% ) and the high overall incidence rate of 11,3%.

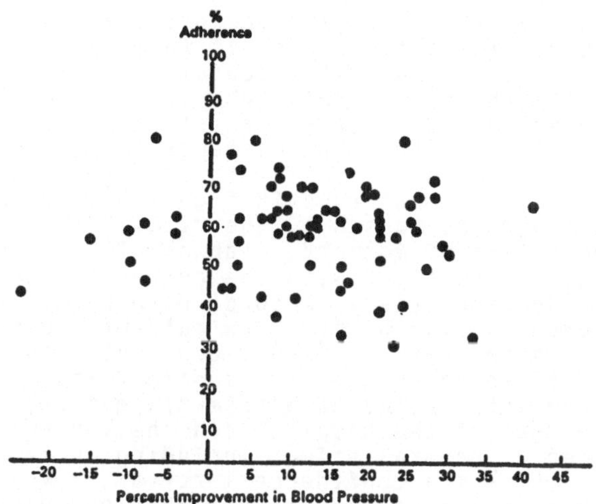


Fig.4: Quality of process vs. quality of outcome for 75 hypertensive patients ( Dickinson and Gehlbach 1978 )

To call the hospitals' attention to large deviations of their rates we are using instead of academic standards a statistical definition of "remarkable deviations from the average" - a modification of a confidence interval ( Selbmann et al. 1982 ).

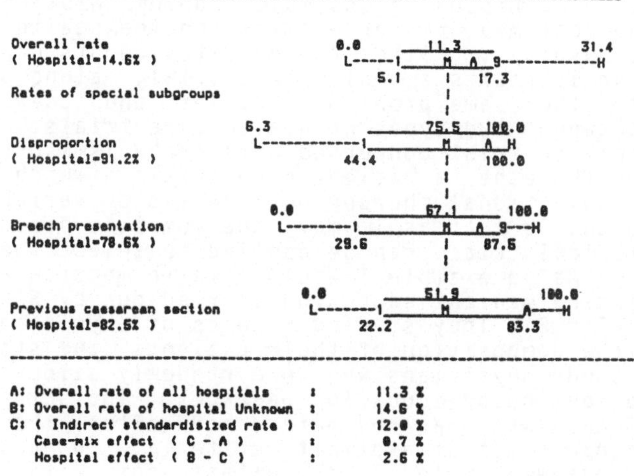


Fig.5: Caesarean Section Rates in the Bavarian Perinatal Survey 1980 ( An "A" in the profile points out a remarkable deviation of the hospital's rate from the average rate )

The A in the profile stands for "remarkable deviation" and we leave it to the hospitals to find out the reasons for not being unremarkable. Starting the discussion on remarkable rates in hospitals' peer rounds the first reason to be excluded is the invalidity of the data. Hospitals tend to accept this reason very quickly. It is up to the hospitals to clarify that by using the original data sources. The second argument hospitals easily accept is their special case-mix. It is uncontested that the crude rates contain very little information appropriate to modify the physician's behaviour. Therefore the selection of homogeneous subgroups or a statistical case-mix adjustment should be applied. For constructing disjunct and homogeneous patient subgroups we used a procedure similar to the Automatic Interaction Detection Procedure. The next rows in figure 5 show the first three out of 14 patient subgroups caused by the risks "disproportion between head of fetus and pelvis of mother", "abnormalities in presentation" and "previous caesarean section" with the corresponding distributions of the caesarean section rates. According to Fetter and co-worker (1980) the difference between the crude rate of a hospital and the mean rate of all hospitals can be divided into two interpretable components. The difference between the indirect standardized rate and the mean rate may be interpreted as a case-mix effect, the difference between the crude rate of the hospital and the indirect standardized rate may be called a hospital effect including an interaction term. For the hospital effect a confidence interval may be constructed allowing again the distinction between remarkable and unremarkable. In our example (Fig.5) the hospital effect is remarkable and so the health professionals in the hospital have to analyse the caesarean section rates in the subgroups. As a matter of fact we do not use any more the case-mix adjustment in routine since the highly aggregated hospital effect asks more questions then it answers.

## Selection of potential problem solutions

The next step in the paradigm of a quality assurance program - after problem analysis and proposing possible problem solutions - is the selection of the best measure for eliminating the health care problem in that specific hospital. Either the hospital adopts experiences of other hospitals or it starts a health care trial, alone or with other hospitals having the same problem. Spitzer and co-worker (1975) distinguished between two types of health care trials: on the one hand a health service trial concerned with mechanisms of health care provision and on the other a patient care trial in which the manoeuvres consist of conventional therapy but the set of variables includes socio-personal data. Be that as it may, the complete design methodology known from clinical trials can be applied to select the best agent of intervention. As an example I would like to mention a randomized trial of continuing medical education carried out by Sibley and co-workers in 1982 (Tab.2). They studied 8 pairs of physicians matched in their training, the composition of their patients, the staff structure and so on. The study physicians who were randomly allocated received 18 standardized continuing-education packages. The actual quality of the process of care was measured before and after the educational intervention using a set of explicit criteria. In addition, each episode was reviewed with a consultant for its timeliness, appropriateness and quality. Subsequently the process quality of care was classified in superior, adequate, and indeterminate.

The results of the study were disappointing. Only a very small improvement of the process quality was found, if at all. But knowledge has been gained - which is once more an example for the already mentioned perfomance gap.

Tab. 2 Randomized Trial of Continuing Medical Education (Sibley et al. 1982)

| | Examination Scores | Quality of care | |
|---|---|---|---|
| | Study Physicians | Study Physicians | Control Physicians |
| No. of Physicians | 8 | 8 | 8 |
| No. of Episodes | | ca. 1200 | ca. 1200 |
| Adequate or Superior Quality at Base Line | 65% | 40% | 44% |
| Adequate or Superior Quality after Educational Intervention | 77% | 45% | 46% |

Evaluation of the intervention

Even if the hospital has participated in a health care trial the transferability of the study's conclusions to the conditions of daily life should be carefully analyzed. Often it is sufficient to compare the quality before and after the intervention. Statisticians would call this a comparative study with historical controls and remind themselves of its well-known disadvantages. In this case, however, the observation of the care is prospective, the time lack between before and after may be very small, and the results must not be generalized to a large number of hospitals, physicians or patients. Let me give an example: the consulting committee of the Surgical Survey in Nordrhein-Westfalia stated that in gall surgery an intra-operative cholangiography should be performed whenever possible and the number of missed

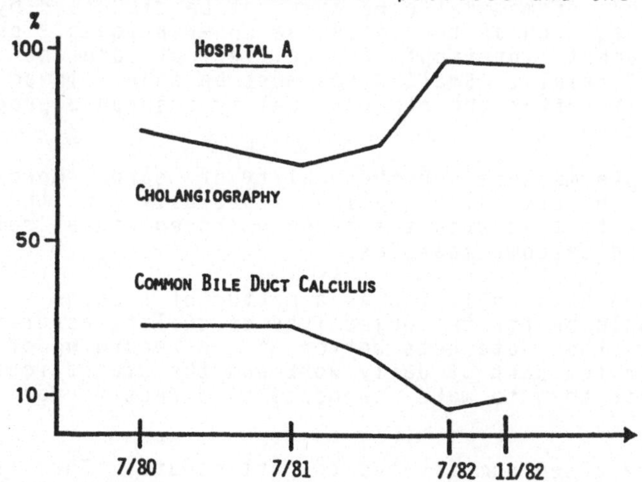


Fig.6: Trends of cholangiography rates and missed bile duct calculus in one hospital of the Surgical Survey of Nordrhein-Westfalia

common bile duct stones should be near to zero. Hospital A, one of our pilot hospitals, recognized its problem having a high rate of common bile duct stones missed and a comparable low rate of cholangiography in July 1981. Figure 6 shows the changes of the rates in the following year.

Of course, from a statistician's point of view the figures raise several questions:

1) Is there a causal relationship between more cholangiography and less missed gallstones as the consultants maintained ?
2) Did the physicians really change their strategy or did they only improve the keeping of their medical records.
3) Can we state a causal relationship between the recognition of the problem and the improvement of the care ?

To answer question 1 conclusively is not the main objective of a medical care evaluation study in one hospital. Such studies are only able to give references to the existence of causal relations. The correlation between one process criterion and one outcome criterion may be better proved with a randomized clinical trial or a well controlled observational study with adequate statistical analysis. Question 2 can only be answered by the hospital staff itself. They have the responsibility for the quality of their data. A periodical reviewing of the technical quality of their medical records should be recommended to all of them. And question 3 is concerned with the idea and the effectiveness of the Surgical Survey. Temporal trends or sentinel effects may also be possible causes of the observed changes although from a clinician's point of view the problem has been solved. Nevertheless, a control group will be necessary to assess the causal impact of the informational approach of the Surgical Survey. Actually, good evaluating strategies of established or newly developed programs are one of the greatest needs in quality assurance.

## Concluding remarks

The ongoing process of medical care must not be disturbed by quality assurance activities such as the intensive observation of physician's behaviour. We cannot interrupt the delivery of care and call for extensive clinical trials. Small steps must be done. In solving one identified problem after the other a quality assurance program must result in better care.

There is no simple measure for the quality of care. More research should be done in assessing quality especially in the area of standards. We have to live with the often unproved causal relationship between process and outcome measures.

The quality of the data collected as a matter of routine is often not as good as it should be for the objectives of quality assurance activities. However, the data gets better if the recording of the data becomes an integrated part of daily work and the statistical results enable the physicians to make suggestions directly for improving care.

The physicians are often unmotivated to participate. They are afraid of the additional work and the possible misuse of their data and do not believe that quality assurance of their own care is necessary.

Early and impressive successes and their comprehensive presentation as well as training courses will support the motivation of the reserved physicians.

The clinical biostatistician acting as a health accountant ( Williamson 1978 ) should play an active role in a quality assurance program without losing his neutrality. However, he is put under great pressure: His analysis should end in suggestions appropriate to be transposed directly into the ongoing process of care. A close cooperation between physicians and statisticians is required especially in the evaluation of quality assurance activities and programs.

More good health care trials are needed. Randomized trials are only one approach. Designs with before and after comparisons may be sometimes sufficient.

From my point of view quality assurance of medical care needs the advice and engagement of clinical biostatisticians, even if it deals with dirty data, invalid measures and uncertainties in medical knowledge.

## Literature


Brook RM, Williams KN (1975) Quality of Health Care for the Disadvantaged. J.Com.Health 1, 132-156

Dickinson JC, Gehlbach SH (1978) Process and Outcome: Lack of Correlation in a Primary Care Model. J.Fam.Pract. 7, 557-562

Donabedian A (1966) Evaluating the Quality of Medical Care. Milbank Memorial Fund quarterly 44, 166-206

Fletcher SW, O'Malley MS, Bunce LA (1985) Physicians' Abilities to Detect Lumps in Silicone Breast Models. JAMA 253, 2224-2228

Hulka BS et al. (1979) Peer Review in Ambulatory Care: Use of Explicit Criteria and Implicit Judgements. Med. Care 17, 3 (supplem.)

Kessner DM, Kalk CE, Singer J (1973) Assessing Healht Quality - the Case for Tracers. N.Engl.J.Med. 288, 189-194

Reerink E (1984) Quality Assurance in the Netherlands: Experiences with Assessing and Improving of Hospital Care. In Selbmann HK (ed.) Quality Assurance Programs in Different Countries. Materialien 14 der Robert Bosch Stiftung 59-94

Selbmann HK, Warncke W, Eissner HJ (1982) Comparison of Hospitals Supporting Quality Assurance. Meth.Inform.Med. 21, 75-80

Selbmann HK (1983) Die Rolle der medizinischen Informationsverarbeitung in der Qualitätssicherung geburtshilflichen Handelns. Geburtsh.- u. Frauenheilk. 43 Sonderheft, 82-86

Sibley JC et al (1982) A Randomized Trial of Continuing Medical Education. N.Engl.J.Med. 306, 511-515

Spitzer WO, Feinstein AR, Sackett DL (1975) What is a Health Care Trial ? JAMA 233, 161-163

Williamson JW (1978) Formulating Priorities for Quality Assurance Activity. JAMA 239, 631-637

# DIE BEDEUTUNG DES NACHSORGEREGISTERS IM TUMORZENTRUM KIEL E.V. FÜR DIE KOOPERATIVE TUMORTHERAPIE

H.-A. Horst, K. Bäuning, J. Hedderich*, R.-D. Kanitz, A. Müller
Tumorzentrum Kiel e.V.
Arnold-Heller-Str. 16, D-2300 Kiel

*Abt. Medizinische Statistik und Dokumentation
Christian-Albrechts-Universität Kiel
Brunswiker Str. 2a, D-2300 Kiel

Summary

Periodic follow-up examinations are obligatory for effectively detecting relapse of tumour disease. Voluntary participation of patients in follow-up programmes is unsatisfactory.
To improve medical care in this field, the Cancer Centre of Kiel was founded. Since its start in 1980 important advances have been made. These are, apart from the excellent cooperation of clinicians and physicians in ambulatory care, due to the facilities offered by the Department of Medical Statistics and Documentation. The cancer register is now completely included in an integrated hospital information system (Kiel - KIS).
At present, over 2,500 tumour patients are being observed, of whom 10 per cent are in private medical care. This indicates the reputation which the Cancer Centre has obtained in the Kiel region.

## Einleitung

Die Dringlichkeit einer verbesserten Nachsorge von Tumorpatienten wurde in den letzten Jahren eindrucksvoll durch klinische Untersuchungen belegt.
BLOCH und Mitarbeiter fanden noch 1979 bei einer systematischen Untersuchung von 135 Patienten mit colorektalen Carcinomen in mehr als 30 % der Fälle therapiebedürftige Befunde. Sie führten die Nachsorgeuntersuchungen ein Jahr nach der Operation durch. Allein bei mehr als 20 % der Patienten lagen Fernmetastasen und Tumorrezidive vor, die zu mehr als 80 % vor diesen Untersuchungen nicht bekannt waren. Von den 135 Patienten erhielten 71 % keine ausreichende Nachsorge. LEONHARDT (1974) wies für das Mammacarcinom nach, daß bei umfangreichen Nachsorgeuntersuchungen nahezu 20 % der Patienten ein noch unentdecktes Rezidiv, eine Metastase oder einen Zweittumor trugen. Er fand, daß nicht einmal jede zehnte Frau regelmäßig und ausreichend nachuntersucht wurde (LEONHARDT 1976). Weiterhin ließ sich zeigen, daß bei Mammacarcinom-Patientinnen 42 % der Rezidive oder Metastasen im 1., 27 % im 2. und 11 % im 3. Jahr nach der Operation auftraten (LEONHARDT 1974). Bei colorektalen Carcinomen traten Rezidive und Metastasen etwas früher auf, so daß nach 2 Jahren mehr als 80 % aller Rezidive und Metastasierungen gefunden wurden (WINKLER 1975, CASS et al. 1976).

Aus diesen Untersuchungen wird einerseits deutlich, wie unzulänglich die Nachsorge auch heute noch häufig durchgeführt wird und andererseits, wie wichtig eine engmaschige, regelmäßige Nachsorge vor allem in den ersten 2 Jahren nach der Primärtherapie ist. Die besondere Effektivität einer konsequenten Nachsorge kommt weiterhin darin zum Ausdruck, daß Patienten mit rechtzeitig erkannten und einer Operation zugeführten Lokalrezidiven ihres Rektumcarcinoms in 20 % kurativ operabel sind (SCHWEIGER et al. 1982).

Um die dringend notwendige Verbesserung der Nachsorge zu erreichen, richteten die Tumorzentren und onkologischen Arbeitskreise der Bundesrepublik in den siebziger Jahren EDV-gestützte Nachsorgeregister ein (GRUNDMANN und HOBIK 1976, ELSÄSSER et al. 1981, GALL 1981, SUHR et al. 1981). Ihre Aufgabe ist es u.a., die zeitliche, quantitative und qualitative Einhaltung der Nachsorgeuntersuchungen zu überwachen und zu fördern (ARBEITSGEMEINSCHAFT DEUTSCHER TUMORZENTREN 1980).
Im folgenden werden Konzeption und Aufbau des Nachsorgeregisters im Tumorzentrum Kiel sowie bisherige Erfahrungen bei der Realisierung des Modells dargestellt.

## Konzeption des Nachsorgeregisters

Bei der Gründung des Tumorzentrums Kiel im Jahre 1977 wurde als eine der Hauptaufgaben die Sicherstellung regelmäßiger Nachsorgeuntersuchungen für Tumorpatienten festgelegt. Der dafür erforderliche Aufbau eines Nachsorgeregisters sollte in zwei Phasen erfolgen:

1. Phase (Aufbauphase)
- Überwachung und Sicherstellung einer termingerechten Nachsorge für Tumorpatienten, die im Universitätsklinikum Kiel behandelt werden.
- Organisatorische Unterstützung der Nachsorge, unabhängig von der nachuntersuchenden Stelle (Ambulanzarzt, niedergelassener Arzt).
- Tumorspezifische Standardisierung der Nachsorgeprogramme.
- Patienten- oder krankheitsbezogene wissenschaftliche Auswertung der Registerdaten.

2. Phase (Ausbauphase)
- Einbeziehung von Tumorpatienten onkologischer Schwerpunktkliniken des Landes Schleswig-Holstein in das Nachsorgeregister.
- Bearbeitung epidemiologischer Fragestellungen.

## Technische Realisierung

Die technische Realisierung des Nachsorgeregisters erfolgte zentral auf der Rechenanlage der Abteilung für Medizinische Statistik und Dokumentation der Christian-Albrechts-Universität/Kiel. Das Tumorzentrum selbst verfügt über 2 Bildschirme und einen Matrixdrucker, die über eine DFÜ-Leitung mit dem Host-Rechner verbunden sind. Die Installation eines Schreibsystems mit Schönschreibdrucker für Textverarbeitungsaufgaben erfolgt noch in diesem Jahr (Abb. 1).

Auf dem Zentralrechner steht das relationale Datenbanksystem MIMER zur Verfügung. Es wurde vom Data-Center der Universität Uppsala/Schweden in Kooperation mit der Abteilung für Medizinische Statistik und Dokumentation in Kiel entwickelt und wird zur Unterstützung der Dokumentation in verschiedenen Krankheitsregistern eingesetzt (HEDDERICH und SAUTER 1983). Die Datenbank des Nachsorgeregisters ist unter diesem System realisiert.

Das Nachsorgeregister wurde in das bestehende Klinikinformationssystem (Kiel-KIS) eingebunden (GRIESSER et al. 1983). Kiel-KIS ist ein integriertes Krankenhausinformationssystem mit einer zentralen

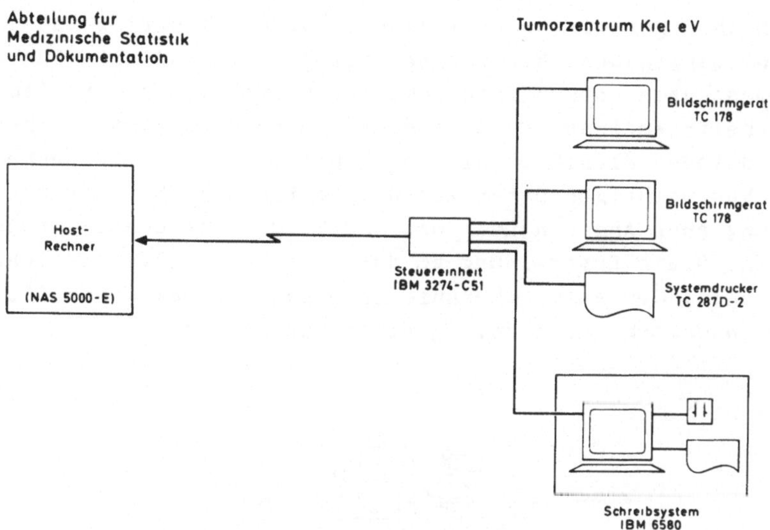


Abb. 1: Technische Realisierung des Nachsorgeregisters

Patientendatenbank, die medizinische und administrative Basisdaten aller stationär im Klinikum behandelten Patienten enthält. Da alle Tumordiagnosen im Diagnosenlexikon von Kiel-KIS als solche gekennzeichnet sind, können administrative Daten und Entlassungsdiagnosen von Tumorpatienten durch ein entsprechendes Programm automatisch in das Nachsorgeregister übernommen werden. Hierdurch läßt sich der Erfassungsaufwand verringern und die vollständige Erfassung aller Tumorpatienten des Klinikums - als eine der grundlegenden Anforderungen für das klinische Nachsorgeregister - weitgehend sicherstellen.

## Informationsfluß zwischen Nachsorgeregister, Kliniken und niedergelassenen Ärzten

Die wirkungsvolle Unterstützung engmaschiger und im Umfang ausreichender Nachsorgeuntersuchungen wird jedoch durch die Vielzahl behandelnder Ärzte nicht nur in den verschiedenen klinischen Abteilungen, sondern auch in der niedergelassenen Ärzteschaft erheblich erschwert. Deshalb ist der Aufbau neuer Informationsstrukturen notwendig, in die alle behandelnden Ärzte einbezogen sind und in denen das Register Datensammel- und Leitstelle ist.

Der für das Nachsorgeregister realisierte Informationsfluß ist in Abbildung 2 wiedergegeben. Hinzuweisen ist darauf, daß alle für den Informationsaustausch notwendigen Dokumentationsbögen den Empfehlungen der Arbeitsgemeinschaft Deutscher Tumorzentren entsprechen. Von der behandelnden Klinik erhält das Register auf dem Ersterhebungsbogen neben wichtigen Daten zur Diagnostik und Therapie der Tumorerkrankung auch Angaben über Ort und Termin der ersten Nachsorgeuntersuchung. Diese Erstmeldung an das Register sollte möglichst bald nach Abschluß der Primärtherapie erfolgen, so daß Kontrolle und Steuerung der Nachsorge rechtzeitig einsetzen können.

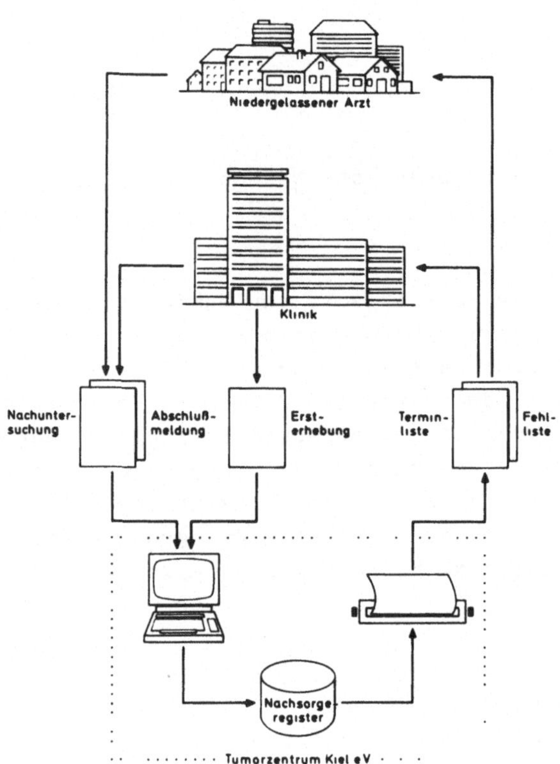


Abb. 2: Informationsfluß zwischen dem Nachsorgeregister des Tumorzentrums und Kliniken oder niedergelassenen Ärzten

Die am Register beteiligten Kliniken erhalten für ihre Tumorsprechstunden Terminlisten nachzuuntersuchender Patienten. Bei vollständiger Dokumentation enthalten diese Listen alle Tumorpatienten, die für einen Tag einbestellt sind und stellen so ein wichtiges Hilfsmittel für die organisatorische Vorbereitung der Tumorsprechstunden dar. Die Ergebnisse jeder Nachuntersuchung sowie Ort und Termin der nächsten Untersuchung werden dem Tumorzentrum auf Nachuntersuchungsbögen übermittelt und im Register gespeichert.

Bei der Planung des Nachsorgeregisters mußte besonders berücksichtigt werden, daß zahlreiche Patienten von niedergelassenen Ärzten nachuntersucht werden. Die Sicherung einer regelmäßigen Nachsorge ist nur dann möglich, wenn Ergebnisse und Termine aller Nachsorgeuntersuchungen eines Patienten im Register eingehen. Deshalb werden niedergelassene Ärzte ebenfalls termingerecht über die bevorstehenden Nachsorgeuntersuchungen schriftlich benachrichtigt und erhalten einen vorbereiteten Nachuntersuchungsbogen, der ausgefüllt an das Tumorzentrum zurückzusenden ist.
Zusätzlich bekommt jeder nachsorgende Arzt tumorspezifische Diagnose-, Therapie- und Nachsorgeempfehlungen, die in den interdisziplinären Arbeitsgruppen des Tumorzentrums Kiel erarbeitet wurden. Die Empfehlungen beschreiben die aktuelle Diagnostik und Therapie. Weiterhin orientieren sie über zeitliche Abfolge und Inhalte der Nachsorge für den zu versorgenden Patienten.

Würde nun dieser Informationskreis von der Ersterhebung über die Vielzahl der Nachuntersuchungen bis zur Abschlußmeldung bei der Entlassung aus der Nachsorge oder dem Tod des Patienten regelmäßig geschlossen, wäre die Berechtigung des personell und finanziell aufwendigen Nachsorgeregisters fraglich. Die besondere Bedeutung eines Nachsorgeregisters zeigt sich jedoch bei Patienten, die nicht regelmäßig ihre Nachsorgetermine wahrnehmen:
Wurde für einen Patienten innerhalb einer Frist von 4 - 6 Wochen kein Nachuntersuchungsbogen an das Register zurückgeschickt oder kein Grund für die ausgelassene Untersuchung mitgeteilt, so erscheint der Patient auf regelmäßig erstellten Fehllisten. Den Kliniken werden die entsprechenden Listen zugestellt, die niedergelassenen Ärzte werden schriftlich oder telefonisch auf säumige Patienten hingewiesen. In Absprache zwischen Klinik, niedergelassenen Ärzten und Tumorzentrum werden diese Patienten zur Wahrnehmung notwendiger Nachsorgeuntersuchungen aufgefordert.

### Entwicklung des Nachsorgeregisters (1980 - 1985)

Die ersten Daten wurden im Januar 1980 im Rahmen einer Studie zum Mammacarcinom erfaßt. Der Aufbau des Registers verlief zunächst jedoch aus verschiedenen Gründen nur zögernd:

- Für die Dokumentation fehlten zunächst verantwortliche Ansprechpartner in den Kliniken.
- Der Dokumentationsaufwand stand in einem Mißverhältnis zur erwarteten spürbaren Verbesserung der Patientenversorgung und wissenschaftlichen Auswertbarkeit der Daten, da die fortlaufende Dokumentation immer wieder Lücken aufwies und die retrospektive Erfassung aus personellen Gründen nicht möglich war.

Zu einer Verbesserung der Situation kam es, als 1982 die Förderung des Tumorzentrums durch das Bundesministerium für Arbeit und Sozialordnung begann.
Für das Register konnten eine Diplominformatikerin und eine medizinische Dokumentarin eingestellt werden. Sie wurden durch drei ärztliche Koordinatoren, die in den Tumorambulanzen und onkologischen Schwerpunktstationen der Kliniken arbeiteten, unterstützt.
Die Zahl der im Nachsorgeregister erfaßten Patienten nahm rasch zu (Abb. 3). Während in den ersten Monaten für Patienten mit gynäkologischen -, Brust -, Hals -, Nasen - und Ohren Tumoren ausschließlich Ersterhebungen dokumentiert wurden, gingen Folgeerhebungsbögen ab Dezember 1982 im Register ein. Die Dokumentation erfolgte zunächst prospektiv, bald jedoch auch retrospektiv, um die Nachsorgeuntersuchungen möglichst vieler Patienten überwachen zu können. Bis Juli 1985 wurden insgesamt 2793 Tumorpatienten durch Ersterhebungen erfaßt. Für diese Patienten gingen 6269 Folgeerhebungen ein.
Eine Aufschlüsselung der insgesamt erfaßten Ersterhebungen nach der Tumorlokalisation zeigt, daß von den insgesamt 2.793 Tumorpatienten etwa je ein Drittel an Tumoren im Hals-, Nasen- und Ohrenbereich (n = 947) oder an gynäkologischen Tumoren (n = 817) erkrankte. Der Häufigkeit nach folgen Colon- und Rektumtumoren (n = 404) sowie Mammacarcinome (n = 387). Die Anzahl der Schilddrüsencarcinome (n = 56) ist noch gering, da Patienten, die an diesem Tumor erkrankten, derzeit neu in das Register aufgenommen werden. Die Dokumentation weiterer Tumorentitäten (Bronchialcarcinome und Leukämien) beginnt noch in diesem Jahr.

Für alle Patienten, die über eine Ersterhebung erfaßt wurden, findet die organisatorische Unterstützung der Nachsorge statt und zwar unabhängig davon, ob die Patienten ambulant in der Klinik oder bei niedergelassenen Ärzten untersucht werden.

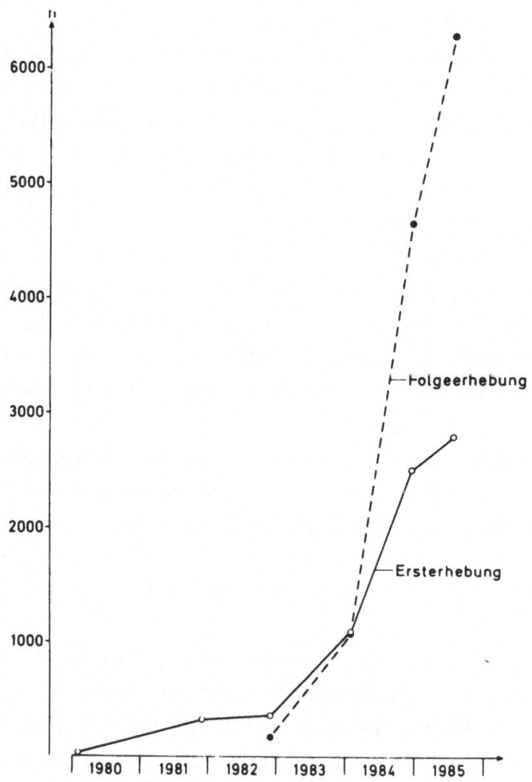


Abb. 3: Entwicklung des Nachsorgeregisters (1980 - 1985)

**Erfahrungen bei der Zusammenarbeit mit niedergelassenen Ärzten**

Die niedergelassene Ärzteschaft nimmt eine zentrale Stellung bei der Versorgung von Tumorpatienten im Anschluß an die Primärtherapie ein. Das Ausmaß, in dem niedergelassene Ärzte Nachsorgeuntersuchungen selbst durchführen, ist für die einzelnen Tumorentitäten jedoch verschieden und im Kieler Nachsorgeregister bei Patienten mit colorektalen Tumoren am ausgeprägtesten.
Die organisatorische Unterstützung regelmäßiger Nachsorgeuntersuchungen wiederum ist unseres Erachtens dort am dringendsten notwendig, wo außerhalb der erstbehandelnden Klinik viele Ärzte an den Nachsorgeuntersuchungen beteiligt sind. Wir wählten deshalb für die folgende Studie 147 Patienten aus, die wegen eines colorektalen Tumors operiert wurden und die sich in den letzten Monaten überwiegend oder ausschließlich bei niedergelassenen Ärzten nachuntersuchen ließen. Analysiert wurde der Informationsfluß zwischen dem Nachsorge-

register und den nachuntersuchenden Ärzten.
Von Dezember 1983 bis Juni 1985 wurden insgesamt 108 Ärzte angeschrieben und über bevorstehende Nachsorgetermine informiert sowie um die Befunddokumentation gebeten. In diesem Zeitraum wurden die meisten Ärzte durch Anschreiben auf mehrere bevorstehende Nachsorgeuntersuchungen pro Patient hingewiesen. Für insgesamt 304 Anschreiben an niedergelassene Ärzte waren 261 weitere schriftliche oder telefonische Erinnerungen erforderlich, um einen ausgefüllten Folgeerhebungsbogen oder sonstige Informationen über den Gesundheitszustand der Patienten zu erhalten. Diese Erinnerungen erhielten 81 von den insgesamt 108 angeschriebenen Ärzten, so daß einige Ärzte mehrfach um Informationen zu einer Nachsorgeuntersuchung gebeten wurden.

Die Akzeptanz des Nachsorgeregisters bei den bisher angeschriebenen Ärzten war jedoch insgesamt gut. Lediglich ein Arzt lehnte die Mitarbeit ab. Außerdem zeichnete sich in den vergangenen Monaten eine Verbesserung des Verhältnisses von Anschreiben und Erinnerungen ab, die sich jedoch statistisch noch nicht fassen läßt.

Die Auswertung der Antwortzeiten zeigte (Abb. 4), daß auf 32 % der Anschreiben die Antworten bereits innerhalb eines Monats, also ohne Erinnerung des Arztes eintrafen. Nach 3 Monaten war mit 81 % der größte Teil der Anschreiben beantwortet. Für die restlichen 19 % trafen die Antworten erst in den nachfolgenden Monaten nach zahlreichen schriftlichen und telefonischen Erinnerungen ein.
Die Gründe für die Verzögerung bei der Beantwortung sind vielfältig. Zunächst ist zu bedenken, daß für die Nachsorgeuntersuchungen von Patienten mit colorektalen Tumoren spezielle Untersuchungen vorgesehen sind, die zahlreiche Hausärzte nicht selbst durchführen. Durch die Überweisung zum Facharzt und das Abwarten aller Untersuchungsergebnisse treten oft zeitliche Verzögerungen bis zur Rücksendung des Nachuntersuchungsbogens auf.
Ein weiteres Problem stellt die Motivation der Patienten zur regelmäßigen Durchführung relativ belastender Untersuchungen wie z.B. der Coloskopie dar. Die Patienten sind deshalb nicht immer in den vorgesehenen Intervallen zu Nachuntersuchungen bereit.

## Erfahrungen und Ausblicke

Die Erfahrungen, die bei der Verwirklichung des Nachsorgemodells im Tumorzentrum Kiel gemacht wurden, zeigen, daß es mit relativ geringen finanziellen Mitteln und durch die Nutzung bestehender Einrichtungen, hier insbesondere der Rechenanlage der Abteilung für Medizinische Statistik und Dokumentation, möglich war, eine effektive Unterstützung der Nachsorge aufzubauen.

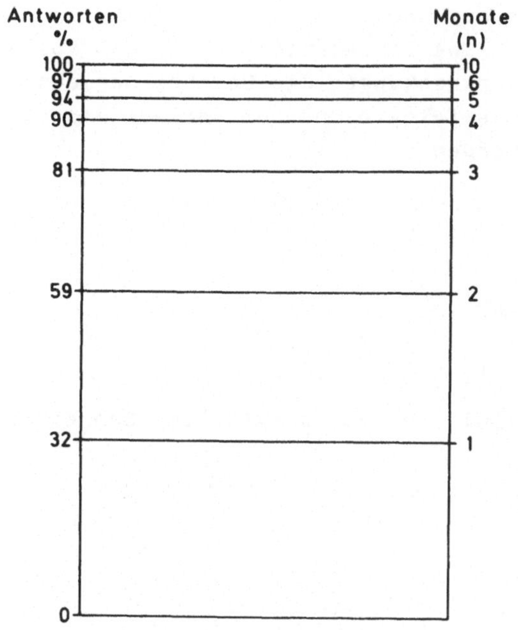


Abb. 4: Antwortzeiten niedergelassener Ärzte nach der Aufforderung zur Nachuntersuchung

Sie belegen weiterhin, daß die bestehenden Dokumentationsbögen auch für die Befunddokumentation durch niedergelassene Ärzte geeignet sind.
Die kurzen Rücklaufzeiten der Nachuntersuchungsbögen beweisen das Interesse niedergelassener Ärzte an Kooperation zugunsten einer effektiveren Nachsorge von Tumorpatienten. Das Interesse läßt sich auch daran ablesen, daß bereits 70 % der Internisten und 30 % der Allgemeinmediziner im Kieler Raum mit dem Nachsorgeregister des Tumorzentrums zusammenarbeiten.

In den kommenden Jahren wird eine möglichst vollständige Erfassung aller Tumorpatienten im Klinikum der Christian-Albrechts-Universität in Kiel angestrebt. Hierfür ist ein ausgedehntes Terminalsystem zu nutzen, über das alle Abteilungen des Klinikums mit dem Zentralrechner in der Abteilung für Medizinische Statistik und Dokumentation verbunden werden.
Überregional ist die Einbeziehung onkologischer Schwerpunktkliniken in das Nachsorgeregister vorgesehen. Damit wird die 2. Ausbaustufe

des Nachsorgeregisters begonnen.
Langfristig soll durch eine landesweite, möglichst vollständige Dokumentation der Tumorneuerkrankungen die Bearbeitung auch differenzierter Fragen zur Epidemiologie und zum Verlauf einzelner Tumorentitäten ermöglicht werden.

**Dank**

Wir danken Frau M. Hellwig für das sorgfältige Schreiben des Textes.

## Literatur


1. Arbeitsgemeinschaft Deutscher Tumorzentren (ADT) (1980): Regionale onkologische Versorgung in der Bundesrepublik Deutschland, Heidelberg, DKFZ.

2. Bloch, R., Warm, K., Rosemeyer, D., Weithofer, G. (1979): Bedeutung der Nachsorgeuntersuchung beim Dickdarmkarzinom. Dtsch. med. Wschr. 104, 1555-1559.

3. Cass, A.W., Million, R., Pfaff, W.W. (1976): Patterns of recurrence following surgery alone for adenocarcinoma of the colon and rectum. Cancer (Philad.) 37, 2861-2865.

4. Ellsässer, K.H., Köhler, C.O., Wagner, G. (1981): KRAZTUR - A generator for medical documentation and information systems. Meth. Inform. Med. 20, 191-195.

5. Gall, F.P. (1981): Nachsorge nach Krebsoperationen. In: Medizinische Informatik und Statistik 28, Springer, Berlin - Heidelberg - New York, 37-49.

6. Griesser, G., Hedderich, J., Sauter, K. (1983): Integration eines Tumornachsorge-Registers in ein Klinikinformationssystem. In: Medizinische Informatik und Statistik 50, Springer, Berlin - Heidelberg - New York, 382-389.

7. Grundmann, E., Hobik, E. (1976): Das Krebsregister Münster - ein klinikbezogenes Register. Dtsch. Ärztebl. 47, 3019-3024.

8. Hedderich, J., Sauter, K. (1983): Modellierung, Verwaltung und Verarbeitung von Patientendaten in Krankheitsregistern. In: Medizinische Informatik und Statistik 50, Springer, Berlin - Heidelberg - New York, 314-348.

9. Leonhardt, A. (1974): Konzeption und Systematik der klinischen Mammakarzinom-Nachbehandlung. Münch. med. Wschr. 116, 1153-1158.

10. Leonhardt, A. (1976): Konzeption der programmierten und standardisierten Mammakarzinom-Nachsorge. Münch. med. Wschr. 118, 297-302.

11. Schweiger, M., Altendorf, A., Rottler, H. (1982): Die chirurgische Therapie des Lokalrezidives. In: Gall, F.P., Hermanek, P., Schweiger, M. (Hrsg.): Das Rektumcarcinom: Geschichte, Epidemiologie, Pathologie, Diagnose und Therapie, Perimed, Erlangen, 122.

12. Suhr, P., Stützer, H., Weidtman, V. (1981): Das klinische Krebsregister des Tumorzentrums Köln. In: Medizinische Informatik und Statistik 28, Springer, Berlin - Heidelberg - New York, 441-447.

13. Winkler, R. (1975): Das rückfällige Rectumkarzinom. Langenbecks Arch. Chir. 338, 215-223.

# DAS DARMSTÄDTER NACHSORGEMODELL

Cornelia R. Vosseler[1], O.P. Schaefer[2]
[1]Abteilung Radiologie II - Städt. Kliniken Darmstadt
Grafenstr. 9, D-6100 Darmstadt

[2]Kassenärztliche Vereinigung Hessen
Georg-Voigt-Str. 15, D-6000 Frankfurt 97

Summary

A new approach to follow-up examinations of cancer patients is tested in a programme of the municipal hospital of Darmstadt and the Association of Panel Doctors in Hessia.
The model which is co-sponsered by the "Deutsche Krebshilfe", a private sponsor, aimes at the early detection of progress of the cancer disease by establishing a close cooperation between ambulatory medical care and medical care in the hospital.
This is realized by introducing a 'passeport' for the patient and a check list for the practising physician, and by standardized schedules for the follow-up and recording of the patients.
The programme starting in 1984, running over 3 years, will be subject to a first revision by the end of 1985.

## I. Einleitung

Neue Wege in der Nachbehandlung von Tumorpatienten gehen die Städtischen Kliniken Darmstadt und die Kassenärztliche Vereinigung Hessen. Sie haben gemeinsam ein System zur flächendeckenden, dezentralen und kooperativen Versorgung entwickelt, das die Kliniken und die niedergelassene Ärzteschaft integriert. Sie sind Vertragspartner in einem zeitlich und vorerst auf den Bezirk Darmstadt begrenzten Modellversuch.

## II. Städtische Kliniken Darmstadt

Die Städtischen Kliniken Darmstadt, ein Krankenhaus der Maximalvesorgung mit einer Kapazität von 1040 Betten, dem Einzugsgebiet der Region Starkenburg mit ca.870 000 Einwohnern, sind anerkannter Onkologischer Schwerpunkt. Sie werden seit Juli 1982 von der Deutschen Krebshilfe e.V. mit einem Gesamtvolumen von 1,2 Millionen DM für fünf Jahre gefördert.

Seit 1983 wird ein klinikinternes Tumorregister mit folgender Zielsetzung geführt:

1. Aufbau einer einheitlichen Dokumentation und Statistik für alle an den Städtischen Kliniken behandelte Tumorpatienten.
2. Unterstützung der klinischen Organisation und Routine mittels Arztbriefschreibung und Nachsorgesystem.
3. Einführung eines dezentralen Nachsorgekonzeptes für die niedergelassene Ärzteschaft.
4. Angliederung weiterer Kliniken in der Region und Zusammenarbeit mit überregionalen Tumorzentren.

Inzwischen sind alle vorwiegend onkologisch tätigen Kliniken an das zentrale Tumorregister mit on-line-Verbindung zum Verwaltungsrechner angeschlossen. Das Elisabethenstift, das zweitgrößte Krankenhaus in Darmstadt mit onkologischer Kompetenz, ist seit Januar 1985 an das Tumorregister angeschlossen.

## III. Kassenärztliche Vereinigung Hessen

Die Kassenärztliche Vereinigung Hessen bemüht sich seit mehreren Jahren, ein System für die flächendeckende, dezentrale und kooperative onkologische Versorgung zu entwickeln.
Mit der Einführung des Nachsorgepasses und der Festlegung einheitlicher Nachsorgeempfehlungen in Zusammenarbeit mit namhaften Vertretern der klinischen Onkologie in Hessen ist 1983 ein erster Schritt zur Standardisierung und Kooperation in der Tumornachsorge getan worden.

Nach intensiven Verhandlungen konnte im Juni 1984 ein Vertrag zwischen den Städtischen Kliniken und der Kassenärztlichen Vereinigung geschlossen werden über "die Zusammenarbeit der an der kassenärztlichen Versorgung teilnehmenden Ärzte mit dem bei den Städtischen Kliniken Darmstadt eingerichteten Onkologischen Schwerpunkt im Rahmen der kooperativen Tumornachsorge". Die Vertragspartner sehen darin einen entscheidenden Schritt auf dem Weg zu einer patientenorientierten Nachsorge.

Die Kassenarztliche Vereinigung stellt den Ärzten die erforderlichen Unterlagen zur Teilnahme am Modellversuch zur Verfügung. Die Städtischen Kliniken stellen Rechenzeit, Speicherkapazität und die erforderliche Software bereit. Die Dateneingabe und -Auswertung erfolgt an den Städtischen Kliniken.

Am 1.7.1984 begann der Modellversuch, er endet nach drei Jahren. Durch zahlreiche Informationsveranstaltungen, Veröffentlichungen im Hessischen Ärzteblatt und Pressemitteilungen wurden die niedergelassenen Ärzte zur aktiven Mitareit aufgefordert.

## IV. Zieldefinition

Die onkologische Dokumentation im Modellversuch ist zunächst auf die "Passive Nachsorge" nach Abschluß der primären oder sekundaren Behandlung beschränkt. Folgende Ziele haben sich die Stadtischen Kliniken und die Kassenärztliche Vereinigung für den Modellversuch gesteckt:

1. Verbesserung der Kommunikation und des Informationsaustausches zwischen den niedergelassenen Ärzten einerseits und zwischen niedergelassenen Ärzten und behandelnden Kliniken andererseits.
2. Frühzeitiges Erkennen eines Fortschreitens der Tumorerkrankung und therapiebedingter Komplikationen.
3. Standardisierung der Nachsorge bezüglich der Intervalle und des Untersuchungsspektrums.

4. Dezentralisierung der Nachsorge bei zentraler Dokumentation und Auswertung der Daten.
5. Beurteilung der Qualität der systematischen Nachsorge.
6. Effizienzkontrolle von Primarbehandlung und Nachsorge.

## V. Beschreibung des "Darmstädter Modells"

Die Komponenten des Modells sind:

1. Ein Nachsorgepaß als Terminkalender für den Patienten und Checkliste für die niedergelassenen Ärzte,
2. einheitliche Nachsorgeempfehlungen mit Angabe der Art und der zeitlichen Reihenfolge der notwendigen Untersuchungen,
3. tumorspezifische Nachsorge-Dokumentationsbögen zur Erhebung der Untersuchungsergebnisse in standardisierter Form,
4. DV-mäßige zentrale Speicherung und Auswertung der Daten in der Dokumentationsstelle der Städtischen Kliniken,
5. Befundweitergabe mittels computererstellter Arztbriefe an alle mitbehandelnden Ärzte,
6. automatisiertes Erinnerungsverfahren bei Überschreitung der Nachsorgetermine.

Jeder an der kassenärztlichen Versorgung teilnehmende Arzt kann bei der Bezirksstelle Darmstadt die Dokumentationsbögen, Nachsorgepässe und Zeitschemata für die Tumorarten, die er in der Nachsorge betreut, nach Bedarf kostenlos abrufen.

Nach Beendigung der Therapie in der Klinik wird der Patient in die passive Nachsorge entlassen. Er erhält von seinem Hausarzt oder Gebietsarzt, der ihn in der Nachsorge betreut, den Nachsorgepaß ausgehändigt, den er bei jedem Arztbesuch bei sich führen soll.

Kommt der Patient zu einer Nachuntersuchung, legt der untersuchende Arzt das entsprechende Nachsorgeschema in den Paß ein und informiert sich über die anstehenden Untersuchungen. Er dokumentiert die durchgeführte Untersuchung durch Ankreuzen des jeweiligen rechteckigen Kästchens in der Dokumentationsspalte, das Ergebnis wird hier nicht vermerkt. Er legt den nachsten Nachsorgetermin fest und gibt den Paß an den Patienten zurück.

Schon während der Untersuchung kann der Arzt einen Teil der Ergebnisse auf dem entsprechenden Nachsorgebogen vermerken. Sind die Ergebnisse der Laboruntersuchungen und der Diagnostik eingetroffen, werden sie im Nachsorgebogen vollständig dokumentiert.

Das Original des Bogens bleibt in der Krankenakte beim Arzt, der Durchschlag wird an die Dokumentationsstelle in den Stadtischen Kliniken gesandt.

Voraussetzung für die Speicherung der Daten ist die schriftliche Einwilligung des Patienten, die der Arzt zuerst einholen muß. Hier gibt der Patient an, welche Ärzte informiert werden sollen und welche nicht. Er kann eine einmal gegebene Einwilligung auch widerrufen. Der Wortlaut der Einwilligungserklarung, sowie das gesamte Datenschutz- und Datensicherungskonzept ist vor Modellbeginn mit dem Hessischen Datenschutzbeauftragten abgestimmt worden.

In den Stadtischen Kliniken werden die Daten erfaßt und gespeichert zu Zwecken der Verlaufsbeobachtung und Kontrolle der Behandlungserfolge. Für jeden mitbehandelnden Arzt und jede mitbehandelnde Klinik wird ein Computer-Arztbrief erstellt und an den untersuchenden Arzt zurückgeschickt.

Durch Unterschreiben des Arztbriefes bestatigt der Arzt, daß er persönlich für den Inhalt verantwortlich ist und verschickt die einzelnen Briefe.
Damit ist die Weiterleitung der Befunde an alle beteiligten Ärzte gewährleistet.

Dieses System hat folgende Vorteile:

- Der untersuchende Arzt muß keinen Arztbrief diktieren, seine Sekretärin muß keinen Brief tippen.
- Es wird kein Arzt vergessen, da bei den Patientendaten die Adressen aller mitbehandelnden Ärzte gespeichert sind.
- Der Computer-Arztbrief enthalt die Diagnose im Klartext, sowie alle durchgeführten bzw. noch laufenden Behandlungen, d.h. die Information ist umfassend.

Beim Auftreten von Rezidiven oder Metastasen muß in der Regel eine Behandlung eingeleitet werden. Der Patient scheidet dann vorübergehend aus dem passiven Nachsorgesystem aus.

Wenn ein Patient verstirbt oder aus anderen Gründen aus der Nachsorge ausscheidet, wird dies über einen Abschlußbogen an die Dokumentationsstelle gemeldet und über einen Computer-Arztbrief weitergeleitet.

Voraussetzung für die Eingabe von Nachsorgedaten ist die vorab gespeicherte Information über die primären Erkrankungs- und Behandlungsdaten. Wurde der Patient in den Städtischen Kliniken oder im Elisabethenstift behandelt, wurden diese Daten dort erhoben.

Für Patienten, die nur außerhalb behandelt wurden, müssen diese Daten vom niedergelassenen Arzt oder der erstbehandelnden Klinik erhoben werden. Dazu steht ein Erkrankungsbogen zur Verfügung, auf dem nach den Richtlinien der Arbeitsgemeinschaft Deutscher Tumorzentren (ADT) die Diagnose, Histologie- und Lokalisationscodes, die Stadieneinteilung, Art der Behandlungen usw. eingetragen werden.

Einmal monatlich wird das Erinnerungsverfahren durchgeführt. Alle Patienten, deren vorgesehener Nachsorgetermin drei Wochen und länger zurückliegt und von denen kein neuer Bogen eingetroffen ist, werden gemeldet. An den nachsorgenden Arzt wird ein Erinnerungsbrief verschickt, er weist seinen Patienten in geeigneter Form auf die fällige Nachuntersuchung hin.

Die Eingabedialoge, die Arztbriefe, das Erinnerungssystem und die Auswertungen wurden mit dem Generatorsystem KRAZTUR auf MUMPS-Basis in kurzer Zeit entwickelt. In Darmstadt arbeiten wir mit einer TANDEM-Anlage, die aber noch dieses Jahr durch eine VAX 11/750 ersetzt werden soll.

## VI. Erfahrungen nach einjähriger Laufzeit

Der Modellversuch begann schleppend, nur wenige Ärzte hatten sich anfangs trotz intensiver Information durch die Kassenärztliche Vereinung ausreichend mit dem Vorhaben und den Unterlagen beschäftigt.
Inzwischen hat sich die Bilanz der Teilnahme verbessert, obwohl sie noch hinter unserer ursprünglichen Erwartung zurückbleibt.

Es beteiligten sich bis zum Ende des II.Quartals 1985 (also ein Jahr nach Modellbeginn) 62 Ärzte. Sie betreuten 354 Patienten in der Nachsorge, davon wurden 84 Patienten nicht in den Städtischen Kliniken behandelt.

Die prozentuale Beteiligung nach Fachrichtungen beträgt:

| Fachrichtung | Gesamtzahl | teilnehmende Ärzte | Quote in % |
|---|---|---|---|
| Praktische Ärzte | 250 | 15 | 6,0 |
| Allgemeinärzte | 174 | 12 | 6,9 |
| Internisten | 130 | 15 | 11,5 |
| Gynäkologen | 88 | 15 | 17,0 |
| Urologen | 18 | 3 | 16,7 |
| Sonstige | 259 | 2 | 0,8 |
| Summe | 919 | 62 | 6,7 |

Bis zu diesem Zeitpunkt sind 441 Nachsorge- und Abschlußbögen bearbeitet worden, dazu kommen 88 Erkrankungsbögen für Patienten, die primär nicht an den Städtischen Kliniken behandelt wurden.
Die Tendenz ist erfreulicherweise weiter zunehmend.

Die Qualität der ausgefüllten Bögen ist hoch, es gab nur wenige Probleme:

- ein falscher Bogen wurde in 1,3 % der Fälle verwendet,
- 2,4 % der Bögen waren fehlerhaft, nicht lesbar oder unvollständig und mußten zurückgeschickt werden,
- in 1,7 % war über den Patienten noch keine Primärinformation gespeichert. Hier wurde der Erkrankungsbogen von uns angefordert.

Die Rücklaufquote im Erinnerungsverfahren ist erfreulicherweise sehr hoch, in 85 % der Fälle erhielten wir umgehend den ausgefüllten Bogen oder eine Begründung für das Ausbleiben.

Es hat sich gezeigt, daß Plausibilitätsprüfungen bei der Dateneingabe noch verstärkt eingesetzt werden können, um die Kontrolle des Briefinhalts zu erleichtern. Es wird derzeit keine Kontrolle über die Vollständigkeit des Nachsorgeprogramms durchgeführt, da die Inhalte der Nachsorgeschemata nur eine Richtlinie für die Ärzte darstellen sollen und keine zwingende Vorschrift. Es können Untersuchungen zusätzlich durchgeführt werden, wenn es notwendig erscheint, aber auch weggelassen werden.

Bei abklärungsbedürftigen Befunden ist nach wie vor der untersuchende Arzt für eine weitere Abklärung verantwortlich, von der Dokumentationsstelle kann dabei keine Aktivität ausgehen.

Durch Fortbildungsveranstaltungen im kleinen Kreis versuchen wir die Ärzte zur Teilnahme am Modellversuch zu motivieren. Dabei zeigt sich immer wieder, daß der Mehraufwand, verglichen mit der konventionellen Dokumentation, angemessen honoriert werden muß, wenn die Aktzeptanz verbessert werden soll.

Die niedergelassenen Ärzte begrüßen die Dezentralisierung der Nachsorge, da sie sich in der Lage fühlen, die Patienten in der passiven Nachsorge selbst zu betreuen. Durch die tumorspezifischen Unterlagen, die ihnen zur Verfügung gestellt werden, können sie sich gezielt über die Tumorarten, die sie in ihrer Praxis betreuen, informieren und weiterbilden.
Die Patienten sind von der Möglichkeit, die Nachsorge bei dem Arzt ihres Vertrauens durchführen zu lassen, sehr angetan. Die wohnortnahe und vor allem persönliche

Betreuung ist für sie sehr wertvoll. Die Resonanz in den Selbsthilfegruppen, denen dieses Modell vorgestellt wurde, war sehr positiv.

Eine erste Auswertung über das Merkmal "Aufklärung des Patienten" ergab folgendes Resultat:

| "Aufklärung" | Anzahl Patienten | Quote in % |
|---|---|---|
| 1 aufgeklärt | 199 | 56 |
| 3 teilweise aufgeklärt | 19 | 5 |
| 2 nicht aufgeklärt | 3 | 0,8 |
| 1 + 3 | 5 | 1,4 |
| (aufgeklärt über die Primärerkrankung, aber nicht über bereits vorhandene oder neu aufgetretene Metastasen) | | |
| keine Angabe | 126 | 35,5 |

## VII. Finanzierung

Die Deutsche Krebshilfe e.V. finanziert derzeit im Rahmen ihrer Gesamtforderung der Städtischen Kliniken Darmstadt die Hardware und Software für den Modellversuch, sowie das Personal zur Programmierung und Dateneingabe.

Die Sachkosten der Dokumentationsstelle, wie Briefpapier, Porto usw., werden über eine Fallpauschale pro bearbeiteten Bogen derzeit durch die Kassenärztliche Vereinigung erstattet. Sie strebt ihrerseits eine Finanzierung durch die Kostenträger an und steht in intensiven Verhandlungen mit den Vertragspartnern.

Die Landesstelle der Kassenarztlichen Vereinigung trägt die Personal- und Sachkosten für die Vorbereitung und Mitbetreuung des Projekts, die Druckkosten für die Unterlagen sowie die Kosten für die Bereitstellung und Verteilung der Unterlagen.

Die niedergelassenen Ärzte können pro ausgefüllten Dokumentationsbogen eine Gebührenziffer im Wert von DM 9,-- bei RVO-Patienten abrechnen. Für Patienten der Ersatzkassen wird zur Zeit eine Regelung ausgehandelt. Für die Prüfung und Weiterversendung der computererstellten Arztbriefe an die mitbehandelnden Ärzte kann der Arzt die Ziffer 15 sowie die Portokosten abrechnen.

## VIII. Zukunftsaspekte

Weitere organisatorische Unterstützungen für die Ärzte werden im Onkologieausschuß diskutiert:

- Vorinformation, welche Untersuchungen beim nachsten Termin notwendig sind,
- Erinnerungsbrief, den der Arzt an seinen Patienten versenden kann,
- Erweiterung des Systems auf die aktive Nachsorge,
- Dokumentation onkologischer Therapie in der Arztpraxis.

Schon heute kann jeder onkologisch tatige Arzt in Hessen, außerhalb des Modellversuchs, dieses Dokumentationsverfahren nutzen. Eine Ausdehnung auf ganz Hessen scheint nur eine Frage der Zeit zu sein.

Eine Abstimmung mit anderen klinischen Tumorregistern in Hessen über die Einführung einer landeseinheitlichen Tumornachsorge-Dokumentation steht bevor. Erste Gespräche mit der onkologischen Abteilung der Stadtischen Kliniken Kassel wurden bereits geführt. Weitere Gesprache mit onkologischen Arbeitskreisen und Tumorzentren in Hessen und in anderen Bundeslandern über eine Angleichung der Dokumentationsverfahren oder Präsentationen des "Darmstadter Modells" sind im Gange oder stehen bevor.

In einer fortlaufenden Reihe werden im Hessischen Ärzteblatt seit Anfang 1985 die Tumornachsorgeempfehlungen der Kassenarztlichen Vereinigung publiziert und damit die Ärzte in Hessen über Fortschritte und neue Erkenntnisse in der Tumortherapie und -Nachsorge auf dem Laufenden gehalten.

Von all diesen Maßnahmen erwarten wir eine Qualitätssicherung des ärztlichen Handelns und eine Verbesserung der Betreuung der Turmorpatienten, die sich langfristig in einer höheren Lebensqualitat und einer steigenden Lebenserwartung ausdrücken wird.

Die DV-gerechte Speicherung und Auswertung der laufend erhobenen Daten der Tumornachsorge wird uns erlauben, die Stichhaltigkeit dieser Hypothese zu prüfen.

# ERFAHRUNGEN MIT EINEM KLINISCHEN KREBSREGISTER

J.Th. Fischer
Medizinische Klinik A
Universität Düsseldorf
Moorenstr. 5, D-4000 Düsseldorf 1

Summary

This paper offers a critical review of a clinical cancer register in the University of Düsseldorf which has been built up since 1977 using a centralized concept for data manangement. The activities developed according to the objectives of the Federal Health Research Programme aimed at the better transfer of scientific knowledge to medical practice and at the improvement of medical care in cancer patients in particular.

Important goals of this clinical cancer register are: to include all cancer patients of all departments of the University Hospital, to support the organization of patient follow-up and hence, to improve early detection of tumour relapse, and to provide a data base for clinical research.

The up-to-now experience suggests a provisional cost-benefit analysis. Motivation of the clinicians to follow a standardized recording of cancer patients is still a problem. Certainly, additional personnel is needed to run a comprehensive clinical cancer register.

Improvement in patient follow-up has resulted from better communication with practising physicians. The use of the cancer register for clinical and research purposes is limited. The data confirm facts already known in the litterature. In some instances, they may help to define research topics which have to be set out by referring to additional data in the patient records. The use of the register for epidemiological research is limited because of its incompleteness.

In the era of personal computers in data processing, the centralized concept of the register should also be reconsidered.

In spite of all this criticism, the author considers that a cancer register is indispensable for the activity of a cancer centre.

## Erfahrungen mit einem klinischen Krebsregister

1977 wurde mit dem Aufbau eines klinischen Krebsregisters an der Universität Düsseldorf begonnen.
Aus dem Register und den klinischen Aktivitäten des Onkologischen Arbeitskreises konstituierte sich das Tumorzentrum der Universität Düsseldorf, das zunächst die klinischen Aktivitäten auf onkologischem Gebiet auf freiwilliger Basis zusammengefaßt hat.
In den Anfängen konzentrierte sich die Tätigkeit auf die Entwicklung eines eigenen Dokumentationssystems, das im Kern die Basisdaten der ADT enthielt. Die enge Zusammenarbeit der Kliniken, des Universitätsrechenzentrums und des Institutes für Medizinische Statistik und Biomathematik war in dieser Phase entscheidend, um das Vorhaben, das vom BMFT mit zwei Dokumentationsassistenten gefördert wurde, in Gang zu bekommen.

Das Dokumentationssystem besteht aus Basis-, Nachsorge- und Abschlußbogen.
Wesentliche Ziele der Dokumentation waren:

1. Standardisierte Erfassung aller Tumorpatienten im Tumorzentrum
2. EDV-Unterstützung der Nachsorge
3. Erstellung von Einbestell-Listen für die Ambulanz
4. Verbesserung der Rezidiverkennung
5. Erkennung von Nebenwirkungen: Induktion von Zweitneoplasien.

EDV-technisch wurde das Register auf der Basis von MEDDOK (1) realisiert. Ein Vorteil der Dokumentationsbögen bestand in der Möglichkeit zur freitextlichen Eingabe. Die Struktur geht von einem zentralen Konzept aus. In einigen Kliniken wurden Terminals aufgestellt zur Dateneingabe. Die Datenhaltung erfolgte im Universitätsrechenzentrum. **Der Stand der Datensammlung** bis 1984 ist inzwischen auf knapp 10 000 Patienten angewachsen.

Die **Hauptschwierigkeit** besteht in der **Motivation der ärztlichen** Mitarbeiter zur Datenerfassung. Die Dokumentation stellt im wesentlichen eine Zusatzaufgabe dar, deren Nutzeffekt für das rasch wechselnde Klinikpersonal nicht unmittelbar erkennbar ist und möglicherweise anderen mehr nützt als dem Dokumentierenden selbst.

Die **Tumorerkrankung** ist im allgemeinen zu komplex, um mit einer knappen Formel des Tumorstadiums beschrieben werden zu können, d.h., der herkömmliche Arztbrief kann durch die Dokumentation nicht ersetzt werden. Technisch wäre es möglich, eine Mischung aus Tumordokumentation und herkömmlichem Arztbrief zu erstellen. In der Praxis läßt sich dies jedoch noch nicht durchführen. Eine Tumordokumentation, die den statistischen Erfordernissen gerecht werden will, muß knapp sein. Dies auch schon aus dem Grunde, um überhaupt erstellt zu werden.

Der **Patient** bietet jedoch häufig - zumal auf internistischem Gebiet - zusätzliche Probleme, z.B. Diabetes mellitus oder Koronarkrankheit, die von der medizinischen Problematik her gegenüber dem Tumorleiden im Vordergrund stehen. Diese Probleme sind für die statistische Aussage zum Tumorleiden nur bedingt von Interesse.

Der Zwang zur Dokumentation setzt eine Auseinandersetzung mit den **Tumorklassifikationssystemen** voraus; hierin kommt einem Register ein nicht zu unterschätzender Ausbildungseffekt der Krankenhaus- und niedergelassenen Ärzte zu.

Die Erstellung von **Wiedereinbestellungslisten** hat bezüglich der Terminplanung und bezüglich der Planung des Organisationsablaufes in den Ambulanzen nicht den ursprünglich geplanten Effekt erreichen können. Das Konzept des Registers in Düsseldorf ist für diese Aufgabe zu schwerfällig. Allerdings ist unter Mitwirkung der Dokumentationsassistenten anhand der wöchentlich erstellten Listen die Überprüfung der durchgeführten **Nachsorgeuntersuchungen** leicht möglich, was sich in der Zusammenschau in den erledigten Nachsorgen als **positive Leistungsbilanz** des Registers niederschlägt. Die Nachsorgen konnten, analysiert an der Auswertung für das Jahr 1984, zu 90 % erledigt werden.

Ein wesentlicher Bestandteil des Registers war die **Einbeziehung** der **Niedergelassenen** in die Nachsorge von Tumorpatienten. Heute gelingt dieses Vorhaben nur dann, wenn die **Nachsorgeuntersuchungen** von den mitarbeitenden Kollegen erbracht werden können, d.h., wenn **Leistungen außerhalb des Registers** akzeptiert werden und dem Tumorzentrum mit dem Register als Leitstelle eine Überwachungsfunktion zugebilligt wird. Ein Tumorzentrum, das alle Leistungen an sich zieht, kann nicht erwarten, daß von außen eine Gegenleistung, die Nachsorgedokumentation erbracht wird. Im Laufe der Zeit hat sich die Mitarbeit der niedergelassenen Kollegen sehr gut entwickelt. Die Nachsorgeuntersuchungen, die draußen erledigt werden, werden auch

dem Tumorregister berichtet. Die ursprüngliche Ablehnung des Registers ist, nachdem sich die Datenschutzhysterie gelegt hat, in eine vernünftige Zusammenarbeit übergegangen.
Ein wesentliches Moment in der günstigen Zusammenarbeit muß darin gesehen werden, daß sich Patienten nach primärer Tumorbehandlung in einer Nachsorge, die im Rahmen eines Registers geübt wird, sicherer fühlen und z.T. einen Anspruch auf eine derartige **"moderne" Betreuung** äußern.

## Welchen Nutzen kann die Klinik oder das Tumorzentrum aus einem Tumorregister ziehen?

Im folgenden seien nach dem gegenwärtigen Stand einige kritische Betrachtungen angestellt. Freimütige Zwischenbilanzen liegen auch von anderer Seite vor (2). Sie helfen bei der weiteren Orientierung und sollen in konstruktivem Sinne wirken.

Wie schon erwähnt, sind positive Erkenntnisse erst nach Jahren zu gewinnen. Erst nach Ansammlung einer bestimmten Datenmenge über eine gewisse Zeit wird es möglich, Auswertungen durchzuführen. Über die aktuellen Bestandsmitteilungen hinaus erscheinen jedoch die Möglichkeiten der Auswertung begrenzt. Hierbei müssen sich die Faktoren der begrenzten Dateninhalte und -auswahl zwangsläufig auf die Aussagen auswirken. Es ist auch möglich, zeitliche Verläufe zu beschreiben oder das Auftreten von Rezidiven zeitlich zu bestimmen. Allerdings werden sich nur bekannte Ergebnisse einstellen, z.B., daß die Prognose vom Tumorstadium abhängig ist.
Auch wenn es inzwischen möglich geworden ist, mittels Statistik-Programmen, z.B. BMDP, life-table-Analysen zu erstellen, beinhalten die Kurven lediglich pauschale Aussagen. Auch wird sich der Einfluß der Histologie in bekannter Weise niederschlagen.

Eine Evaluation der therapeutischen Maßnahmen läßt sich mit Hilfe eines klinischen Krebsregisters nicht beschreiben. Die Dokumentation ist hierfür zu grob, die Erfassung von Therapieverfahren zu oberflächlich. Das unterscheidet das klinische Krebsregister von einer sorgfältig geplanten prospektiv randomisierten Therapiestudie, bei der die Fragestellung präzisiert und der Dokumentationsaufwand gewöhnlich erheblich größer ist.
Die Therapiemodalitäten sind großen Schwankungen unterworfen, ändern

sich im Verlauf der Erkrankung und werden nicht exakt dokumentiert, so daß eine Therapieevaluation über ein klinisches Krebsregister nicht erfolgen kann.
Das Register ist aus diesem Grunde auch nicht in der Lage, eine Unterstützung für ad hoc-Entscheidungen zu bieten.
Die optimale Situation, wie sie in der Pädiatrischen Onkologie herrscht, daß alle Patienten in Therapiestudien eingehen, ist in der Erwachsenen-Medizin aufgrund der großen Zahl nicht realisierbar.
Gewisse wissenschaftliche Fragestellungen können aber bereits mit der nur groben Dokumentation in Angriff genommen werden. So stellte auffallende Häufung von Mehrfachtumoren, wie sie anhand der Datenanalyse unseres Registers aufgefallen ist, einen Ausgangspunkt für weitere Analysen dar. Wir haben alle Fällen, die mit ihrem ersten Tumor in das Register eintraten und weitere Tumore entwickelten, untersucht. Man sieht, daß bei den Fällen von Mehrfachtumoren, die innerhalb von 6 Monaten diagnostiziert worden sind, eine Überrepräsentation von Lippe-Zunge-Pharynx und Corpus uteri unter den korrespondierenden Ersttumoren besteht. Bei den Fällen, bei denen der Zweittumor nach 6 Monaten aufgetreten ist, finden sich häufiger gynäkologische oder Nieren- und Blasen-Lokalisation für die korrespondierenden Ersttumoren.
Man kann nun spekulieren, ob der Fortschritt der Therapie bei bestimmten Tumoren indirekt die Entwicklung von Zweittumoren begünstigte, ob diese Tumoren dazu neigen, infolge eines Immundefektes die Induktion von Zweitneoplasien zu fördern, oder ob die Zweitneoplasien Folge der Therapie sind. Es ist klar, daß jede weitere Interpretation von einer sorgfältigen Verlaufsbeobachtung der Erkrankung des Patienten abhängen muß. Dazu werden aber die Krankenblätter benötigt.

Eine andere Betrachtungsweise der Ergebnisse zeigt eine Tendenz, daß der Zweittumor an der gleichen Stelle wie der Ersttumor auftritt. Diese Tatsache ist wohl bekannt. Vor einer Mißinterpretation eines lokalen Rezidivs muß man sich allerdings hüten.
Häufig wurden die klinischen Krebsregister im Zusammenhang mit der **Lösung epidemiologischer Fragestellungen** genannt. Für die epidemiologische Forschung, insbesondere die Gewinnung bevölkerungsbezogener Inzidenzen, kann das klinische Krebsregister des Tumorzentrums der Universität Düsseldorf keine Unterstützung bringen. Eine lückenlose Erfassung aller Tumorpatienten erscheint in einem Ballungsraum wie dem Ruhrgebiet oder dem Raum Düsseldorf zum jetzigen Zeitpunkt nicht realisierbar.

Aus dem Blickpunkt der technischen Seite der Datenverarbeitung erscheint das Konzept der zentralen Lösung zu schwerfällig. Der kritische Einwand, daß von Seiten der Einhaltung des Datenschutzes die zentrale Datenverarbeitung nicht möglich ist, hat inzwischen an Bedeutung verloren. Vom zeitlichen Ablauf läßt die zentrale Datenhaltung regelmäßig zu wünschen übrig. Eine dezentrale Lösung mit einem kleinen ortsständigen Rechner würde die Belange der Klinik wesentlich besser befriedigen. Die Gefahr der Dissoziation ist im Verhältnis zur Praktikabilität und Effizienz gering einzustufen. Eine großzügige Förderung dieses Konzeptes ist für die Zukunft wünschenswert und sollte gegenüber Bedenken einer möglichen förderungsfremden Nutzung zurückgestellt werden.
Einzelen Kliniken stellen PC's auf, koppeln sich vom Register ab oder wollen erst gar nicht partizipieren. Hier muß die Konzeption des Registers überdacht werden. Die technische Entwicklung läuft dem zentralen Konzept zuwider!

Die Stellung des Dokumentationspersonals in der Klinik war anfangs unbefriedigend. Dies hängt damit zusammen, daß die Dokumentation in der Klinik am Ende der Behandlung eines Tumorpatienten steht, analog dem Arztbrief.
In den Zeiten, da Personalengpässe auf dem ärztlichen und vor allen Dingen pflegerischen Sektor herrschen, die den klinischen Ablauf unmittelbar betreffen, kann die Beschäftigung von Dokumentationsassistenten als Luxus erscheinen. Erst nach einer gewissen Zeit, wenn auch ein Nutzen aus der Dokumentation erkennbar wird, wenn also Recherchen und Retrievals durchgeführt werden, wird der Stellenwert der Dokumentationsassistenten erkannt und die Kenntnis entsprechend der Ausbildung nutzbar gemacht. Inzwischen sind die Dokumentationsassistenten des Düsseldorfer Krebsregisters voll anerkannt und in den Arbeitsablauf des Tumorzentrums integriert.
Die Frage, ob über die Förderung eines klinischen Krebsregisters es tatsächlich möglich ist, zu einer **Verbesserung der Versorgung von Tumorpatienten** zu gelangen, müssen wir uns aber trotzdem immer stellen.

Trotz der hier an vielen Stellen geäußerten Kritik bleibt festzuhalten, daß über die Verbesserung der Dokumentation von Tumorpatienten sowohl im inneren als auch in der Zusammenarbeit nach außen ein größeres Selbstverständnis und Verhalten in den onkologischen Belangen bewirkt werden konnte, so daß trotz der Mühen und häufigen

Frustrationen, die ein klinisches Krebsregister mit sich bringen, es für die Führung eines Tumorzentrums unerläßlich ist. Es bleibt künftig zu klären, auf welche Weise die Erfassung aller Tumorpatienten durchgeführt werden kann, denn nur dadurch sind über die Beschreibungen der Tumorverläufe in der Klinik hinaus Fragen zu beantworten, die für die Tumorentstehung und damit Prävention von Bedeutung sind.

(1) Heydthausen, M., Knop, J.: MEDDOK: Die Konzeption eines klinikorientierten Dokumentationssystems.
(Reihe "Medizinische Informatik und Statistik", Band 22)
Springer-Verlag Berlin-Heidelberg-New York 1980, S. 731-739

(2) Hölzel, D., Schubert-Fritschle, G., Thieme, C.: Klinikübergreifende Tumorverlaufsdokumentation.
(Reihe "Medizinische Informatik und Statistik", Band 49)
Springer-Verlag Berlin-Heidelberg-New York 1984

# CANCER REGISTRATION - AIMS, ACHIEVEMENTS, PROSPECTS

L. Teppo
Institute for statistical and epidemiological
Cancer Research
Finnish Cancer Registry
Liisankatu 21 B, 00170 Helsinki 17, Finland

Summary

The main routine activity of a population-based cancer registry is to produce annual statistics on the occurrence of cancer (numbers of cases and incidence rates) by sex, primary site, age, region, and possibly by other relevant parameters. This data base can be applied in descriptive epidemiology, e.g., in construction of maps, trend curves and age-incidence curves. These can the be used in different kinds of comparisons (national and international) and creating hypotheses. - An important characteristic of a cancer registry is a file of cancer patients identifiable through the names, personal identification numbers, etc. These patient files can be used in prospective cohort studies in which the cancer experience of a group of individuals exposed to a suspected carcinogen is assessed and compared with that of the general population or a suitable reference population. Cancer registry is also able to provide material for case-control studies and to assist in clinical trials. Different rules and restrictions (data protection) cause difficulties in the execution of analytical epidemiological studies. - Cancer registry data are often useful for administrative purposes. In addition to routine statistics, these include future forecasts of the occurrence of cancer, estimates of the diagnostic and treatment resources needed, and survival studies in unselected patient materials. Cancer registries may prove useful also in the evaluation of preventive measures directed to the general population (mass screenings, prevention of occupational cancer, measures undertaken to reduce smoking, etc.). Monitoring health hazards is becoming an important function of many cancer registries. - Proper staffing is important for a cancer registry. This means medical, epidemiological, statistical and computer experience. Research should always be an essential part of the cancer registry activities, and cancer registries should consider themselves as research institutes.

Cancer registration has been practised for many years in several areas in the world. There are a number of hospital-based registries but, on the other hand, several population-based systems also exist aiming at production of incidence rates. Depending on the prevailing conditions, economical and other resources, and nature of the data collection, different registries have different aims, and their achievements are also different. In this paper I am going to review the aims and achievements of population-based cancer registries, mainly on the basis of the experience obtained at the Finnish Cancer Registry which I know best (8). Some essential aspects of the future prospects will also be outlined.

## DATA COLLECTION

A basic function of a population-based cancer registry is to collect data on all cancer patients that are diagnosed within a given geographical area. The methods of data collection vary. The sources of information of a cancer registry include the hospitals, other institutions, cancer policlinics, diagnostic and treatment centres outside hospitals, and practising physicians (Table 1). In Finland, pathological and cytological laboratories, both those in hospitals and private ones, send notifications of all biopsy or cytology specimens with a diagnosis of cancer directly to the Cancer Registry. In order to ascertain the completeness of coverage, one should perhaps have cooperation with dentists and dental surgeons as well, since they see patients with oral cancer. Autopsy information, also from departments of forensic medicine, is invaluable. Finally, death certificates provide data on deaths of cancer patients already known to the cancer registry, but sometimes the death certificate is the first and only information of a patient with cancer. Thus, through death certificates the coverage can obviously be improved. In summary, multiple independent sources of information is a very important characteristic of a well-functioning cancer registration system.

Three or four items are vital for a cancer registry and epidemiological research carried out there: who is the patient, what is the place of residence of the patient, what is the primary site of the tumour, and what is the date of diagnosis. Some other pieces of data, such as stage and histology of the tumour, and treatment, are of less importance unless subject to specific studies. Moreover, they are more difficult to define and code accurately. Undoubtedly, they are useful when the case are evaluated in the cancer registry and final summary codings are being made, but fruitful cancer epidemiology can be practised even if these data are incomplete or even missing.

## DESCRIPTIVE EPIDEMIOLOGY

In order to produce cancer statistics, the information on each patient and tumour must be coded. This coded data-base is then used for routine statistics published by all cancer registries in the world. As a rule, these statistics include tabulations on the numbers of cases by sex, primary site, age and region, along with corresponding incidence rates. Some registries seem to be happy with this kind of productivity without attempting to use their data in a more sophisticated way. But this is not enough (6). On the contrary, the routine statistics just provide the starting point for descriptive and other epidemiological studies (Table 2).

### Leading cancer sites, cancer trends, future predictions

All cancer registries provide estimates of the magnitude of the cancer problem in the population. This enables direct comparisons between regions and between defined populations in general (11). The listing of the leading cancer sites is always interesting (Table 3). It shows the most important cancers from the point of view of prevention and diagnostic and treatment resources needed.

Cancer trends based either on the numbers of cases or on the age-adjusted incidence rates effectively illustrate what is going on concerning different cancers in the population (9). Fig. 1 demonstrates the trend in the incidence of lung cancer in Finland for both males and females (12). An interesting finding is the levelling-off and even slight decrease in the rate among males in the 70s, which rather well agrees with the decrease in the prevalence of smoking among men since the early 60s. It is noteworthy that no such trend is observable among women.

More detailed trend analyses can be performed if age-specific, histology-specific or region-specific incidence rates are applied. Since many things, in addition to real changes in the risk, may affect the observed trend curves, the interpretation of the trends must always be very cautious (7).

If the registry has been functioning for some 15-20 years, it is possible to produce age-incidence curves by birth cohort. In Finland, each birth cohort has experienced an age-specific incidence of stomach cancer that is lower than that among the previous cohort (Fig. 2). For melanoma of the skin the opposite is true: the incidence among each cohort has been higher than that of among the previous one (Fig. 2).

Birth cohort analyses are the basis for future incidence forecasts. Extrapolating the birth cohort-specific age-incidence curves to the future by assuming that the inter-cohort ratios of the rates remain constant over time, age-specific and, consequently, age-adjusted incidence rates can be calculated for the coming years. If population predictions by age groups are also available, the incidence forecasts can be transferred to numbers of cases. These numbers can then further be used to assess the needs of diagnostic and treatment resources in the community.

Fig. 3 gives two examples of the results obtained in a prediction exercise carried out in Finland (4). The incidence rates for 1953-1977 were first analyzed by a log-linear model including age, period and cohort factors. Forecasts on incidence rates for the years 1978-2002 were constructed upon the risk estimate derived from the model that describes the effects of different factors. The observed continuous increase in the incidence of breast cancer among females is expected to continue in the future. This kind of birth-cohort based prediction is methodologically superior to simple extrapolation of the observed trend curves since the cancer experience of younger birth cohorts, which is of primary importance for the coming decades though not yet visible in the present-day incidence rates in which old age groups predominate, has already been taken into account. The incidence of stomach cancer has decreased consistently since the early 50s, and will, according to the prediction, continue to decrease in the future (Fig. 3). If the time trends in the prevalence of a known risk factor and the quantitative and temporal relationships between the risk factor and the cancer in question are sufficiently well known in different sections (e.g. age groups) of the population, the future incidence predictions can be improved by taking into account the observed past changes in the exposure to this risk factor. Unfortunately, smoking seems to be the only factor for which these relationships are sufficiently well understood.

## Geographical differences

Cancer maps are often produced in order to illustrate regional differences in the risk of cancer (9). Fig. 4 shows the variation in the risk of breast cancer among females in Finland using counties as geographical units. Southern and southwestern parts of the country come up with higher rates. These areas are also more urbanized and better developed than the rest of the country referring to the distribution of the risk factors in breast cancer within Finland.

The variation in the incidence of lip cancer among males in Finland is shown in Fig. 5 by counties (5). The pattern is totally different from that observed for breast cancer. High rates are now found in the east and north where also the prevalence of smoking has been highest. Moreover, the areas with a high risk of lip cancer are characterized by lower than average standard of living and a large proportion of population living in rural environment. Because large regions, such as counties, are often unhomogeneous as to the degree of urbanization and other variables associated with carcinogenic exposures, the scientific value of demonstrating geographical differences may be limited. But, on the other hand, when incidence rates are produced for small enough (and homogeneous enough) regions, e.g. municipalities, the random variation is likely to invalidate the usefulness of the maps. If it is possible to characterize these small regions by numerical values or codes of different background variables, the areas can be combined in a computer and incidence rates produced for these ad hoc "areas" supposed to be homogeneous as to the parameter under study (10).

An example is provided in Fig. 6 which refers to cancer of the colon. All the 464 municipalities of Finland were characterized according to the numerical value of a number of parameters describing urbanization and wellfare. These values (except the municipal status) were different kinds of means and proportions derived from data on individuals collected in the national censuses in 1950 and 1970. For each background variable studied, four to five classes were formed. At one extreme there are municipalities that are best developed, most urbanized and wealthiest. To the other extreme belong the municipalities that are least developed, mostly remote rural areas. The age-specific numbers of cases were combined within each of these groups of municipalities, and so were the age-specific populations. Finally, age-adjusted incidence rates were calculated for each group. A distinct and consistent increase in the risk of colon cancer can be seen by increasing degree of well-being. For the mean family size this is from right to left, i.e. by decreasing family size, for other parameters given in Fig. 6 from left to right. In this way the effect of the standard of living on the risk of cancer can be assessed more effectively than when relying only upon the official administrative definitions of so-called towns and so-called rural municipalities. Similar methodology can be applied to urban and rural municipalities separately, thus at least partly adjusting for urbanization when other types of parameters are under study (10).

## Evaluation of preventive measures

If measures aiming at prevention of cancer have been undertaken in the society, it would be very useful to have an evaluation of the possible effect obtained. In other words, the authorities and other bodies should know whether the activities have been useful or not. In many instances monitoring of routine incidence statistics is all that is needed to demonstrate the effect (or lack of it). The trends in the incidence of cervical cancer in the five Nordic countries provide an example of such monitoring. During the last 10-15 years a distinct decrease in the incidence has taken place in Denmark, Finland, Iceland and Sweden, whereas in Norway only a very recent and slight decrease can be observed (2). This finding corresponds well with the intensity of mass screenings organized to detect preclinical cancers in a symptomless population. In Finland, Iceland and Sweden a country-wide screening has taken place since the early 60s, in Denmark a part of the population has been covered, but in Norway only a small-scale pilot study has been done. Of course, one should study different age groups separately. In Finland, the effect, i.e. a decrease in the annual number of new invasive cervical cancers, can be seen only in the age groups that have been subject to repeated screening. More sophisticated analyses would include evaluation of the probability of conracting clinical cancer separately among those who have participated (once or several times) in the screenings, and among those who have not.

Age-specific lung cancer incidence trends can be analysed keeping in mind the possible effects of anti-smoking campaigns, legislation aiming at reducing the prevalence of smoking, lowering the tar-content of the cigarettes and other activities of similar nature. The effects of measures undertaken to reduce the exposure to different occupational risk factors in cancer should also be properly monitored. This calls for a specific study design, listing of individuals in certain industries, follow-up for death, etc. In all these activities in which preventive measures are evaluated, cancer registries may be of great help. I believe that in the future, cancer registries may have an important role not only in the monitoring of incidence rates in order to detect new environmental and other health hazards in the society but also in the evaluation of the different measures aiming at eliminating these hazards.

## SURVIVAL STUDIES

Cancer registry data can be used effectively for survival analyses if follow-up of cancer patients for death is complete irrespective of the causes of death. This enables region-wide evaluation of cancer patient survival which also is important in addition to results based on specialized cancer clinics. Survival figures among an unselected patient material reflects the overall effectiveness of the medical care in the society including diagnostics, treatment and after-care. Analyses can be made referring to different parameters available in a cancer registry. For example, the age of the patient proves to be an important determinant of survival (3). In general, old individuals experience a lower relative survival rate than do younger ones (Fig. 7).

In Fig. 8 the trend with time in the relative 5-year survival rate of Hodgkin's disease in males is given among all patients diagnosed in Finland. A distinct improvement with time has taken place in the survival, especially among patients with a localized tumour.

Comparison of different treatment modalities is, in general, not possible on the basis of cancer registry data only. Clinical trials with comparable patient groups are a prerequisite for evaluation of the treatment. Of course, cancer registries can be, and have been, of great help in the execution of clinical trials.

## ANALYTICAL EPIDEMIOLOGY

What has been said above refers for the most to production of tables, trend curves, maps etc. without any aim of testing hypotheses. Descriptive data can be used for different kinds of comparisons and for administrative purposes. In some favourable circumstances they may lead to new hypotheses concerning the causation of cancer. These hypotheses should then be subject to analytical epidemiological studies. It has been said that the existence of a population-based cancer registry is justified only if analytical epidemiological studies are conducted making use of the cancer registry files (6). But analytical epidemiology cannot be practised if tabulations and numerical data are the only tools available. What is needed is a list of individuals who have contracted cancer. In other words, cancer registry should keep a file in which each patient can be identified. In practise, one has to be able to find out whether a given individual with certain exposure or other characteristic under study has ever contracted cancer or not.

Cancer registry is a very useful tool in so-called historical prospective cohort studies in which a list of individuals (so-called cohort) with a common characteristic is linked with the cancer registry file to find out those who ever have contracted cancer. This results in the observed number of cases which will then be compared with the expected one obtained on the basis of the person-years at risk lived by the cohort and the incidence rates in the general population or in a proper comparison group. There is an increasing demand in the society to detect risk factors in cancer, and cohort studies have occupied an important role among the activities of many population-based cancer registries. The items to be studied include a variety of exposures related to occupation, smoking, use of alcohol, drugs, diet, etc.

Sometimes cancer registry material can be used in case-control (case-referent studies. In addition to the cases, it may be feasible to obtain also the controls from the cancer registry files. Sometimes confidentiality issues interfere with the execution of these studies, and may even prevent them.

## OTHER ACTIVITIES

There are several other ways in which cancer registry material can be utilized for research and other activities (Table 4). Researchers outside cancer registries may need material for their own studies, either tabular data or lists of patients. This may be the only possibility to collect large enough series of patients with a rare tumour. In Finland, a number of clinical and clinico-pathological studies have been performed in which cancer registry has provided lists of patients with information on hospitals where the patients have been treated and on the identification numbers of the specimens in pathological laboratories, so that hospital records and histological slides can be collected for re-evaluation. Since the cancer registry staff has good experience in epidemiological and biometric methodology, outside researchers often ask for assistance in their problems related to study design, analysis, etc.

A cancer registry can provide material for health education, which should be based on the up-to-date scientific knowledge of the causation of cancer and on accurate quantitative information on the occurrence of different cancers in the population. This kind of information is of course readily available in a cancer registry.

Finally, a well-functioning cancer registry is in a position of being an expert body in issues related to cancer epidemiology. This means that the staff members will participate in working groups and committees related to these issues, give papers and lectures in various occasions, write review articles on relevant issues in journals of the medical profession and related publications, etc.

## PROSPECTS

Wherever there is a cancer registry, the demands from the society are increasing. One of the prerequisites for being able to meet all these demands is a staff of reasonable size and with good professional competence, including medical, epidemiological, statistical and computer experience (Table 5). Those responsible of the maintenance of a cancer registry should understand the importance of staffing for all the functions and achievements of the registry.

Scientific activity is to my mind one of the key issues in a well-functioning cancer registry. Only those who themselves work in the registries know accurately the quality of data available, the real meaning of different codes, the possible weaknesses, etc. On the other hand, the research carried out in a cancer registry is the best guarantee of the quality of the registry data, both regarding the completeness of coverage in the region, and the accuracy and correctness of data concerning an individual cancer patient (6). All this means that cancer registries should function like research institutes with all the responsibilities and ambitions adherent to these.

The cancer registry should have an independent position in the society, i.e., free hands in its research policy. It should perhaps not be too closely tied to health authorities, and certainly not to industry or trade unions, either. I think that this is an important matter as regards the role of the registry as a scientific expert body.

Each cancer registry should develop its data processing activities in order to be at least on the same level as those reporting cancer cases to the registry. Manually filled notifications undoubtedly are the best when the quality of data is concerned. But modern data processing techniques are going to be widely applied in hospitals everywhere, and the notifications will be filled by computers, or data will be transferred to cancer registries on tapes or diskettes or directly via telephone lines. Computers are expensive, and a very careful consideration and evaluation should preceed any final decision of buying an own computer.

To survive in the future and to be able to function effectively, a cancer registry should have good relations to physicians who work in the region, since the original data are in the hands of the medical profession. The relations to health authorities should also be clear, because these often are in a position to give the formal permission to collect confidential data. And, what I think is also important, the relations to the scientific community should be correct, so that the members of the staff are considered serious researchers and their activities accepted as scientific work and not only as routine collection of data and services to others.

Finally I have to say that I am somewhat worried about the future of cancer registries and cancer epidemiology in general. The demands from the society are increasing, as was said above, but simultaneously, there seem to be growing difficulties through the privacy issue in many countries. Even if it will be possible to continue data collection and production of routine statistics, it is likely to be more difficult to do record linkage between exposed groups and cancer registry files. This means that analytical epidemiological studies become difficult to carry out. I have no straightforward solution to this problem. One way to proceed would be that cancer registries do their work as well and effectively as they can, and show their importance to health and other authorities. If laws are going to be passed on the privacy issue in general, the registries should try to introduce necessary exceptions for scientific use of different kinds of person registries, not only those including data on diseases but also those created for totally other purposes, since these may contain valuable exposure data for epidemiological studies. The future of cancer registration seems now to be more or less in the hands of politicians, but also the scientists should have an influence on the decision-making at the political level.

Table 1. Data sources of a population-based cancer registry.

| | |
|---|---|
| Hospitals | Pathological and cytological laboratories |
| Other institutions | Forensic autopsies |
| Practitioners | Death certificates |
| Dental surgeons | |

Table 2. Selected functions of a population-based cancer registry.

Routine data collection
Production of annual statistics
- numbers of cases
- incidence rates

Construction of trends
- numbers of cases
- incidence rates

Monitoring incidence rates
- by age groups
- by regions
- in defined subpopulations

Production of cancer maps
Birth cohort analyses
Future predictions
- incidence rates
- numbers of cases

Survival analyses
Analytical epidemiological studies
- cohort studies
- case-control studies

Table 3. Leading cancer sites in Finland in 1981: numbers of cases and age-adjusted ("world standard population") incidence rates per 100,000 person-years, by sex, skin cancer excluded (1).

| MALES | Cases | Incidence | FEMALES | Cases | Incidence |
|---|---|---|---|---|---|
| Lung | 1988 | 70.8 | Breast | 1668 | 46.8 |
| Prostate | 1027 | 35.1 | Stomach | 594 | 12.9 |
| Stomach | 678 | 24.1 | Colon | 528 | 11.5 |
| Bladder | 377 | 13.2 | Corpus uteri | 422 | 11.3 |
| Colon | 307 | 11.1 | Ovary | 417 | 11.8 |
| Pancreas | 282 | 10.0 | Rectum | 283 | 6.1 |
| Rectum | 269 | 9.6 | Nervous system | 282 | 9.1 |
| Kidney | 214 | 7.9 | Lung | 282 | 6.9 |
| All sites | 7203 | 258.1 | All sites | 7465 | 189.7 |

Table 4. Additional roles of a cancer registry.

Assisting other reserachers providing study materials and methodological advise
Participation in and providing material for health education
Acting as an expert body in issues related to cancer epidemiology and prevention

Table 5. Essential issues for cancer registration in the future.

| |
|---|
| Competent staff with medical, statistical and computer experience |
| Scientific activity |
| Independent position in the society |
| Adequate data processing facilities |
| Good relations to physicians, authorities and scientific community |

---

Fig. 1. Trend in the age-adjusted ("world standard population") incidence rate (per 100,000 person-years) of lung cancer in 1953-1979 in Finland, by sex (12).

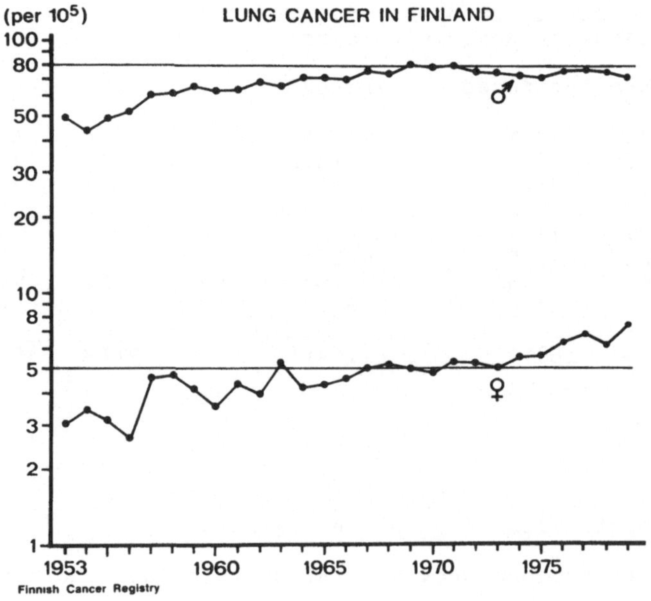

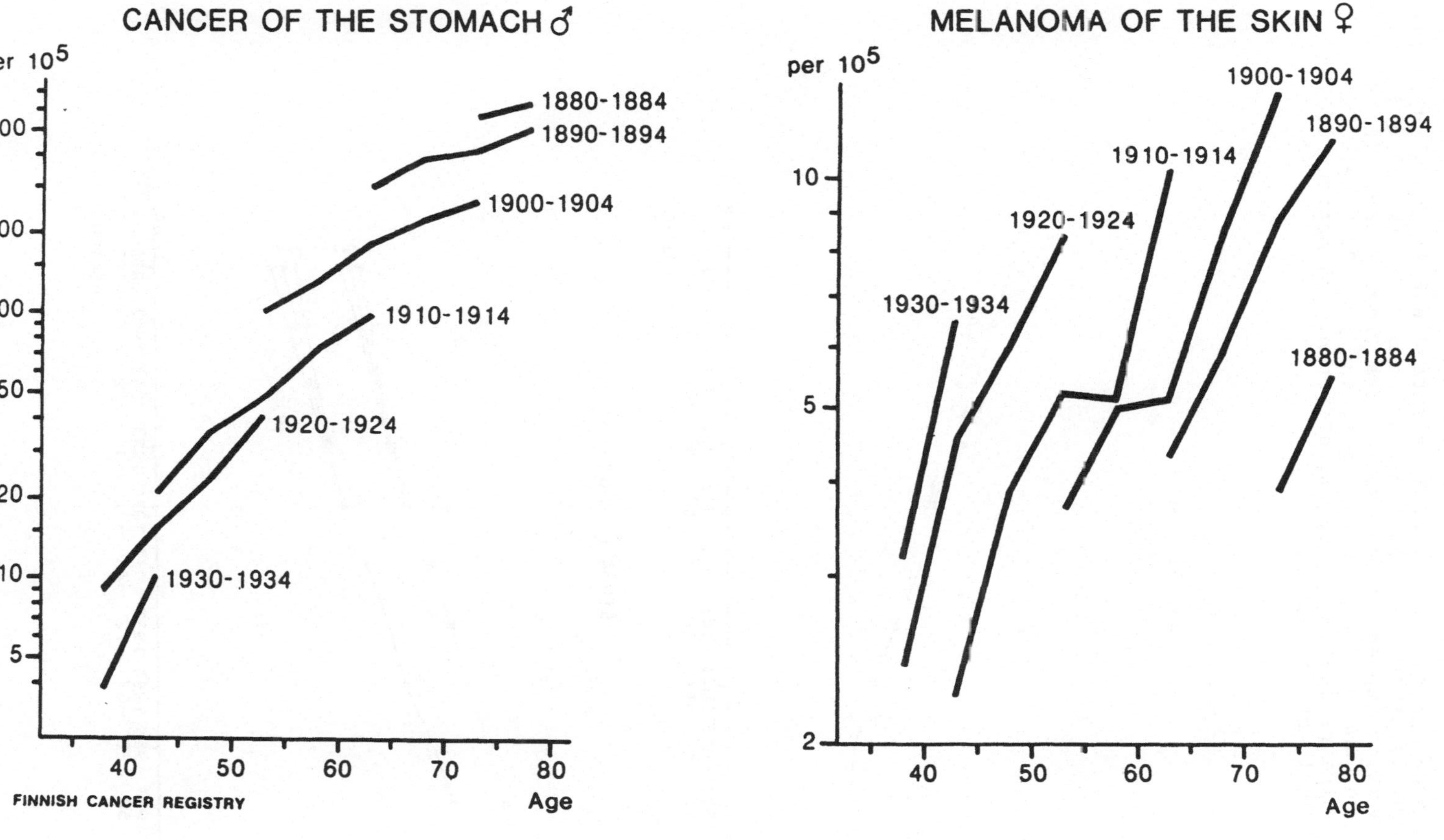


Fig. 2. Age-specific incidence rates (per 100,000 person-years) of cancer of the stomach in males and melanoma of the skin in females by 5-year birth cohort (curves given for every second cohort) in Finland.

Fig. 3. Observed age-adjusted ("world standard population") incidence rates (per 100,000 person-years) of breast cancer in females and stomach cancer in males (upper curve) and females (lower curve) in 1953-1977 in Finland, and predicted rates up to the year 2000 (4). The three alternative predictions refer to different assumptions of the inter-cohort ratio of the rates.

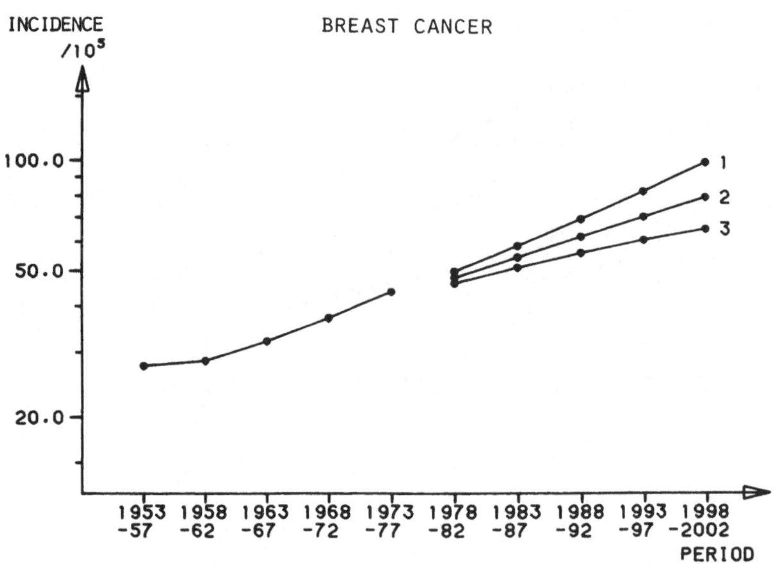


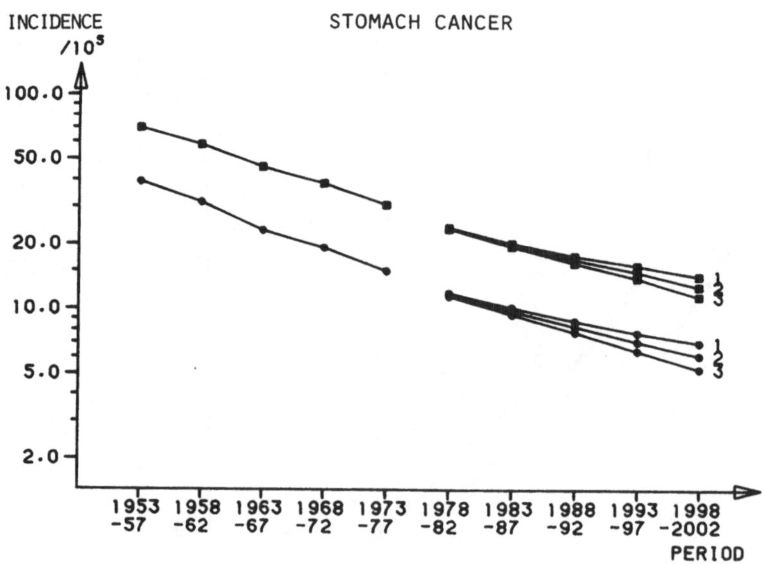

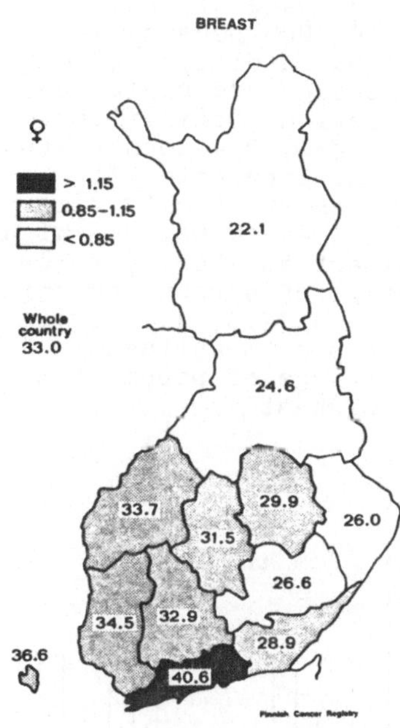


Fig. 4. Age-adjusted ("world standard population") incidence rates (per 100,000 person-years) of breast cancer in females in 1966-1970 in Finland, by county (9).

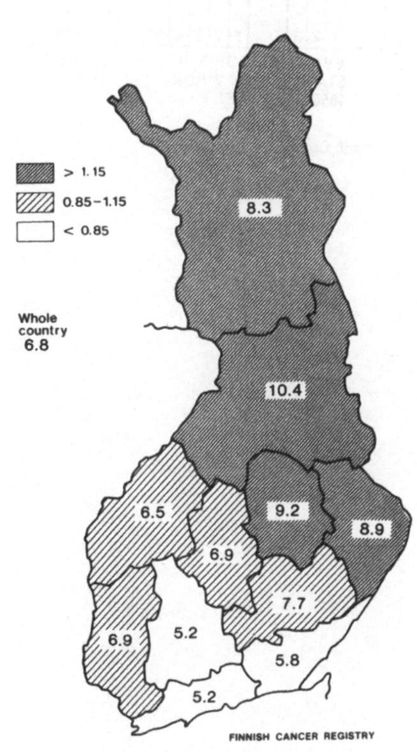


Fig. 5. Age-adjusted ("world standard population") incidence rates (per 100,000 person-years) of lip cancer in males in 1953-1974 in Finland, by county (5).

Fig. 6. Age-adjusted (mean population of Finland) incidence rates per 100,000 person-years) of colon cancer in males in 1953-1974 in Finland in classes of municipalities defined by the values of different background variables (10). Horizontal line: rate for the total population. Definitions of the background variables: Municipal status: 1 - rural, 2 - country-town, 3 - town. Built-up environment: percentage of population living in urban-like centres in 1970, 1 - smallest, 5 - highest. Family size: mean number of residents per household in 1970, 1 - lowest, 4 - highest. Income: average monthly income per inhabitant in 1968, 1 - lowest, 5 - highest. Social classes 1 & 2: percentage of persons belonging to the two highest social classes (out of four) in 1970, 1 - lowest, 5 - highest. Dwelling space: mean dwelling space per inhabitant in 1970, 1 - lowest, 5 - highest. Farming 1950: percentage of population in farming and forestry in 1950, 1 - lowest, 5 - highest.

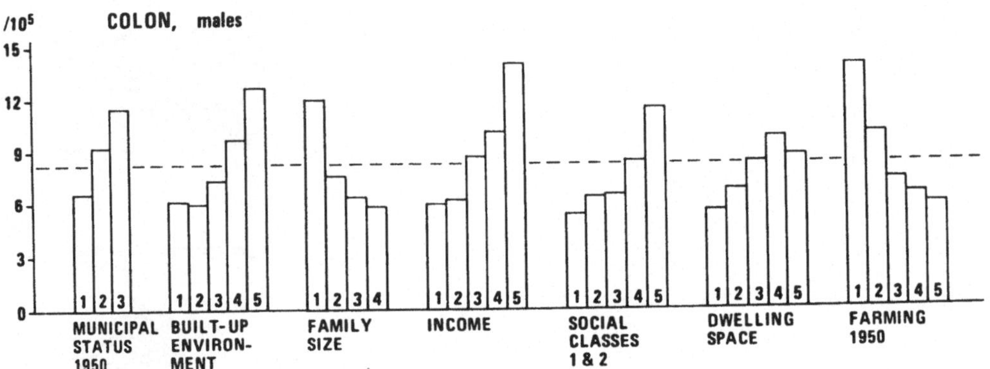

Fig. 7. Relative survival curves of female patients with non-localized colon cancer in 1967-1974 in Finland, by age.

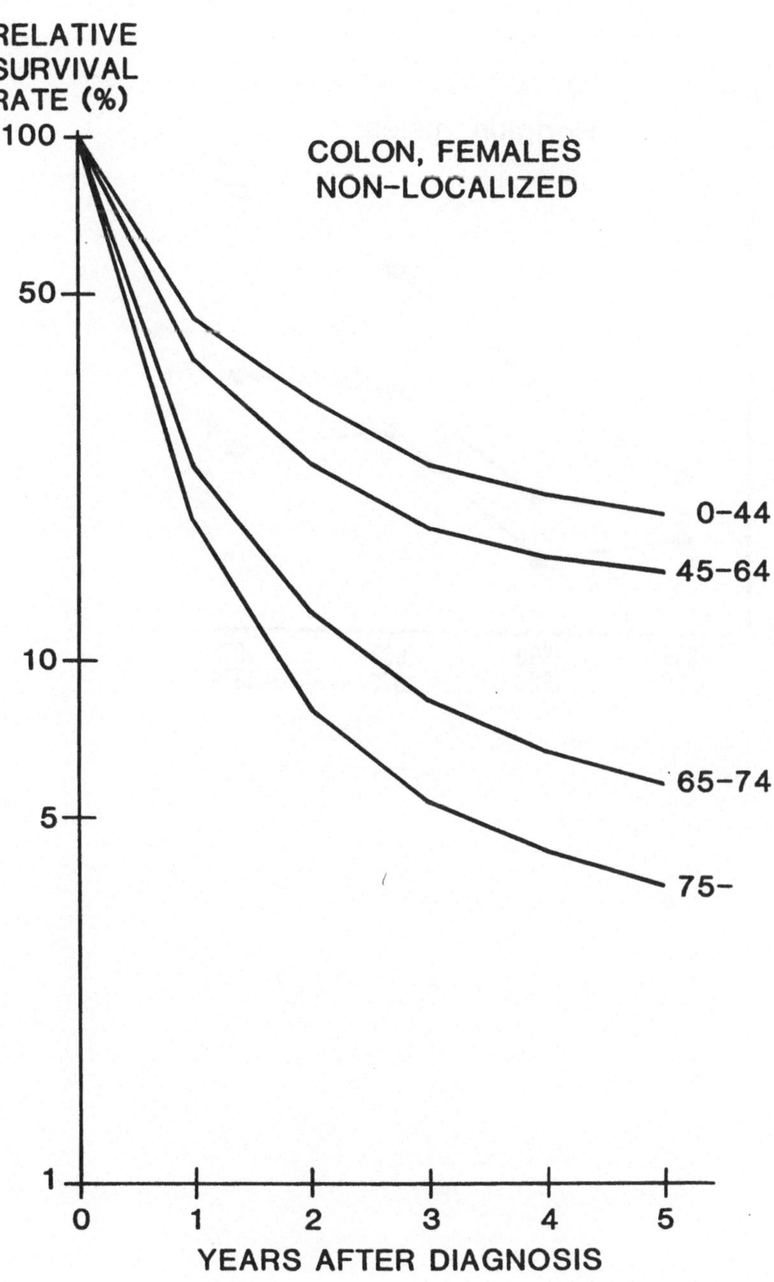

Fig. 8. Trends in the 5-year relative survival rate of male patients with Hodgkin's disease in Finland. The periods refer to the years of diagnosis. L - localized, N - non-localized, All - all patients taken together.

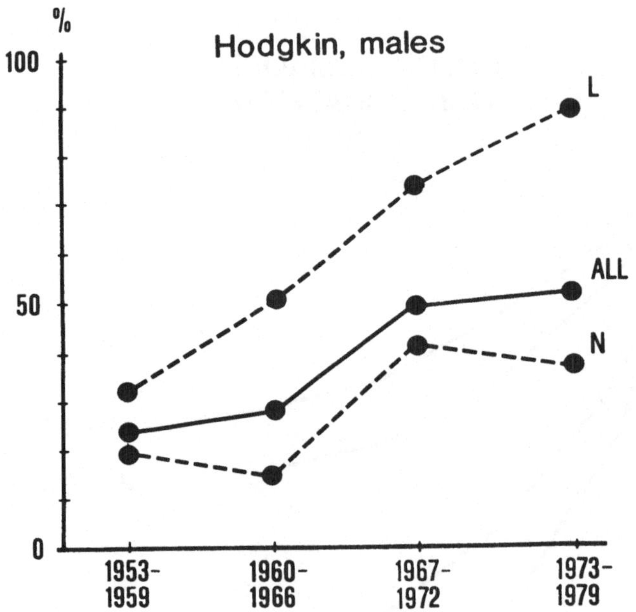

## REFERENCES

1. Finnish Cancer Registry: Cancer in Finland in 1981. Helsinki 1985.
2. Hakama, M.: Trends in the incidence of cervical cancer in the Nordic countries. In: Trends in Cancer Incidence. Causes and Practical Implications. Ed. K. Magnus. Hemisphere Publishing Corporation, New York 1982, pp. 279-292.
3. Hakulinen, T., Pukkala, E., Hakama. M., Lehtonen. M., Saxen, E. and Teppo, L.: Survival of cancer patients in Finland 1953-1979. Ann. Clin. Res. 1982: 13: Suppl. 31.
4. Läärä, E.: Development of cancer morbidity in Finland up to the year 2002. Publications of the National Board of Health, Health Education, Series Original Reports 3/1982. (In Finnish, with an English summary.) National Board of Health, Helsinki 1982.
5. Lindqvist, C. and Teppo, L.: Oral cancer in Finland in 1953-1978. Proc. Finn. Dent. Soc. 1982: 78: 232-237.
6. Saxen, E.: Cancer registry: Aims, functions and quality control. Arch. Geschwulstforsch. 1980: 50: 588-597.
7. Saxen, E.: Trends: Facts of fallacy. In: Trends in Cancer Incidence. Causes and Practical Implications. Ed. K. Magnus. Hemisphere Publishing Corporation, New York 1982, pp. 5-16.
8. Saxen, E. and Teppo, L.: Finnish Cancer Registry 1952-1977. Twenty-five years of a nationwide cancer registry. Finnish Cancer Registry, Helsinki 1978.
9. Teppo, L., Hakama, M,. Hakulinen, T., Lehtonen, M. and Saxen, E.: Cancer in Finland 1953-1970: Incidence, mortality, prevalence. Acta Path. Microbiol. Scand. Sect. A 1975: Suppl. 252.
10. Teppo, L., Pukkala, E., Hakama, M., Hakulinen, T., Herva, A. and Saxen, E.: Way of life and cancer incidence in Finland. A municipality-based ecological analysis. Scand. J. Soc. Med. 1980: Suppl. 19.
11. Teppo, L.: Cancer epidemiology in Northern Europe. In: Cancer Campaign. Vol. 6. Cancer Epidemiology. Ed. E. Grundmann. Gustav Fischer Verlag, Stuttgart 1982, pp. 5-13
12. Teppo, L.: Lung cancer in Scandinavia. Time trends and smoking habits. In: Lung Cancer: Causes and Prevention. Ed. M. Mizell and P. Correa. Verlag Chemie International, Inc., Deerfield Beach 1984, pp. 21-31.

# THE DILEMMA OF PREVENTION TRIALS

M. Steinbach
Institut für Medizinische Statistik und Biomathematik
Universität Düsseldorf
Moorenstr. 5, D-4000 Düsseldorf

The cognitive goal of every science is to establish causal links between phenomena. Medicine aims first and foremost at discovering the origins of diseases. Certainly, there is a general approach manner, but the development of this science in the last forty years has pertinently shown that the optimal method depends on the disease's own nature. For instance, chronic diseases which dramatically irrupted in human pathology in the postwar period have imposed the surge and progression of a new epidemiology which completes the clinic and the experimental laboratory as places for the study of an illness. Its object is the community, not the individual or the laboratory animal. The field where it picks up the phenomena and their interrelations is much wider and therefore much wider are the possibilities of detecting two fundamental links beween phenomena: those of simultaneity and of successiveness. The cross section epidemiology looks for simultaneity relations, the prospective one for succession links. The concept of "risk factor" implies a succession link. Epidemiology operates with observations that is with postures in which the research worker is passive. As a matter of fact beyond every phenomenon stands an "intervention", because nothing can occur without an intervention. This truth lies on the bedrock of the central metaphor of epidemiology: "nature experiments". But the stringency of human mind which makes a statement and the exigency of that which scrutinizes it are not satisfied with so little. The scientist gives more credit to his own intervention than to that of nature or history. This need and propensity has generated the strictly so called "experiment". The reliability of a demonstration increases from the simultaneity relation to the successiveness relation and from this to the intervention of Man-Experimenter which in the case of prevention persuades by the old mechanism of: "Sublata causa, tollitur effectus". That is why prevention trials have been a step foreward as a methodological tool in the knowledge of chronic disease, not only in the strategy of their control. They ought to be considered as endeavours to prove experimentally a possible causal link: risk factor-disease (namely coronary heart disease). Let us describe schematically the pathway of the epidemiological knowledge in these last decades. It began with vital statistics which signalized "the coronary epidemic". These organized, albeit not systematic, spontaneous observations drew attention to a "passive detected" fact. The next step was to detect "actively" the entire "morbid reservoir" and to ascertain relations beween the "morbid reservoir" and the "risk reservoir". It was a systematic observation of a spontaneous process. The final movement was the preventive trial: the systematic observation of a man-made intervention, his attempt to modify the risk reservoir in order to modify the morbid reservoir. We have to consider important in this approach not only the intervention as such (I said above that nature and society could also intervene) but the detail that this time the conditions of the intervention were totally new, not realized before: the transition from a high level risk to a low level risk. But prior to drawing a conclusion, one must be sure that one is not the victim of the well-known sophism: "Post hoc, ergo propter hoc", and must eliminate the confounding as well as the interfering variables. This enterprise is not always an easy one, because of the huge sensibility of healthy man, living in his habitual environment.

The assessment of an experiment relies upon the comparison between the material which was intervened on and the material without any intervention (the control).

In 1970 began in Göteborg, under the direction of Gosta Tibblin and Lars Wilhelmsen the first intervention trial for coronary heart disease, which was immediately followed by similar studies in many other countries. Should we wish to reassess the harvest of these 15 years, we will find that our experience was enriched not only with facts, but may be to a greater extent with problems. I wish to insist in my paper on the difficulties raised by the control group, the sample which undergoes no intervention, at least as a deliberate plan. Everyone would agree that it is not at all difficult to make two identical magnetic needles or two solutions containing the same chemically pure substance in equal concentrations; it is perhaps more hard to find two soil lots with the same fertility, undoubtedly more difficult to find two identical laboratory animals, but this is yet a feasible undertaking. For the clinical trials, the problem turns a little more complicated, because we rise to the human level. Nevertheless what we are studying at the patient's bed implies especially the biological facet of the individual and in this respect a similarity is easy to be realised and to be maintained. But in the case of intervention trials the complexity of human material becomes inextricable and its sensibility puts up rather unsolvable questions.

1) First the material involves not isolated individuals, but at least two collectivities totalizing thousands of subjects.
2) Second, the members of these communities are not patients confined in bed a short while, but in their great majority perfect well-beeing people, mobile not only in the spatial sense, but also psychically and socially.
3) Third, but in fact, the first reason is this acme of irony depicted by the experimenter himself, who in other circumstances must watch cruelly over the control remaining constant, but does not hesitate here to adulterate this constancy with his own hand and this occurs paradoxically not because he is less scrupulous or disciplined, but because he is more scrupulous and exacting.

I must concede that this pedantry is minimal: He wants to be sure by means of an initial check-up that both materials (that on which he intends to intervene and that on which he will not intervene) are comparable in all respects, except the intervention itself. The equality at start is a "sine qua non" condition for the comparability at finish. The very core of the question is just this check-up. Neither in physics nor in chemistry, biology, in the laboratory of experimental medicine, or even in clinic does the check-up alter the quality of the material of beeing a control sample, by the simple reason that in those cases the check-up does not at all constitute an intervention similar to that which represents the very object of the following experiment. Unfortunately, this does happen in the intervention trials. The aim of the check-up is to determine the risk profile of the individuals belonging to both groups. But a risk factor once determined in a subject cannot remain a secret for him, for elementary reasons of professional ethics. And a risk situation communicated to its carrier is by itself an intervention, may be the most effective one, because according to an old french proverb: "Un homme averti en vaut deux" (A warned man is worth two). It is not reasonable to suppose that the man who was informed of having one or more risk factors will remain impassive and will not try to correct his status, even if, by an indiscretion of the organizers he will learn he is member of the control group. I defended this idea in 1973, at the Third International Symposium on Atherosclerosis held in West-Berlin, when I participated as an invited speaker in a panel under the chairmanship of Michael Oliver about "The prevention of vascular disease and its consequences in man". In my paper ("The methodology of intervention trials") I said then unequivocally: "A rigorous control is a prerequisite of any scientifically planned experiment. But in the case of intervention trials we battle against two major difficulties: one ethical - we cannot leave a man at high risk without treatment solely for the purpose of a good control group; the second, practical - a group which has undergone an initial screening for risks and diseases is no longer a genuine control group, psychologically uncontaminated...But I believe that most comparisons are possible using a control group without an initial detection".(6) The subsequent development has shown I was right. After one year, this idea reappeared in an article of WHO: "...because of the possibility that a heart examination might alter men's attitudes and behaviour, and itself constitute an intervention measure". (9) The same reason prevailed in the North-Karelia Project: "A longitudinal follow-up of the baseline survey samples, as was done, for example, in the STANFORD-Three community study, would have had advantages from the analytical point of view. On the other hand, this was considered to be inappropriate, because the subjects examined in the baseline survey were directly influenced by the epidemiological survey and did not represent the general community any more...Probably the change would look better than it actually was if judged by a follow-up of the same people. (4)

The design of a preventive trial trips over a dilemma: either verifying the comparability of both groups, with the danger of altering the basic quality of the control group, or considering this comparability as a postulate, as we did it, with the disadvantage that we lack its definite proof and can only offer an assumption. But is this asssumption plausible? I believe yes!

First, a theoretical "a priori" reason. Bucharest, the capital of Romania is a medium size city, with a rather homogeneous population. There is no ground to suppose that amidst the population of this city the social-economic and cultural structures are different enough to generate different risk profiles or different cardiovascular frequencies.

Secondly an "a posteriori" empirical reason I will produce a little later. In the Bucharest prevention trial the subjects of the control group did not at all know during the first five-year phase that they were included in this study. They were screened for risk factors the first time after five years and the second time at the end, but both groups were surveyed from the start for cardiovascular events. Could the evolution of risk factors and the final effect on cardiovascular incidence substantiate the rightness of our methodological choice?

Let us examine the first slide (fig. 1).[7]

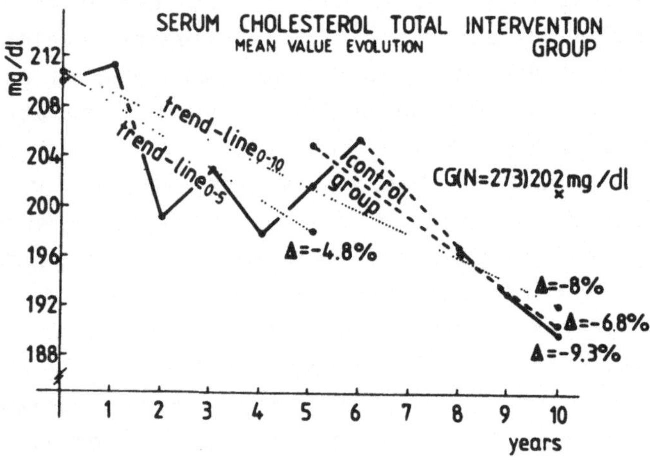


figure 1

It presents the progression of serum cholesterol during the ten year follow-up in the Bucharest multifactorial prevention trial. The continuous line is that of the intervention group. It begins with the value of 209, goes down steadily in the first five year phase, has an ascent in the sixth year and ends with a total difference of about 9% after 10 years. We do not know the initial level of this risk factor in the control group, but let us assume that it was equal to that of the intervention group. At the five year examination (the first in the control group) the serum cholesterol level was a little lower than the value of the intervention group, presumably because of a secular trend. But the first examination in this group induced an abrupt decline, comparable with the downward trend of the intervention group. This point represents a small subgroup of controls who were not present at the first screening, but responded only at the final exam.

Their mean serum cholesterol level is much higher than in their group-fellows, a little lower than the first control value, perhaps as a consequence of the same secular trend which starting from an assumed figure of 209, reaches after five years - 206 and after ten years - 202. I believe that we have sufficient grounds to confer to a mere medical check-up the role of an intervention.

Did this elementary kind of intervention operate also in the experimental group, besides the elaborate intervention itself, which differentiated between the two groups of our research? It is highly probable that we can answer this question with yes, but in our design we had no possibilty to prove it and to assess its contribution to the general effect. It could be a matter of future concern.

Let us now have a look on the very effect of our intervention, i. e. the reduction of the incidences. These (fig. 2)

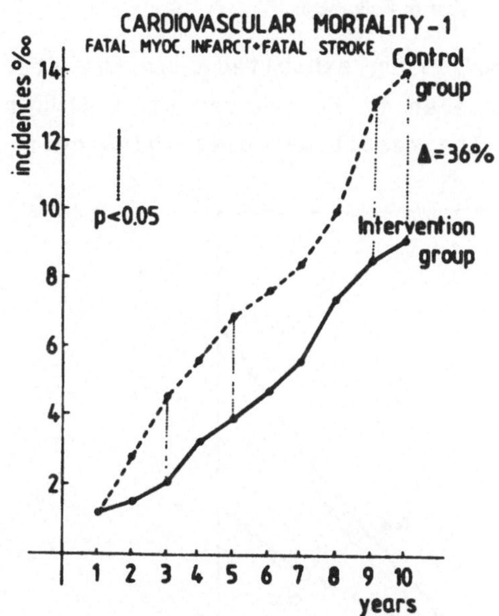


figure 2

disclose two facts:

1) The first year incidences are the same or very similar in both intervention and control group. This is our "a posteriori" motive to admit that "at entry" both groups were comparable. What seemed at the beginning to be a postulate, could now be considered as justified.

2) Although starting at the same point, the cumulative incidence curves of these two group diverge en route, that of the control group

climbing faster. The end percent differences proved the effectivness of our preventive intervention. What happened in our trial only in the second five-year phase, could be observed in the MRFIT (the well known American study) already from the beginning. Fig. 3 (10)

**MRFIT**

**INTERVENTION RESULTS: CHOLESTEROL**

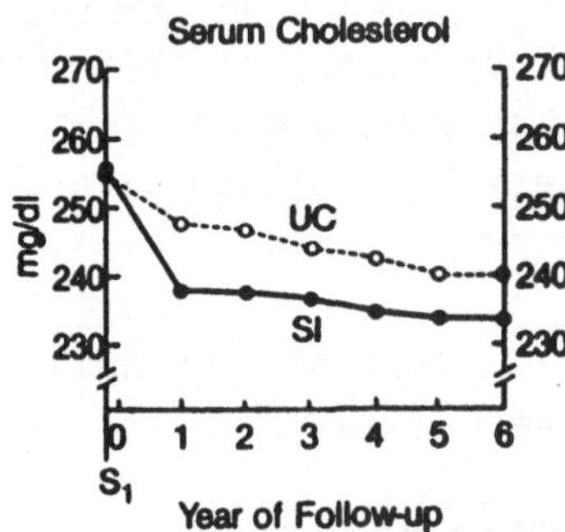


figure 3

shows that the control group exhibited from the start a steady decline of the risk factors, even if it evolved at a higher level than in the intervention group. The result was disappointing.(Fig. 4) (10)

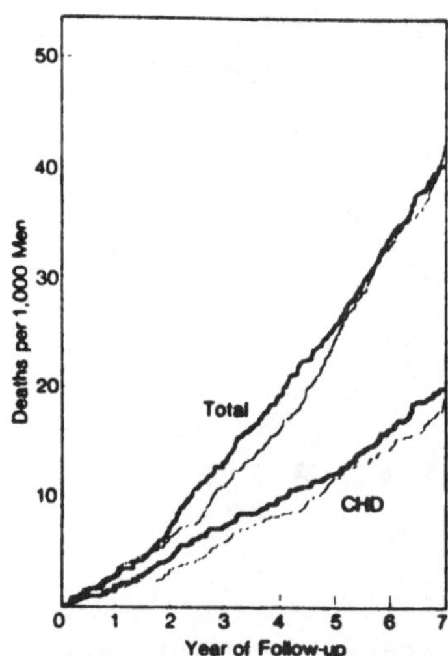


Fig 2 —Cumulative coronary heart disease (CHD) and total mortality rates for Multiple Risk Factor Intervention Trial Research Group participants Heavy line indicates men receiving usual care (UC), thin line, men receiving special intervention (SI) Number of men alive with follow-up of seven years or longer: 3,117 UC and 3,118 SI

figure 4

In both groups the general as well as the coronary mortality were about the same. I quote here two post-festum comments which can serve as an explanation. First - the investigators themselves:

"Contributing elements to the risk factor reductions may include ...the sensitization of the UC (control group, my note) men to their risk factor status resulting from annual visits to the clinical centers..."

And further on, as a conclusion:

"...the UC men thus constituted to a considerable extent a treated" group. (10) Second, Michael Oliver:

"The investigators seriously underestimated the effects on high risk men of knowledge of that risk ...Indeed the non-intervention group was not a satisfactory control group and this could have been predicted at the outset". (3)

Is there an alternative to the dilemma: "...either uncontrolled or no more a control group"? There is properly speaking, a third and a fourth way. The third was put into practise in the W.H.O. collaborative study:

The control group underwent an "at entry" screening for risk factors only in 10% of its ammount and this subgroup was "excluded from incidence and mortality calculations, in the case the examinations have altered their behaviour or treatment". (5) The next fig. 5,

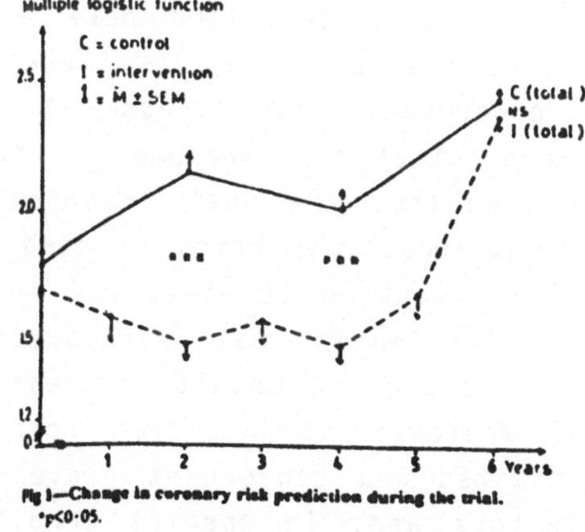


Fig 1—Change in coronary risk prediction during the trial.
*p<0·05.

figure 5

from the study show that it fails to manifest the "after-screening fall" of the risk factors as seen in Bucharest and MRFIT (2) and, in my opinion as a corollary, the incidence results were better than in

MRFIT (Table 1)

Table 1: **PER CENT CHANGES OF CUMULATIVE INCIDENCES**

**Comparative table**

| The project | Follow-up (years) | Coronary mortality | Cardiovasc. mortality | Coronary incidence | Stroke | Total mortali |
|---|---|---|---|---|---|---|
| MRFIT | 7 | 7 | 5 | | | -2 |
| Belgium | 6 | 20,8 | | 24,5 | | 17,5 |
| United Kingdom | 6 | -8 | | -6 | -2 | -11 |
| Bucharest | 10 | 45,6 | 38,1 | 26 | 31,2 | 14,6 |

A similar design was observed in Göteborg. The fourth way was that of the North-Karelia Project. (4) The baseline risk profile in the reference area were at fixed deadlines determined through new independent samples. This is possible only in the so called "community based design", where large populations are involved. I do not believe that the alternative with sub-group screening could be a solution for the problem I have outlined here. Although it brings an additional argument and proof to support the similitude of both groups because these proof and argument are rather indirect and incomplete. The comparability of the intervention group vs. the control subgroup is ensured but not - by the same procedure - the homogeneity of the entire control group, and therefore its comparability as a whole. The dilemma even presented as a quadrilemma remains notwithstanding a dilemma, that is an option connected with dissatisfaction.

I fear that the four design specimens described here exhaust the palette of all our methodological possibilities. Is there a way, if not to overcome, at least to circumvent this impasse? The first 15 years of intervention trials were not able to produce an irreproachable research model and unambiguous results. The most important was the failure to rigorously demonstrate that a particular kind of intervention contrasted with a non-intervention is effective in reducing the risk factors and hence the incidences. But, paradoxically, this failure was a step forward in answering the cognitive question of the experiment: any intervention, whatever it be, from nothing but a screening to the most sophisticated and convergent preventive pressure, can reduce the risk factors and, in special conditions, the incidences too. As Norman Kaplan points out in a commentary to the MRFIT results:

"The trial failed in its original purpose but it succeded admirably in demonstrating the value of risk factor reduction ". (1)

We now face no more the problem whether an intervention leads to prevention or not, but only which is the optimal intervention. We can exhaustively screen all groups under study at entry and if not comparable, we can treat the effects either by a covariance or by a regression analysis, as suggested by the investigators of the STANFORD STUDY. [8] Another way to select adequate lots would be to survey during a fixed lapse of time the incidences only, leaving the healthy human material absolutely untouched. Selecting for the start by the incidences and evaluating the end results by the risk factors, here is a new approach, reversing the classical one, which selected by the risk factors and assessed the effects by the incidences. This new approach fructifies the experimentally proved parallel conjugated mobility: risk factors - disease and could enable us to circumvent our dilemma.

We are confronted here with a typical biomathematical topic, a methodological question with two components: a mathematical and a medical one. The mathematical moiety regards a development of the sampling theory and of the multivariate analysis; the medical moiety regards the population's attitude towards a new kind of medicine. Both, the statistical and the medical component could be the roots of a future theory of preventive medicine.

## References


1) KAPLAN N. Mass control of coronary risk factors. The Lancet II (1983) 406

2) KORNITZER M. DE BAKER G. DRAMAIX M., et al: Belgian heart disease prevention project: Incidence and Mortality Results. The Lancet I (1983) 1066-1070

3) OLIVER M.F.: Does control of risk factors prevent coronary heart disease? Brit. Med. J. 285 (1982) 1065-1066

4) PUSKA P., TUOMILEHTO J., SALONEN J. et al: Changes in coronary risk factors during comprehensive five-year community programme to control cardiovascular diseases (North-Karelia Project). Brit. Med. J. 2 (1979) 1173-1178

5) ROSE G., TUNSTALL-PEDOE H.D., HELLER R.F.: UK heart disease prevention project: incidence and mortality results. The Lancet I (1983) 1062-1066

6) STEINBACH M. : The methodology of intervention trials. In: ATHEROSKLEROSIS III, Proceedings of the Third International Symposium, Springer Verlag, Berlin-Heidelberg-New York 1974, 720-723

7) STEINBACH M., CONSTANTINEANU M., GEORGESCU M., et al:The Bucharest Multifactorial Prevention Trial of Coronary Heart Disease - Ten Year Follow-up: 1971-1982: Rev. Roum. Med. - Med. Int., 22 (1984) 99-106

8) WILLIAMS P.T., FORTMANN S. P., FARQUMAR J.W. et al: A comparison of statistical methods for evaluating risk factor changes in community - based studies: an example from the STANFORD THREE COMMUNITY STUDY. J. Chron. Dis. 34 (1981) 565-571

9) An International Controlled Trial in the Multifactorial Prevention of Coronary Heart Disease. World Health Organization, European Collaborative Group. Int. J. Epidemiol. 3 (1974) 219-224

10) Multiple Risk Factor Intervention Trial. Risk Factor Changes and Mortality Results. Multiple Risk Factor Intervention Trial Research Group. J.A.M.A. 24 (1982) 1465-1477

# AIR POLLUTION AS A RISK FACTOR IN LUNG CANCER: SOME PRELIMINARY DESIGN CONSIDERATIONS

K.-H. Jöckel[1], E. Greiser[1], W. Ahrens[1], H. Becher[1], U. Maschewsky-Schneider[1], P. Metternich[2], B. Molik[2], G. Schöneberg[2], H.E. Wichmann[2], K. Drescher[3], J. Timm[3]

[1]Abteilung Biometrie und EDV
Bremer Institut für Präventionsforschung und Sozialmedizin (BIPS)
Präsident-Kennedy-Platz 1, D-2800 Bremen 1

[2]Medizinisches Institut für Umwelthygiene
Universität Düsseldorf

[3]Abteilung für Statistik
Universität Bremen

SUMMARY

For the question whether air pollution may cause lung cancer to a certain degree a preliminary epidemiologic study design will be described. Sample size estimates based on rather incomplete information and simple statistical models indicated that the study would involve a considerable number of cases and controls. We show that a pilot study is necessary, in order to clarify whether such a study is feasible or whether it goes beyond of what may be answered by an epidemiologic study.

## 1. LUNG CANCER AND AIR POLLUTION

As in other developed countries in West Germany lung cancer is the most common cancer in males. Also for women lung cancer has become more and more important as a cause of death from cancer (Table 1). Although the positive trend seen in Table 1 partially reflects the changing age distribution there is also a real increase of age specific lung cancer mortality for both sexes in the FRG, cf. BECKER (1984).

Table 1: Proportion of deaths from lung cancer (ICD 162) as compared to deaths from all cancers (ICD 140 - 208) *1

| Year | | Males | Females |
|---|---|---|---|
| 1952 | *2 | 14.7 % | 2.9 % |
| 1953 | *3 | 19.1 % | 3.4 % |
| 1962 | | 23.3 % | 3.9 % |
| 1967 | | 25.1 % | 4.1 % |
| 1972 | | 26.2 % | 4.0 % |
| 1977 | | 26.6 % | 4.5 % |
| 1978 | | 27.1 % | 4.7 % |
| 1979 | | 26.8 % | 4.8 % |
| 1980 | | 27.1 % | 5.0 % |
| 1981 | | 26.6 % | 5.1 % |

*1 calculated from "Daten des Gesundheitswesens" (1983)

*2 Saarland excluded

*3 Berlin West excluded

As compared to international figures SEGI (1982) reports a 14th place for males (20467 deaths, standardized rate 49.0 per $10^5$) and a 28th place for females with 5.3 per $10^5$. In comparison to other countries, in West Germany there is only little information regarding incidence available, some numbers from the cancer registry of the state of Saarland are given in Table 2. The sex ratio as in the FRG as a whole is about 10 : 1.

Table 2: Incidence rates for lung cancer (ICD 162) from a West Germany cancer registry (state of Saarland, 1060483 inhabitants) and according mortality rates 1982 in parenthesis (adapted from "Saarland in Zahlen 125" (1985))

| | Crude rate | | Population at risk | Standardized incidence rate (per 100000) standard population | | cumulative incidence (per 100) (0 - 74) |
|---|---|---|---|---|---|---|
| | | | | world | FRG census | |
| Male | 97.6 | (87.7) | 503000 | 67.7(59.3) | 100.7(99.6) | 8.47 (7.4) |
| Female | 12.2 | (12.9) | 557483 | 7.3( 6.6) | 10.1(10.0) | 0.77 (0.77) |
| Sex ratio male/ female | 8 | ( 7 ) | | 9 ( 9 ) | 11 (10 ) | 11 (10 ) |

What has made air pollution suspected of being a risk factor in lung cancer is the fact that in many countries there is a considerable regional variation of lung cancer mortality parallel to industrialization and urbanization of the different regions. This also applies for West Germany: If we take the data from BECKER (1984), 25 % of the 329 counties in the FRG show male mortality rates, that are more than 7.5 % above, another 25 % more than 21 % below the FRG average, in the upper quartile being considerably more urban and industrialized counties than in the lower one. On the other hand the female rates are consistently lower by a factor 10 or so, although women are exposed to air pollution in the same way as men.

Today there is an overwhelming evidence from epidemiologic studies (as well from case-control as from cohort studies, cf. FRAUMENI, BLOT (1982)) that cigarette smoking is the predominant risk factor in the etiology of lung cancer, the relative risk estimates being as high as 10 or more, depending on number of cigarettes smoked, years of use, depth of inhalation and so on. For other kinds of smoking (pipes, cigars) the effect is less pronounced (RR between 2 and 3, see LUBIN et al. (1984)), but tobacco has to be regarded as the principal causal risk factor for lung cancer. Besides this FRAUMENI, BLOT (1982) list the following (potential) risk factors:

- Occupational hazards, such as asbestos, radon, nickel
- Radiation
- Nutritional status: low intake of vitamin A. Recent epidemiologic studies, HINDS et al. (1984) even seem to suggest that vitamin A may be a protective factor, perhaps this effect may be histologic type-speficic, BYERS (1984).
- Genetic factors
- Air pollution

Also psychosocial factors are discussed to play a role in the etiology of lung cancer, cf. FRENTZEL-BEYME (1984).

Clearly the risk factor "air pollution" (or other environmental hazards) is of high public concern. This seems to be justified by the fact that ambient air contains a lot of substances that have been proven to be carcinogenic as well for animals as for humans, cf. IARC Mon. 32 (1983); SHY, STRUBA (1982). The epidemiologic evidence, however, compiled so far is rather limited:

1. The urban-rural gradient observed in descriptive epidemiologic studies of lung cancer mortality (and incidence) cannot consistently be accounted for by air pollution in view of the fact that there is a gradient into the same direction with respect to smoking and certain occupational hazards.
   Without the possibility of a proper adjustment for these confounding factors reliable estimates of risk may not be given.
2. Other more adequate studies, such as a case-control study by VENA (1982) also could not confirm the assertion that air pollution is a definite risk factor.

Nevertheless there is some evidence that there may be some-though small-effect of air pollution on lung cancer (DOLL, PETO (1981)) and perhaps a relatively strong interaction with cigarette smoking (VENA (1982)).

These observations indicate the need to investigate carefully whether and how the problem may be tackled satisfactorily by an epidemiologic study.

## 2. SOME DESIGN CONSIDERATIONS

Since the disease is relatively rare and the latency periods are long the appropriate study design is that of a case-control study. If the effects are of the order assumed for instance by DOLL and PETO (1981) with a

- relative risk of smoking 10
- relative risk for occupational hazards 2
- relative risk for air pollution 1.15

it is obvious that this is a hard question to answer by an epidemiologic study, requiring sufficient power for a reasonable sample size. Principally there are five factors that determine the power of our study:

1. The testing level $\alpha$
2. The relative risks
3. The joint distribution of the risk factors
4. The accuracy and the scaling of the risk factors
5. The statistical model and the strategy of analysis.

Clearly 3, 4 and 5 are interrelated.
Conversely if we want to get an impression whether such a study is feasible at all, we fix α and the error of the second kind ß, the relavtive risks to be detected, and by making reasonable assumptions about 3 and 4 above calculate the required sample size for a fixed statistical model. To make things as simple as possible we assume that the risk factors have been dichotomized (exposed versus non-exposed) and that we use a classical analysis strategy (odds ratio in 2x2-tables). Clearly a more sophisticated statistical analysis could give us a higher power but even in this simple situation the necessary information about the distribution of the risk factors can hardly be achieved. The limited information about the distribution of smoking habits in West Germany (from STAT. BUNDESAMT (1981), INFRATEST (1975)) has to be combined with reasonable assumptions about the intercorrelation of the risk factors and about the distribution of the other two factors (occupation, air pollution). The results for our simplifying assumptions are displayed in Table 3.

Table 3: Assumptions for the joint distribution of the three risk factors smoking, occupational hazards and air pollution (+ indicating that factor is present, - absent) in cases and controls

| | Exposure category | | | Percentage of controls in this exposure category | Relative Risk | Percentage of cases in this exposure category |
|---|---|---|---|---|---|---|
| | smoking (in %) | occupational (in %) | air pollution (in %) | | | |
| M | + 51 | + 15 | + 60 | 4.6 | 23 | 15.1 |
| a | + 51 | + 15 | - 40 | 3.1 | 20 | 8.7 |
| l | + 51 | - 85 | + 60 | 26 | 11,5 | 42,7 |
| e | + 51 | - 85 | - 40 | 17.3 | 10 | 24.8 |
| | - 49 | + 15 | + 60 | 4.4 | 2.3 | 1.5 |
| | - 49 | + 15 | - 40 | 2.9 | 2 | 0.8 |
| | - 49 | - 85 | + 60 | 25 | 1.15 | 4.1 |
| | - 49 | - 85 | - 40 | 16.7 | 1 | 2.4 |
| F | + 18 | + 5 | + 60 | 0.5 | 23 | 4.1 |
| e | + 18 | + 5 | - 40 | 0.4 | 20 | 2.4 |
| m | + 18 | - 95 | + 60 | 10.3 | 11.5 | 39.4 |
| a | + 18 | - 95 | - 40 | 6.8 | 10 | 22.8 |
| l | - 82 | + 5 | + 60 | 2.5 | 2.3 | 1.9 |
| e | - 82 | + 5 | - 40 | 1.6 | 2 | 1.1 |
| | - 82 | - 95 | + 60 | 46.7 | 1.15 | 17.9 |
| | - 82 | - 95 | - 40 | 31.2 | 1 | 10.4 |

If we assume RR(smoking) = 10, RR(occupation) = 2, and RR(air pollution) = 1.15 and that the relative risks are multiplicative, which seems to be true for asbestos e.g. (WOITOWITZ, RÖDELSPERGER (1980)), then we achieve the distribution of the risk factors among cases via

$$\text{Prob(exposure group}\,|\,\text{case)} = \frac{\text{RR} \cdot \text{Prob (exposure group}\,|\,\text{control)}}{\text{(RR-1) Prob (exposure group}\,|\,\text{control)+1}} .$$

These considerations may be used to make some rather rough sample size estimates, indicating that for $\alpha = \beta = 5\ \%$ a sample size of 5 - 10 thousand cases should suffice to confirm the hypothesis. For more details the reader is referred to GREISER et al. (1984). The message we get from these numbers and the considerations leading to their calculation is twofold:

1. There is a real need for more information about the distribution and the measurement of the risk factors: The estimated sample size might be considerably smaller, if we could use more complex statistical models, requiring, however, a better knowledge how to quantify exposure (not only exposed versus non-exposed) and how the risk factors are jointly distributed. A first step to increase the power of the study is - as it is common epidemiologic practice - to apply a matched design (matching for sex and age ± 2 years).

2. If we can get the information mentioned in 1 and we end up with reasonable sample size estimates then nevertheless the question whether air pollution induced lung cancer remains a problem at the borderline of what can honestly be answered by epidemiologic methods: With a study factor possessing such a small effect being confounded by an excessive risk factor as smoking the accurate assessment of exposure, the unbiased sampling of cases and controls and the appropriate statistical analysis become extremely important.

This led to a pilot study in order to investigate the problems mentioned above and to show the principal feasibility of such an approach.

## 3. DESCRIPTION OF THE PILOT STUDY

The pilot study was especially designed to address the following points:

3.1 Developing a questionnaire: As a prerequisite for an accurate measurement of exposure, the life-long exposure history for each incident case and each control has to be reported precisely. So a questionnaire has been designed and pretested that tries to achieve this by retrospectively splitting up the biography of each individual into several lines: smoking, occupational and residential biography and a block of questions concerning other risk factors.

3.2 To test the field: Since large cancer registries are missing eligible cases have to be identified in hospitals. Thus organizational aspects of collaboration with different types of hospitals have to be investigated. Since only histologically ascertained cases are eligible there is the additional problem of organizing reference radiology and pathology centers. Furthermore privacy is a problem: Only about 50 % of all cancer patients are fully informed about the diagnosis, requiring the construction of a legal way for participation in the study.

3.3 To quantify risk factors: Ideally exposure to a certain risk factor, e.g. air pollution with the carcinogenic component benzo(a)pyrene (BaP) may be imagined as a dose curve over time measured for each individual, as shown schematically in Fig. 1.

Fig. 1: Life-long exposure of an individual to BaP

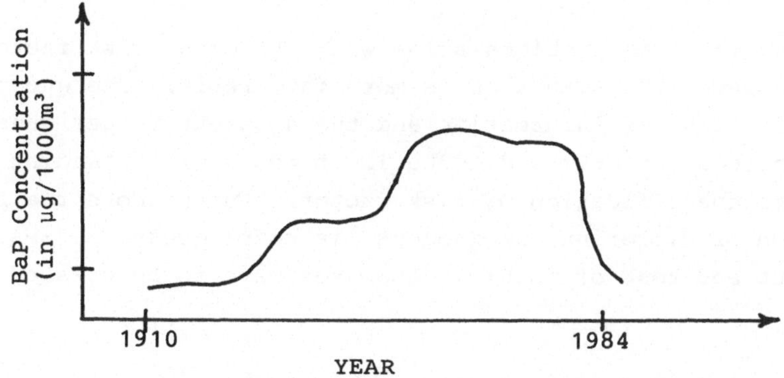

This ideal information will not be available, because

1. we work with a questionnaire giving only residential information
2. air pollution, resp. BaP-values will not be available for each time point at the perhaps different places of residence of the patient
3. potential sources of air pollution in the neighbourhood of the residence will only partially be identified
4. indoor pollution (passive smoking, cooking and heating) will only partially be assessed.

Another point is that ambient air contains a lot of different substances, some of them being suspected of a certain carcinogenic potency. If we had the full information available for all these components this would blow up our model, unless we are able to form an adequate index of air pollution by aggregrating over different carcinogens and time. So in the end we will hopefully arrive at an information like that presented in Fig. 2.

Fig. 2: Schematic quantification of exposure to air pollution obtained from the questionnaire

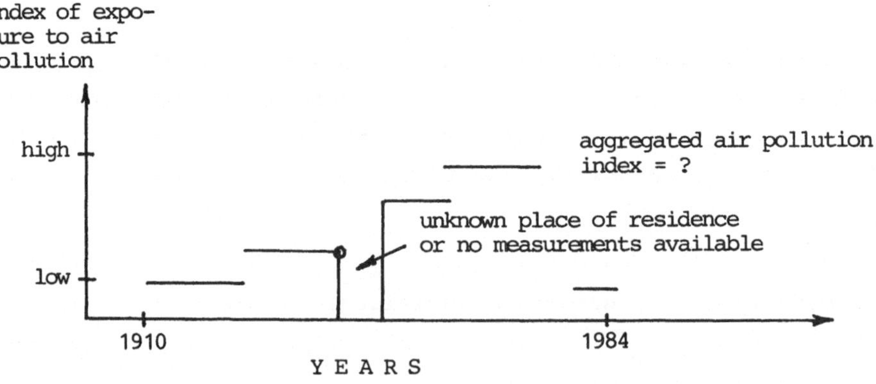


Principally the same problems arise with the other risk factors (for smoking, however the situation is more favourable). The question is whether this loss of information and the apparently open question of latency periods, interim and induction times notwithstanding allow for an adequate quantification of risk factors. Furthermore the problem of interaction of different carcinogens is under question. Besides the development and test of models, databases have to be created.

3.4 Statistical methods have to be adapted/developed and tested that allow for an adequate design and analysis of the study. Some of these aspects are discussed in BECHER et al. (1985).

3.5 More precise sample size estimates are needed. Based on 3.3 and 3.4 power calculations (or simulations) have to be executed that incorporate the experience of 3.6.

3.6 Feasibility phase: The preliminary study design described in section 2 and the instruments developed so far have to be tested to show the principal feasibility of the approach. This has to be achieved by a feasibility study which is under go in the north-western part of Germany, including 200 cases and 400 controls from Bremen, Hamburg, Hannover (study centre: Bremen Institute for Prevention Research and Social Medicine: 100 cases) and Bielefeld, Cologne (study centre: Medical Institute for Environmental Hygiene: 100 cases). Two controls are matched to each case by sex and age ± 2 years. Half of the controls come from hospitals, the other half is from the general population. With this it is intended to test how population controls differ from hospital controls (nonrespondence problem versus selection bias).

## ACKNOWLEDGEMENT

This paper reflects preliminary considerations for a study supported by Umweltbundesamt under 10 606 044/02.

## REFERENCES

Becher, H.; Jöckel, K.-H.; Ahrens, W.; Drescher, K.; Greiser, E.; Maschewsky-Schneider, U.; Timm, J.; Wichmann, H.E.: Methodik von Fall-Kontroll-Studien zur Aufdeckung kleiner Risiken, insbesondere in der Umweltepidemiologie. Paper presented at the session of the working group on epidemiology of the GMDS, Düsseldorf 1985, to appear.

Becker, N.; Frentzel-Beyme, R.; Wagner, G.: Krebsatlas der Bundesrepublik Deutschland, 2. Auflage, Springer-Verlag, Berlin, Heidelberg, New York Tokyo, 1984.

Byers, T.; Vena, J.; Mettlin, C.; Swanson, M.; Graham, S.: Dietary Vitamin A and Lung Cancer Risk: An Analysis by Histologic Subtypes, Am. J. Epid. 120 (5), 1984: 769-776.

Der Bundesminister für Jugend, Familie und Gesundheit (Hrsg.): Daten des Gesundheitswesens - Ausgabe 1983, Kohlhammer, Stuttgart, Berlin, Köln, Mainz, 1983.

Doll, R.; Peto, R.: The Causes of Cancer. J. Nat. Cancer Inst. 66 (6), 1981: 1193-1308.

Fraumeni Jr., J.F.; Blot, W.J.: Lung and Pleura. In: Schottenfeld, D., Fraumeni Jr., J.F. (Eds.), Cancer Epidemiology and Prevention, Saunders, Philadelphia 1982: pp. 564-582.

Frentzel-Beyme, R.: Epidemiologie des Bronchialkarzinoms. Z. Allg. Med. 60, 1984: 90-99.

Greiser, E.; Jöckel, K.-H.; Molik, B.; Timm, J.; Wichmann, H.E.: Überlegungen zu einem Studiendesign zur Erfassung der Wirkung von Luftverschmutzung, Arbeitsplatzexposition und Rauchen auf die Entstehung des Bronchialkarzinoms. Unpublished manuscript. Bremen, Düsseldorf, 1984.

Hinds, M.W.; Kolonel, L.N.; Hankin, J.H.; Lee, J.: Dietary Vitamin A, Carotene, Vitamin C and Risk of Lung Cancer in Hawaii, Am. J. Epid. 119 (2), 1984: 227-237.

IARC Monographs on the Evaluation of the Carcinogenic Risk of Chemicals to Humans No. 32: Polynuclear Aromatic Compounds, Part 1, International Agency for Research in Cancer, Lyon, 1983.

Infratest - Gesundheitsforschung: Umwelteinwirkungen und Beschwerdehäufigkeit, München, 1975.

Lubin, J.H.; Richter, B.S.; Blot, W.J.: Lung Cancer Risk With Cigar and Pipe Use. JNCI 73 (2), 1984: 377-381.

Segi, M.: Age-adjusted Death Rates for Cancer for Selected Sites in 43 Counties in 1977, Nagoya: Segi Institute of Cancer Epidemiology, 1982.

Shy, C.M.; Struba, R.J.: Air and Water Pollution. In: Schottenfeld, D., Fraumeni Jr., J.F. (Eds.), Cancer Epidemiology and Prevention. Saunders, Philadelphia 1982: pp. 336-363.

Statistisches Amt des Saarlands (Hrsg.): Morbidität und Mortalität an bösartigen Neubildungen im Saarland, 1982, Jahresbericht des Saarländischen Krebsregisters, Saarland in Zahlen 125, 1985.

Statistisches Bundesamt (Hrsg.): Fragen zur Gesundheit 1978. Gesundheitswesen, Fachserie 12, Reihe S. 3, Kohlhammer, Stuttgart, Mainz, 1981.

Vena, J.E.: Air Pollution as a Risk Factor in Lung Cancer. Am. J. Epid. 116 (1), 1982: 42-56.

Woitowitz, J.J.; Rödelsperger, K.: Tumorepidemiologie. In: Umweltbundesamt (Hrsg.): Luftqualitätskriterien, Umweltbelastung durch Asbest und andere faserige Feinstäube. E. Schmidt, Berlin, 1980: pp. 241-245.

# THE COURSE OF CHRONIC HEART DISEASE IN AMBULATORY CARE ACCORDING TO DATA FROM SOCIAL HEALTH INSURANCE (GVK)

Liselotte von Ferber, Rolf Fimmers
Institut für Medizinische Statistik und Biomathematik
Universität Düsseldorf
Moorenstr. 5, D-4000 Düsseldorf 1

Zusammenfassung:

Die Verwaltungsprozeßdaten der Gesetzlichen Krankenversicherung (GKV) sind eine ideale Datenbasis zur Darstellung des natürlichen Verlaufs chronischer Krankheiten; denn sie fallen kontinuierlich und in kurzen Zeitabständen an, und sie erfassen sämtliche Ärzte und medizinische Einrichtungen, die ein Patient aufsuchte. Hier können wir ausschnitthaft den Verlauf und die Versorgung der chronischen Herzerkrankungen zeigen. Auf der Basis solcher und ähnlicher Darstellungen werden gemeinsam mit der Ärzteschaft Qualitätskriterien für eine ambulante ärztliche Versorgung erarbeitet werden.

Planning for the medical care of the populace must be supported by knowledge of the natural courses of wide-spread chronic diseases. In epidemiology, the natural course of disease means the course while outside of clinics and other medical institutions.

In the Federal Republic of Germany, as in most Western industrial nations, more than 80% of the populace goes to a doctor at least once a year; in fact, the averages are 4.0 times per quarter for women and for men (Brenner, G./ Boese G. 1980; Knoblich 1980). The natural course of a disease thus refers to the course while under primary care.

Seen from the perspective of the day-to-day practice of these doctors: the EVaS-Study (Kerek-Bodden 1984) shows that half of the day-to-day patients are chronically ill; among those older than 65, as much as 75% are chronically ill.

Thus, knowledge concerning the course of chronic disease in ambulatory care is particularly relevant to the planning of medical care of these diseases in the Western industrial nations.

At the present time we know little about the natural course of chronic illnesses. Particularly the therapies and treatment prescribed by primary care doctors are as little known to us as the patterns of utilization of care by patients with chronic diseases.

These can be observed and described, for large groups of the populace over a long time period, by making use of the routine data of Social Health Insurance (GKV) as a data base.

Scientific research with this routine administrative data has the following methodological aspects:

- The Data is organized fiscally, grouped by recipient of payment. It must be, with computer assistance, ordered according to patient for scientific epidemiological study.

- The data concerning utilization of care for each individual insured by the GKV are preserved and available for the past two years; future data will continue to be made available indefinitely as long as the individual remains insured.

- A complete list is made of all doctors and institutions which have treated an insured patient. As patients with chronic illnesses tend to visit more than one doctor (averaging 3-4 doctors in four years) this overview is particularly important.

- Standardized information is listed for fiscal purposes, which guarantees, on the one hand, the completeness of the documentation of this legally required information, and, on the other hand, the feasibility of comparing the information.

- Diagnoses on insurance cards and work disability cards specify illnesses after frequent time intervals (quarters), in contrast to epidemiological research interviews. However, no diagnostic findings are specified. Moreover, the diagnostic vocabulary of primary health care is different from that of the clinic.

- Secondary data research is a non-reactive data survey, for there is no intervention effect which would result from the questions and presence of a researcher.
  Even so, the administrative process influences the documentation of the data.
  However, familiarity with this process as it is uniformly applied, allows one to calculate its influence.

- Finally, it must be stressed that this data is, from an economical point of view, an ideal, cost-efficient data base for epidemiological study of large groups of the populace, especially since data is available for frequent time intervals.

Before giving the results of our study, the problem of the validity of the diagnoses of primary care doctors, a problem which is enjoying animated discussion within German social medicine, must be addressed briefly.

Comparison of the terminology of illnesses which are being treated clinically with those in ambulatory care, reveals clear differences in the vocabulary.
Since in the clinic a selection of patients with severe illnesses is found, while in ambulatory care mainly the vague, mild sicknesses are treated, the conditions are designated dissimilarly in clinic and doctor's practice.

In addition, the language of doctors is governed by the same sociolinguistic principles which Whorff (1969) applied in comparing Eskimo language with other Canadian dialects: a rich vocabulary is developed for objects which are important to the speaker and which he frequently encounters. The Eskimos therefore have a multitude of words for ice and snow.
In reference to the language of physicians: terms for advanced illnesses, which have been confirmed in lab tests, predominate in the clinic, while the doctor in a practice more frequently resorts to vague descriptions of ailments.

We would like now to report some results from a current study of the course of heart diseases. Three themes will be addressed:

A. The research field will be identified.

B. We describe our method of recognizing patterns over time, such as in the paths of patients from doctor to doctor, by means of the data of the main study, which follows approximately 2000 chronically ill patients of which 1022 have heart and circulatory diseases, over 8 quarters.

C. Courses of disease and of therapies are described on the basis of the data of a pilot study. This study follows only 280 patients, of which 164 have heart disease. The observation period is only 3 quarters.

## A. The research field

We are carrying out a study of the course and treatment of chronic disease with the data of the Local Health Insurance of Dortmund (AOK). In order to make epidemiological assertions for the planning

Fig. 1 The Local Health Insurance (AOK) Dortmund

| | | | | |
|---|---|---|---|---|
| Inhabitants of Dortmund | ≙ | 500.000 | ≙ | 100% |
| of which RVO insured | ≙ | 325.000 | ≙ | 65% |
| of which AOK insured | ≙ | 160.000 | ≙ | 32% |

| among AOK insured | among 100.238 ≙ 63% patients |
|---|---|
| 42 % members (M) | 41% members (M) |
| 21,3% pensioners (P) | 31% pensioners (P) |
| 36,1% family members (F) | 28% family members (F) |

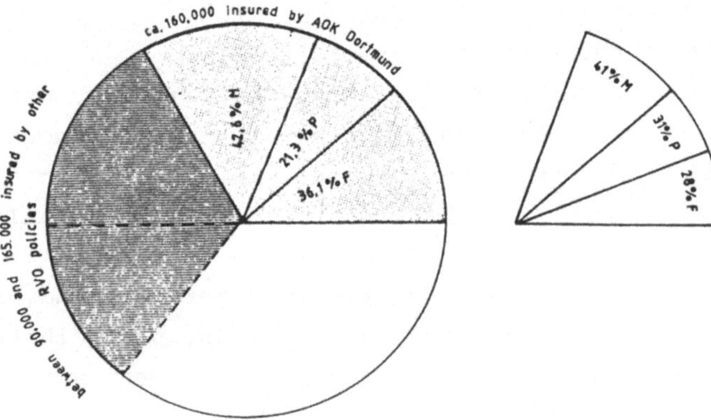

Fig. 2

## Patientenkarriere (Rezeptstudie)

| Krankheitsgruppe | Quartal | Patientenwege zu den Ärzten | Krankheitsverläufe | Verordnungsverläufe |
|---|---|---|---|---|
| | | | Therapieverläufe | |

```
PATIENT  11 0037   GEBURTSJAHR 1921    UEBER 60 JAHRE    MAENNLICH

HERZERKRANKUNGEN      -------Q1-------PRAKTIKER -------HERZMUSKELSCHWAECHE          -------LANITOP
                                      NR. 31          020   11200                   I  52092        1 MAL
                        I                                                           I---LANITOP MITE
                        I                                                              52092        1 MAL
                        I
                        +---Q2-------PRAKTIKER ------- HERZMUSKELSCHWAECHE          -------LANITOP MITE
                                      NR. 31          020   11200                      52092        3 MAL
                        I
                        I
                        I
                        +---Q3-------PRAKTIKER -------HERZMUSKELSCHWAECHE           -------LANITOP MITE
                                      NR. 31          020   11200                      52092        2 MAL

HYPERTONIE            -------Q1-------PRAKTIKER -------HYPERTONIE                   -------BRISERIN MITE
                                      NR. 31          042   24001                      16052        2 MAL
                                                                                    I
                                                                                    I
                                                                                    I
                                                                                    +---CATAPRESAN 150
                                                                                       16072        1 MAL
                        I
                        I
                        I
                        +---Q2-------PRAKTIKER ------- LABILE HYPERTONIE            -------BRISERIN MITE
                                      NR. 31          042   23001                      16052        3 MAL
                        I
                        I
                        I
                        +---Q3-------PRAKTIKER -------HYPERTONUS                    -------BRISERIN MITE
                                      NR. 31          042   24000                      16052        2 MAL

PSYCHOSOMATIK         -------Q2-------PRAKTIKER ------- MIGRAENE
                                      NR. 31          095   73300
```

```
BEWEGUNGSAPPARAT   -------Q2--------PRAKTIKER ------- KNIEGELENKSERGUSS LINKS        -------MENTHONEURIN
                                    NR. 31            066    50105                       05485        1 MAL
                   I
                   I
                   I
                   +---Q3-------PRAKTIKER -------LWS-SYNDROM                          -------SPONDYLON-B
                                NR. 31            057    44001                           05216        1 MAL
                                                                                      I
                                                                                      I
                                                                                      I
                                                                                      +---MUSKEL TRANCOPAL
                                                                                         63012        1 MAL
                                                  I
                                                  I
                                                  I
                                                  +-----HWS-SYNDROM                   -------SPONDYLON-B
                                                    059    41004                         05216        1 MAL
                                                                                      I
                                                                                      I
                                                                                      I
                                                                                      +---MUSKEL TRANCOPAL
                                                                                         63012        1 MAL
```

Explanation

| | | |
|---|---|---|
| Patientenkarriere (Rezeptstudie ) | = | Patient career (prescription study) . |
| Krankheitsgruppe | = | Disease group |
| Quartal | = | Quarter |
| Patientenwege zu den Ärzten | = | Path from doctor to doctor |
| Krankheitsverläufe | = | Course of disease |
| Verordnungsverläufe | = | Course of medication |
| Therapieverläufe | = | Course of therapy |
| Geburtsjahr | = | Year of birth |
| Über 60 Jahre | = | Over 60 |
| Männlich | = | Male |
| Herzerkrankungen | = | Heart diseases |
| Praktiker | = | G.P. |
| Herzmuskelschwäche | = | Cardiac insufficiency |
| Hypertonie, Hypertonus | = | Hypertension |
| Psychosomatik | = | Psychosomatic ailments |
| Migräne | = | Migraine |
| Bewegungsapparat | = | Locomotive apparatus |
| Kniegelenkserguss links | = | Water on the knee, left |
| LWS-Syndrom, HWS-Syndrom | = | Lumbar spine syndrom, curvical spine syndrom |

and advising of health care, the distribution of the insured members of the AOK among the population of the city of Dortmund must be made clear.

## B. Method of recognizing patterns over time

Our method of recognizing patterns over time is comprised of the following five steps:

1. A patient carreer is formulated by assembling the complete data of a patient (health cards, prescriptions, hospital admittance forms, work disability forms)(see Fig. 2). These data are synchronized and ordered according to patients' diseases.

2. Assembling the case history in various dimensions:
   - the course of disease
   - the path from doctor to doctor
   - the therapies

   Each dimension is seen in reference to a group of diseases. Additionally, these dimensions can be seen within a time reference.

3. Follow-up compilation and comparison of cases for defined patient groups in the various dimensions. The follow-up compilation of cases for the patient group of 40 to 60 year-olds with heart disease, in reference to their paths from doctor to doctor, is shown below (Fig. 3a).

4. Identification of typical course patterns among the follow-up compilation: We identify the following categories in reference to doctors' visit:
   - family doctor
   - family doctor with change of doctor
   - family doctor with parallel treatment
   - second family doctor
   - no family doctor

The patterns are then defined (see Fig. 3b). These are the basis for recognition algorithms, with which we can make group comparisons.

Fig. 3a

Series of paths from doctor to doctor over 8 quarters

| | |
|---|---|
| Family doctor | P P P P P I I I I I<br>P P P P P I I I I I<br>P P P P P I I I I I<br>P P P P P I I I I -<br>P - P - - I I - - -<br>P P - P - I - I - I<br>P P P - - I I I I -<br>P P - - - I I - - - |
| Number | 52 7 3 4 2 19 8 5 2 3 Σ 105 |
| Family doctor with change of doctor | P' D-P P I-P P P P P P P P-A H-P P P-A I I* I I I I I I H-I N<br>P P P P P P P P P P P-A P P A-P I I C I I-O I I-C I I I<br>P P P P P P-O P P P P,I A-P P P P I I I I I,C I C-I I I I<br>P P P P P O P-D P P I I P P - I I I I O-I I I I I -<br>P P P P A-P P P-D P P I P - - P I I I I I I I I-A I -<br>P P C P P P D P P' P P P - - I I I D I - I A D I<br>P P P P P P P I P' P P P P P I* I I I I O-I I I I I<br>P P P P P P P I P' P P P A-P P I I I I I O-I I I I-H I |
| Number | 2 Σ 25 |
| Second family doctor | I,P I-N I-C I-H U-P I-O C-I P P,O<br>I,P I I-C O<H/I U-P H<O/I I-C P O-I<br>I I-N I-C O<H/I U,P I-O I-C PU O-I<br>I,P I-N I-C H-I P-U I-O I-C P*-U O-I<br>I,P I-N C-I I U-P I I*-O I-C U O-I<br>I,P,H N-I C-I I P-U O I-C U O-I<br>I H O I C,P*-I I P-U I C U-P O,I<br>I,O,C I-N I I U-P I I U-P O |
| Number | Σ 9 |
| Family doctor with parallel treat-ment | P P,I* P P,P* I,P P P P P I I I,I* I,P* I I<br>P P P P I P P P P* P P I,P* I I I I I<br>P,P* P P P,P* P P,I P,P* P,A P,U I I,I* I-U I I,P I,N<br>P P P P P P - P A P I I U I - I<br>P P P P P P - P P I I U - - -<br>P P P P P - - P - - I I - I -<br>P P P,C P P - P P P I I I - I I<br>P P P P P P P P P,I I I I P I I |
| Number | 2 2 Σ 17 |
| No family doctor | P P' P P' P* P I I I P I I* P P*,A O I I I I I* O-P H<br>P P P P P* P P P I P I P P P P O I I I I* O O-P O<br>P P P P I* P I I H I I P P,P* P P,O I I,I* I A I* P O<br>- P A P P I I I P I I P P - P I - I - P P-O<br>P P - P P I P C I I I I P - P I I I I I D P-O<br>O P* P P* P* I* O' I I I I* I - P P* - - I' - D-I O<br>O P* P P' P-O I I A - C I* I P* P - P I I' I I O<br>- P* I H O-P I N-P H P I* I' I I O I* P D O I' - I O |
| Number | 2 Σ 22 |

Patient group: heart/circulatory diseases: age: 41-60, male

n = 178

Fig.3b

Definitions:

Family doctor ⟶ at least 75 % of the original health cards of the patient by the same doctor

Change of doctor ⟶ Original health card by a different doctor than in previous quarter

Parallel treatment ⟶ 2 original health cards by different doctors during one quarter

Example:

| Quarter | | |
|---|---|---|
| 1 | P, A | paths from doctor to doctor over 8 quarters |
| 2 | P | |
| 3 | P | |
| 4 | I | |
| 5 | I | |
| 6 | I * | |
| 7 | I - C | |
| 8 | I - C | |
| Number | 2 | equal pattern for two patients |

Key:

P - General practitioner

I - Internist

A - Opthalmologist

U - Urologist

O - Orthopadist

D - Dermatologist

C - Surgeon

H - Ear-Nose-Throat specialist

I* resp. ' = a different doctor with the same speciality

I - C = Referral to doctors who also received original health cards

P, A = Parallel treatment

5. Comparison of groups: the patterns of doctor's visits for patients with heart and circulatory diseases shows, in comparison with other illness groups, that these patients have less parallel treatment and that they are less likely to change doctor.
   The doctor-patient relationship for those with heart and circulatory disease is apparently more stable than that of other illness groups (Fig 4 and 5).

Fig. 4

Parallel treatments according to disease groups

| Parallel treatments disease groups | None n | % | One n | % | More than one n | % | Total n | % |
|---|---|---|---|---|---|---|---|---|
| Total | 1638 | 76,8 | 318 | 14,9 | 174 | 8,1 | 2130 | 100 |
| Heart/Ciculation | | 77,2 | | 14,6 | | 8,2 | 1022 | |
| Stomach/Intestine | | 69,0 | | 17,8 | | 13,1 | 213 | |
| Spine | | 70,0 | | 20,7 | | 9,4 | 247 | |
| Psyche | | 64,0 | | 18,0 | | 18,0 | 50 | |

Parallel treatments = at least 2 original health cards in the same quarter.

Fig. 5

Change of doctor according to disease groups

| Change of doctor disease groups | None n | % | One n | % | More than one n | % | Total n | % |
|---|---|---|---|---|---|---|---|---|
| Total | 1207 | 56,7 | 286 | 13,4 | 637 | 29,9 | 2130 | 100 |
| Heart/Circulation | | 61,6 | | 13,6 | | 24,8 | 1022 | |
| Stomach/Intestine | | 56,3 | | 10,3 | | 33,3 | 147 | |
| Spine | | 47,0 | | 13,8 | | 39,2 | 247 | |
| Psyche | | 30,0 | | 6,0 | | 64,0 | 50 | |

Change of doctor = Original health card given to at least two different doctors during progressive quarters.

A comparison according to age group shows, when applying the same criteria as for heart and circulatory disease, that the stability of the doctor-patient relationship increases with age. Since we know that those with heart diseases are, on average, relatively old, it cannot be ruled out that the stability of the doctor-patient-relationship among these patients is to be explained simply by the age. On the other hand, we know from other studies that heart disease patients also tend to a conservative, stable relationship at work:

they remain as a group, for the longest periods at one employer and report the fewest work day disability (v.Ferber 1985).

## C. The course of disease and the course of therapy

We addressed the questions of course of disease and course of therapy with the data of a much smaller pilot project. This can be considered to be methodological preparation and hypothesis generation for the main study.

In a 3-quarter pilot study the course of long-term chronic diseases, such as chronic degenerative heart diseases, can only be investigated comparing age cohorts.

We have compared 103 heart disease patients in 4 age cohorts in the pilot study (Fig. 6). It is shown that:

Fig. 6 Functional heart ailments (FA) coronary disease (C) and Myocardial disease (M) in successive age cohorts

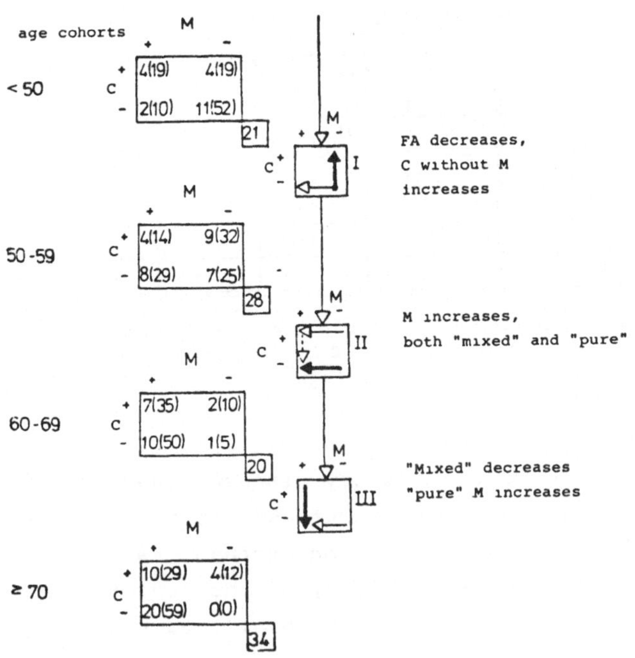

- Patients below 50 years of age have predominantly functional heart ailments.
- In the group 50-59 year-olds, coronary heart diseases increase. These are probably recruited from the group of functional ailments, which declines in number.
- Myocardial diseases, and above all those with both muscular and coronary diseases, increase in the age group 60-69. These are probably recruited from the groups of coronary and functional heart ailments, which decline.
- Finally, the purely myocardial diseases increase further in the age group 70 and older, while the mixed myocardial and coronary diseases decline.

We realize that the succession of diseases seen in comparing age cohorts does not necessarily correspond to individual courses of disease. In the main study, we will pursue our hypotheses in a much longer follow-up.

We would like to consider long term therapy of heart diseases using the example of glycosides as glycosides are one of the most prescribed medicines for heart ailments: 67 % of all patients over 70 and 85 % of those over 70 with heart disease receive gycosides.

Two methodological problems must be solved when observing long term therapy:

1. Dosages must be adjusted to permit comparison between different types of medicines.

2. Synchronization of prescriptions must be established, so that group comparisons can be made regarding prescription sequences in various patient groups.

Our solution to the problem of dosages will be shown through the example of glycosides. The average prescribed daily dosage (ADD) and the recommended minimum and maximum dosages are used when comparing the prescribed dosages.

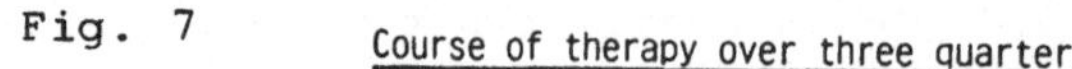

Fig. 7 Course of therapy over three quarters

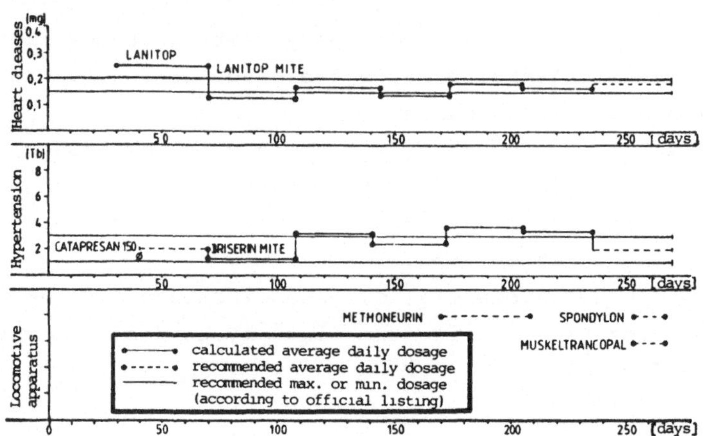


The average daily dosage (ADD) is calculated, for the period between two prescriptions (see Fig. 7) or for the total observation period from the first to the last prescription (see Fig. 8) by deviding the amount of medication prescribed by the number of days until the next (or the last) prescription.

The ADD for each prescription period is listed on the table (Fig.7). An increase or decrease during an individual prescription sequence can thus be observed.

The recommended minimum ($E_{min}$) and maximum ($E_{max}$) dosages are listed in order to assess on either excess or deficiency of prescribed medication. These are also useful for making group comparisons.

The dosages of Lanitop and Novodigal, the most frequently prescribed glycoside (WIDO, 1983), will be compared by group (see Fig. 8).

The ADDs for the total period, which are independent of the length of the period or the number of prescriptions, are compared next.

It can be seen that the prescribed dosages of glycosides are frequently lower than their recommended minimum dosages ($E_{min}$); this is more true for methyldigoxin (Lanitop) than for acetyldigoxin (Novodigal). (Maybe the doctors anticipated that the danger of intoxication is greater for methyldigoxin in the case of an impaired

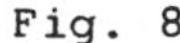

Fig. 8

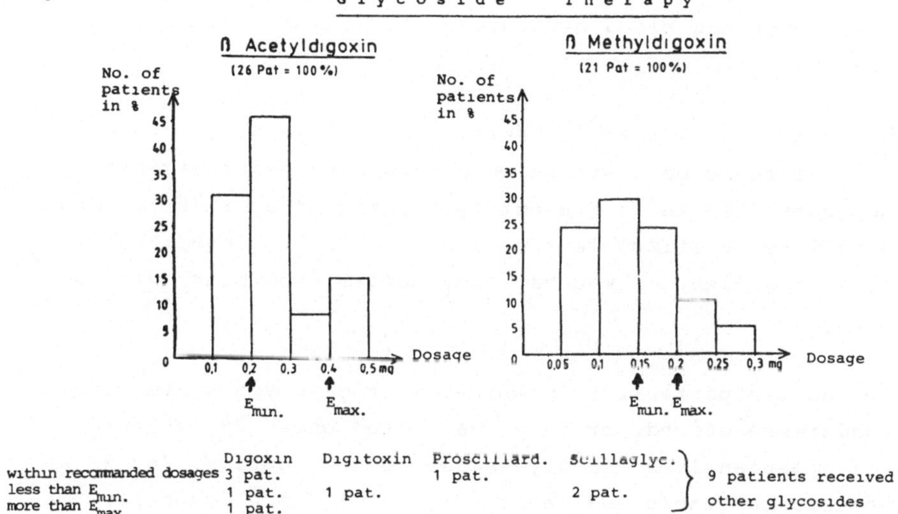


liver, because methyldigoxin is not immediately eliminated with the urine, but must first be broken down in the liver to digoxin. An impaired liver, however, is unable to carry out this decomposition to a sufficient degree.)

Fig. 9

| | Patients with Heart diseases | | | Patients without Heart diseases | | |
|---|---|---|---|---|---|---|
| Prescribed medication | Total | of which <60 | of which ≥60 | Total | of which <60 | of which ≥60 |
| Glycoside | 54 % | 30 % | 76 % | 1 % | 0 % | 5 % |
| Anti-hypertensives | 20 % | 19 % | 21 % | 2 % | 0 % | 14 % |
| Diuretics | 18 % | 15 % | 21 % | 4 % | 2 % | 14 % |
| Blood supply stimulating medications | 46 % | 30 % | 60 % | 21 % | 16 % | 50 % |
| Total patients | 131 100% | 64 100% | 67 100% | 149 100% | 128 100% | 21 100% |

Heart diseases are predominantly associated, as a cluster analysis shows, with hypertension and impaired blood supply. Accordingly, we find that a large proportion of patients with heart diseases receive medications to lower the blood pressure or to stimulate the blood flow (see Fig. 9).

Stratifying for age shows that patients younger than 60 are more likely to receive these medications when they have heart disease than when no heart disease is present; yet patients over 60 are prescribed medications to stimulate the blood flow or to lower the blood pressure regardless of whether they suffer from heart disease or not (see Fig. 9).

On the whole, anti-hypertensives combined with glycosides are very frequently under-prescribed, or only prescribed once. 39 patients received anti-hypertensives and glycosides in combination. Yet 32 of those were prescribed those medications in insufficient quantity, or only on one occasion.

An interesting observation is that 87% of the patients who receive a long term anti-hypertensive therapy also receive a heart therapy (such as glycosides therapy or coronary drugs).

It is primarily those patients who have blood pressure related complains who follow a hypertensive therapy (Lohnstein 1983). They apparently experience their hypertension in these cases as a heart or circulatory problem. A therapy for an "abstract" illness which the doctor has diagnosed, but which the patient has been unaware of, is evidently not enforcable.

We have presented a part of our research into the natural course of chronic diseases.
The results provided corroborate our supposition that the administrative data of insurance systems permit a reconstruction of the natural course of diseases and of their treatment. The frequency of this periodic information is superior to that of primary investigation. Moreover, research using this data base is cost-efficient.

The findings of our study of 3000 chronically ill patients provide an insight into the discription of chronic diseases and the treatment of these diseases in ambulatory care. This is useful as a basis of identifying quality criteria for medical care. Such knowledge concerning the natural cause of chronic diseases and their therapies is a necessary foundation for the planning, realization and evaluation of measures for the prevention in treatment of diseases as well as an assessing of priorities among such measures. According to a statement of the WHO on the Application of Epidemiology to the Planning and Evaluation of Health Services 1974:

Our findings are expected to be regularly discussed in a doctors' committee under the auspices of the Board of the German Drug Commission. The resulting recommendations will constitute the first steps in putting the results of our study into practice.

## LITERATUR

Brenner, G., Boese, J.: Materialsammlung zur Inanspruchnahme niedergelassener Ärzte in Lindau. Deutscher Ärzteverlag Köln, 1980

von Ferber, L.: Die Sprachsoziologie als eine Forschungsmethode in der Medizinsoziologie. In: Handbuch der Sozialmedizin, Bd. 1, Stuttgart, Enke 1975, S. 315-326

von Ferber, L.; Friedrich, Holger; Grellmann, Gert: Sinnhaftigkeit von GKV-Diagnoseauswertungen insbesondere von Krankenscheindiagnosen. Untersuchung und Vergleich von Diagnosen auf Arbeitsunfähigkeitsbescheinigungen und Krankenscheinen. In: Die Ortskrankenkasse 1982, Jg. 22, S. 841-855

von Ferber, L.; Jesdinsky, H.J.; Trampisch, H.J.: Indentification of Specific Patterns of Work Incapacity Related to Chronic Illness: Analyses of Data Gathered by the Health Insurance Funds in Western Germany. In: Primary Health Care in the Making. Ed.: Laaser U., Senault, H. Viefhues. Heidelberg,Springer 1985, S. 274-280

Holland, W. W.; Karhausen, L. (Hrsg.): Epidemiologie im Gesundheitswesen. Die Bedeutung der Epidemiologie für die Gesundheitsversorgung. Stuttgart,Enke 1984

Imedby, B.: A Langitudinal Study of Ambulatory Care in Sweden. Schriftenreihe: Arbeitsmedizin, Sozialmedizin, Präventivmedizin. Bd. 87, Stuttgart, Gentner 1980, S. 71-81

Knoblich, Ines: Leistungsstrukturanalyse der ambulanten Versorgung anhand der Abrechnungsbelege einer Ortskrankenkasse. In: Schriftenreihe: Arbeitsmedizin, Sozialmedizin, Präventivmedizin. Bd. 67, Stuttgart, Gentner 1980, S. 93

Lohnstein, M.: Untersuchung zur Compliance bei der Diagnostik und Therapie des arteriellen Hypertonus in einer Hausarztpraxis. Dissertation München 1983, Medizinische Poliklinik, Prof. Dr. N. Zöllner

Kerek-Bodden, H.E.; Schach, E.; Schach S.;: Care for Elderly. In: W. van Eimeren u.a. (Hrsg.), 3rd Int. Conf. on System Science in Health Care. Heidelberg, Springer 1984

Schüren, K.D.; Rietbrock, N.: Digitalisbehandlung in Deutschland. Beispiel einer unkritischen Arzneimittelverordnung. In: Deutsche Medizinische Wochenschrift (DMW) 1982, 107.Jg., Nr. 50, S. 1935-1938

Skegg, D.C.G.; Doll, R.: Record linkage for drug monitoring. Journal of Epidemiology and Community Health. Vol. 35, No. 1, 1981, S. 25-31

Skegg, D.C.G.: Relation between drug utilisation and morbidity. A record linkage study. Acta Med. Scand. Suppl. 683, 1984: S. 81-87

WHO Working Group on the Application of Epidemiology to the Planning and Evaluation of Health Services (Copenhagen 1973), Reference: EURO 4905

Whorf, B.L.: Sprache , Denken , Wirklichkeit. Beiträge zur Metalinguistk u. Sprachphilosophie.Hrsg. u. übers. von Peter Krausser.Rowohlts deutsche enzyklopedie. 174. Reinbek, Rowohlt 1963

Wissenschaftliches Institut der Ortskrankenkassen (WIdO): Arzneimittelindex für die Bundesrepublik Deutschland 1981. Bonn (Verlag der Ortskrankenkassen) 1983

# ÜBERREGIONALE STUDIE BAKTERIELLER RESISTENZEN

P.L. Reichertz, K. Wettich, B. Wiedemann,
Ch. Simon, R. Stark

Institut für Medizinische Informatik
Medizinische Hochschule Hannover
Konstanty-Gutschow-Str. 8, D-3000 Hannover 61

Infektiologie, Eli Lilly GmbH, Bad Homburg

Institut für Med. Mikrobiologie und Immunologie
Universität Bonn

Summary

The study has been started in 1983 combining the results of antibiotica testing against cultured germs in 70 microbiological laboratories all over the Federal Republic of Germany. The individual laboratories receive statistics describing their special situation in regard to resistencies and frequencies of germs and type of material. Comparisons with the overall material are possible.

This paper describes experiences in the analysis of more than 390,000 tests describing type of material and distribution of germs. Documentation errors and practices as well as development of resistencies are described. Antibiotics are classified using a factor-analytical approach.

## ZUSAMMENFASSUNG

Es wird über eine seit 1983 laufende Studie berichtet, in der die Ergebnisse von Resistenzprüfungen in über 70 mikrobiologischen Laboratorien in der Bundesrepublik Deutschland gegen die aus Einsendungsmaterial isolierten Keime ausgewertet werden. Die einzelnen Laboratorien erhalten laufend Statistiken ihrer speziellen Resistenzlage mit zusätzlichen Aufgliederungen nach Art und Herkunft des Untersuchungsmaterials. Vergleiche einzelner Laboratorien mit dem Gesamtmaterial werden auf Anforderung zur Verfügung gestellt.

In diesem Beitrag werden Erfahrungen mit der Auswertung mit dem auf über 390.000 angestiegenen Einzelbefunden mitgeteilt sowie Übersichten über Materialherkunft und Keimverteilung gegeben. Beobachtungen über das Dokumentationsverhalten und Resistenzentwicklungen werden mitgeteilt sowie Ergebnisse von faktoranalytischen Untersuchungen in Bezug auf die mikrobiologische Klassifikation der Antibiotika.

## 1. STUDIENDEFINITION

Hauptziel der Studie ist es, Aufschlüsse über Resistenzlagen und -entwicklungen in einzelnen mikrobiologischen Laboratorien zu gewinnen und hierdurch die Möglichkeit zu schaffen, den einsendenden Ärzten in Praxen und Krankenhäusern Informationen für die Frühtherapie von Infektionen zur Verfügung zu stellen. Darüber hinaus ist es Aufgabe der Studie, insgesamt deskriptive Statistiken über Materialverteilungen und Resistenzentwicklungen zu erstellen, um hieraus allgemeine mikrobiologische und möglicherweise epidemiologische Rückschlüsse zu gewinnen bzw. Hypothesen für weitere, gezieltere Untersuchungen zu generieren. Die Vergleiche der Einzelstatistiken der Studienpartner mit dem Gesamtmaterial und die ständige Zurverfügungstellung der Ergebnisse der eigenen Resistenzprüfungen verfolgen fernerhin den Zweck, Reflektionen über Methodik und Dokumentationsqualität anzuregen und nach Wegen der Qualitätsverbesserung, auch in gemeinsamen Arbeitstagungen (4), zu suchen.

Angeschlossen an die Studie sind derzeit 71 mikrobiologische Laboratorien in freier Praxis, in Krankenhäusern oder Medizinaluntersuchungsämtern. Die mikrobiologische Leitung der Studie liegt bei B. Wiedemann, Institut für Medizinische Mikrobiologie und Immunologie der Universität Bonn. Die Verarbeitung der Daten und Auswertung sowohl für die einzelnen Laboratorien wie für die Gesamtstudie erfolgt am Institut für Medizinische Informatik der Medizinischen Hochschule Hannover, Leiter: P.L. Reichertz. Logistisch betreut wird die Studie durch K. Wettich, Infektiologie der Firma Eli Lilly GmbH, Bad Homburg, der auch als Koordinator der Studie wirkt und die Kommunikation zwischen den Studienpartnern gewährleistet. Aufbau, Umfang und Durchführung der Studie ist durch ein gemeinsames Studienprotokoll festgelegt.

Die Datenerfassung erfolgt in den einzelnen Laboratorien mittels Markierungsbögen, auf denen in Zuordnung zu einem eingesandten Untersuchungsmaterial bis zu 3 Keime mit ihren Antibiogrammen markiert werden können. Insgesamt können 43 Antibiotika markiert werden, die in gemeinsamer Übereinkunft festgelegt sind und bei denen 4 Markierungen für spezielle Untersuchungen des betreffenden Labors zur Verfügung stehen. Die Keimart kann aus einem numerischen Keimschlüssel angegeben werden und gestattet die Markierung von 121 verschiedenen Keimen, welche zur besseren Orientierung in ihrer Systematik auf der Rückseite des Markierungsbogens angegeben sind. Häufige Keime werden direkt angekreuzt, seltene in ihrem Keimschlüssel zusammengesetzt. Eine Materialsystematik gestattet eine übergeordnete Einteilung nach neun Materialhauptgruppen, welche jeweils wieder in bis zu 7 Untergruppen aufgeteilt worden sind.

Die so markierten Bögen werden über den Koordinator dem Institut für Medizinische Informatik der Medizinischen Hochschule Hannover zugeleitet und dort eingelesen. Die Einleseprogramme führen umfangreiche Plausibilitätskontrollen durch und archivieren die Daten nach Laboratorien und Untersuchungsjahrgängen geordnet. Von diesem Material werden sodann unter Berücksichtigung von Mehrfachbestimmungen die aktuellen Resistenzberichte für die Laboratorien erstellt. Sie geben die Resistenzlage in dem dokumentierten Material wieder, in dem resistente und mässig sensible Keime zusammengefasst und den sensiblen Keimen prozentual gegenübergestellt werden. Gleichzeitig werden für das einzelne Laboratorium Übersichtsstatistiken hinsichtlich der Keim- und Materialverteilung und der Resistenzspektren im ambulanten, stationären und intensivmedizinischen Bereich angefertigt. Diese Information wird z.T. in Kolloquien, z.T. in aufbereiteter Information an die von den Laboratorien betreuten etwa 120 Krankenhäuser und Kliniken weitergegeben und dient im Sinne des Studienprotokolls zur Information über sich entwickelnde Resistenzlagen, lokale Epidemien und zur Information über die aktuellen Keimhäufigkeiten bei den eingesandten Materialien bzw. auf den betreffenden Stationen, sodass hieraus im Bedarfsfall für die Primärtherapie auf den wahrscheinlichsten Keim und seine zu erwartende Resistenzlage geschlossen werden kann.

Diese Information hat zu einer intensiven Diskussion zwischen den Laboratorien und den beteiligten Krankenhäusern geführt. Die Information ist auch zu Tabellen aufbereitet und an die Kliniker verteilt worden im Hinblick auf die Erregertypen und die Materialien sowie, in einer süddeutschen Klinik, auch hinsichtlich der Preisrelationen der einzelnen Antibiotika.

Aus den Materialien der Archivbänder wird sodann eine SPSS(2) Datenbank geschaffen, die sowohl Gesamt- als auch gezielte Einzelauswertungen gestattet. Auch sind Vergleiche einzelner Laboratorien mit dem Gesamtmaterial möglich. Für spezielle Fragestellungen werden Neugruppierungen von Materialien vorgenommen als auch Vergleichsstatistiken für einzelene Laboratorien unter speziellen Fragestellungen und für jeweils interessierende Konstellationen gefertigt. Für besondere Fragestellungen werden Extrakte für on-line Bearbeitung (SCSS, 1) angefertigt.

## 2. ZUSAMMENSETZUNG DES GESAMTMATERIALS

In den Jahren 1983 - Juli 1985 sind insgesamt 260.000 Bögen mit 340.000 Keimbestimmungen und Antibiogrammen verarbeitet worden. Dies bedeutet, dass im Schnitt 1,3 Keime pro Bogen dokumentiert werden. Die Zahl der Befunde ist inzwischen auf über 390.000 angestiegen.

Aus dem Material ist aber eine tatsächliche Keimverteilung in den einzelnen Laboratorien nicht vollständig abzuleiten, da keine Keime dokumentiert werden, wenn kein Antibiogramm gefertigt wird. Dies ist der Fall bei eindeutigen Empfindlichkeiten wie bei Pneumokokken oder bei schwierigen Testungen wie Anaerobier. Solche Verhältnisse liegen meist bei Materialien aus dem Bereich der Atemwege vor. Hieraus folgt, dass das Gesamtmaterial hinsichtlich des Vorkommens dieser Keime nicht repräsentativ ist. Hierdurch wird jedoch nicht die Verteilung dieses Materialtyps beeinträchtigt, da in der Regel Mischinfektionen vorliegen und andere Keime zur Dokumentation dieses Materialtyps führen.

Bei einigen Keimen des Magen-Darm-Trakts (Salmonellen, Campylobacter,

Yersinia enterocolitica) liegt die Therapie resp. auch Nicht-Therapie mit Antibiotica fest, so dass auch hier Antibiogramme nicht gefertigt werden. Da hier aber in der Regel keine Kombinationen mit anderen Keimen vorliegen, ist die Studie sowohl hinsichtlich des Vorkommens dieser Keime, als auch des Vorkommens des Materials aus dem Verdauungstrakt nicht repäsentativ für die tatsächlichen Einsendungen in den Laboratorien.

Unter diesen Einschränkungen beschreibt Abb. 1 die Materialverteilung in der Studie. Dabei sind wesentliche Veränderungen über die jetzt 3-jährige Laufzeit nicht zu beobachten gewesen. Imponierend ist der hohe Anteil des Harnwegsmaterials. Die Unterrepräsentation des Materials aus dem Darmtrakt ist durch das Verhalten der Laboratorien in der täglichen Routine erklärt. (Die Angaben 0% bei pathologischem Material und Liquor sind durch die Darstellungsroutinen bedingt, die tatsächlichen Werte betragen 0,1 resp. 0,5%).

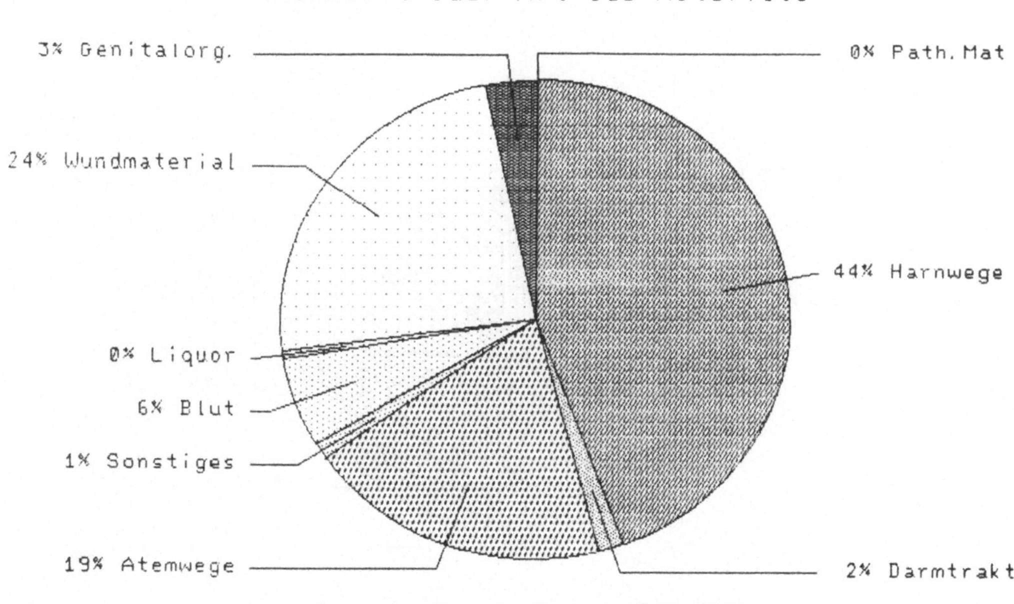


**Abbildung 1: Materialverteilung in der Gesamtstudie (Stand Sept. 85)**

## 3. ALTERSVERTEILUNG

Abb. 2 gibt eine Übersicht über die Verteilung der dekadischen Altersklassen im Gesamtmaterial. Hier fällt auf, dass der grösste Anteil von den 70 - 79jährigen Patienten eingenommen wird. Dabei sind die Verteilungen in den einzelnen Dekaden nicht gleich. Der Anteil der Patienten unter 1 Jahr ist wesentlich höher als für die anderen Altersgruppen in der ersten Dekade.

Abb. 3 analysiert die Verteilung der einzelnen Altersklassen bei den häufigsten Materialien. Hier zeigt sich, dass der wesentliche Anteil der Harnwegsmaterialien aus der Altersklasse von 70 - 79 Jahren stammt. Bei dem Wundmaterial und den Atemwegen hat man, ebenso wie (nicht dargestellt) im Magen-Darm-Trakt, einen hohen Anteil sehr junger Patienten. Dann sinkt die Frequenz des Vorkommens deutlich ab, um

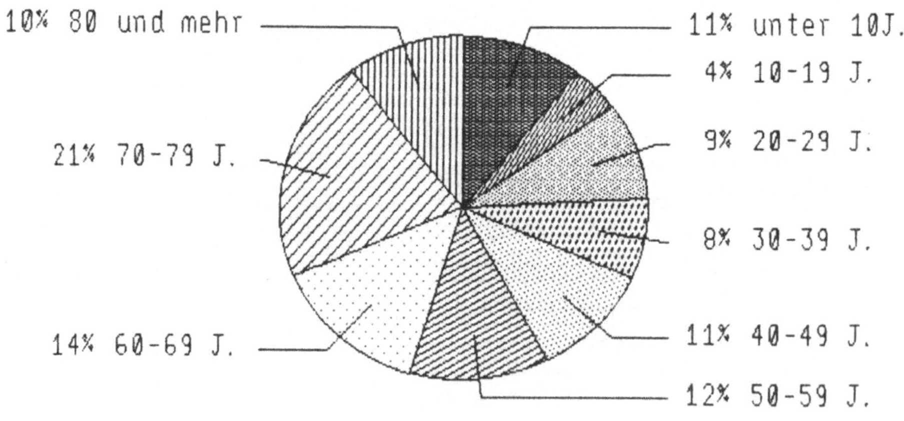


**Abbildung 2: Altersverteilung im Gesamtmaterial (Stand Sept. 85)**

**mit wachsendem Alter wieder anzusteigen. Bei den Materialien aus dem Genitaltrakt liegt die Altersgruppe von 20 - 29 Jahren am höchsten (Anteil der Frauen) um sodann wieder abzusinken. Beim Liquor findet man einen hohen Anteil der ersten Dekade und ein gleichbleibend niedriges Vorkommen bei den anderen Altersgruppen.**

**Dies bedeutet also, dass ein wesentlicher Anteil des mikrobiologischen Materials aus dem Bereich der Genitalorgane und aus dem Altersbereich über 70 Jahre stammt.**

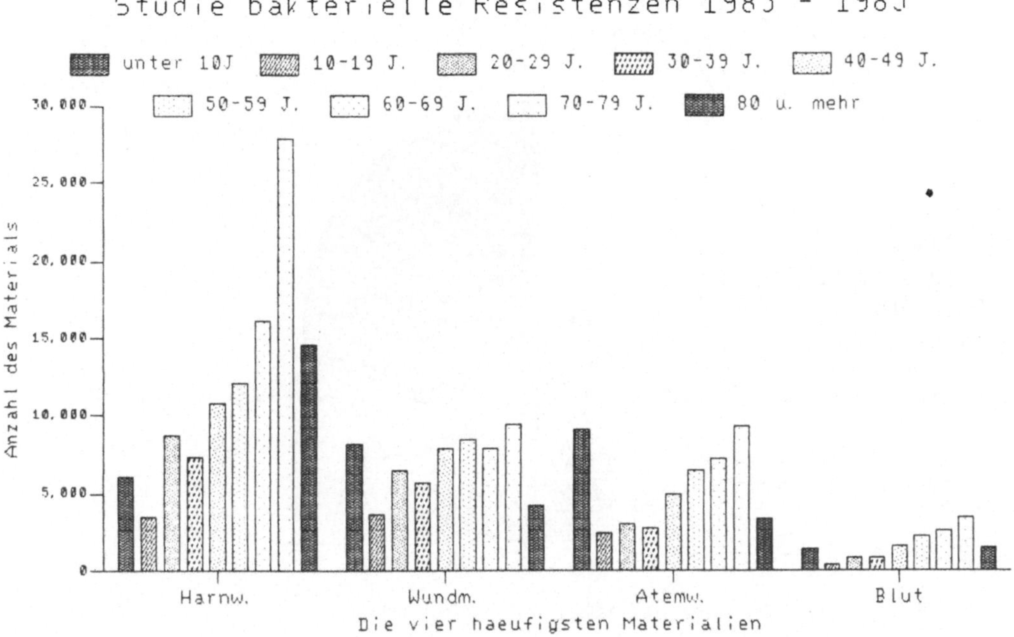


Abbildung 3: Die häufigsten Materialien und ihr Vorkommen bei den dekadischen Altersklassen

## 4. KEIMVERTEILUNGEN

Bei der Untersuchung der Keimverteilungen in dem Gesamtmaterial (über 340.000 einzelne Befunde) erweist es sich, dass einige wenige Keime überwiegen und dass die übrigen Keime in einem Häufigkeitsbereich um oder unter 1% in weitem Abstand folgen.

Abb. 4 stellt das Vorkommen der 10 häufigsten Keime im Gesamtmaterial dar. Sie machen etwa 80% des gesamten dokumentierten Materials aus. (Die nächsten 10 häufigsten Keime erhöhen diesen Anteil auf 90%). Der häufigste Keim ist der E. Coli, welcher sich auf die Harnwegsmaterialien aus den höheren Altersbereichen projiziert.

Dabei ist der infektiologische Charakter der Herkunft des Materials von Bedeutung. Erkrankungsarten und dementsprechend Materialien kommen

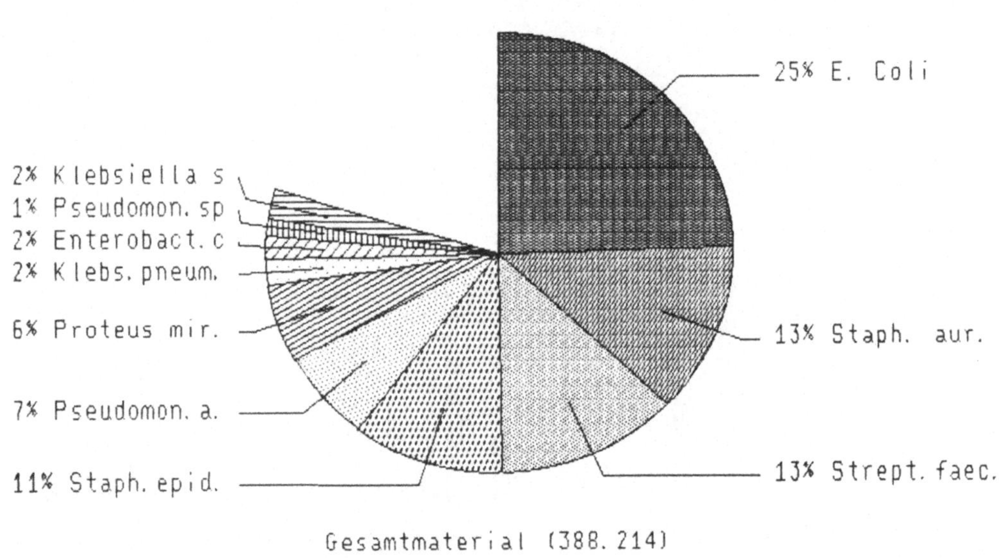


**Abbildung 4: Vorkommen der 10 häufigsten Keime (Stand Sept. 85)**

unterschiedlich häufig in der freien Praxis oder im Bereich der Krankenhäuser vor, wobei bei letzteren wiederum Unterschiede hinsichtlich der Stationsart oder der ambulanten (Vor- oder Nach-) Betreuung bestehen.

Tabelle 1 schlüsselt die Keimart nach der Herkunft des Materials auf. Aus ihr geht hervor, dass die Intensivstationen ein deutlich anderes

TABELLE 1

Keimhäufigkeiten und Herkunft des Materials (Stand Sept. 85)

| | HERKUNFT DER MATERIALS | | | | Gesamt |
|---|---|---|---|---|---|
| | PRAXIS | KRANKENHAUS | | | |
| | | INTENSIV | STATIONÄR | AMBULANT | |
| **INSGESAMT** | 21175 | 69719 | 271031 | 26289 | 388214 |
| % insgesamt | 5.5% | 18.0% | 69.8% | 6.8% | 100.0% |
| % pro Herkunft | 100.0% | 100.0% | 100.0% | 100.0% | 100.0% |
| **KEIM** | | | | | |
| ESCHERICHIA COLI | 7485 | 10099 | 70769 | 6751 | 95104 |
| % insgesamt | 1.9% | 2.6% | 18.2% | 1.7% | 24.5% |
| % pro Herkunft | 35.3% | 14.5% | 26.1% | 25.7% | 24.5% |
| STAPH. AUREUS | 2047 | 9326 | 34818 | 3206 | 49397 |
| % insgesamt | .5% | 2.4% | 9.0% | .8% | 12.7% |
| % pro Herkunft | 9.7% | 13.4% | 12.8% | 12.2% | 12.7% |
| STREPT.FAEC. | 2999 | 7981 | 33774 | 3809 | 48563 |
| % insgesamt | .8% | 2.1% | 8.7% | 1.0% | 12.5% |
| % pro Herkunft | 14.2% | 11.4% | 12.5% | 14.5% | 12.5% |
| STAPH. EPID. | 2414 | 6220 | 29281 | 2855 | 40770 |
| % insgesamt | .6% | 1.6% | 7.5% | .7% | 10.5% |
| % pro Herkunft | 11.4% | 8.9% | 10.8% | 10.9% | 10.5% |
| PSEUDOMONAS AEROG. | 684 | 9490 | 14609 | 1265 | 26048 |
| % insgesamt | .2% | 2.4% | 3.8% | .3% | 6.7% |
| % pro Herkunft | 3.2% | 13.6% | 5.4% | 4.8% | 6.7% |
| PROTEUS MIR. | 1640 | 2672 | 15979 | 1797 | 22088 |
| % insgesamt | .4% | .7% | 4.1% | .5% | 5.7% |
| % pro Herkunft | 7.7% | 3.8% | 5.9% | 6.9% | 5.7% |
| KLEBSIELLA PNEUM. | 76 | 2241 | 5306 | 340 | 7963 |
| % insgesamt | .0% | .6% | 1.4% | .1% | 2.1% |
| % pro Herkunft | .4% | 3.2% | 2.0% | 1.3% | 2.1% |
| KLEBSIELLA SP. | 597 | 1923 | 5351 | 412 | 8283 |
| % insgesamt | .2% | .5% | 1.4% | .1% | 2.1% |
| % pro Herkunft | 2.8% | 2.8% | 2.0% | 1.6% | 2.1% |
| ENTEROBACT.CLOAC. | 56 | 2179 | 3709 | 272 | 6216 |
| % insgesamt | .0% | .6% | 1.0% | .1% | 1.6% |
| % pro Herkunft | .3% | 3.1% | 1.4% | 1.0% | 1.6% |
| BETA.HAEM.STREPT | 247 | 775 | 3924 | 806 | 5752 |
| % insgesamt | .1% | .2% | 1.0% | .2% | 1.5% |
| % pro Herkunft | 1.2% | 1.1% | 1.4% | 3.1% | 1.5% |
| ALLE ANDEREN | 2930 | 16813 | 53511 | 4776 | 78030 |
| % insgesamt | .8% | 4.3% | 13.8% | 1.2% | 20.1% |
| % pro Herkunft | 13.8% | 24.1% | 19.7% | 18.2% | 20.1% |

ALLE LABORATORIEN

Keimspektrum als die 'Normalstationen' oder die ambulanten Bereiche haben. Zwar ist auch hier der E. Coli der häufigste Einzelkeim, fast gleichhäufig sind aber Staphylokokken und insbesondere der (Problem-) Keim Pseudomonas Aeroginosa, welcher in den ambulanten Bereichen kaum eine Rolle spielt.

## 5. RESISTENZENTWICKLUNGEN

Überlegungen zur Untersuchung der Aufdeckung von Resistenzentwicklungen (3) stehen erst am Anfang. Sie gestalten sich schwierig infolge unterschiedlicher methodischer Verfahren und Arbeitsweisen in den einzelnen Laboratorien. Hinzu kommen (s.u.) Unschärfen bei der Dokumentation und der Ablesung von Resistenzangaben. Variationen innerhalb eines einzelnen Laboratoriums bei der dort angewandten Methodik können Aufschluss geben über das eigene betreute Gebiet, innerhalb der Gesamtstudie können sie jedoch entweder untergehen oder diese auch im Sinne eines gewissen Bias beeinflussen. Trotzdem wird erwartet, dass die Studie Hinweise gibt auf Entwicklungen, welche sodann Anlass zu gezielten Studien unter kontrollierten Bedingungen sein sollten.
Zur Aufbereitung wurden dabei die Befunde in den Materialien der einzelnen Laboratorien den jeweiligen (anonymisierten) Patienten zugeordnet und gleiche Resistenzbefunde bei dem gleichen Patienten und dem gleichen Keim nicht gewertet. Eine Wertung erfolgte erst dann wieder, wenn eine Resistenzänderung eingetreten war und dies nur für jeweils zwei Änderungen zu einer bisher noch nicht eingemommenen Resistenzlage. Die prozentuale Angabe 'resistent' umfasst dabei sowohl die völlig resistenten wie die mässig sensiblen Keime.

Bei der Betrachtung des Gesamtmaterials fällt im Gegensatz zu den Befunden bei den Einzellaboratorien auf, wie gering Resistenzbewegungen sind. Dies stimmt mit anderen Beobachtungen überein.

So zeigt Abb. 5 das Verhalten der Resistenzen beim E.Coli gegenüber den Substanzen Ampicillin, Tretracyclin und Cefotaxim. Zu den Resistenzangaben bei Cefotaxim ist zu erwähnen, dass es sich hier wahrscheinlich um den 'Unschärfefaktor' der Studie handelt, da (theoretisch) hier Resistenzen nicht vorkommen dürfen. Die hier zwischen 2 und 4% schwankende Angabe gibt somit einen Hinweis auf einerseits methodische Schwächen in den einzelnen Laboratorien, andererseits auf den 'Unschärfefaktor' der Gesamtstudie. (Siehe unten).

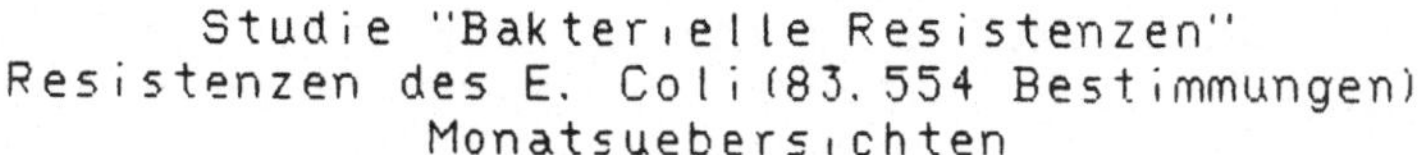


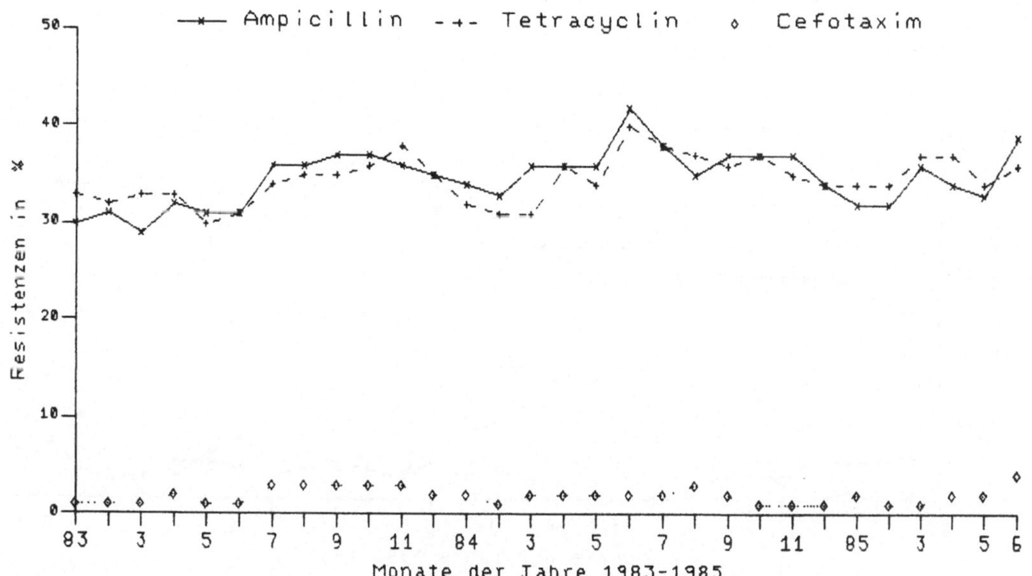


**Abbildung 5: Resistenzverlauf bei E.Coli**

**Bei Ampicillin und Tretracyclin glaubt man einige 'Tiefs' um die Jahreswende zu entdecken, hierzu müssen aber noch gesonderte Studien angefertigt werden.**

**Das Verhalten der Klebsiella Pneumon. hingegen lässt, mit aller Vorsicht, eine ansteigende Resistenzentwicklung für Piperacillin erkennen, der weiter nachgegangen werden wird. Eingezeichnet in Abb. 6 sind die in Quartale gemittelten Resistenzen.**

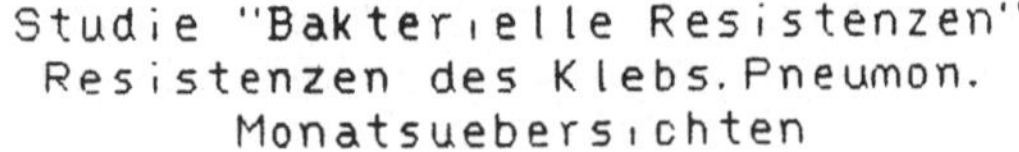


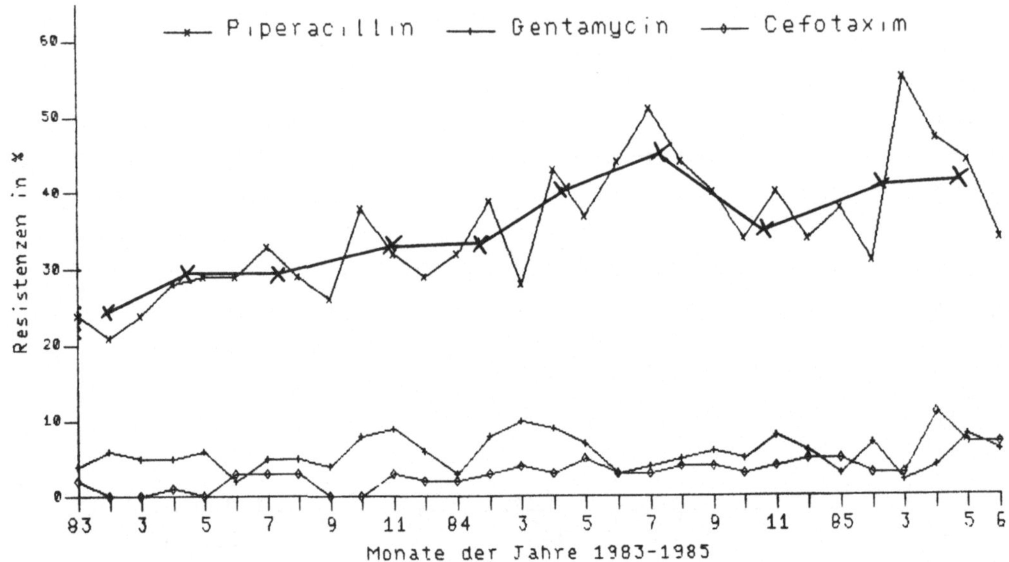


Abbildung 6: Resistenzverhalten der Klebsiella Pneumon.

## 6. QUALITÄTSKONTROLLEN

In einer Studie mit der Beteiligung vieler unterschiedlicher Laboratorien ist naturgemäss mit Dokumentations- und methodischen Variationen resp. Fehlern zu rechnen. Plausibilitätsprüfungen des eingesandten Materials lassen Rückschlüsse auf die Dokumentationsgenauigkeit in den einzelnen Laboratorien zu. Im Mittel liegt dabei der Fehler bei Datumsangaben, welche mit Plausibilitätskontrollen erfasst werden können bei oder unter 2%, bei einzelnen Laboratorien kommen Dokumentationsfehler dieser Art nicht vor. Beeinflusst wird dieses Prüfverfahren dadurch, dass bei einzelnen Patienten entsprechend der Situation des Laboratoriums keine Datumsangaben gemacht werden können, was etwa bei 3 Laboratorien in der Gesamtstudie der Fall ist. Schätzungsweise muss auch hier (wie oben bereits angedeutet) mit einer fehlerhaften Dokumentation um 2% in der Gesamtstudie gerechnet werden.

Von Bedeutung sind auch die Angabe von Resistenzen bei Keimen, welche (theoretisch) gegen bestimmte Antibiotika keine Resistenzen aufweisen dürften bzw. bei denen entsprechende Resistenzmechanismen nicht bekannt sind. So wurden bei etwa 2% von ca. 5.000 Resistenzbestimmungen des Staph. aurus gegen Vancomycin Resistenzen angegeben, welche nicht vorhanden sein dürften. Bei Staph. epid. war dies bei einer etwa gleichgrossen Anzahl von Testungen in 5% der dokumentierten Ergebnisse der Fall. In ähnlicher Höhe lagen die Resistenzangaben des E. Coli gegen Cefotaxim.

Theoretisch ist es dabei nicht ausgeschlosen, dass solche Resistenzmechanismen tatsächlich auftreten. Eine wesentliche Aufgabe der Studie wird es sein, nach diesen Feststellungen die Vorkommen in einzelnen Laboratorien zu untersuchen um bei Häufungen und dem Ausschluss methodischer Fehler mit erhöhter Aufmerksamkeit die Resistenzentwicklung zu verfolgen, um u.U. Warnsignale zu setzen bzw. entsprechende Empfehlungen zu geben. Dies ist bereits mehrfach geschehen und hat zu methodischen Verbesserungen geführt. Echte Resistenzen konnten dabei bisher noch nicht verifiziert werden.

Mit einiger Wahrscheinlichkeit sind daher diese Resistenzangaben entweder methodische Fehler (bei der Ablesung der Hemmhöfe) oder Fehler bei der Dokumentation.
Abb. 7 gibt die Analyse einer derartigen Untersuchung des Gesamtmaterials. Alle die hier berichteten Resistenzen stehen unter dem Verdacht, entweder methodische oder Dokumentationsfehler zu sein. Methodische Fehler sind bei der Resistenzangabe des E. Coli gegen Cefotaxim weniger wahrscheinlich, da bei der entsprechenden Testung grosse Hemmhöfe auftreten würden, welche nicht zu übersehen sind. Etwas schwieriger ist die Testung der Staphylokokken gegen Vancomycin. Nach der Einführung dieses Antibiotikums bis zum 3. Quartal 83 stiegen die hier berichteten Resistenzen deutlich an. Zu diesem Zeitpunkt erfolgte eine bakteriologische Tagung zu dieser Thematik und zu der Methodik der schwierigeren Prüfung des Resistenzverhaltens. Gleichzeitig führte die Studie zu der Darstellung der Resistenzangaben in den einzelnen Laboratorien. Die 'Qualitätsverbesserung' nach diesen Vorgängen, zunehmend auch durch weitere Berichterstattung in der Studie, führten zu deutlichen Absenkungen der entsprechenden Resistenzangaben in den Bereich des wahrscheinlichen Dokumentationsfehlers. Trotzdem wird auch hier im weiteren Verlauf der Studie darauf geachtet werden, ob Häufungen in einzelnen Laboratorien vorkommen, um neu sich entwickelnde Resistenzmechanismen nicht zu übersehen.

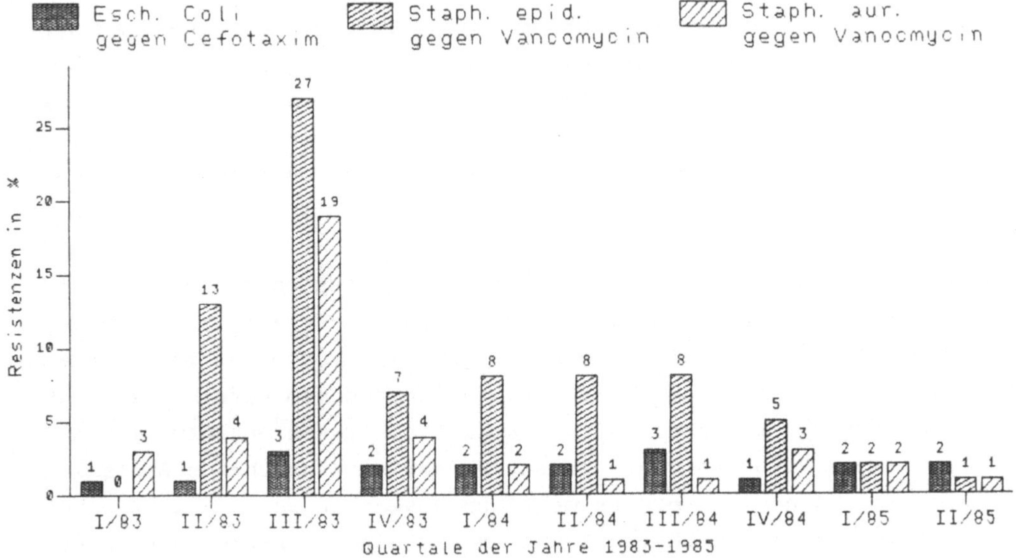


Abbildung 7: Nicht mögliche resp. unwahrscheinliche Resistenzen

## 7. FAKTORANALYTISCHE UNTERSUCHUNGEN

Das Verhalten bakteriologischer Resistenzen folgt biologischen Gesetzmässigkeiten, begründet in dem Verhalten bzw. Stoffwechsel der Bakterien und der Zusammensetzung bzw. des Wirkungsmechanismus der Antibiotika. Diese klinischen Gesetzmässigkeiten sind bekannt.

Mit Hilfe statistischer Methoden wurde jedoch versucht, das Resistenzverhalten in der überregionalen Studie zu untersuchen und zu gruppieren, ohne auf die biologischen Strukturen oder klinischen Verhaltensweisen zurückzugreifen.

Die bei faktoranalytischen Untersuchungen festgestellten, das Gesamtverhalten in reduzierter Form beschreibenden Faktoren, beziehen sich ausschliesslich auf die beachteten Resistenzwerte. Dabei sind teilweise auch die zugrundeliegenden Keime nicht beachtet, was auch nicht erforderlich ist, denn wenn sich Antibiotikum A in seinen verschiedenen Resistenzen in einer bestimmten Art und Weise verhält und Antibiotikum B in der gleichen Weise bei der gleichen Untersuchung, so ist es für eine solche Ähnlichkeitsuntersuchung belanglos, bei welchem Keim getestet wurde.

Als Methode wurde die Faktoranalyse (2) gewählt, mit dem Verfahren der Principal Components und der Rotation nach der Varimax-Methode. Als Grenzwert für die Einbeziehung eines Antibiotikums auf einen Faktor wurde ein Ladungswert von 0,35 angenommen. Faktoren mit einem Eigenwert unter 1 wurden nicht bei den Überlegungen berücksichtigt.

Tabelle 2 gibt das Ergebnis einer solchen Untersuchung wieder. Tatsächlich finden sich in den faktoranalytischen Angaben, zumindest in den beiden ersten Faktoren, klinische Klassifikationenvon Resistenzverhalten bzw. Antibiotikagruppen. So zeigt der Faktor 1 die Penicilline unter besonderer Berücksichtigung solcher Antibiotika, welche gegen gram-negative Mikroorganismen wirksam sind. Im Faktor 2 sind vorwiegend die Cefalosporine der 2. und 3. Generation zu finden

TABELLE 2

Ergebnis einer faktoranalytischen Untersuchung von 340.583 Fällen

| | | | |
|---|---|---|---|
| Faktor 1 | | | |
| Mezlocillin | Piperacillin | Azlocillin | Ampicillin |
| Ticarcillin | Penicillin G | | |
| Faktor 2 | | | |
| Cefotiam | Latamoxef | Cefaclor | Cefotaxim |
| Cefazolin | Cefoxitin | Cefamandol | |
| Faktor 3 | | | |
| Gentamycin | Tobramycin | Netilmycin | Amikacin |
| Latamoxef | | | |
| Faktor 4 | | | |
| Cefalotin | Cefuroxim | Cefoxitim | Cefamandol |
| Faktor 5 | | | |
| Tetraclicin | Cotrimoxazol | Nitrofurantoin | Chloramphin. |
| Cefazolin | | | |
| Faktor 6 | | | |
| Nalidixinsäure | Pipemidsäure | Colist.Polym.B | Amikacin |
| Gentamycin | | | |
| Faktor 7 | | | |
| Erythromycin | Oxacillin | Penicillin G | |

während der Faktor 3 vorwiegend die Aminoglycoside (mit Ausnahme des Latamoxef) enthält. Faktor 4 gibt vorwiegend diejenigen Antibiotika wieder, welche gegen Stapholokokken wirksam sind. Für die Faktoren 5 und 6 lässt sich eine klinische Parallele nicht aufzeigen, während die Antibiotika des Faktors 7 vorwiegend diejenigen Medikamente sind, welche gegen gram-positive Keime von Bedeutung sind.

Weitere Untergliederungen bzw. Aufteilungen haben nicht zu über die klinischen Erkenntisse hinausgehenden Gruppierungen geführt.

## 8. ABSCHLIESSENDE BEMERKUNGEN

Die Studie hat einen Umfang erreicht, welcher nur über das Hilfsmittel der Datenverarbeitung möglich war. Sie dient in erster Linie der Eigendarstellung der Ergebnisse in den einzelnen Laboratorien im Hinblick auf Qualitätskontrolle und Empfehlungen für die Primärtherapie. Sie steht erst am Anfang hinsichtlich weiterführender Auswertungen unter Verwendung des Gesamtmaterials. Es ist nicht zu erwarten, dass sie aus sich heraus zu epidemiologischen Erkenntnissen führen wird, es zeichnet sich jedoch ab, dass sie gestattet, Hypothesen zu generieren, welche in weiteren speziellen Untersuchungen falsifiziert oder verifiziert werden müssen.

Darüber hinaus gibt sie interessante Auskünfte über die strukturellen Gegebenheiten in mikrobiologischen Laboratorien im Hinblick auf Keim-, Alters- und Materialverteilungen. Die anhand der Aufzeigung 'nicht möglicher oder unwahrscheinlicher' Resistenzangaben und die Beobachtung des nachfolgenden Verhaltens lässt den vorsichtigen Schluss zu, dass auch qualitätsverbessernde Effekte eingetreten sind. Der Nutzen für das einzelne Laboratorium liegt neben der Übersicht über das eigene Material und damit der Grundlage für Qualitätsbetrachtungen in der Möglichkeit, den angeschlossenen Klinikern Empfehlungen für die Initialtherapie zu geben. Wichtig ist auch, dass die aus der Studie resultierenden Beobachtungen in gemeinsamen Arbeitskonferenzen besprochen und weiter mikrobiologisch aufgearbeitet werden.

## LITERATURVERZEICHNIS

1. Nie, N. H., Hull, C. H., Franklin, M. N., Jenkins, J. G., Sours, K. J., Norusis, M. J., Beadle, V.: SCSS. A Users's Guide to the SCSS Conversational System. (McGraw-Hill Book Company, New York: 1980)

2. SPSS Inc.: SPSSx Users Guide (McGraw-Hill Book Company, New York: 1983)

3. Trespe, K. F.: Antibiotika - Resistenzanalyse im Rahmen eines Systems zur Dokumentation und Auswertung bakteriologischer Daten in einem Universitätsklinikum. Dissertation (Medizinische Hochschule Hannover, Hannover: 1983)

4. Überregionale Studie Bakterielle Resistenz: 1. Workshop (gesammelte Beiträge) Hygiene und Medizin 10 (1985) 131 - 141

# ZUSAMMENHÄNGE ZWISCHEN ARBEITSBELASTUNGEN UND CHRONISCHEN KRANKHEITEN IN EINEM STAHLWERK

W. Slesina
Institut für Medizinische Soziologie
Universität Düsseldorf
Moorenstr. 5, D-4000 Düsseldorf 1

Abstract: Chronic back diseases, cardiovascular diseases and gastro-intestinal diseases are wide-spread within the working population. There is reason to assume that occupational stresses contribute to such diseases. This relationship was investigated by means of a social-epidemiological study in a steel plant. The methodical design of this study and some of its results are described. A high prevalence of chronic back diseases was found in connection with strong physical demands, a high prevalence of cardiovascular diseases was associated with psychosocial stressors and physical inactivity. These results could form a basis to improve the working conditions which have an influence on workers' health.

## 1. Einführung

Chronische Krankheiten weisen in den westlichen Industriegesellschaften eine hohe Verbreitung auf. Die Bedeutung dieser Krankheiten für die erwerbstätige Bevölkerung der Bundesrepublik läßt sich an drei Indikatoren belegen:

- chronisch-degenerative und chronisch-funktionelle Krankheiten stehen an der Spitze der Ursachen von Rehabilitationsmaßnahmen,
- sie haben einen starken Anteil an den Ursachen der Frühinvalidität,
- sie tragen stark zur Arbeitsunfähigkeit bei (vgl. L. von Ferber 1981; Chr. von Ferber et al. 1983).

Insbesondere drei Krankheitsgruppen sind hierfür bedeutsam: chronische Wirbelsäulen-, Herz-Kreislauf- und Magen-Darm-Krankheiten.

Unter Sozial- und Gesundheitspolitikern besteht vielfach die Vermutung, daß die Arbeitsbedingungen für die starke Verbreitung chronisch-degenerativer und chronisch-funktioneller Krankheiten in der erwerbstätigen Bevölkerung eine wichtige Rolle spielen. Denn der technische Wandel der letzten 30 Jahre hat in der industriellen Produktion nicht von selbst zu gesundheitlich günstigeren Arbeitsplätzen und zu einem generellen Abbau

von Belastungen geführt. Zwar ist die körperliche Schwerarbeit zurückgegangen. Andere Belastungsformen haben dagegen eher zugenommen und an Verbreitung gewonnen: insbesondere psychosoziale Belastungen wie Termin- und Zeitdruck, Verantwortung für Anlagen/Maschinen, für den Arbeitsablau: für die Sicherheit anderer, aber auch einseitige körperliche Belastungen sowie Belastungen durch ungünstige Körperhaltung (vgl. z.B. Mergner et al. 1975; Kurth 1985). Daher ist es wichtig zu untersuchen, ob und welch Gesundheitsrisiken mit Arbeitsbelastungen verbunden sind, um darauf aufbauend nach Möglichkeiten der gesundheitsgerechten Arbeitsgestaltung zu suchen.
Für diese Aufgabe gibt es in der Bundesrepublik eine gesetzliche Grundla im Arbeitssicherheitsgesetz. Das ASiG führt in § 3 aus, daß der Betriebsarzt die Ursachen "arbeitsbedingter Erkrankungen" zu untersuchen hat und Maßnahmen zu ihrer Verhütung vorschlagen soll. Als "arbeitsbedingt" gelten dabei alle Erkrankungen, die "ganz oder teilweise durch die Arbeitsumstände verursacht sind" (vgl. Kliesch et al. 1978).

Chronische Wirbelsäulen-, Herz-Kreislauf- oder Magen-Darm-Krankheiten, mit denen wir uns im folgenden befassen, haben in der Regel eine multifaktorielle Genese. An ihrer Entstehung und an ihrem Verlauf wirken zumeist vielfältige Bedingungen zusammen: die persönliche Konstitution, Arbeitsbedingungen, nicht-berufliche Einflüsse und Verhaltensweisen. Die Arbeitsbedingungen kommen dabei als Teilrisiken in Betracht, die zu anderen Risiken hinzukommen können.

Die Arbeitsbedingungen können auf zwei verschiedenen Wegen somatisch wirksam werden und Krankheitswert gewinnen:

1. Über einen physikalisch-chemischen Wirkungszusammenhang (Abb. 1): Äußere Bedingungen wie Chemikalien, physikalische Gegebenheiten, Lasten wirken dabei direkt auf den Organismus ein - durch Inhalation, Hautkontakt, Beanspruchung des Stütz- und Bewegungsapparates. Sie können, in Abhängigkeit von Intensität und Dauer der Einwirkung, zur somatischen Schädigung führen.
2. Über einen indirekten Wirkungsweg, der als sozio-psycho-somatischer Wirkungszusammenhang zu bezeichnen ist: Hier sind das Situationserleben und die Situationsverarbeitung durch den Beschäftigten für die somatischen Reaktionen und gesundheitlichen Folgen entscheidend. Erst durch die Situationsdefinition (Bedeutungszuschreibung) werden Arbeit bedingungen, wie etwa die betrieblichen Leistungserwartungen und Leistungskontrollen, zu psychosozialen Stressoren (vgl. Nitsch 1981), d. werden sie als überfordernd, konflikthaft oder als positiv stimulierend erlebt, führen sie zu Sanktions- und Versagensängsten.

Abb.1 Wirkungszusammenhänge zwischen Arbeitssituation und Organismus

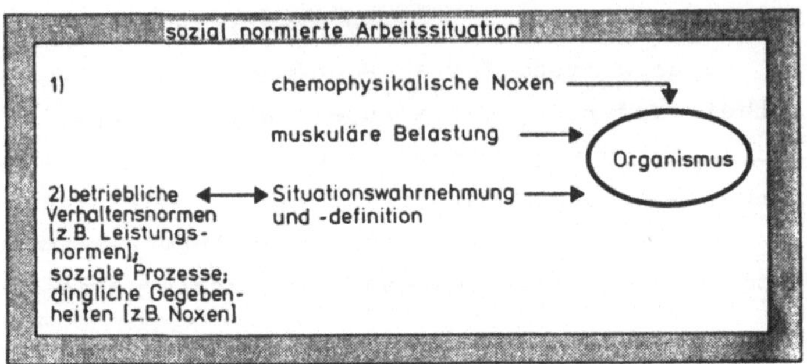


Für chronische Herz-Kreislauf- und Magen-Darm-Krankheiten, aber auch für Wirbelsäulen-Erkrankungen, erscheint die Gruppe der psychosozialen Belastungen (Stressoren) von großem Interesse. Ferner ist davon auszugehen, daß nicht einzelne Belastungsfaktoren der Arbeit, sondern komplexe Belastungsmuster ein Risiko bilden.

Dem Betriebsarzt fehlte bisher ein Verfahren, um arbeitsbedingte Teilrisiken chronischer Krankheiten aufzuspüren. Hierfür sind sozialepidemiologische Untersuchungen im Industriebetrieb erforderlich, die sich insbesondere dem Beanspruchungs- und Krankheitswert psychosozialer Belastungen zuwenden.
Am Institut für Medizinische Soziologie der Universität Düsseldorf wurde in den letzten Jahren ein Verfahren der betrieblichen Epidemiologie entwickelt, um die Arbeitsmitbedingtheit chronischer Krankheiten zu prüfen (vgl. Chr. von Ferber et al. 1982). Das Studiendesign entspricht einer Prävalenzstudie. Sie wird ergänzt durch Verlaufsanalysen der Arbeitsplatzwechsel der Beschäftigten, der Belastungsdauer und der Krankheitsverläufe. Das Verfahren ist nicht auf Hypothesenprüfung angelegt. Es bildet ein Screening-Instrument, das Belastungs- und Krankheitsschwerpunkte im Betrieb aufzeigen soll. Es stellt einen Einstieg in die betriebliche Krankheitsursachenforschung dar und bedarf der Fortführung durch vertiefende Untersuchungen.

## 2. Verfahrensaufbau

Das Verfahren hat folgenden Aufbau und verwendet folgende Methoden (Abb.2) (im einzelnen s. Slesina 1985):

1. Im ersten Schritt werden die Belastungen und Beanspruchungen an den betrieblichen Arbeitsplätzen ermittelt. (Zur begrifflichen Klärung sei angemerkt, daß die Begriffe Belastung und Beanspruchung hier im Sinne de Ergonomie verwendet werden. 'Belastung' bedeutet dabei das von außen auf den Beschäftigten Einwirkende, 'Beanspruchung' bedeutet die Auswirkung dieser Einwirkung auf den Arbeitnehmer).
Der Schwerpunkt unserer Belastungserhebung liegt auf psychosozialen Merk malen. Psychosoziale Belastungen, aber auch mehrere körperliche Belastun gen, wie etwa die Körperhaltung, sind der naturwissenschaftlichen Messun nicht zugänglich. Sie lassen sich nur über ein Rating-Verfahren (Schätzverfahren) bestimmen. Wir ermitteln die Arbeitsbelastungen durch Befragu der Beschäftigten, da ihre Primärerfahrung in jedes wie auch immer geart te Belastungs-Schätzverfahren eingeht. Wenn aber ihr Erfahrungswissen un verzichtbar ist, warum dann nicht diejenigen befragen, die über Erfahrun gen "erster Hand" verfügen? Wir erheben daher "wahrgenommene" Belastunge und Beanspruchungen.
Pro Arbeitsplatz werden drei bis vier Beschäftigte zufällig ausgewählt und schriftlich mit einem Fragebogen befragt. Der Fragebogen enthält 43 Belastungs- und 45 Beanspruchungsmerkmale. Bei den Belastungsitems lautet die Aufforderung: "Bitte geben Sie an, in welchem Umfang die folgenden Anforderungen bei Ihrer Arbeit vorkommen". Die Belastungs-Intensität wird mit 4-Punkt-Skalen erfaßt. Bei den Beanspruchungsmerkmalen lautet die Instruktion: "Bitte geben Sie im folgenden an, durch welche Arbeitsanforderungen Sie sich persönlich belastet fühlen".

2. Aus den Belastungs- bzw. Beanspruchungsangaben der Beschäftigten eine Arbeitsplatzes wird in Form von Mittelwerten das durchschnittliche Bela-

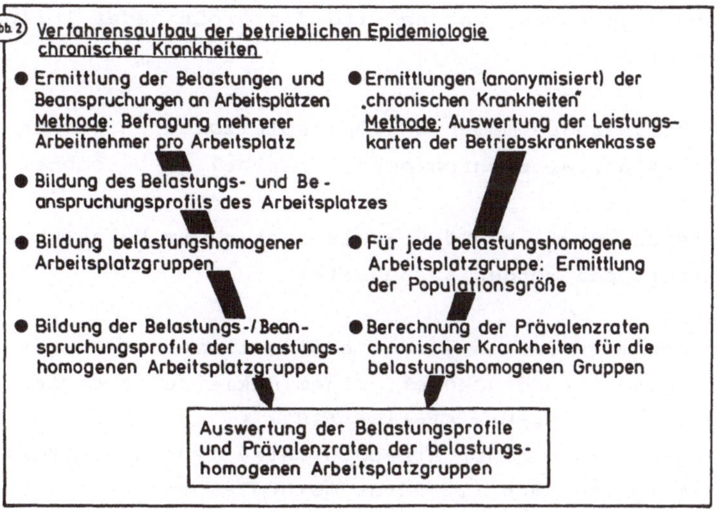

Abb. 2 Verfahrensaufbau der betrieblichen Epidemiologie chronischer Krankheiten

- Ermittlung der Belastungen und Beanspruchungen an Arbeitsplätzen
  Methode: Befragung mehrerer Arbeitnehmer pro Arbeitsplatz
- Ermittlungen (anonymisiert) der „chronischen Krankheiten"
  Methode: Auswertung der Leistungskarten der Betriebskrankenkasse
- Bildung des Belastungs- und Beanspruchungsprofils des Arbeitsplatzes
- Bildung belastungshomogener Arbeitsplatzgruppen
- Für jede belastungshomogene Arbeitsplatzgruppe: Ermittlung der Populationsgröße
- Bildung der Belastungs-/Beanspruchungsprofile der belastungshomogenen Arbeitsplatzgruppen
- Berechnung der Prävalenzraten chronischer Krankheiten für die belastungshomogenen Gruppen

Auswertung der Belastungsprofile und Prävalenzraten der belastungshomogenen Arbeitsplatzgruppen

stungs- und Beanspruchungsprofil des Arbeitsplatzes gebildet.

3. Arbeitsplätze mit ähnlichem Belastungsmuster werden zu belastungshomogenen Arbeitsplatzgruppen zusammengefaßt.

4. Jede belastungshomogene Gruppe wird durch ein Belastungsprofil charakterisiert.

5. "Chronische Krankheiten" werden ermittelt durch Auswertung von Unterlagen der Betriebskrankenkasse des Betriebs. In der Betriebskrankenkasse sind alle gewerblichen Arbeitnehmer eines Betriebs pflichtversichert. Es gibt daher keine Selektionseffekte. Für jeden Versicherten führt die Betriebskrankenkasse eine Leistungskarte, in der lückenlos seine Arbeitsunfähigkeiten dokumentiert werden, und zwar der Zeitpunkt, die Dauer und die Arbeitsunfähigkeitsdiagnose des behandelnden Arztes (vgl. L. von Ferber/Schröer 1984). Diese Unterlagen werden anonymisiert ausgewertet. Für die Beurteilung als "chronisch krank" wird ein von L. von Ferber entwickeltes und erprobtes pragmatisches Kriterium verwendet. Als "chronisch krank" gilt z.B. (vgl. L. von Ferber et al. 1984),
- wer in den letzten 6 Jahren mindestens dreimal arbeitsunfähig war wegen einer Erkrankung des Herz-Kreislauf-Systems oder
- wer in den letzten 6 Jahren mindestens dreimal arbeitsunfähig war wegen einer Erkrankung des Magen-Darm-Trakts oder
- wer in den letzten 6 Jahren mindestens fünfmal arbeitsunfähig war wegen einer Erkrankung im Wirbelsäulenbereich.

(Die Kriterien wurden in verschiedenen Untersuchungen leicht variiert).

6. Die Arbeitnehmer des Betriebs werden den belastungshomogenen Arbeitsplatzgruppen zugeordnet, und es wird die Größe jeder Teilpopulation (Gruppe) bestimmt.

7. Für die belastungshomogenen Arbeitsplatzgruppen werden altersstandardisierte Prävalenzraten chronischer Krankheiten berechnet.

8. Die Belastungsprofile und Prävalenzraten der belastungshomogenen Arbeitsplatzgruppen werden ausgewertet.

Das beschriebene Verfahren wurde bereits in mehreren Industriebetrieben eingesetzt: einer Großdruckerei, einem Bekleidungsbetrieb und zwei Stahlwerken (vgl. L. von Ferber/Slesina 1983; L. von Ferber et al. 1984). Alle Untersuchungen wurden einer strengen methodischen Kontrolle unterworfen und in einem zweiten Schritt unter methodischen Gesichtspunkten miteinander verglichen. Erst dies erlaubt es, neben der Reproduzierbarkeit der Ergebnisse von einem "gesicherten" Verfahren zu sprechen.

## 3. Betriebliche Epidemiologie in einem Stahlwerk

Im folgenden werden Ergebnisse aus einer Stahlwerksuntersuchung[1] vorgestellt. Das Werk umfaßt mehrere Dutzend Betriebe und unterscheidet mehrere hundert Arbeitsplatzbezeichnungen (z.B. 1., 2., 3. Ofen-Schmelzer). I 15 Betrieben des Werks wurden Belastungsdaten erhoben und für 145 Arbeit plätze wurden Belastungs- und Beanspruchungsprofile gebildet.
Nur deutsche Arbeitnehmer, die dem Werk seit mindestens zwei Jahren angehörten, gingen in die Untersuchung ein. Dies waren 2.001 gewerbliche Arbeitnehmer einschließlich Meister. (Personen mit "chronischer" Mehrfacherkrankung blieben dabei unberücksichtigt).

### 3.1 Methodische Befunde

Zunächst einige kurze Hinweise zur Reliabilität und Validität der Belastungsdaten dieses Werks (im einzelnen s. Slesina 1985).
Die <u>Beurteiler-Zuverlässigkeit</u> wurde mit dem Rangkorrelationskoeffizienten geprüft. Die Frage lautete dabei, wie stark die Belastungsprofile de: Beschäftigten eines Arbeitsplatzes übereinstimmen. Die Mehrzahl der Koeffizienten lag zwischen $\bar{r}_s = 0,4$ bis $0,7$ ($\bar{\bar{r}}_s = 0,57$).

Die <u>Item-Zuverlässigkeit</u> wurde mit dem Intra-Class-Korrelationskoeffizienten (vgl. Jesdinsky 1968) geprüft. Es ergab sich eine durchschnittliche Item-Zuverlässigkeit von $\bar{r}_I = 0,82$. Dabei schnitten die psychosozialen Belastungen geringfügig besser ab als die körperlichen Belastungen und die Umgebungseinflüsse.

Eine Prüfung der <u>externen Validität</u> war möglich, weil für nahezu jeden der untersuchten Arbeitsplätze Belastungseinstufungen von einer zweiten

---------------

1) Vom BMFT gefördertes Projekt im Rahmen des Verbunds "Laienpotential, Patientenaktivierung und Gesundheitsselbsthilfe". Projektleiter: L. von Ferber, W.Slesina; Projektmitarbeiter: A.Renner, A.Schröer.
2) Alle Durchschnitts-Korrelationswerte beruhen auf z-Transformation.

Beurteilergruppe (den Meistern) erhoben wurden. Mit dem Rangkorrelationskoeffizienten wurde geprüft, wie stark das Belastungsprofil der Beschäftigten eines Arbeitsplatzes mit dem entsprechenden Belastungsprofil des Vergleichsbeurteilers übereinstimmt. Die meisten Werte lagen zwischen $r_s = 0{,}4$ bis $0{,}8$ ($\bar{r}_s = 0{,}61$).

## 3.2 Belastungshomogene Gruppen: Belastungen und Prävalenzen

Nun zum inhaltlichen Teil. Die 145 untersuchten Arbeitsplätze (sowie einige belastungsverwandte Arbeitsplätze) wurden für die Prävalenzanalyse zu belastungshomogenen Gruppen zusammengefaßt. Für die Gruppierung der Arbeitsplätze und ihrer Arbeitnehmer wurden verschiedene Verfahrensweisen angewandt, die im folgenden vorgestellt werden.

### 3.2.1 Gruppierung anhand ähnlicher Aufgaben: Berufsgruppen

Das erste Verfahren faßte Arbeitsplätze mit ähnlicher Arbeitsaufgabe zusammen. Die Annahme lautete dabei, daß gleichartige Arbeitsaufgaben auch gleichartige Belastungen zur Folge haben. Über 20 Arbeitsplatzgruppen - wir wollen sie als Berufsgruppen bezeichnen - wurden auf diese Weise gebildet. Für jede Berufsgruppe wurde das Belastungsprofil erstellt (auf der Grundlage der Belastungsprofile der zugehörigen Arbeitsplätze). Die Belastungshomogenität wurde sodann geprüft und die Prävalenzraten chronischer Krankheiten berechnet (im einzelnen s. Slesina 1985).

Ergebnisse

Wir beschränken die Darstellung auf die Berufsgruppen, deren Prävalenzraten gegenüber dem Werksdurchschnitt deutlich erhöht sind ($p < 0{,}05$; einseitige Fragestellung) (Tab. 1).

In den 15 Betrieben des Werks wurden 5 % chronisch Wirbelsäulen-Kranke, 3 % chronisch Herz-Kreislauf-Kranke und 4 % chronisch Magen-Darm-Kranke gefunden.

Bei den Schmelzern ist die Rate der Wirbelsäulen-Kranken deutlich erhöht, bei den Meistern die Rate der Herz-Kreislauf-Kranken, bei Fahrern und Kaltwalzern die Rate der Magen-Darm-Kranken.

Tab 1 **Prävalenzraten[1] chronischer Krankheiten für Berufsgruppen**

| | N | Wirbelsäulen-Kranke in v.H. | Herz-Kreislauf-Kranke in vH | Magen-Darm-Kranke in vH |
|---|---|---|---|---|
| 15 Betriebe | 2001 | 5 | 3 | 4 |
| Schmelzer | 39 | 14* | 0 | 2 |
| Meister | 73 | 1 | 15* | 2 |
| Fahrer | 72 | 4 | 3 | 9* |
| Kaltwalzer | 42 | 4 | 2 | 12* |

1) altersstandardisierte Werte, Stichtag: 31.12.1980. Nur deutsche Beschäftigte mit mindestens 2-jähriger Werkszugehörigkeit.

*) Anhand der Vertrauensgrenzen der Binomialverteilung wurden die Prävalenzraten der Arbeitsplatz-Gruppen und der Gesamtpopulation (15 Betriebe) auf Verteilungsunterschiede geprüft: $p<0,05$ (einseitige Fragestellung).

In der Arbeit der Schmelzer herrschen Belastungen durch schwere körperliche Arbeit vor; ausgeprägte Umgebungseinflüsse sowie auch hohe psychosoziale Belastungen kommen hinzu. - Bei den Meistern liegen die Schwe punkte der Belastung auf starken psychosozialen Stressoren wie Verantwor tung, Termin- und Leistungsdruck, Dispositions- und Leitungsaufgaben, Unterbrechungen, Ärger mit Kollegen und Vorgesetzten. Ihre Arbeit ist zu gleich gekennzeichnet durch körperliche Inaktivität. - Die Belastungen der Fahrer und Kaltwalzer sind teilweise recht unterschiedlich. Eine Übereinstimmung besteht in der hohen psychosozialen Belastung durch Konzentration, Verantwortung und Einförmigkeit.
Alle genannten Belastungen sind dadurch charakterisiert, daß sie das im Werk übliche Maß überschreiten.

### 3.2.2 Gruppierung durch Clusteranalyse

Im zweiten Verfahren bildeten wir Arbeitsplatzgruppen mit Hilfe der Clusteranalyse. Sie gruppierte die 145 Arbeitsplätze nach der Ähnlichkeit der Belastungsprofile. 14 Arbeitsplatzcluster wurden gebildet, ihre Belastungsprofile erstellt und die Belastungshomogenität geprüft.

Ergebnisse

Auch hier beschränkt sich die Darstellung auf die Arbeitsplatzcluster, deren Prävalenzraten gegenüber dem Werksdurchschnitt deutlich erhöht sin ($p < 0,05$, einseitige Fragestellung).

Tab 2 **Prävalenzraten[1] chronischer Krankheiten für Arbeitsplatz-Cluster**

| | N | Wirbelsäulen-Kranke in vH | Herz-Kreislauf-Kranke in v.H. | Magen-Darm-Kranke in v.H. |
|---|---|---|---|---|
| alle 15 Betriebe | 2001 | 5 | 3 | 4 |
| CLUSTER 1: primär Arbeitsplätze in Schmelz-/Gießbetrieben | 131 | 10* | 1 | 8 |
| CLUSTER 8: primär Meister, Vorarbeiter, Kolonnenführer | 156 | 4 | 10* | 4 |
| CLUSTER 5: primär Kaltwalzer, Verlader u.a. | 66 | 0 | 2 | 13* |
| CLUSTER 9: primär Maschinenbediener | 73 | 8 | 1 | 11* |

1) altersstandardisierte Werte, Stichtag: 31.12.1980.
*) Anhand der Vertrauensgrenzen der Binomialverteilung wurden die Prävalenzraten der Arbeitsplatz-Gruppen und der Gesamtpopulation (15 Betriebe) auf Verteilungsunterschiede geprüft: $p<0,05$ (einseitige Fragestellung).

In Cluster 1 ist die Rate der Wirbelsäulen-Kranken deutlich erhöht (Tab. 2). In dem Cluster befinden sich primär Arbeitsplätze des Schmelz- und Gießbetriebs. Hier bestehen hohe Belastungen durch schwere körperliche Arbeit, durch ungünstige Körperhaltung und Umgebungseinflüsse.
In Cluster 8 sind die Herz-Kreislauf-Krankheiten erhöht. Das Cluster umfaßt primär Arbeitsplätze der Meister und andere vorgeordnete Produktionsarbeitsplätze (wie Vorarbeiter, Kolonnenführer). Kennzeichnend für dieses Cluster sind hohe mentale und dispositive Belastungen, hohe Verantwortung sowie Termindruck. Körperliche Belastungen und Umgebungseinflüsse bleiben dagegen völlig im Hintergrund.
Zwei Cluster (5 und 9) weisen eine erhöhte Rate chronisch Magen-Darm-Kranker auf. Das eine Cluster enthält u.a. Arbeitsplätze der Kaltwalzer und Verlader. Das andere Cluster umfaßt überwiegend Arbeitsplätze der Maschinenbediener. Zwischen beiden Clustern bestehen wenig Parallelen der Belastung.

### 3.2.3 Gruppierung nach der Belastungsintensität

Das dritte Verfahren der Arbeitsplatzgruppierung ging von einzelnen Belastungsitems (bzw. von Belastungsdimensionen) aus. Es gliederte die Arbeitsplätze für jedes Belastungsmerkmal (bzw. jede Belastungsdimension) in eine Gruppe mit hoher bzw. mit niedriger Belastungsausprägung. Für jede Gruppe (mit hoher bzw. niedriger Belastung) wurde sodann die Prävalenz chronisch Kranker berechnet. - Im folgenden werden Belastungsdimensionen zugrunde gelegt.

## Ergebnisse

Eine erhöhte Rate an Wirbelsäulen-Kranken findet sich bei hoher körperlicher Belastung (schwere körperliche Arbeit, ungünstige Körperhaltung) (Tab. 3).
Eine erhöhte Rate an Herz-Kreislauf-Kranken findet sich bei Sitzen/Bewegungsmangel, hoher mentaler Belastung, Verantwortung, Disposition, Termin- und Leistungsdruck sowie Ärger (meist $p < 0,05$).
Eine erhöhte Rate an Magen-Darm-Kranken findet sich bei hoher mentaler Belastung, Verantwortung, Disposition, Termin- und Leistungsdruck und Tempoabhängigkeit. Doch handelt es sich nicht um markante Differenzen.

Tab. 3 Zusammenhang zwischen Prävalenzhöhe und Belastungsintensität[1)]

| Belastungsdimensionen | Prävalenz Wirbelsäulen-Kranker | Prävalenz Herz-Kreislauf-Kranker | Prävalenz Magen-Darm-Kranker |
|---|---|---|---|
| schwere körperl Arbeit | + | –* | |
| ungünstige Körperhaltung | + | –* | – |
| Sitzen/Bewegungsmangel | – | +* | |
| mentale Belastungen | – | +* | + |
| Verantwortung | – | +* | + |
| Disposition | | + | + |
| Termin-/Leistungsdruck | | + | + |
| Tempo-Abhängigkeit | | – | + |
| Ärger | | +* | – |

1) nach Altersstandardisierung.
+ bedeutet: in der Gruppe mit hoher Belastungsintensität ist die Krankheitsrate mindestens um $\frac{1}{5}$ höher als in der Gruppe mit niedriger Belastungsintensität.
– bedeutet: in der Gruppe mit hoher Belastungsintensität ist die Krankheitsrate mindestens um $\frac{1}{5}$ niedriger als in der Gruppe mit niedriger Belastungsintensität.
*) $chi^2$, $p<0,05$.

## 4. Zusammenfassung und Ausblick

Die Ergebnisse zum Zusammenhang von Arbeitsbelastungen und chronischen Krankheiten bestätigen, was aufgrund anderer Untersuchungen bereits vermutet wird:

Chronische Wirbelsäulen-Erkrankungen traten gehäuft unter hohen muskulären Belastungen (schwerer körperlicher Arbeit, ungünstiger Körperhaltung) auf, wobei zusätzlich hohe psychosoziale Belastungen hinzukamen. Für solche Belastungen gibt es in der Literatur Hinweise auf ein Risiko für Wirbelsäulen-Erkrankungen (vgl. z.B. Anderson 1971; Magora 1973; Junghanns 1975; Weintraub 1975; v. Arnim/Höcherl 1976; Wickström 1978).

Chronische Herz-Kreislauf-Krankheiten traten gehäuft bei hoher psychosozialer Belastung in Verbindung mit körperlicher Inaktivität auf. Dieses Belastungsmuster ist aus der Literatur als Risiko für Herz-Kreislauf-Krankheiten bekannt (vgl. Hüllemann 1978; Paffenbarger/Hyde 1980).
Für chronische Magen-Darm-Krankheiten fanden sich dagegen keine klaren Belastungs-Krankheits-Zusammenhänge.
Ist das Ergebnis somit trivial? Wozu lohnt der große Aufwand?
Hierzu ist anzumerken:

1. Das Verfahren gibt dem Betrieb die Chance, bisher nicht bekannte Belastungs- und Krankheitsschwerpunkte festzustellen und daraufhin Maßnahmen der gesundheitsgerechten Arbeitsgestaltung zu entwickeln.

2. In einer Folgeuntersuchung fanden wir, daß die oben referierten statistischen Beziehungen zwischen Belastungen und Prävalenzraten durch die Schilderungen der Beschäftigten aus ihrer Alltagswahrnehmung gestützt werden, welche Arbeitssituationen mit welchen nervlichen bzw. somatischen Reaktionen und Beschwerden verknüpft sind.

3. Dies bedeutet, daß es wichtig ist, die Primärerfahrungen der Beschäftigten in den betrieblichen Arbeitsschutz gleichberechtigt mit einzubringen und daß im Zusammenwirken von Betriebsarzt, Ergonomen, Betriebsrat und Beschäftigten Fragen der Arbeitsplatzgestaltung besprochen werden. Dies wird derzeit in einer Folgeuntersuchung erprobt (Projekt "Intervention bei arbeitsbedingtem Gesundheitsverschleiß", gefördert vom Projektträger "Humanisierung des Arbeitslebens"). Erste Erfahrungen sind ermutigend.

## Literatur


Anderson, J.A.D.: Rheumatism in industry: a review. In: Br J Ind Med, Vol. 28, 1971, S. 103-121

v. Arnim, D./Höcherl, G.: Die Bedeutung der nichtberuflichen Erkrankungen am Arbeitsplatz aus der Sicht des Rheumatologen. In: ASP, 11. Jg., 1976, S. 245-248

von Ferber, Chr./von Ferber, L./Slesina, W.: Medizinsoziologie und Prävention - am Beispiel der Gesundheitsvorsorge am Arbeitsplatz. In: Beck, U. (Hrsg.), Soziologie und Praxis. Sonderband 1 der Sozialen Welt, Göttingen 1982, S 277-306

von Ferber, Chr./von Ferber, L./Pöhler, W.: Gesundheitsgerechte Arbeitsgestaltung - eine sozialpolitische Utopie? In: Baethge, M./Eßbach, W. (Hrsg.), Soziologie: Entdeckungen im Alltäglichen, Frankfurt/Main: Campus, 1983, S. 305-322

von Ferber, L.: Arbeitsbedingte Krankheiten. Ihre sozialmedizinische Erfassung. In: Sozialpolitik und Produktionsprozeß, WSI-Studie Nr. 40, Köln: Bund, 1981, S. 37-48

von Ferber, L./Schröer, A.: Arbeitsunfähigkeitsdaten als Grundlage der Verlaufsbeobachtung chronischer Krankheiten. In: Oeff Gesundheitswes, 46. Jg., 1984, S. 71-79

von Ferber, L./Slesina, W.: Betriebliche Mikroepidemiologie arbeitsbedingter Krankheiten. In: Medizinische Soziologie, Jahrbuch 3, Frankfurt/Main: Campus, 1983, S. 105-131

von Ferber, L./Slesina, W./Renner, A./Schröer, A.: Arbeitsbedingte Krankheiten in zwei Stahlwerken. In: Forschungsverbund 'Laienpotential, Patientenaktivierung und Gesundheitsselbsthilfe' (Hrsg.), Gesundheitsselbsthilfe und professionelle Dienste. Integrierter Abschlußbericht, Düsseldorf 1984, S. 311-361

Hüllemann, K.: Zur Frage der Vermeidung der Streßreaktion durch körperliche Aktivität. In: Halhuber, M.J. (Hrsg.), Psychosozialer "Streß" und koronare Herzkrankheit 2, Berlin: Springer, 1978, S. 93- 105

Jesdinsky, H.J.: Kritische Bemerkungen zum Ansatz bei Laboratoriumsversuchen. In: Griesser, G./Wagner, G. (Hrsg.): Automatisierung des klinischen Laboratoriums, Stuttgart 1968, S. 193-199

Junghanns, H.: Die Wirbelsäule in der Arbeitsmedizin. In: ASP, 10. Jg., 1975, S. 157-160

Kliesch, G./Nöthlichs, M./Wagner, R.: Arbeitssicherheitsgesetz. Kommentar, Berlin: E. Schmidt, 1978

Kurth, R.: Die Auswirkungen technischer Änderungen auf die Arbeit. In: Angewandte Arbeitswissenschaft, Heft 105, 1985, S. 24-35

Magora, A.: Investigation of the relation between low back pain and occupation. IV. Physical requirements: bending, rotation and sudden maximal effort. In: Scand J Rehabil Med, Vol. 5, 1973, S. 186- 190

Mergner, U./Osterland, M./Pelte, K.: Arbeitsbedingungen im Wandel, Göttingen: O. Schwartz & Co., 1975

Nitsch, J.R. (Hrsg.): Streß, Bern: Huber, 1981

Paffenbarger, R.S.,Jr./Hyde, R.T.: Exercise as protection against heart attack. In: N Engl J Med, Vol. 302, 1980, S. 1026- 1027

Slesina, W.: Arbeitsanalyse unter dem Gesichtspunkt der Gesundheitsvorsorge. Habilitationsschrift. Med. Fakultät Düsseldorf, 1985

Weintraub, A.: Psychosomatische Schmerzsyndrome des Bewegungsapparates und ihre Konfliktspezialität. In: ders. et al. (Hrsg.): Psychosomatische Schmerzsyndrome des Bewegungsapparates, Basel 1975, S. 153-165

Wickström, G.: Effect of work on degenerative back disease. A review. In: Scand J Work Environ Health, Vol. 4, 1978, S. 1-12

# WEGE ZUR VERBESSERUNG DER ÄRZTLICHEN VERSORGUNG AM BEISPIEL DER AMBULANTEN KASSENÄRZTLICHEN DIABETIKERBETREUUNG

P. Helmich
In der Haag 7, D-4051 Brüggen

Summary

The transfer of diagnostic and therapeutic concepts based on the experience with hospitalized patients to the field of primary health care is often questionable. Measures to improve out-patient care should arise from the evaluation of data obtained in ambulatory medical practice.
The management of diabetic patients is presented as an example. 12 practising physicians included 163 patients in a randomized cross-over trial to whom an intensive dietary counseling by a trained dietary assistent was offered in one phase, and left the patients under usual care conditions in the other phase of 6 months each. Following this trial, which showed a significant improvement of the blood sugar levels in the intensive phase, an observational study on the maintenance of the effects attained is under way. During the course of the study which is performed in constant touch with the diabetologists and the statisticians within the University, a marked improvement of the cooperation between physicians has been achieved.

Medizinische Forschung ist über Jahrhunderte ausschließlich in der Klinik betrieben worden, am stationär-klinischen Patienten. Diagnostische Strategien, wie Therapiepläne, wurden und werden an 10 % der erkrankten Patienten erarbeitet; für die 90 % ambulant versorgten Kranken fehlt es weitgehend an wissenschaftlich geprüften Versorgungskonzepten. Es kommen zunehmend Zweifel auf, ob die klinische Medizin in ihrer Anwendbarkeit auf ambulante Krankenversorgung direkt übertragbar ist. Insbesondere lassen die Nutzen-Risikofrage wie die Nutzen-Kostenfrage Probleme deutlich werden, die das Funktionieren unseres Gesundheitssystems insgesamt in Frage stellen.

Der Allgemeinarzt als Hauptträger der ärztlichen Primärversorgung in aller Welt benutzt ein **exkludierendes Verfahren**, um täglich 30 - 50 Patienten zu betreuen. Eine allgemeinärztliche "Gesunderklärung" z.B. benötigt häufig 10 Minuten und kostet 12,50 DM; bis ein stationärer Patient für gesund erklärt wird, vergehen 5 Tage, und es kostet einige tausend Mark.

Mein Thema lautet: Wege zur Verbesserung der ärztlichen Versorgung. Diese Formulierung unterstellt einmal, daß prüfbare Kriterien für die jetzige Versorgung verbesserungswürdig und schließlich, daß sie verbesserungsfähig ist.

Die Komplexität biologischer Systeme, die Undefinierbarkeit von Gesundheit und Krankheit machen es sicherlich schwierig, ärztliches Tun zu beurteilen. Ist die Zielgröße eindeutig und "technisch abrufbar", kann die Versorgungsgüte einfacher bestimmt werden als wenn ich die Persönlichkeit des Patienten mit all' seinen Weltbezügen und seiner Lebensqualität im Blickfeld habe.

Im folgenden soll berichtet werden, wie wir uns bemüht haben, die Versorgung der Diabetiker im Rahmen der kassenärztlichen Betreuung durch eine Reihe planvoll aufeinander aufbauenden Studien zu verbessern.

In einer ersten Untersuchung hat ein Doktorand den Istzustand erarbeitet. In unserer Doppellandpraxis waren 1981 222 Diabetiker bekannt, das waren 5,5 % der Gesamtklientel. Durch Hochrechnungen wird der Diabetiker-Anteil in der deutschen Bevölkerung mit 3 % angegeben. Der Anteil der unentdeckten Diabetiker ist nicht exakt zu erfassen, daher sind noch entscheidende Fragen der Epidemiologie des

Diabetes offen. Da wir damals bis auf wenige Ausnahmen alle Diabetiker des 7.000 Einwohner zählenden Dorfes betreuten, konnten wir den Diabetiker-Anteil der Bevölkerung mit 3,2 % errechnen.
Inzwischen liegen weitere Untersuchungen über die Häufigkeit von Diabetikern in Kassenpraxen vor. Die individuelle Qualifikation, wie die Gesamtversorgung des Wohndistriktes mit Allgemeinärzten und Internisten, ließ Häufigkeitsschwankungen zwischen 1 % und 11 % Diabetiker in der Gesamtklientel der Kassenärtze finden. Es gilt also nur mit Vorbehalt, daß jeder Kassenarzt durch die Auszählung seiner Diabetiker einen Hinweis auf die unentdeckten Diabetiker erhält.

Das gravierendste Ergebnis der Erstuntersuchung in unserer Praxis war die Qualität der Blutzucker-Einstellungen. Mehr als die Hälfte der Zuckerkranken war mäßig bis schlecht eingestellt! Wir haben dann durch die Auswertung einer weiteren Untersuchung erfahren, daß unsere Beratung der Diabetiker insuffizient war. Sowohl die 2 Ärzte wie die 6 Arzthelferinnen führten eine unzureichende Diätberatung bei den Zuckerkranken durch. Der entscheidende Schritt zu einer Verbesserung der Versorgung war m.E. getan, als wir als Praxisteam erkannten, daß nicht die Patienten zu dumm waren, eine für ihre Krankheit angemessene Diät einzuhalten, sondern daß wir als betreuende Praxis eine unzureichende Schulung für die Zuckerkranken anboten.

Eine Information bei Diabetes-Zentren ergab, daß der Einsatz von qualifizierten Diät-Assistentinnen im Rahmen eines fest definierten Schulungsprogrammes eine unverzichtbare Voraussetzung für den Schulungserfolg ist.
Für unsere Praxis allein war die Anstellung einer Diät-Assistentin zu teuer, und wir hätten sie auch nicht mit unseren Patienten allein beschäftigen können. Nach Absprache mit den Kollegen aus dem Raum Brüggen gelang es, eine Gruppe von 12 Allgemeinärzten zu gewinnen, die gemeinsam eine Diät-Assistentin zur Beratung ihrer Diabetiker einstellen wollten. Nachdem ein Diabetologe und ein Statistiker der Medizinischen Fakultät der Universität Düsseldorf (Friedrich A. Gries und Hans J. Jesdinsky) die wissenschaftliche Beratung für diese Studie übernommen hatten, wurde das Projekt wegen seines modellhaften Charakters vom Zentral-Institut für die kassenärztliche Versorgung in Köln finanziell gefördert.

Im Untersuchungszeitraum wurden 833 Diabetiker in den 12 Kassen-

praxen betreut.
Der Studieplan war so angelegt, daß er sich in den normalen Praxisablauf integrieren ließ. Es bedurfte eines intensiven Lernprozesses, um dem Praktiker das Zugeständnis unverzichtbarer methodischer Vorgaben abzuringen, weil dieser vor allem die Durchführbarkeit im geschäftigen Praxisalltag im Auge hatte. Der klinische und theoretische Wissenschaftler dagegen sorgte sich um die wissenschaftliche Güte des Studiendesigns, um ein aussagefähiges Ergebnis vorzubereiten. Gern erinnere ich mich an die von Offenheit und Verständis getragenen Gespräche, die alle Beteiligten in eine gemeinsame Aufgabe einbanden.

Die Hauptstudie, deren Planung und Ergebnisse publiziert wurden (1), wurde über 2 Phasen von jeweils 6-monatiger Dauer mit Wechsel der Behandlungsmethode angelegt. Gruppe 1 - die Gruppe, welche während des 1. Halbjahres beraten wird - wird durch Gruppe 2, welche lediglich die bisherige Praxisbetreuung erfährt, kontrolliert. Nach 6 Monaten werden die Gruppen ausgetauscht, so daß eine cross-over-Analyse der Ergebnisse möglich wird. Die Zuordnung der Patienten zu den Gruppen ist zufallsbestimmt. Das definierte Beratungsprogramm umfaßt 6 Beratungstermine im Halbjahr. Beobachtete Variablen waren: postprandialer Blutzuckerspiegel, Körpergewicht, bezogen auf die Körpergröße, antidiabetische Medikation.

Durch Ausschlußkriterien wie Altenheimbewohner, Bettlägerigkeit, Krankenhausaufenthalt und unzureichende Dokumentation war das Kollektiv von 833 auf 353 Patienten reduziert.
Trotz mehrerer Treffen der Praxisteams war das Engagement einzelner Praxen sehr gering. Dies zeigte sich in der schwachen Akzeptanz der Diätberaterin, in einer unzureichenden Wahrnehmung der angebotenen Beratungstermine sowie in mangelhafter Dokumentation gemäß des Studiendesigns. Wegen dieser Schwierigkeiten kamen von den 353 eingeschlossenen Diabetikern nur 163 in die Auswertung.

Die wichtigsten Ergebnisse der Hauptstudie im 1. Studienjahr - die Untersuchung lief insgesamt 3 Jahre, die 2 letzten Jahre werden z.Z. ausgewertet - waren:

1. Als Beratungseffekt konnte eine postprandiale Blutzuckersenkung von 21,5 mg% nachgewiesen werden. Diese mittlere Blutzuckersenkung erscheint bedeutsam, weil sie erreicht wurde durch Teilnahme an 3 - max. 6 Einzelberatungen von 20-30 Minuten. Die Forde-

rung der Diabetologen, daß zu einer Diabetikerbetreuung eine kompetente Schulung in Diätfragen gehört, wurde durch unsere Untersuchung für den ambulanten kassenärztlichen Betreuungsbereich bestätigt.

2. Es konnte kein Einfluß der Beratung durch die Diät-Assistentin auf die Medikation bzw. die Dosierungshöhe festgestellt werden. Bei einer mittleren Blutzuckerreduzierung von 21,5 mg% kann eine Medikamenteneinsparung erwartet werden. Bleibt sie aus, ist sie womöglich als verzögerte ärztliche Reaktion auf die Güte einer aktuellen Stoffwechselsituation zu interpretieren.

3. Eine Abhängigkeit der Blutzuckeränderung von der Häufigkeit der wahrgenommenen Beratungstermine konnte nicht nachgewiesen werden. Diese Beobachtung überrascht, da die von den Diabetologen konzipierten Schulungsprogramme für Typ-II-Diabetiker weit umfangreicher sind als das von uns eingesetzte Schulungsprogramm. Dies gilt insbesondere für den zeitlichen Aufwand.

4. Überraschend war ebenfalls, daß kein Zusammenhang zwischen postprandialer Blutzuckerreduktion und Abnahme des Übergewichtes festzustellen war.

5. In 9 von 12 Praxen wurden in 12 Monaten 91 Diabetiker neu entdeckt, im Mittel 10 Diabetiker je Praxis. Die Sensibilisierung und Fortbildung der Ärzte und Arzthelferinnen für den Diabetes hatte zu einer sprunghaften Serie von Diabetiker-Entdeckungen unter Praxisbedingungen geführt. Würden alle 25.000 Arbeitsplätze der Bundesrepublik in ihren Praxen 10 bisher unentdeckte Diabetiker aufspüren, wären 250.000 Zuckerkranke adäquat zu betreuen, die heute nichts von ihrer Krankheit wissen und deshalb unbehandelt bleiben.

6. Zwar nicht aus der Dokumentation ablesbar, aber während der Studie gewonnen ist die Erkenntnis, daß es ebenso wichtig und lohnend ist, die Helferinnen wie die Ärzte im Umgang mit dem Diabetiker zu schulen: Etwa 80 % der Kontaktzeit des Diabetikers in der Praxis gestaltet die Helferin und nicht der Arzt!

Die sich anschließende reine Beobachtungsphase ohne weitere Intervention wird zeigen, ob auch langfristige Verbesserungen möglich

waren. Bisher hat sich bereits gezeigt, daß in Zusammenarbeit von Wissenschaftlern und praktizierenden Kassenärzten aussagefähige Untersuchungen zur Qualität ambulanter ärztlicher Versorgung durchgeführt werden können. Allgemeinärztliche Kassenärzte sind gewillt und fähig, die Güte ihrer Patientenversorgung zu verbessern.
Neben der Erarbeitung wissenschaftlich verwertbarer Daten hatte die Studie den wichtigen Zusatzeffekt, daß in mehr als der Hälfte der beteiligten Praxen die Betreuung der Diabetiker bleibend verbessert wurde. Urinzucker-Selbstkontrollen wurden zum regelhaften Angebot, gezielt wird die Blutzucker-Selbstkontrolle bei Typ-I-Diabetikern durch Zuweisung an entsprechende Schulungszentren vermittelt, der Labortermin wurde zu einem Beratungstermin.

Diätberatung wird inzwischen grundsätzlich in jeder der 12 Praxen vom <u>Praxisteam</u> durchgeführt.

Der kategorische Imperativ des nächsten Jahrzehntes kann heißen:

Trotz mehr Ärzten weniger Medizin!

Wir müssen lernen, das Notwendige zu tun und das Überflüssige zu lassen!

(1) Werdier, D., Jesdinsky, H.J., Helmich, P.: A randomized controlled study on the effect of diabetel counseling in the offices of 12 general practitioners.
Rev. Epidém. Santé Publ. <u>32</u> (1984), S. 225-229

# WISSENSREPRÄSENTATION FÜR FORTGESCHRITTENE COMPUTER-ANWENDUNGEN

Bernd Neumann
Fachbereich Informatik
Universität Hamburg
Schlüterstr. 70, D-2000 Hamburg 13

Summary

In recent years concepts and techniques have been developed in Computer Science and, in particular, in Artificial Intelligence which open up possibilities of a special kind. It is now possible to apply sophisticated programs to tasks which would require intelligence if carried out by humans, for example intelligent decision making, medical consultation or automatic image interpretation. One of the key reasons for this progress is the development of knowledge representation techniques and knowledge-based system architectures. It is shown by means of introductory examples that a knowledge-based approach offers several advantages, including transparency, adaptability, and an improved user interface. The main part of the presentation will deal with different ways of representing knwoledge. It is shown how IF-THEN rules may be used to represent knowledge in so-called expert systems which are designed to outperform human experts in certain domains, e.g. in medical diagnosis. While the resulting system architecture is particularly simple, such rules are certainly not adequate for representing highly structured knowledge. Several other techniques are described, including semantic nets which expose the interrelationships between pieces of knowledge by named links and lend themselves to an illustrative graphical representation. As the need arises to represent more aspects of this world in more detail and more depth, knowledge representation mechanisms have to fullfill sophisticated and mainfold requirements. The presentation concludes with some advanced methods and forthcoming applications.

Kurzfassung

Der Beitrag führt zunächst in das Forschungsgebiet "Künstliche Intelligenz" ein. Es wird gezeigt, welche Rolle Wissensrepräsentation bei der Lösung komplexer Aufgaben spielt. Der Hauptteil des Beitrages befaßt sich mit verschiedenen Techniken der Wissensrepräsentation und zeigt dabei Vor- und Nachteile der einzelnen Verfahren auf. Der Unterschied zwischen konventioneller und wissensbasierter Systemarchitektur wird verdeutlicht.

## 1. Was ist "Künstliche Intelligenz"?

Wissensrepräsentation ist ein zentraler Forschungsgegenstand der Künstlichen Intelligenz (KI). Da sich dieser Beitrag auch an fachfremde Leser wendet, wird im folgenden kurz dargestellt, um was es in der KI geht und an welcher Stelle Wissensrepräsentation zum Tragen kommt.

Die Bezeichnung des Fachgebietes ist eine Übersetzung des amerikanischen "Artificial Intelligence". Dieser schillernde Titel ist mittlerweile 20 Jahre alt und kann wohl - sehr zum Bedauern vieler KI-Forscher - nicht mehr durch einen seriösen Namen ersetzt werden. Denn kaum jemand aus dem KI-Bereich hat eine klare Definition des Begriffs 'Intelligenz' parat. In der Tat ist 'Intelligenz' aus der Sicht der KI eine wissenschaftliche Leerformel - im Gegensatz beispielsweise zur Experimentellen Psychologie, in der 'Intelligenz' aufgrund anderer wissenschaftlicher Methoden sehr wohl definiert ist.

KI umschreibt ein Forschungsgebiet, in dem es um Computerlösungen für Probleme geht, die, falls sie ein Mensch lösen müßte, Ingelligenz erfordern. Dabei wird der Mensch in ganz unterschiedlicher Weise zum Vorbild genommen. In einer erst kürzlich erschienenen KI-Einfuhrung (CHARNIAK und McDERMOTT 85) wird KI beispielsweise als "Erforschung mentaler Prozesse mithilfe von Berechnungsmodellen" definiert. Hier steht also eine Erklärung menschlicher Intelligenz im Vordergrund. Aus der Sicht vieler anderer KI-Forscher geht es jedoch in erster Linie um Rechnerlösungen für gewisse komplexe Probleme - eben solche, die gemeinhin beim Menschen Intelligenz erfordern.,

Wie man auch zur Definition von KI steht - das Forschungsgebiet KI existiert und ist darüberhinaus derzeit in einer lebhaften Expansion begriffen. Eine erste Vorstellung von den in der KI behandelten Problemen vermitteln die primären Anwendungsgebiete:

- Natürlichsprachliche Systeme
  (z.B. Befragung von Datenbanken in natürlicher Sprache)

- Bildverstehen
  (z.B. Auswertung von Kamerabildern zur Lenkung eines autonomen Fahrzeugs)

- Robotik
  (z.B. selbsttätige Planung bei einer Montageaufgabe)

- Expertensysteme
  (z.B. Beratung bei der medizinischen Diagnose)

- Deduktionssysteme
  (z.B. Korrektheitsprüfungen für Rechnerprogramme)

- Kognitive Psychologie
  (Modelle für kognitive Prozesse, z.B. Lernen)

Obwohl jedes Teilgebiet seine eigene Problematik hat und auch spezifische, anwendungsbezogene Lösungen kennt, gibt es dennoch gemeinsame methodische Grundlagen, die den eigentlichen Kern der KI ausmachen. Die wichtigsten Methoden sind

- Heuristische Suche
- Deduktion
- Wissensrepräsentation
- Informelles Schließen
- Wissenserwerb

sowie - auf niedrigerer Ebene - spezielle KI-Programmiermethoden.

Die Bedeutung von Suchverfahren, speziell der Heuristischen Suche (bei der man Wissen zur Reduktion des Suchaufwandes heranzieht), kommt daher, daß es für typische KI-Probleme im allgemeinen keine Lösungsverfahren gibt, die direkt zum Ziel führen. Vielmehr ist man meist auf geschicktes Probieren, auf das Verfolgen und Verwerfen von unsicheren Hypothesen und das Generieren vieler Alternativen angewiesen.

Deduktionstechniken benutzen logische Zusammenhänge zur Lösung von Problemen. Hierfür wird weiter unten im Zusammenhang mit logischer Wissensrepräsentation ein ausführliches Beispiel gebracht.

Wissensrepräsentation - das engere Thema dieses Beitrages - spielt in allen

Anwendungsgebieten eine fundamentale Rolle. Dies war durchaus nicht von Anfang an klar. Wesentliche Forschungsarbeiten der sechziger Jahre hatten zum Ziel, allgemeine und anwendungsunabhängige Problemlösungstechniken zu entwickeln, wie z.B. der 'General Problem Solver' in ERNST und NEWELL 69. Erst später wurde duetlich, daß die Leistungsfähigkeit eines Problemlösers entscheidend von Wissen über das Problemgebiet abhängt.

Die letztgenannten Methoden - Informelles Schließen und Wissenserwerb - sind aktueller Forschungsgegenstand. Informelles Schließen bezeichnet die für Menschen charakteristische Fähigkeit, aus unsicherem oder unvollständigen Fakten vernünftige Folgerungen abzuleiten. Die Bedeutung derartiger Verfahren hangt eng damil zusammen, daß Alltags- und Erfahrungswissen bei vielen fortgeschrittenen KI-Anwendungen mit einbezogen werden muß.

Wissenserwerb schließlich ist eine Aufgabe, die derzeit als der Flaschenhals vieler KI-Anwendungen angesehen wird. Hier geht es um systematische Verfahren, mit denen das für ein KI-System erforderlichen Wissen - z.B. menschliches Expertenwissen - aufbereitet und in eine rechneradäquate Form gebracht werden kann. Menschliche Spezialisten, die dies beherrschen, werden gerne 'Wissensingenieure' genannt. Es gibt allerdings bisher kaum Techniken für eine ingenieursmäßige Lösung dieser Problematik.

## 2. Was sind "wissensbasierte Systeme"?

Die Bedeutung von Wissen für Problemlösungen in der KI wurde bereits hervorgehoben. In diesem Abschnitt soll nun in größerem Detail erläutert werden, welche Arten von Wissen eine Rolle spielen und was unter einem wissensbasierten System zu verstehen ist.

Eine Gliederung in verschiedene Arten von Wissen ergibt sich, wenn man danach fragt, welche Informationen für die Bearbeitung eines Problems herangezogen werden müssen.

Als erstes ist Wissen über den Aufgabenbereich ("Domänenwissen") zu nennen. Hierzu gehören die Gesetzmäßigkeiten, typische Probleme und Lösungsmethoden, aber auch die charakteristischen Eigenschaften und Beziehungen von Objekten des Aufgabenbereiches. Bei einem Expertensystem für medizinische Diagnose, beispielsweise, ist unter Domänenwissen medizinisches Fachwissen zu verstehen. Als 'Objekte' des Aufgabenbereichs sind in diesem Fall der Mensch und seine biologischen Komponenten anzusehen, aber auch Zellstrukturen, bakteroide Organismen, etc. Domänenwissen wird in Expertensystemen häufig in Form von WENN-DANN-Regeln gespeichert. Die folgende Regel ist Bestandteil der Wissensbasis von MYCIN, einem vielbeachteten

Expertensystem zur Diagnose bakterieller Infektionen und zur Therapieberatung (BUCHANAN und SHORTLIFFE 84).

WENN 1) die Gram-Färbung eines Organismus Gram-negativ ist, und
2) die Form des Organismus stäbchenförmig ist, und
3) die Aerobizität des Organismus anaerobisch ist,

DANN: ist die Identität des Organismus wahrscheinlich (0.6) bakteroid.

Dies ist eine Paraphrase der weniger leicht verständlichen Originalform:

```
(PREMISE:    ($AND  (SAME CNTXT GRAM GRAMNEG)
                    (SAME CNTXT MORPH ROD)
                    (SAME CNTXT AIR ANAEROBIC))
 ACTION:     (CONCLUDE CNTXT IDENTITY BACTEROIDS TALLY .6))
```

Ein zweiter Wissensbereich bezieht sich auf die <u>konkrete Aufgabe</u>. Hierunter fallen alle Angaben zur Problemstellung, z.B. die Symptome eines Patienten und der Befund von Labortests. Weiterhin gehören Anforderungen an die Lösung dazu, z.B. die zur Verfügung stehende Rechenzeit oder die erforderliche Zuverlässigkeit. Problemwissen entspricht wohl nicht unserem intuitiven Wissensbegriff, wird allerdings in der KI wegen seiner engen Beziehungen zu Domänenwissen auch als 'Wissen' bezeichnet.

Ein dritter, häufig übersehener Wissensbereich bezieht sich auf den menschlichen <u>Benutzer</u> des technischen Systems. Zu einer Problemlösung gehört zweifellos auch Wissen über die Erwartungen und Möglichkeiten des Benutzers, z.B. ob er ein Laie oder Experte ist. Dieses Wissen kann auch sukzessive während eines Dialogs aufgebaut werden. Die rechnerinterne Repräsentation dieses Wissens wird 'Benutzermodell' genannt.

Die Tatsache, daß vielfaltiges Wissen zur Problemlösung herangezogen wird, macht ein System noch nicht <u>wissensbasiert</u> im Sinne der KI-Terminologie. Die folgenden Forderungen müssen erfüllt sein:

- Das für die Lösung einer Aufgabe erforderliche Wissen ist explizit und strukturiert repräsentiert.
- Das Verhalten des Systems wird durch dieses Wissen gesteuert.

Der erste Punkt zeigt den entscheidenden Unterschied zu konventionellen Systemen auf. Wissen darf nicht implizit in einem komplexen Programm versteckt sein, sondern muß in wohlstrukturierter Form als durchschaubarer Datenbestand eingebracht werden.

Dadurch ergeben sich die folgenden unterschiedlichen Systemarchitekturen:

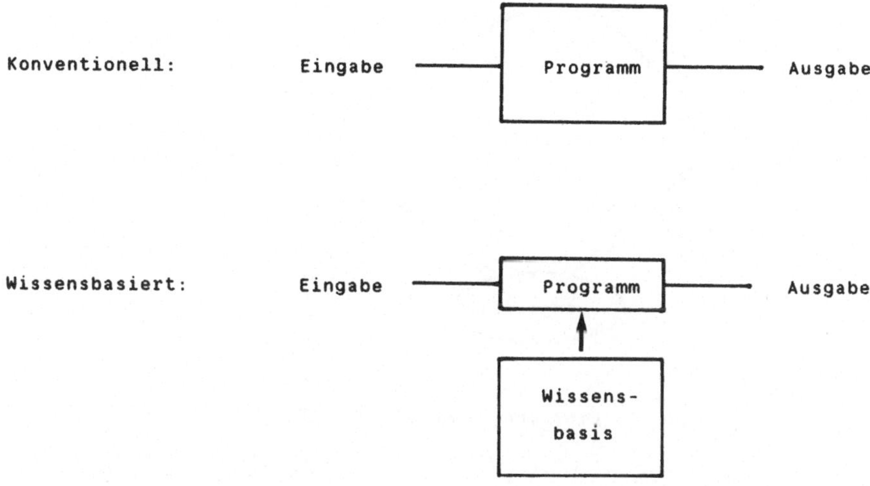


Der Programmteil des wissensbasierten Systems ist mit Bedacht kleiner gezeichnet. Dadurch, daß alles domänenabhängige Wissen in die Wissensbasis verlagert ist, besteht das eigentliche Programm im wesentlichen aus einem allgemeinen Interpreter, der im Idealfall für die verschiedensten Aufgabenbereiche identisch ist und deshalb keinen wesentlichen Programmieraufwand erfordert. Der softwaretechnische Vorteil der wissensbasierten Systemarchitektur liegt somit auf der Hand.

## 3. Semantische Netze

In diesem Abschnitt wird ein erster Repräsentationsformalismus vorgestellt, an dem sich wichtige Aspekte der Wissensrepräsentation erläutern lassen. In den folgenden Abschnitten werden dann Alternativen und Weiterentwicklungen aufgezeigt.

Semantische Netze wurden zunächst von Forschern aus dem Grenzgebiet zwischen KI und Kognitiver Psychologie als ein biologisch plausibler Repräsentationsformalismus vorgeschlagen (QUILLIAN 68), später jedoch innerhalb der KI stark erweitert und ausgebaut (HENDRIX 79). Ein semantisches Netz besteht aus einem Netz, das sich aus Knoten und Kanten zusammensetzt, sowie einer Vorschrift, die Knoten und Kanten mit Objekten und Beziehungen der realen Welt in Verbindung bringt. Diese Vorschrift heißt 'Semantik', sie gibt der formalen Struktur des Netzes Bedeutung.

Abb. 1 zeigt ein einfaches semantisches Netz, dessen Knoten vier verschiedene Konzepte repräsentieren. Die Kanten drücken die Oberbegriffsbeziehung zwischen jeweils zwei Konzepten aus (AKO = 'a-kind-of').

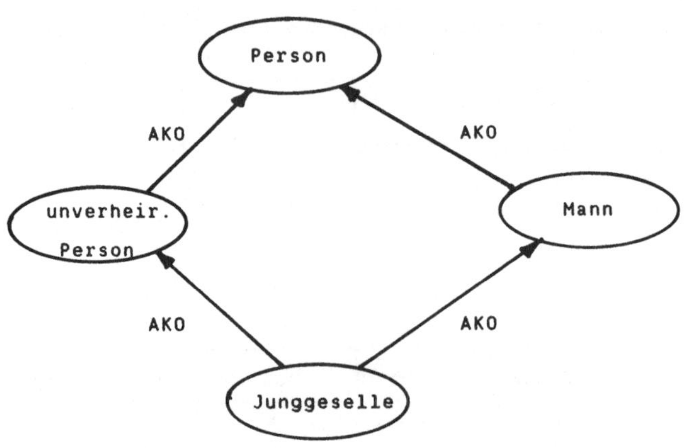


Abb. 1: Einfaches semantisches Netz

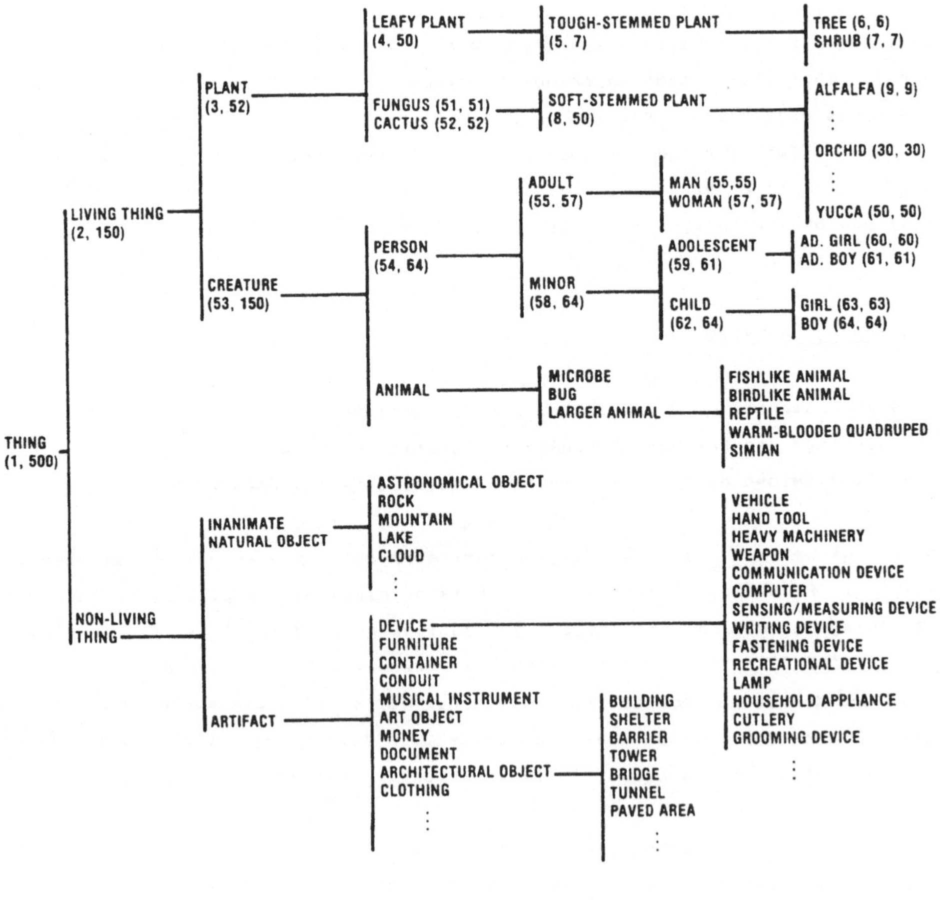

- THING (1, 500)
  - LIVING THING (2, 150)
    - PLANT (3, 52)
      - LEAFY PLANT (4, 50)
        - TOUGH-STEMMED PLANT (5, 7)
          - TREE (6, 6)
          - SHRUB (7, 7)
        - SOFT-STEMMED PLANT (8, 50)
          - ALFALFA (9, 9)
          - ⋮
          - ORCHID (30, 30)
          - ⋮
          - YUCCA (50, 50)
      - FUNGUS (51, 51)
      - CACTUS (52, 52)
    - CREATURE (53, 150)
      - PERSON (54, 64)
        - ADULT (55, 57)
          - MAN (55,55)
          - WOMAN (57, 57)
        - MINOR (58, 64)
          - ADOLESCENT (59, 61)
            - AD. GIRL (60, 60)
            - AD. BOY (61, 61)
          - CHILD (62, 64)
            - GIRL (63, 63)
            - BOY (64, 64)
      - ANIMAL
        - MICROBE
        - BUG
        - LARGER ANIMAL
          - FISHLIKE ANIMAL
          - BIRDLIKE ANIMAL
          - REPTILE
          - WARM-BLOODED QUADRUPED
          - SIMIAN
  - NON-LIVING THING
    - INANIMATE NATURAL OBJECT
      - ASTRONOMICAL OBJECT
      - ROCK
      - MOUNTAIN
      - LAKE
      - CLOUD
      - ⋮
    - ARTIFACT
      - DEVICE
        - VEHICLE
        - HAND TOOL
        - HEAVY MACHINERY
        - WEAPON
        - COMMUNICATION DEVICE
        - COMPUTER
        - SENSING/MEASURING DEVICE
        - WRITING DEVICE
        - FASTENING DEVICE
        - RECREATIONAL DEVICE
        - LAMP
        - HOUSEHOLD APPLIANCE
        - CUTLERY
        - GROOMING DEVICE
        - ⋮
      - FURNITURE
      - CONTAINER
      - CONDUIT
      - MUSICAL INSTRUMENT
      - ART OBJECT
      - MONEY
      - DOCUMENT
      - ARCHITECTURAL OBJECT
        - BUILDING
        - SHELTER
        - BARRIER
        - TOWER
        - BRIDGE
        - TUNNEL
        - PAVED AREA
        - ⋮
      - CLOTHING
      - ⋮

Abb. 2: Taxonomie von physikalischen Objekten

Diese Beziehung ist für die Strukturierung von Wissen außerordentlich wichtig, denn sie erlaubt es, Taxonomien aufzubauen.

Abb. 2 zeigt einen Ausschnitt aus einer Taxonomie für physikalische Objekte (aus SCHUBERT et al. 83). Hier sind aus Gründen der Übersichtlichkeit mehrfache Kanten zusammengezogen worden. Die Knoten sind zusätzlich mit einem Indexpaar zur Unterstützung von Evaluierungsprogrammen versehen.

Hierarchische Strukturen können auch durch andere Beziehungen entstehen. Abb. 3 (aus SCHUBERT et al. 83) zeigt eine mehrfache TEIL-VON-Hierarchie. Die Knoten entsprechen verschiedenen Körperteilen oder Gruppen von Körperteilen. Die Kanten markieren die TEIL-VON-Beziehung (P = part-of).

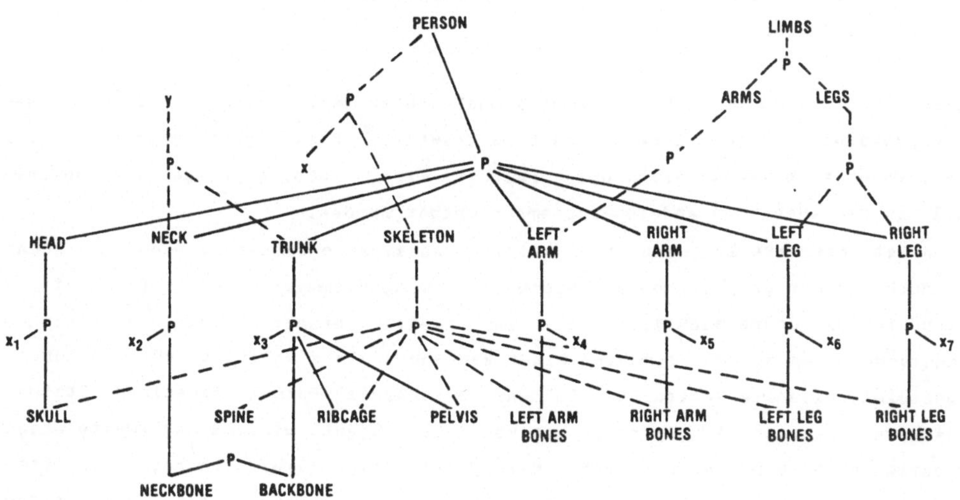


Abb. 3: Mehrfache TEIL-VON-Hierarchie.

In einem Semantischen Netz können jeweils nur zwei Knoten mit einer Kante verbunden werden. Dadurch werden formal zweistellige Beziehungen repräsentiert. Mehrstellige Beziehungen können jedoch grundsätzlich in mehrere zweistellige Beziehungen transformiert werden. Dies soll an einem Beispiel gezeigt werden. Zu repräsntieren sei:

"Dr. Schmidt hat Frau Müller am 17.2.1985 zwei Tabletten Eudormol verschrieben"

Offenbar geht es hier um eine "Verschreibbeziehung" zwischen den vier Komponenten "Dr. S.", "Frau M.", "17.2.1985" und "zwei Eudormol". Anstelle dieser vierstelligen Relation wird der Sachverhalt mit fünf zweistelligen Relationen repräsentiert:

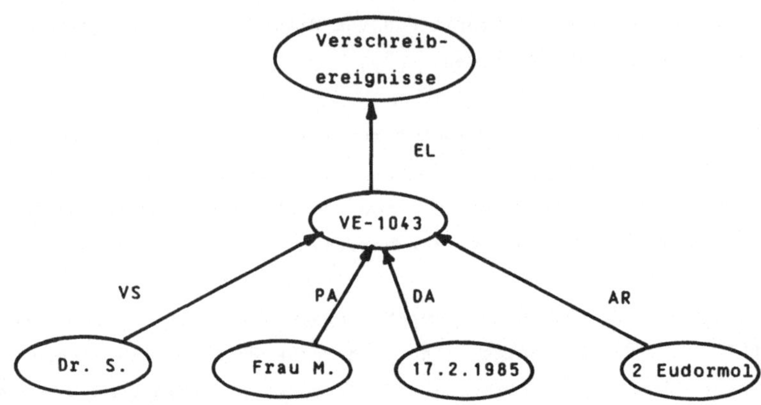


Hier bedeuten die Kantenmarkierungen: EL = ELEMENT-VON, VS = VERSCHREIBER, PA = PATIENT, DA = DATUM und AR = ARZNEI.

Semantische Netze sind im Rechner leicht symbolisch zu repräsentieren und auch wegen ihrer graphischen Anschaulichkeit sehr attraktiv. Diese geht jedoch schnell verloren, wenn der Wissensbestand umfangreicher wird. Abb. 4 zeigt ein solches Beispiel, an dem auch noch andere Probleme sichtbar werden.
Zum einen ist festzustellen, daß die inhaltlich zusammengehörigen Datenobjekte weder formal noch in der graphischen Wiedergabe zusammengeklammert werden. Dies ist der Hauptgrund für die Unübersichtlichkeit. Zum zweiten erweist sich die einfache Zuordnung von Knoten zu den Elementen einer Beziehung als simplizistisch. In Abb. 4 haben beispielsweise die Knoten "Dr. S." und "2 Eudormal" formal denselben Status. Aber offenbar bezeichnet der erste ein konkretes Objekt, während der zweite wegen seiner Beziehungen zu mehreren Verschreibereignissen nicht zwei konkrete Tabletten sondern eine abstrakte Arznei wiedergibt. Die Knoten haben also einen unterschiedlichen expistemologischen Status. Zudem liegt es nahe, den Knoten "2 Eudormal" weiter zu strukturieren, etwa in Dosierung "2" und Arzneityp "Eudormal".

Diese Beispiele berühren nur einige der Feinheiten, die bei einer sorgfältigen und schlüssigen Wissensrepräsentation zu beachten sind. Sie sollen an dieser Stelle lediglich verständlich machen, daß semantische Netze - naiv angewandt - nicht in jedem Fall ein geeignetes Repräsentationswerkzeug sind.

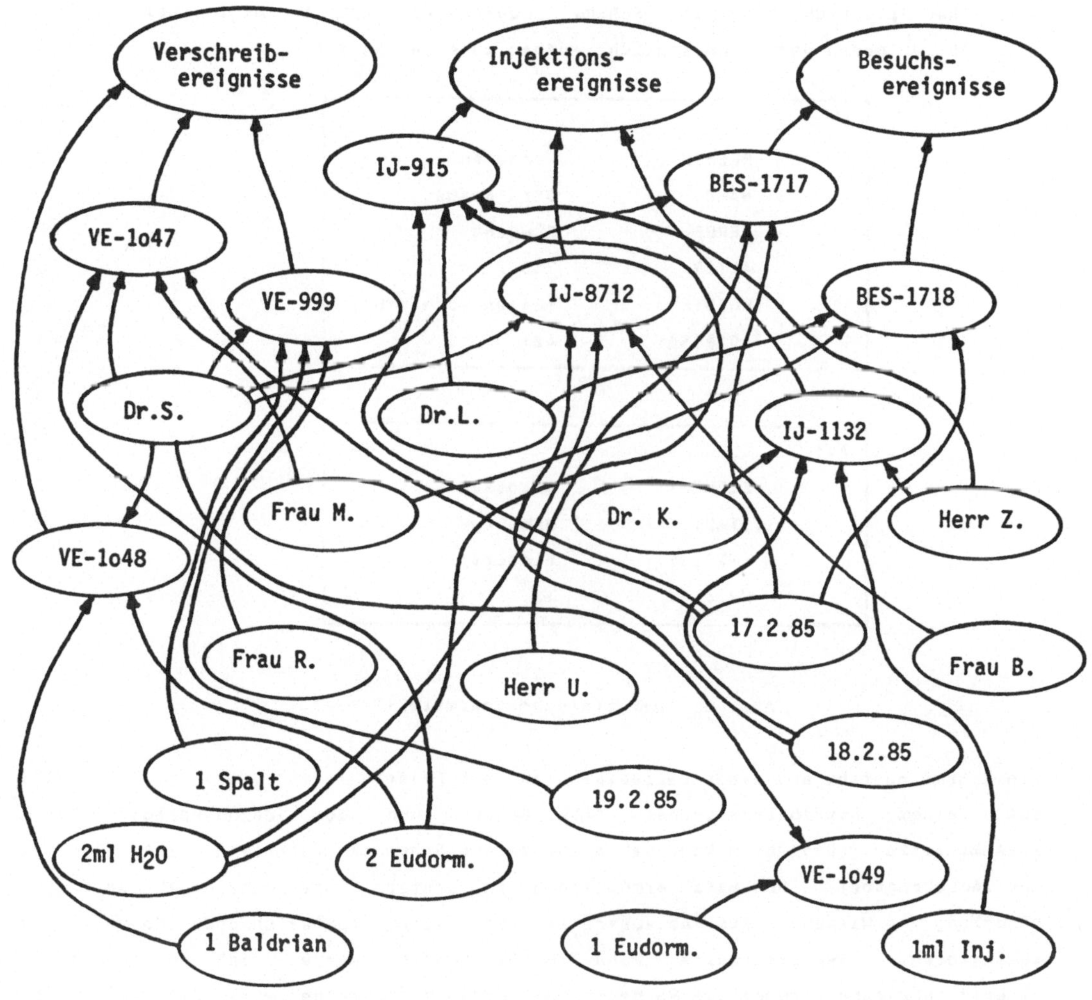


Abb. 4: Probleme mit semantischen Netzen

## 4. Schemata

Eine wesentlich besser strukturierte Wissensrepräsentation ergibt sich, wenn die Objekte nicht als atomare Knoten sondern als in sich gegliederte Einheiten repräsentiert werden. Eine solche Einheit stellt dann gewissermaßen den Rahmen für objektinterne Eigenschaften und Beziehungen dar, deshalb die Bezeichnung 'frame' im englischen Sprachtum, hier mit 'Schema' übersetzt. Abb. 5 zeigt zwei einfache Schemata, an denen der grundsätzliche Aufbau zu erkennen ist.

```
P13
          ELEMENT:       Personen
          NAME:          Otto Krause
          BERUF:         Student
          ALTER:         ?23
          HOBBIES:       {Essen, Schlafen}
          ADRESSE:       A27
```

```
A27
          ELEMENT:       Adressen
          STADT:         Hamburg
          STRASSE:       Bieberstr.
          NR.:           13
```

Abb. 5: Zwei einfache Schemata (frames)

Ein Schema besteht aus einer beliebigen Zahl von Feldern (slots), die sich jeweils aus einem Attributbezeichner (z.B. BERUF) und dem dazugehörigen Datum zusammensetzen. Das Datum kann dabei auf andere Schemata verweisen (z.B. A27 bei der Adreßangabe). Schemata ermöglichen in erster Linie eine objektzentrierte Bündelung von Wissen. Sie erlauben es aber auch, weiterführende Konzepte zu realisieren. Beispielsweise kann dafür gesorgt werden, daß bei fehlender Altersangabe eine vernünftige Vorbesetzung (default) verwendet wird, die dann aber auch als solche gekennzeichnet werden muß (hier: ?23).

In der Wissensrepräsentationssprache FRL (frame representation language, ROBERTS und GOLDSTEIN 77) sind einige interessante weiterführende Konzepte realisiert. Ein Schema in FRL hat die folgende formale Struktur:

```
(frame  (slot1     { (facet1     { (datum1     { (message1)
        (slot2...)   (facet2...)   (datum2...)   (message2)
          .            .             .             .
          .            .             .             .
          .            .             .             .
        (slotN...)   (facetN...)   (datumN...)   (messageN)))
```

Jedes Feld besteht aus einem Attributbezeichner und einem mehrfach untergliederten

Datenfeld. Die 'Facetten' eines Datenfeldes erlauben es, zwischen Angaben mit unterschiedlicher Modalität zu differenzieren. Das folgende Schema exemplifiziert einige dieser Möglichkeiten.

```
(S1044  (ISA            ($VALUE       (STUDENT)))
        (NAME           ($VALUE       (KLAUS MEIER)))
        (FACH           ($VALUE       (MEDIZIN)
                                      (INFORMATIK    (SEIT 1985))))
        (NATIONALITÄT   ($DEFAULT     (DEUTSCH)))
        (HOBBIES        ($VALUE       (MUSIK))
                        ($IF-ADDED    (COND  ((EQ :VALUE SF)
                                             (NOTIFY :FRAME SF-KLUB)))))
        (IQ             ($VALUE       (145           (NACH EIGENEN ANGABEN))
                        ($REQUIRE     (GREATERP :VALUE 100))))
```

Die Facettenbezeichner $VALUE und $DEFAULT kennzeichnen ein konventionelles Datum bzw. seine Vorbesetzung. Ein $IF-ADDED hat den Effekt, daß die angeschlossene Prozedur bei Eintragung eines Datums abläuft. Im Beispiel wird der Science-Fiction-Klub benachrichtigt, sobald das entsprechende Hobby eingetragen wird. Einen ähnlichen Effekt hat $REQUIRE, das ein Datum geeigneten Tests unterwirft, bevor es eingetragen wird.

Erwähnenswert ist auch noch ein Vererbungsmechanismus, der fehlende Daten bei Bedarf automatisch aus übergeordneten Schemata (angegeben im ISA-Feld) beschafft. Auf diese Weise kann z.B. die individuelle Eintragung eines zusätzlichen Attributes GEHALT unterbleiben, da das Gehalt für alle Studenten gemeinsam im übergeordneten Schema STUDENT mit Null verzeichnet wäre.

## 5. Prädikatenkalkül

Logik in der Notation des Prädikatenkalküls eignet sich vorzüglich zur Repräsentation von Wissen, auch für die Fälle, wo der Gegenstand auf den ersten Blick nicht viel mit Logik zu tun hat. Logische Repräsentationen haben die folgenden hauptsächlichen Vorteile:

- Logik erlaubt Deduktionen
- Logik hat eine präzise Semantik
- Logik wird durch eine Programmiersprache (PROLOG) unterstützt

Vielleicht überrascht es, daß Deduktionen nicht nur beim Problemlösen, sondern gerade auch bei der Wissensrepräsentation eine Rolle spielen. Der Grund liegt darin, daß Wissen nur in einfachen Fällen so repräsentiert werden kann, daß alle relevanten Fakten unmittelbar abgerufen werden können. Effektivitätsüberlegungen erfordern es im allgemeinen, daß ein (begrenzter) Bestand von nackten Fakten durch Deduktionsregeln angereichert wird, die dann die Beantwortung einer Fülle von Anfragen erlauben. Dies wird im folgenden anhand eines ausführlichen Beispiels illustriert.

Es sei der Bestand einer Bibliothek zu repräsentieren, die u.a. folgende Bücher enthält:

1 Buch über Fische
1 Buch über Säugetiere (ausgeliehen)
1 Buch über Tiere

Wie kann man die Frage

"Kann ich ein Buch über Affen und Löwen einsehen?"

automatisch beantworten? Zunächst müssen einige Abkürzungen vereinbart werden.

| | |
|---|---|
| BF | das Fischbuch |
| BS | das Säugetierbuch |
| BT | das Tierbuch |
| A | Affen |
| L | Löwen |
| F | Fische |
| S | Säugetiere |
| T | Tiere |
| A(x) | x ist ausgeliehen |
| E(x) | man kann x einsehen |
| Ü(x,y) | Buch x ist über y |
| O(x,y) | x ist Oberbegriff von y |

Der Zustand der Bibliothek kann damit folgendermaßen repräsentiert werden ( ¬ ist die Negation):

| | |
|---|---|
| ¬A(BF) | Ü(BF,F) |
| A(BS) | Ü(BS,S) |
| ¬A(BT) | Ü(BT,T) |

Die Anfrage lautet:

$(\exists x)\ (E(x)\ \&\ Ü(x,A)\ \&\ Ü(x,L))$

("Gibt es ein x derart, daß x einsehbar und über Affen und über Löwen ist?")

Um die Anfrage beantworten zu können, ist noch beträchtliches zusätzliches Wissen erforderlich.

O(T,F) O(S,A)

O(T,S) O(S,L)

("Tiere ist Oberbegriff von Fische", "Tiere ist Oberbegriff von Säugetiere", etc.)

(Ax) (Ay) (Az) (O(x,y) & O(y,x) => O(x,z))

("Für alle x,y und z gilt: Wenn x Oberbegriff von y und y Oberbegriff von z ist, so ist x Oberbegriff von z")

(Ax) (A(x) => ¬E(x))

("Für alle x gilt: Wenn x ausgeliehen ist, so ist x nicht einsehbar".)

(Ax) (Ay) (Az) (Ü(x,y) & O(y,z) => Ü(x,z))

("Für alle x,y und z gilt: Wenn x über y ist und y Oberbegriff von z ist, dann ist x über z".)

Auf diese Formeln kann jetzt ein allgemeingültiges Verfahren angewendet werden, das tatsächlich das gewünschte Ergebnis liefert:

"Ja, Sie können ein Buch über Affen und Löwen einsehen".

Auf Einzelheiten des Verfahrens kann hier nicht näher eingegangen werden. Wichtig ist jedoch die Feststellung, daß es sich dabei lediglich um eine syntaktische Manipulation der Formeln handelt, die für alle im Prädikatenkalkül notierten Probleme nach denselben Regeln abläuft. In der Tat ist das Verfahren Bestandteil der Programmiersprache PROLOG, muß also im Einzelfall gar nicht programmiert werden.

Hier wird der Unterschied zu einer konventionellen Lösung besonders deutlich: Die Formulierung einer Wissensbasis ist an die Stelle von problembezogener Programmierung getreten.

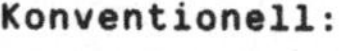

Konventionell:

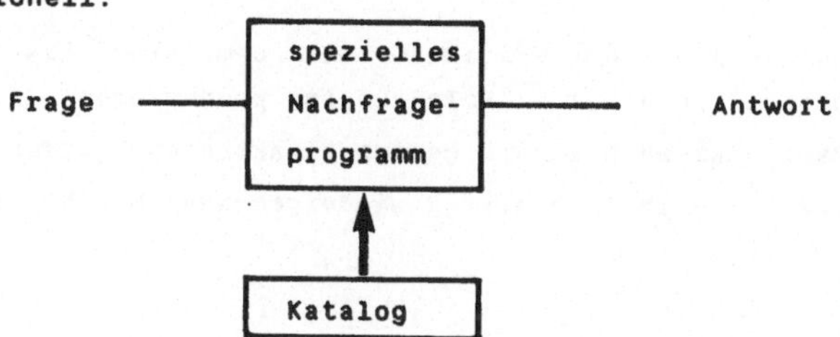

Wissensbasiert/logisch:

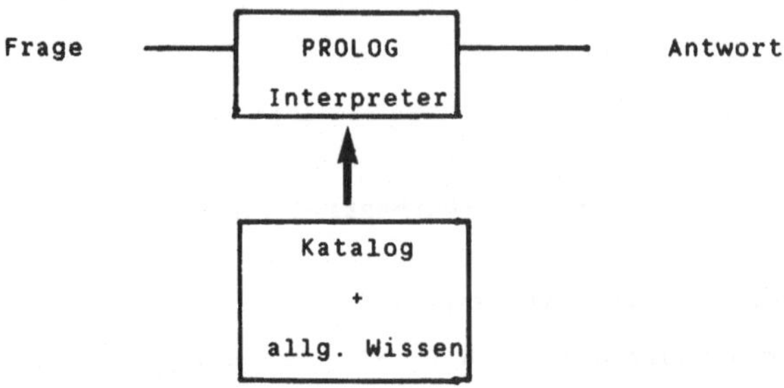


Wissensrepräsentation durch logische Formeln kann jedoch auch Nachteile haben und auf Grenzen stoßen. Die am häufigsten geäußerten Kritikpunkte sind:

- Logische Formeln sind manchmal unintuitiv
- Unsicheres oder unscharfes Wissen kann nicht ohne weiteres repräsentiert und verarbeitet werden
- Die Repräsentation von Metawissen ist nicht ohne weiteres möglich
- Der logische Formalismus ist zwar sehr mächtig, kann aber wegen seiner Allgemeinheit ineffektiv sein.

Wissensrepräsentation und Programmierung in Logik stellen aktuelle Forschungsgebiete dar.

## 6. Produktionen

Bei bestimmten KI-Anwendungen, insbesondere bei der Entwicklung von Expertensystemen, kommt es darauf an, Wissen in einer Form zu repräsentieren, die der Denkweise von Menschen möglichst nahe kommt. Dafür eignen sich Produktionen, denn sie erlauben es, Wissen in Form von einfachen WENN-DANN-Regeln wiederzugeben. Eine Produktion hat den folgenden formalen Aufbau:

<Bedingung> ---> <Aktionen>

Der Bedingungsteil ist meistens ein logisches Prädikat, mit dem eine Faktenbasis geprüft wird. Der Aktionsteil kann z.B. Folgerungen produzieren, die der Faktenbasis zugefügt werden, kann aber auch andere geeignete Aktionen vorschreiben, z.B. eine Frage an den Benutzer. Die in Abschnitt 2 wiedergegebene MYCIN-Regel ist ein typisches Beispiel.

Produktionen haben das charakteristische Format von Regelwissen, sind aber für andere Repräsentationsaufgaben, etwa die Beschreibung komplexer Objekte, weniger geeignet. Produktionensysteme stellen eine besondere Form von wissensbasierten Systemen dar, bei denen Probleme durch sukzessive Anwendung von Produktionen auf eine Faktenbasis gelöst werden (eine umfassende Darstellung findet sich z.B. in WATERMAN und HAYES-ROTH 78). Die Systemkomponente, mit der Produktionen zunächst auf Anwendbarkeit geprüft und dann ggf. angewendet werden, wird häufig 'Inferenzmaschine' genannt. Sie ist meist aufgabenunabhängig konzipiert und muß deshalb - ähnlich wie der PROLOG-Interpreter - nur einmal programmiert werden. Ein Produktionensystem hat damit den folgenden schematischen Aufbau:

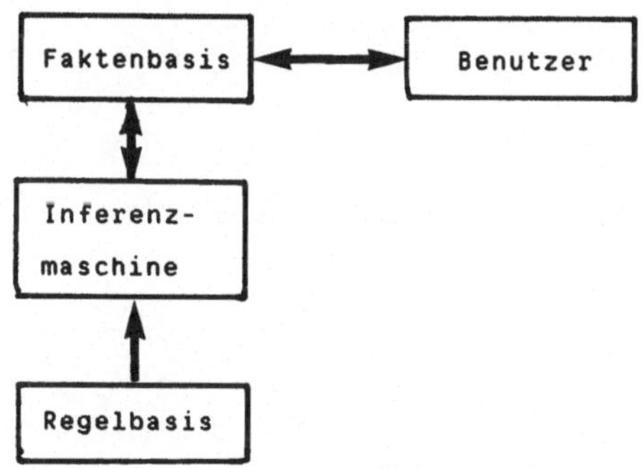


## 7. Zusammenfassung

Wissensrepräsentation hat in wissensbasierten Systemen und generell in der Künstlichen Intelligenz eine zentrale Bedeutung. Während konventionelle Programme das für eine Aufgabe erforderliche Wissen meist implizit enthalten, geht die Entwicklung von wissensbasierten Systemen dahin, daß das problemspezifische Wissen explizit als ein transparenter Datenbestand repräsentiert wird und das verarbeitende Programm problemunabhängig wird. Dadurch können Aufgaben von großer Komplexität, insbesondere auch solche, die bei Menschen gemeinhin Intelligenz erfordern, in systematischer und durchschaubarer Weise von Rechnern gelöst werden. Um diese Aussage zu verdeutlichen, wurden verschiedene Techniken der Wissensrepräsentation anhand von Beispielen vorgestellt. Dabei zeigten sich die folgenden wesentlichen Merkmale:

- Semantische Netze repräsentieren Objekte und ihre Beziehungen
- Schemata sind objektorientiert und bieten zusätzliche Möglichkeiten zur Wissensrepräsentation
- Logik hat eine präzise Semantik und bietet umfassende Deduktionsmechanismen
- Produktionen entsprechen menschlichem Regelwissen, bieten aber wenig Strukturierungshilfen.

## 8. Literaturhinweise


Buchanan and Shortliffe 84

Rule-Based Expert Systems
B.G. Buchanan, E.H. Shortliffe
Addison-Wesley, 1984

Charniak and McDermott 85

Introduction to Artificial Intelligence
E. Charniak, D. McDermott
McGraw-Hill, 1985

Ernst and Newell 69

GPS: A Case Study in Generality and Problem Solving
G.W. Ernst, A. Newell
Academic Press, 1969

Hendrix 79

Encoding Knowledge in Partitioned Networks
G.G. Hendrix
in: N.V. Findler (ed.), Associative Networks,
Academic Press, 1979, 51-92

Quillian 68

Semantic Memory
M.R. Quillian
in: M.L. Minsky (ed.), Semantic Information Processing,
The MIT Press, 1968, 216-270

Roberts and Goldstein 77

The FRL Primer
R.B. Roberts, I.P. Goldstein
Report AIM-408, MIT AI-Lab, Cambridge, MA, 1977

Schubert et al. 83

Determining Type, Part, Color, and Time Relationships
L.K. Schubert, M.A. Papalaskaris, J. Taugher
IEEE-Computer, October 1983, 53-60

Waterman and Hayes-Roth 78

Pattern-Directed Inference Systems
D.A. Waterman, F. Hayes-Roth
Academic Press 78

# SNOMED AS A STANDARD NOMENCLATURE
# (PROBLEMS AND POTENTIAL FOR A COMPUTER BASED INFORMATION SYSTEM)

David J. Rothwell
Medical College of Wisconsin and Columbia Hospital
2025 East Newport Avenue, Milwaukee WI 53 211, USA

The practice of medicine is largely an information management task. The gap between existing knowledge and its practical applications to the care of patients can be successfully closed by using modern information services. Current antiquated clinical methods, chaotic records, intuitive judgement and reliance on fallible memory contributes to a growing health care crisis that cannot be solved without the help of information science and the computer.

There are many forces converging on the practice of medicine demanding better use of its computers to fulfill the promise that they seem to hold for automation of health care records and access to the information contained within them. Among these forces are the growing awareness of uncontrolled costs in the provision of medical care in virtually every country in the world and the absence of a coordinated national health data system, an analysis of which could provide a rational basis for the delivery of quality health care.

More than two hundred statistical systems are being used by the United States government to monitor health care, occupational and environmental conditions throughout the country. Despite the incredible amount of information accumulated, there is no method of coordinating these data into a single coherent data base, a national health information system. Moreover, the requirements for such a data base, the needs, and the resources that should be employed have not been adequately addressed.

The uses of a national health information system are evident: compilation of vital statistics, documentation and analysis of medical care services and facilities, collection of environmental health statistics, review of behavioral statistics, participation in comparative studies of international health, and implementation of planning of resources and health policies, and provide the data to direct basic and clinical research. A unified health information system would improve the quality of medical care and have a direct and favorable impact on the costs and availability of such care.[1]

To achieve these results, a health information system must have the capacity to label diseases sensibly and to estimate their occurrence reliably. In addition, it must have the ability to measure the relative costs and benefits of various modes of intervention. Other factors affecting health may need to be incorporated. Genetic, environmental, behavioral, psychologic and social conditions which precipitate health problems as well as complaints and symptoms which prompt people to seek medical care should be addressed. Evaluation of severity of diseases and its complications that result in decreased functional capacity must be studied together with impairments and handicaps.

To accomplish this a series of interlinked classifications would be required designed so that all of the information is stored in a common data base. The entire spectrum of medical terminology would be included from the language used to describe ill health to the terms used by professionals at the institutional levels including the terminology of molecular biology.

The problem before us is how to build a national health information system which will contain information useful at all levels. In developing the system, we must consider not only its structure and operation, but its format as well. A national health information system must be stable, yet flexible enough to respond to all its participants' needs. It must be able to incorporate the terminology of the different strata of health care, general and technical, and it must be expandable, to allow for scientific progress.

## Classification

We must address the problems and issues that surround the nomenclature-classification system used to collect data and their coded representations. For health statistics to be useful in providing comparison over time, expressed as trends or variations, widespread agreement must be reached regarding basic terminology, its definitions, and the structure of the classification employed by those who collect the data. At the present time, medical science is attempting to construct an indexing and classification system for its terminology, one which will serve as a vehicle for the efficient storage and retrieval of medical data. The disciplines concerned with these problems are information science and taxonomy, and we can look to them for guidance in creating our medical information system.

From a theoretical viewpoint, classification acts as a method of displaying the relationships between subjects. Grouping animal and plant species into taxons and assigning them to families, orders, and phylla based on their morphologic similarities or some other agreed-upon criteria forms the basis of a biological classification. Even in biological systems, parallel classifications designed to serve differing but specific purposes exist for the same subject matter. Biological classifications have two major objectives: to serve as the basis for biological generalization and to serve as the key to an information storage and retrieval system. It is still unclear whether a single classification can serve both purposes and perform satisfactorily in both.[2]

Biological classifications are frequently hierarchal. Relationships between subjects can be shown while their distinctions are maintained, and previously differentiated subjects can be treated as a unit. This ranking, or hierarchy, within the classification is its greatest strength, and without it generalization and data retrieval, a classification's two major objectives, cannot be achieved. The construction of these hierarchies, particularly ones designed to serve different purposes, is one of the principal challenges of the taxonomist. On the other hand, the number and kinds of descriptors needed for a hierarchal classification in a biological system and the assignment of relative weights to each descriptor are two of the design problems which face the taxonomists.

In biological systems, a classification often reflects a phylogenetic relationship among its members and, while this is not in itself a sufficient basis on which to establish a classification, it does serve as the core or anchor, the central theme about which the classification is built. For medical terminology and our attempt to build a classification of medical terms, there is no unanimity regarding the theme or core of a systematized vocabulary--that is, a classification of medical terminology suitable to a wide range of purposes. For the pathologist and many other medical specialties, anatomic structure in the form of topographic sites serves as the core around which a systematized vocabulary is formed. This topographically based format closely parallels phylojeny in a biological classification. Whether anatomic structure could fill a similar role for a comprehensive classification of all medical terminology is problematic, an issue that needs to be addressed. Determining the basis for a classification is a crucial part of designing the structure for a comprehensive classification of medical terminology.

When applied to medical terminology, the word "classification" itself often means different things to its users. In published medical classification systems, the rationale by which the terms are divided into groups or classes is not stated explicitly, and consequently it is often difficult to determine. In other systems the division into classes is inconsistent or incongruous. Unless the basis of the classification system is specified, and unless there is agreement about which meaning of the word is intended, there will be confusion rather than clarity when describing the system as a "classification".

In each of the decennial versions of the International Classification of Diseases (ICD), "classification" has been used in several ways. One is the 'stuffing' of several different but distinct diseases into one rubric. In other words, multiple and presumably closely related conditions are assigned the same code number, resulting in loss of the ability to retrieve a discrete entity. In another sense, "classification" is interpreted to mean the basis for grouping all diseases into seventeen chapters, the headings of which are a mix of body systems, neoplasms, and etiologies such as infectious disease, injury and poisoning. There is no attempt to use "classification" in the traditional sense of indicating the relationships that exist between more specific and less specific terms and conditions. This creates difficulties when attempting to retrieve groups of cases related to a specific topic. Furthermore, ICD as a classification violates one of the basic taxonomic principles: one code for one concept. For example, all diabetes mellitus cases are coded to "Disease of the Endocrine System," except for those which involve obstetrical patients--in which cases the diabetes is grouped with "Complications of Pregnancy, Childbirth and the Puerperium." These inconsistencies have led to the loss of information when retrieval is attempted, and to a serious loss of specificity within ICD.

Other classifications have been more rigid in establishing the basis for their systems. The Standard Nomenclature of Diseases and Operations (SNDO), originally published in 1929 and abandoned in 1959, was the first schema to recognized human anatomy as the core of a classification. A SNDO rubric consisted of two parts separated by a hyphen. To the left of the hyphen was a topographic code, to the right a number representing the disease entity. The disease code, such as that for inflammation, remained the same regardless of the site code to which it was attached. Thus the 'inflammation' portion of the code was consistent whether it represented "appendicitis" (appendix--inflammation) or inflammation at another site. Since the coding of the disease was consistent, the classification could be built around a different axis, anatomic structure. All conditions relating to a topographic site could be found in one group of adjacent rubrics, just as inflammation at any or all sites could be identified.

The Systemized Nomenclature of Medicine (SNOMED)[3], a current, comprehensive nomenclature or terminology of medicine, parallels the structure of SNDO as well as a biological taxonomy. Diseases are arranged by organ system, specific organ, and ultimately listed by specific condition, similar to the phyllum/order/family sequence of biological classification. However, rather than having a single code which could vary in length for 5 to 13 digits as in SNDO, SNOMED opted for multiaxial coding, a series of seven fields containing distinct codes with topography as the core. Thus, to describe a complete entity such as diabetic retinopathy, the rubric would be constructed of codes for the medical concepts of the site, retina; the morphologic description, arteriolosclerosis; and the associated disease, diabetes mellitus. Furthermore, the case could be retrieved as a condition of the special senses, the eye, or the endocrine system, and/or as a degenerative condition. Because of this hierarchal structure and its completeness and its inclusion of administrative and procedural codes in addition to disease entities SNOMED is useful for computer processing of data in hospitals and in other medical settings.

Volume II of SNOMED, the Alphabetic Index, is similar to SNDO in format. Of the three sections, the first is anatomic structure, or Topography. The second is an alphabetic index of conditions assigned to four distinct SNOMED fields--Morphology, Etiology, Function and Disease. The third section consists of surgical, diagnostic, laboratory, and administrative procedures. In some ways SNOMED could be considered to be a descendent of SNDO, and extended version which includes both the current terminology of clinical medicine and that of basic science. Its structure lends itself to machine encoding of medical data, a process that is underway in several centers.

The design of SNOMED as a knowledge base for a natural language understanding program creates concerns about its structure. Specific problems exist in the Etiology and Disease fields. In Etiology a listing of generic drugs is found yet these are only ocassionally found to cause or be the etiology of a disease process, more often they are used to treat disease. A similar arguement can be raised for terms in other sections of Etiology. The Disease category is conceptually meant to represent complex conditions and syndromes that can be made explicit by using the other fields to define a given entity. In practice, however, there is overlap between the Morphology and Disease field, e.g. Pneumoccocal pneumonia is in Disease while pneumonias due to most other organisms are not. These are examples of inconsistencies in SNOMED which arose from an effort to satisfy the needs of the human manual encoder. These can pose problems for automated natural language analysis of medical text. The other problem in the present version of SNOMED is the incompleteness with which crossreferencing between entities is present. Bronchiectasis is crossreferenced to the T-site Bronchus but there are many other examples where this has not been done. Extensive crossreferencing will be needed to use SNOMED as a knowledge base to automatically process medical text.

A German version of SNOMED has recently been completed by Dr. Friedrich Wingert[4] at The Universtät Münster F.R.G. The English versio of SNOMED in contrast to the English version contains diagnostic words and phrases, each assigned a unique code. Automated indexing in the English version is limited to word or phrase matched. Automated indexing in German, however, is considerably more difficult. A major revision of the SNOMED text was undertaken so that automated analysis of text could be performed. This new version analyzes words and word parts and imposes a set of formation rules to establish the essential meaning of a word or phrase and then assigns them to their correct SNOMED code. To do this, it was essential to eliminate the redundancy of the English version, provide for the full range of synonyms that are only partially represented in the English version and to establish rules for word order. The programs that perform automated indexing of German medical text to SNOMED codes has just been completed and is being tested. This work represents a major advance in automated indexing and coding. Programs such as this will allow for sophisticated analysis of medical text and for creation of a meaningful data base of medical information that can serve many of the purposes outlined at the beginning of this paper.

Coding of mental disorders poses a special problem for those interested in nomenclature and classification. The initial problem lies in the proliferation of terms used in psychiatry and the variable definitions of these terms when used in different contexts. In contrast to the physical sciences where terms have precise meaning, psychiatrists may use the same term to mean entirely different things when used in different clinical settings and for different conditions, i.e. anxiety. These problems led to the development of a Diagnostic and Statistical Manual in 1952, DSM I, developed by the American Psychiatric Association. This included a glossary of psychiatric terms and a classification of the disorders encountered based on their etiology. In 1980 DSMI III was published and this represented a major departure from its predecessors. Because of the variable use of psychiatric terminology subdiagnostic criteria were established and their documentation was required in order to support a diagnostic entry to the medical record. In effect precise subdiagnostic criteria, each carefully defined for each clinical entity were agreed upon. Only after these criteria were met was a diagnosis accepted.[5]

Quality of diagnosis were thus directly addressed by this approach. DSM III is the first systematic attempt to address this problem in any large scale. This same approach should be undertaken for each of the other medical specialties and for each of the remaining elements in the medical record in order for an information base to have validity.

## Indexing Languages

At issue is the optimal way to represent the contents of a document, be it a medical record or some other source of medical-technical information, so that information can be retrieved and studied. Storage and retrieval of demographic infomration such as names, dates, sex and other fixed elements found in uniform hospital data infomration sets present no problems to the information scientist. Rather it is representation of the scientific information within the document or medical record which is the challenge.

The conventional view of the documentation or indexing process was described by Hutchins in 1967.[6] It involves "the analysis of each document's content, a formulation of this content in a set of descriptors, and an organization of descriptors such that enquirors can match their search requests and not miss any documents relevant to that request."

The major feature of this indexing process is replacement of the natural language text by a set of greatly abbreviated descriptors. This is done not only because the decreased size of the resultant index is more cost effective, but also, and more importantly, because the descriptors bring out the essential features of the document. These descriptors serve as a summary of content emphasizing the document's salient points and relating them to other documents in a collection. The descriptors provide information of a more uniform kind than that found in the documents themselves. For this reason, the use of a full document text as its own descriptors, which has been proposed by some information scientists, is undersirable, even if it could be shown to be economical given the advanced state of data storage techniques available today.

Perhaps the most successful and widely used indexing system in medicine today is the Index Medicus, a product of over one hundred years of continuous development at the National Library of Medicine in Washington, D.C.[7] The Index Medicus is a retrieval system based on a formal descriptor list or thesaurus. It offers access to relevant documents through a series of key descriptors linked to each other in a tree structure. It is, in other words, a controlled indexing vocabulary. The indexing and accessing of medical literature is accomplished by analysis of each document's relevant content using Medical Subject Headings (MESH), a thesaurus presently containing over 14,000 descriptive terms. MESH is organized into a heirarchy or tree structure consisting of fifteen categories and over a hundred subcategories covering all aspects of biomedicine. Each of the fifteen categories is the base of a tree containing up to eight levels of progressively more specific related terms. Each position in each tree has a unique numeric identifier associated with the descriptor term at that position. Synonyms and preferred terms are handled by extensive crossreferencing, and pointers are used to identify more specific and less specific terms related to a specific topic. Generally documents have numerous descriptor terms assigned to them, and complex concepts not found in the descriptor list can often be expressed by a coordination of terms. Most descriptor terms are modified by one or more subterms which lend additional specificity and which provide direct linkage to the parent term.

Stability of MESH subject headings is maintained by yearly review and updating of terms. MESH represents the conventional technique of indexing and accessing medical literature. Though it is abundantly clear that MESH works, it is limited in its scope. MESH indexes topics found in the medical literature; it does not address the broad issues and topics of clinical medicine. It has had many favorable evaluations. Since it was designed for literature search only, it will not be known until it is expanded and tested whether a system of similar design would perform satisfactorily as a medical indexing system for each of the broad purposes we have outlined.

SNOMED was conceived for machine encoding.[8] In its present form it does not have this capability. Programs that can understand free medical text require extensive semantic hierarchies for each term requiring analysis. This mapping of terms within a hierarchy is quite incomplete in SNOMED and has not been done in a systematic way. It's basic design however is sound and it is probable that SNOMED could serve as a framework for natural language encoding of free text. The use of case frame representation of medical text as proposed by Minsky (1975) may provide the moans to accomplish this.

The International Medical Informatics Association sponsored a working conference in September of 1984 in Ottawa, Canada. A series of roundtable discussions were held and the issues raised were discussed here. This resulted in a series of recommendations. The section that discussed the requirements of a general comprehensive computer compatible medical nomenclature for a health data base submitted a number of recommendations for study. Their conclusions were that medical information from whatever source should be represented as elemental units. The elements should have a common representation no matter who uses them, i.e. codes that are transparent to the user. The elements can be aggregated into different classes, each designed for its own purpose. Physicians should be intimately involved in data acquisition. Natural language when used in this context means a collection of defined descriptors of medical language useful for indexing. It was agreed that the present SNOMED with its 46,000 entries was the first approximation to this restricted use of the word natural language. It did not refer to automatic enconding of free narrative from any source.

## Conclusion

Significant advances in the techniques for automated encoding of medical terms have occurred during the past few years. Though many have looked at these advances as a panacea for their information needs, automated encoding has merely served to accentuate rather than solve the general problems inherent in an information storage and retrieval system. In part due to the improved ability to autoencode terms, either automatically or through an interactive technique, the pressure to retrieve information has increased substantially. Correspondingly, the complexity of information requests has increased. This desire for coordinated, detailed data is yet another reason for the creation of a comprehensive medical information system. Although the accuracy of coding will increase with advances in autoencoding techniques, there remains the more fundamental problem of constructing an indexing or coding system so that relationships between terms will be evident and comprehensive retrieval can be achieved.

The concerns that have been addressed in this paper deal principally with the issues surrounding the design and utility of medical terminologies. Perhaps of equal importance are a determination of what information should be extracted from a medical encounter and placed in an information system and what role the clinician will play in this. It is abundantly clear that for useful information to be obtained clinicians must play a central role. The mechanisms by which this can be done on a large scale are not yet developed. Of even greater concern, however, is the manner in which this information is used. If it is used simply to provide additional administrative control over medical practice there will be little enthusiasm within the medical community for developing such an information system. Used intelligently and with proper controls it can provide the basis from which significant improvement in our health care systems can be attained.

1. White, K.L., Foreword, International Classification of Disease, 9th Revision, Clinical Modification (Edwards Brothers, Inc., Ann Arbor, 1978), pp. iii-iv.

2. Mayr, E., Biological Classification: Toward a Synthesis of Opposing Methodologies, Science 214 (1981) 510-16.

3. Systematized Nomenclature of Medicine, 2nd ed. (College of American Pathologists, Chicago, 1979).

4. Wingert, F., Reduction of Redundancy in a Categorized Nomenclature: Role of Informatics in Health Data Coding and Classification System, Ed. R.A. Coté, et al, North Holland, 1985.

5. Thompson, J.W., Regier, D.A., The Coding of Diagnostic Criteria for Mental Disorders and its Integration into a General Disease Classification. Role of Informatics in Health Data Coding and Classification Systems, Ed. R.A. Coté, et al, North Holland, 1985.

6. Hutchins, W.J., Languages of Indexing and Classification (Peter Peregrinus, Ltd., Southgate House, Stevenage, Herts., England, 1975).

7. Medical Subject Headings, Index Medicus 24 (1983) 1-877.

8. Rothwell, D.J. and Hause, L.L., SNOMED and Microcomputers in Anatomic Pathology, Medical Informatics 8 (1983) 23-31.

# HELP - A MEDICAL INFORMATION SYSTEM WHICH COMBINES AUTOMATED MEDICAL DECISION-MAKING WITH CLINICAL DATA REVIEW AND ADMINISTRATIVE SUPPORT

P.D. Clayton, T.A. Pryor, R.M. Gardner, H.R. Warner
Dept. of Medical Biophysics and Computing
LDS Hospital and University of Utah
325 Eight Avenue, Salt Lake City, Utah 84 143, USA

HELP is a hospital information system that has been developed at the LDS hospital in Salt Lake City during the last 15 years. It is routinely used to order tests, review results, capture costs, schedule procedures, and provide management information. It's pervasive influence in the hospital is illustrated by the number of users: there are 545 printers and terminals in the 520 bed hospital. In addition to these clinical and administrative functions that constitute the traditional role of hospital information systems, the HELP system supports automated medical decision-making. Whenever logical conditions for a specific decision (alarm, alert, diagnosis, interpretation, therapeutic recommendation) are satisfied by data which are present in an individual patient's computerized medical record, the system will automatically present this decision to the appropriate health care provider (nurse, physician, technologist, or pharmacist).

Before describing the mechanisms which provide these capabilities, we shall mention three specific reasons for the successful acceptance of the system which is now also being transferred to other institutions.

1. The data from many different sources are integrated into one comprehensive clinical data base for common reference by all types of users. When reporting the results of a clinical laboratory test, it does not take much extra effort to log the charges associated with the test. Such an integration of clinical and administrative functions serves to make both types of employees anxious to

maintain the quality and integrity of the common database instead of separately trying to worry about their own concerns. The integration also makes it worthwile for clinical personnel to regard the computer record as the single most authoritative source and all ancillary departments are anxious that the results of their services are prominantly and correctly displayed.

The decision logic can be developed in a modular form. The logical criteria for a single decision are stored together in a procedurally (rather than declarative) oriented frame called a HELP sector. Because the evaluation logic is contained within each sector, the inference mechanism (the HELP interpreter) can accomodate a wide variety of decision models. Thus probability sectors may be used to rank likely diagnoses and logical IF...THEN... rules may be used to determine when a drug is contraindicated. The modularity assures that correct decisions will be produced for the existing sectors even though the breadth of medical knowledge contained in the system is not completely comprehensive.

3. The mechanism for producing the decisions is constructed so that the medical personnel are always recipients of the clinical information and decisions; they do not ask for assistance. When data which are referenced in a decision sector are entered into the data base, that sector is automatically activated and evaluated. Thus the decisions are "data driven" (also called forward chaining - the data lead to the results). The percentage of cases in which an alert (for example a contraindicated drug) is generated is so low that if the user always had to ask for assistance the payoff would rarely justify the effort. This low rate of return is more pronounced when the breath of the knowledge base is limited (as is the case in all present systems for decision support); without the data driven activation the system would not be accepted by the actual health are providers.

In the sections that follow, we shall describe the functional aspects of the HELP system and then discuss the issues which relate to our choices for knowledge representation, inference mechanism, and logic activation.

The HELP system:

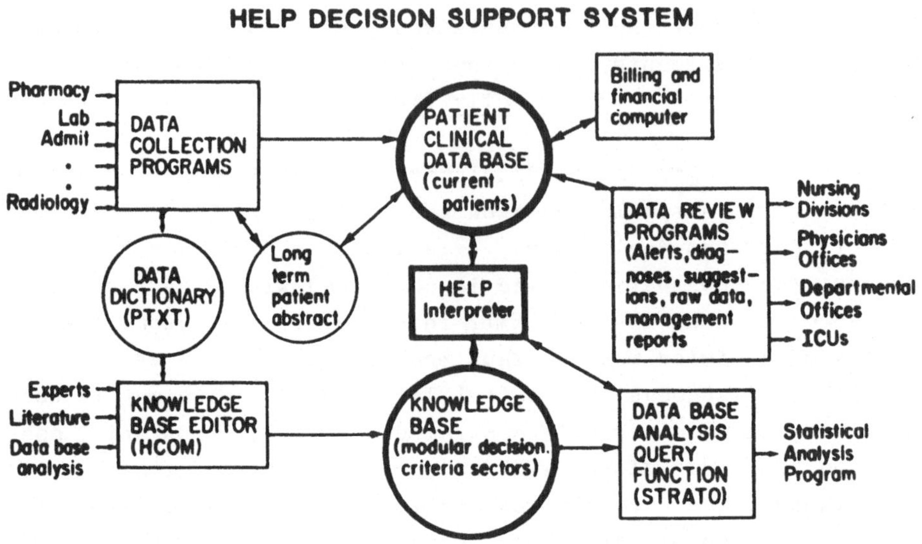

HELP DECISION SUPPORT SYSTEM

Pharmacy
Lab
Admit
Radiology
DATA COLLECTION PROGRAMS
PATIENT CLINICAL DATA BASE (current patients)
Billing and financial computer
DATA DICTIONARY (PTXT)
Long term patient abstract
HELP Interpreter
DATA REVIEW PROGRAMS (Alerts, diagnoses, suggestions, raw data, management reports)
Nursing Divisions
Physicians Offices
Departmental Offices
ICUs
Experts
Literature
Data base analysis
KNOWLEDGE BASE EDITOR (HCOM)
KNOWLEDGE BASE (modular decision criteria sectors)
DATA BASE ANALYSIS QUERY FUNCTION (STRATO)
Statistical Analysis Program

Figure 1: A functional overview of the HELP system

As can be seen in figure 1, the system essentially consists of three main parts: a comprehensive clinical patient database, a separate knowledge base which contains expert logic, and an interpreter which controls the evaluation of the expert knowledge.

Those elements in the upper half of figure 1 (data collection programs, the long term patient file, the current clinical patient file, the reporting functions and the link to the financial system) are fairly standard components which are found in many hospital information systems. The central data base should integrate data from and communicate with computer systems in ancillary departments in order for test ordering and results review to be possible at all terminals. We have chosen to use the Tandem computer for the central system because it is easily expandable and has built in hardware reduncancy which helps to insure that the system is always operational. There are multiple microprocessors attached to the central system which may act as signal processors or contain distributed copies of the central database for selected patients (e.g. those in an intensive care unit).

The long term file contains selected on-line data for all previously admitted patients and consists of abstracts of clinical and demographic information likely to be useful if a patient is readmitted. The clinical data base contains all data gathered during the current admission, and after the patient is released, this record is stored in archives which are available for statistical assessment.

All clinical data are stored in a coded format which is defined using a data dictionary. This coded format is necessary in order to allow all users who write the logic contained in the expert knowledge base, the data gathering programs or the report programs to accurately reference specific data which may be stored in the patient data base. An important aspect of this dictionary is the hierarchal structure of the medical terminology. Each major area of medicine (e.g. pharmacy, clinical laboratory, physical examination, EKG, catheterization laboratory, surgery and medical records) is assigned a specific data class. Within the data class, the terms are further subdivided into separate field codes for pain relievers, antibiotics, heart medication etc.

The elements in the lower half of figure 1 represent the additional features (knowledge base editor, knowledge base and the HELP interpreter) which we have developed in order to build a decision support system. Expert knowledge can be obtained from the opinion of an expert, medical literature, or statistical experience represented in the patient database. The knowledge is stored as frames or "HELP sectors" which contain the logic necessary to make a specific decision. The medical knowledge base supports a variety of decision-making models (IF...THEN... rules, patient specific probability revision, query for missing data etc.) and allows the medical expert to enter criteria using a high level language contained within the knowledge base editor.

When new results are stored in the patient record or a specific block of the knowledge base is otherwise activated, the HELP interpreter evaluates each item of logic in the appropriate HELP sectors and queries the patient database to see if the data specified in the expert logic exist and meet the criteria specified in that logic. The sectors themselves contain the logic which determines how they are to be evaluated. An arithmetic statement can be used to perform tasks ranging from Boolean logic to calculation of a discriminant function. Chronologic statements can be used to retrieve the time of a specified event so that time may be used for data limitations or action flags. Existence statements use the presence or absence of a piece of data rather than the value as the basis for logical calculations. Data retrieval statements are used to cause the interpreter search the clinical database for specific items within specified time limits. These search items may also trigger the evaluation of additional HELP sector modules or ask for missing but necessary data. When all necessary items for a decision are satisfied, the interpreter forms a new data string which reflects this result and stores the string in the patient record as well as activating other specified reporting mechanisms.

## Knowledge representation

The representation of the knowledge base in the HELP system is procedural. This means that isolated semantic statements and IF...THEN... rules (a declarative type of representation) do not exist as stand alone entities but are found inside a specific frame and are evaluated whenever that frame is evaluated. Every frame (HELP sector) contains the necessary logic to make a single decision. If a series of logical IF statements are sufficient to determine a decision, then they are all contained within the frame and the answer (true, false) returned when the frame is evaluated is the equivalent to the THEN result. On the other hand the procedural representation also allows the same inference mechanism (the HELP interpreter) to evaluate a stochastic (Bayes formula, discriminant function, logistic regression) model for a decision. The presently perceived primary disadvantage of this type of representation is the limited capability to explain why a decision has been made.

We have also chosen to store the clinical information in a hierarchal, coded representation rather than as symbols. This distinction is somewhat artificial because the codes can also be regarded as symbols and have some advantages that textual symbols do not have, i.e. the hierarchal structure. If a symbolic representation were used for drug names, all types of digitalis preparations would have to be listed in the antecedant (IF) clauses of a rule which only was concerned about any type of digitalis medication, or a series of rules would have to exist (and be evaluated repeatedly with every new decision) to duplicate the hierarchy that exists in the coded representation. Another advantage of the coded representation is the speed with which data can be retrieved in a practical application. The final major factor influencing the choice of a coded representation is the ease with which clinical data can be modified (in the sense of limiting the meaning of the symbol by attaching qualifying statements) by attaching time constraints, searching for the most recent value or the maximum value etc.

## Inference Mechanisms

If the procedural model does not exist in the knowledge base, it must be implemented in the so called inference engine. In a PROLOG application, this model is implicitly assumed to be classical logical calculus. In the LISP applications the model has typically been programmed. These approaches limit the application of concurrent use of more than one particular decision model. The bottom line is that one must somewhere deal with the procedural aspects. We have chosen to have the HELP interpreter be more general and imbed the procedural (i.e. knowledge about the type of decision - stochastic or deterministic) mechanisms inside each frame. Because the logic items contained in one HELP sector may reference (or cause to be evaluated) the results of other HELP sectors, the path which the logical interpreter follows may be implicit rather than explicit, i.e. the author of one particular frame need not know about all the possible logical pathways through which the sector will be evaluated. Thus on the lowest level of the knowledge base (frames) the logic is explicit and procedural while on the global level the pathway is data driven and implicit. The data driven activation of specific blocks or frames in the knowledge base is explicit (for reasons of execution speed) rather than implicit (as might be found in systems which are modelled upon a generalized search control strategy), but the ultimate pathway through the knowledge base and the circumstances in which a frame may be evaluated are implicit to some degree.

## Control Mechanisms for Logical Activation

Most declarative knowledge representations have inference mechanisms that are based upon generalized search techniques in which attempts are made to satisfy antecedents of rules. As the breath of the rule base increases, these search approaches are limited by the "combinatorial explosion". In an effort to limit the search time, procedural, context dependent rules of thumb or heuristics are added to the knowledge base and used to guide the search. In some systems, a substantial fraction of the knowledge base is composed of these procedural types of rules. In contrast, those specific modules in the knowledge base of the HELP representation are evaluated whenever data referenced in those sectors are stored in the clinical data base. This approach to control mechanisms is primarily dictated by the desire to limit the response time of the system so that users can receive their answers in real time.

In summary, HELP is a functional decision support system which has been shown to influence physician behaviour and affect patient care. Aside from overcoming the efficiency problems which are typically associated with interpretive applications, the principal goals of further development are to expand the breadth of decisions contained in the knowledge base and to develop ways of analyzing and managing the contents of this knowledge base.

## References:

Pryor, T.A., Gardner, R.M., Clayton, P.D. and Warner, H.R.:
The HELP System in Informations System for Patient Care
B.I. Blum (ed.), p. 109, Springer Verlag New York 1984

# PRACTICABILITY OF COSTART

R. Blomer, Suzan Streichenwein, O. Vanderbeke
Abteilung Klinische Forschung - Biometrie
Hoechst Aktiengesellschaft
Postfach 80 03 20, D-6230 Frankfurt

## Introduction

Postmarketing drug surveillance is of major concern not only for government health agencies and the community, but it is also an important issue for the pharmaceutical industry.
This task is complex enough when performed locally or nationally. The problems which are usually encountered, however, increase if reports coming from many countries, written in different languages and generated within diverse environments have to be analysed and stored for qualified retrieval and evaluation. As a consequence, consistent and comparable results can only be obtained when a uniform methodology is used and technical compatibility is garanteed.
Since the processing of drug surveillance reports means particularly coping with language data, adequate indexing and classification facilities have to be introduced for both for manual and for computerized handling of the received information (1).

## Data handling

Within our company, drug surveillance data are collected within one of the 24 Medical Departments located in different European and overseas countries and reported to the Head Office using either direct computer link or traditional ways of communication depending on individual technical conditions.
The reports are then prepared for entry into a relational data base system (ASK2) (2) which has been developed for medical purposes. The data base system together with its interfaces offers facilities to support the specific aspects of medical data processing requirements besides the usual possibilities for data defintion and data management. A data type CODE, for instance, comparable to the PASCAL data type SCALAR allows definition of a set of discrete character strings as the domain of a data item. In this way, coding systems (indexing systems) such as ICD (3), SNOMED (4) or COSTART (5) etc. can be introduced as domains of corresponding data items. Since the whole coding system is available for all users of the data base as a so-called system table, a common nomenclature at least after coding can be established.
On the other hand, a coding system which is compulsory for a large research unit with branches in different countries has to fullfil various boundary conditions in order to support information processing and information exchange within the unit as well as between the unit and the respective authorities.

## Requirements and Selection

The basic requirements for the selection of a coding system for adverse drug reactions within our postmarketing drug surveillance program were the following:

It should be:

- complete or expandable with respect to potential adverse drug reaction terms,
- multilingual, that means: it should be available at least in: English, French, German, Japanese and possibly Spanish,
- multidimensionally classifiable, that means: adverse reaction terms contained should be categorizable with respect to different aspects, e.g. with respect to body region, organ function, drug history, etc. ,
- accepted or acceptable by the authorities, especially by Bundesgesundheitsamt (FRG), Food and Drug Administration (U.S.A.), Ministery of Health and Welfare (Japan), etc.,
- acceptable for the users, that is: it should be based on practical experience and therefore easy to use,
- theoretically founded as much as possible.

When we started to computerize our drug surveillance program in 1981, COSTART (Coding Symbols for a Thesaurus of Adverse Reaction Terms) which is the successor of DART (Dictionary of Adverse Reaction Terms) seemed to us to fulfill our requirements to a great extent. It was issued by FDA and was therefore likely to be based on practical experience. Deficiencies with respect to the stated requirements (for instance: translation into other languages than English), seemed to be feasable with a reasonable amount of work. It is now available in English, French, German and Japanese. The German translation e.g. was done in close cooperation with Goedecke AG.
For completion of missing terms and categories a central bureau or secretariat within the company has been set up, which decides on new entries, delivers updates to all participants, and settles any coding or interpretation difficulties. New entries are made only with the consensus of all secretariat members. Our aim however is to keep the dictionary as small and manageable as possible since the coders have varying professional backgrounds. In the past 2 years, some other companies have joined us and are also members of the secretariat.

## What COSTART is like

"The primary purpose of COSTART is to provide a basis for the vocabulary control of reports of adverse reactions associated with drugs received from diverse sources and a multitude of reporters. Such control is a necessary step in the effective use of the computer to store and retrieve mass data without imposing unnecessary restrictions of language upon data sources" (5). The way the authors of COSTART see the process of coding reported adverse reactions is as follows:

Starting from an adverse drug reaction report, where facts are given (context embedded) in natural language, reaction terms can be selected. The relation: context embedded fact <<--->> reaction term is: many to many (using data base terminology), since a given fact might be related to several reaction terms depending on the context and vice versa. Reaction terms are words or phrases commonly used

to report adverse reactions associated with drugs. These reaction terms have to be mapped onto the so-called preferred terms, which are words or phrases of choice used by COSTART to represent an adverse reaction associated with a drug or with drugs. It is a mapping: many to one. It maps reaction terms which are considered equivalent onto their representative element. The preferred terms are multidimensionally preclassified according to the so-called search categories. Additional classification is possible, if needed, for better qualification of the selected preferred term with respect to the underlying reaction term or context embedded fact. There is a one to one correspondance between preferred term and the so-called coding sympbols which are mnemonic abbreviations of the preferred terms. The end of this chain is a number: the code number for a individual coding symbol which enters the computer.
This entire process arriving at a code number starting from a received report is depicted in the following diagram:

```
REPORT <<--->> REACTION <<---> PREFERRED <---> CODING <---> CODE
                 TERM             TERM          SYMBOL       NUMBER
       m : n           n : 1              1 : 1        1 : 1


context        context         multidim.       mnemonic     number
embedded       free,           classifiable
facts          equivalences
```

Diagram: Information extraction using COSTART

The preferred terms have been collected from practical occurrences and can thus be called a thesaurus. The classification according to given categories opens an additional way for qualified retrieval. As search categories are provided: 12 hierachically structured body systems (topographic regions, organ systems, their function and partly their morphology) and a special search category (mainly a specific type of reaction or procedure) which includes fetal and neonatal disorders as well as time factors in drug exposure. The body systems are:

- Body as a Whole
- Cardiovascular System
- Digestive System
- Endocrine System
- Hemic and Lymphatic System
- Metabolic and Nutritional System
- Muscoloskeletal System
- Nervous System
- Respiratory System
- Skin and Appendages
- Special Senses
- Urogenital System .

The special search category has not been further structured. It is more a list of unrelated terms such as: antagonism, challenge, cumulation, poisoning-accidental, etc. and the possibilities to describe when a drug was given in case of fetal or neonatal disorders: to father before conception, to mother in third trimester, etc. Since some of these terms are used quite frequently in daily practice, a few selected ones have also been converted to preferred terms, such as: neonatal and infancy disorder, photosensitivity reaction, anaphylactic reaction and immune system disorder.
The following table gives examples of classified COSTART preferred terms:

| | PREFERRED TERM | CATEGORIES | CODING SYMBOL | CODE (ITALICS) |
|---|---|---|---|---|
| 1) | Neonatal Jaundice | C1 : DIG/LIV<br>C2 : HAL/GEN<br>C3 : NAI | JAUNDICE NEONAT | 3020 |
| 2) | Nephrosis | C1 : UG/UT/K/M | NEPHROSIS | 3650 |
| 3) | Vaginal Hemorrhage | C1 : UG/FG/VAG<br>C2 : HMRG | HMRG VAGINAL | 2440 |

In the first example the preferred term Neonatal Jaundice is categorized according to three search categories: digestive system (DIG), hematic and lymphatic system (HAL), and fetal and neonatal disorders (NAI). Category C1 is subspecified as liver (LIV), C2 as general (GEN). The second example is categorized along one dimension only: urogenital system (UG), urinary tract (UT), kidney (K), morphologic disorder (M). The third example shows categorizing according to two deminsions: C1 and C2, where C1 means: urogenital (UG), femal genital (FG), vaginal (VAG) and C2 : hemorrhage (HMRG).

## Discussion

As can be seen from the above examples, the system of search categories has divisions similiar to SNOMED. However, in contrast to SNOMED, no clear differentiation between topography, function, morphology, etc. has been made when setting up categories. For instance, various cardiac disorders have been assigned to one of the subcategories of the main category "Cardiovascular System" as follows:

| | |
|---|---|
| - General, Functional Disorders | CV/CARD/GEN |
| - Endocardial Disorders | CV/CARD/END |
| - Myocardial Disorders | CV/CARD/MYO |
| - Pericardial Disorders | CV/CARD/PER |
| - Coronary Vessel Disorders | CV/CARD/COR |
| - Arrhythmias | CV/CARD/ARR |
| - Conduction Abnormatlities | CV/CARD/COND . |

This example shows that topography und function (in terms of SNOMED) can be found within the same subcategory. Occasionally, morphological terms such as granuloma or gangrene are found in some "body system categories" which is unsatisfactory from a theoretical point of view. On the other hand, terms contained in the body system categories can easily be expressed using SNOMED axes which could be an interesting task towards bridging of different coding systems.
Although COSTART terms were gathered from reports originating in every day practice and not systematically compiled, it has proved fairly complete as far as our purposes are concerned: During 4 years use only about 50 terms have had to be added to the dictionary. This corresponds to roughly 5 % of the originally supplied terms. Additional flexibility and expansion has been obtained by adding to the body system categories for some terms. In addition, some codes are used only in conjunction with others, that is "double coding". This is a feature due to the adverse drug reaction data base rather than due to COSTART. For example, "drug interaction" would be the primary code and the symptoms resulting from this drug interaction can also be coded using a repeat factor, e.g.

RF1 Drug Interaction
RF2 Nausea
RF3 Hypoglycemia.

In our data base we have also included an textual item of limited size (40 characters) which carries the original wording for an adverse drug reaction which was used in the source document. In this way a classified retrieval gives us the most essential parts of the original report. This is specially important when users code from a foreign language into the English of CORSTART. Even in cases where English reports are coded, there is some loss of the original meaning. This is the price one must naturally pay when using a coding system. The 40 character text item, however, enables us to retain as much as possible the original description from the reporter.

## References


(1) Wingert, F.: Automated Indexing Based on SNOMED. Meth. Inform. Med., Vol. 24, No.1, 1985.

(2) Internal Report HOECHST AG: ASK2 Description and Manual. HOECHST 1985

(3) World Health Organizsation (Edit.): Manual of the International Statistical Classification of Diseases, Injuries, and Causes of Death. Geneva 1977.

(4) College of American Pathologists (Edit.): SNOMED-Coding Manual. (Skokie, III.: College of American Pathologists 1979).

(5) Public Health Service, Food and Drug Administration (Edit.): National Adverse Drug Reaction Directory. (5600 Fishers Lane, Rockville, Maryland 20852 U.S.A ; no date).

# GENERALISIERTES KONZEPT ZUR FÜHRUNG VON WARTESTRUKTUREN

M. Nieländer, A. Schewe, K.-W. Hartmann
Institut für Medizinische Informatik
Medizinische Hochschule Hannover
Konstanty-Gutschow-Str. 8, D-3000 Hannover 61

Summary

In the clinical environment there exists a great variety of waiting situations for a patient in the various parts of a hospital.

The definition of a waiting structure is made, in order to describe the problems of waiting situations. This structure is a system with a dynamic and a static component; the static part describes the administration of the planning information, the dynamic part controls the coordination of the planning process. The waiting situation is devided into several phases, each with lists of the patient information and methods to select and appoint the patients. The interaction of the components in a first approach.

The concrete application is explained for a surgical department with in-patient appointment and scheduling of surgery. The analysis of the situation there leads to requirement for special views (patient, physician, ward staff, hospital organization) and to completion of the lists and methods for selection and termination, by planning schemes the dynamic component aid is added.

The represented concept allows the modular description of concrete waiting and planning systems, for example

- in-patient and out-patient appointment
- treatment planning
- follow-up scheduling
- service plan organization
- resource allocation.

This concept builds the basis for semi or full automazed realization of an appointment system as part of a hospital information system.

Es werde noch gesetzt

$$\bar{R}_{i.} = \frac{1}{n_i} R_{i.}$$

für die stichprobenweisen Rangzahl-Mittelwerte.

Der Wilcoxon-Mann-Whitney-Test (WMW-Test ) beruht dann auf einer Statistik

$$W = \frac{\frac{1}{N} ( \bar{R}_{1.} - \bar{R}_{2.} ) \sqrt{N}}{S_N} \qquad N = n_1 + n_2$$

Die formale Ähnlichkeit zur Statistik des t-Tests ( 'die Ränge übernehmen die Rolle der Originalwerte' ), die sich auch in einigen ( wenigen ) anderen Situationen zeigt, ist eine der Quellen, die Vorschläge für Rangverfahren hervorbringt nach dem Rezept 'man nehme einfach ein bewährtes parametrisches Verfahren und wende es auf die Ränge anstelle der Originalwerte an'; vgl. SAS (1982) "a set of data might be passed through PROC RANK to obtain the ranks for a response variable, which could then be fit to an analysis-of-variance model", S.479. Hier, im Falle des unverbundenen Zwei-Stichproben-Problems, geht es noch einmal gut - sieht man einmal davon ab, daß schon Unterschiede hinsichtlich der Varianz-Normierung auftreten. Aber schon bei k 2 Stichproben ( dem Kruskal-Wallis-Test ) werden wir auf Schwierigkeiten stoßen.

Betrachten wir zunächst die Schätzer-Eigenschaft der Test-Statistik. Man erhält

$$\frac{1}{N} \mathbf{E}( \bar{R}_{1.} - \bar{R}_{2.} ) = \frac{1}{N} \left[ \frac{n_1+1}{2} + n_2 P(X_1 \geq X_2) - \frac{n_2+1}{2} - n_1 P(X_2 \geq X_1) \right]$$

$$= P(X_1 \geq X_2) - \frac{1}{2}$$

Daraus ergibt sich als spezifisches Test-Problem des WMW-Tests, d.h. dasjenige Test-Problem, gegen dessen Alternativen er sensibel ist, die

**Tendenz-Hypothese**

$$H_o^T: P(X_1 \geq X_2) = \frac{1}{2}$$

$$H_1^T: P(X_1 \geq X_2) \neq \frac{1}{2}$$

Im nächsten Abschnitt gehen wir zunächst auf die besonderen Beziehungen im Lokations-Modell ein, um anschließend das Allgemeine Modell zu behandeln.

Station. Dabei prägt die interne Organisation die Bedeutung der jeweiligen Begriffe.
Die zur Darstellung verwendeten Ausdrücke werden im weiteren erläutert und gegeneinander abgegrenzt. Grundsätzlich lassen sich die einzelnen Wartesituationen eines Patienten im Umfeld einer medizinischen Behandlung unterteilen in:

- Warten auf den Aufnahmetermin
- Warten auf die Aufnahme zur Behandlung
- Warten des Patienten nach seiner Ankunft in der Klinik auf den Anfang der Behandlung
  sowie
- Warten des Patienten auf eine Benachrichtigung zur Nachuntersuchung.

Die nachfolgende Abbildung gibt den Informationsfluß beim Zusammenwirken der obigen Wartesituationen wieder.

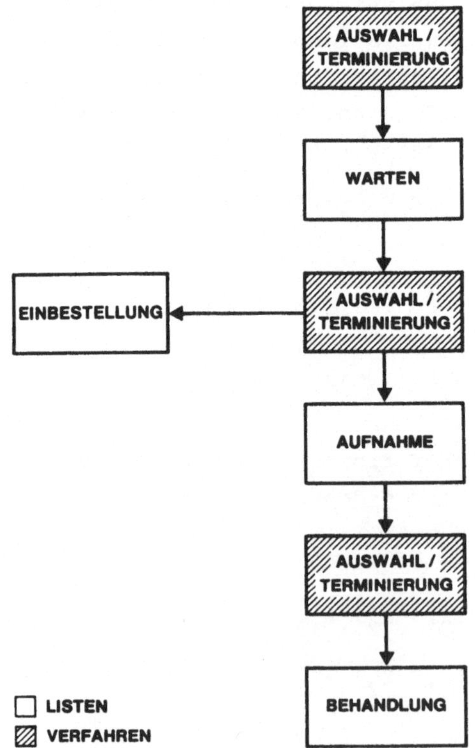


Abb. 1: Grundmodell der Wartestruktur

Grundsätzlich werden die über Listen verwalteten Informationen mittels geeigneter Verfahren in weitere Listen überführt. Die Pfeile zwischen den Verfahren und Listen kennzeichnen, welchen Listen ein Verfahren Informationen entnimmt und an welche Listen es Informationen weiterleitet.

Die Wartestruktur wird als ein System definiert, das eine Menge von Listen und die zugehörigen Auswahl- und/oder Terminierungsverfahren zur Einplanung von Patienten für die stationäre oder ambulante Behandlung umfaßt.

Die beschriebenen Listen sind als geordnete Mengen aus keinem oder mehreren (gleichartigen) Elementen zu betrachten /1/. Im gewählten Konzept bestehen die Listenelemente aus Tupeln der Struktur (Ordnungskriterium, Patientenidentifikation, Information) und werden auch als Patiententupel bezeichnet. In der folgenden Beschreibung wird zur vereinfachenden Ausdrucksweise auch der Begriff 'Patienten' benutzt, um Tupel der obigen Form zu bezeichnen.
Durch direkte Bezugnahme auf die Wartesituationen sind die folgenden Komponenten zu nennen:
Die Warteliste ist eine Liste aller Patienten, die auf eine Einbestellung warten, wobei als Einbestellung die schriftliche oder mündliche Mitteilung des Aufnahmetermins bezeichnet wird. Ebenfalls in dieser Liste enthalten sind Patienten, die auf einen Termin zur Nachuntersuchung (Follow-Up) warten.
Nach der Vergabe von Aufnahemterminen wird aus der Warteliste die Einbestellungsliste aufgebaut, die alle in den nächsten Tagen einzubestellenden Patienten beinhaltet und als reine Arbeitsliste genutzt wird.
Ist die Einbestellung erfolgt, wird die Aufnahmeliste mit den Patienten erstellt, die zur Aufnahme in die Klinik einbestellt wurden; diese Liste ist nach Terminen geordnet.
Bei der Aufnahme werden die Patienten aus der Aufnahmeliste gestrichen und in die Behandlungsliste eingetragen; damit umfaßt diese Liste alle Patienten, die bereits zur Behandlung aufgenommen worden sind, aber noch auf den Beginn der Behandlung warten; auch diese Liste ist entsprechend der Aufnahmeliste nach Terminen sortiert.

Die Steuerung eines Patienten in einer Wartestruktur erfolgt durch mehrere Auswahl-/Terminierungsverfahren. Das Auswahlverfahren sortiert dabei die Patienten einer Liste entsprechend vorgegebener

Prioritäten; im allgemeinen wird danach durch die Terminierungskomponente des Verfahrens der Termin bestimmt, z.B. zur Aufnahme. Die Verfahren sind als zusammenhängend und ineinandergreifend zu betrachten, zur Systembeschreibung und Rechnerunterstützung ist jedoch eine Unterteilung in Module anzustreben.

## 3. Anwendung des Modells für eine chirurgische Klinik

Im folgenden wird das Modell benutzt, um die Wartestruktur für stationäre Behandlungen einer chirurgischen Klinik zu beschreiben (Abbildung 2).

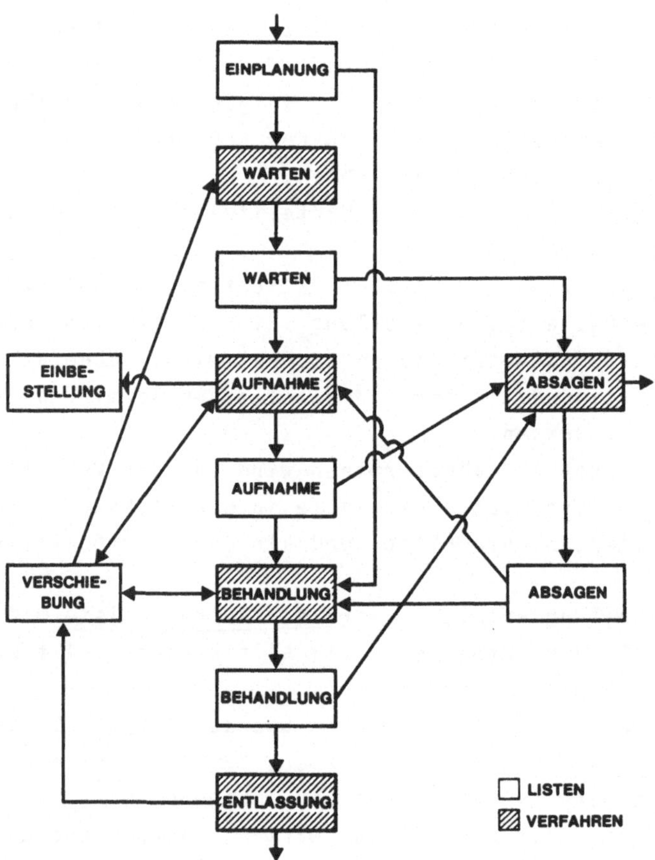


Abb. 2: Wartestruktur für die stationäre Behandlung in einer chirurgischen Klinik

Die dort behandelten Patienten werden entsprechend der Voruntersuchungen in Kategorien eingeteilt und auf die Warteliste gesetzt. Der weitere Ablauf der Planung verläuft im Normalfall über die Aufnahme-, Einbestellungs- und Behandlungslisten; lediglich Notfallpatienten bilden eine Ausnahme, denn sie werden sofort behandelt und direkt der Behandlungsliste zugeordnet.
Im klinischen Alltag können Verschiebungen und Absagen eine Neuplanung erforderlich machen. Die Ursache von Verschiebungen liegt im wesentlichen in den bereits erwähnten Notfällen, die die geplante Reihenfolge der Behandlungen verändern; ebenso können unvorhersehbare Ressourcenengpässe zu Verschiebungen führen, z.B. bei verlängertem Aufenthalt eines Patienten auf der Intensivstation. Bei der Neueinplanung wird verschobenen Patienten eine höhere Priorität zugeordnet.
Es kommt zu Absagen von Seiten des Patienten entweder aus Terminschwierigkeiten vor der Aufnahme (in dem Fall wird der Patient mit unveränderter Priorität neueingeplant) oder bei bereits aufgenommenen Patienten aufgrund von Veränderungen im Krankheitsbild, die eine Behandlung nicht gestatten (diese Patientengruppe wird höher priorisiert, sobald der Gesundheitszustand es zuläßt). Da die Wartestruktur der chirurgischen Klinik so aufgebaut ist, daß sowohl Verschiebungen als auch Absagen direkt berücksichtigt werden, ergibt sich für die einzelnen Auswahl- und Terminierungsverfahren die Notwendigkeit von Rückkopplungen, die die Komplexität der Verfahren erhöhen, aber gleichzeitig ein flexibles Reagieren auf Änderungen beinhalten.

Betrachtet man die an die Wartestruktur gestellten Anforderungen im einzelnen, so werden die unterschiedlichen Interessenlagen der beteiligten Personen, bzw. Bereiche deutlich. Als Gruppen sind Patienten, Ärzte, Pflegepersonal und für übergeordnete Aspekte die Krankenhausorganisation zu nennen. Die gestellten Anforderungen resultieren aus unterschiedlichen Sichten der betroffenen Parteien, sind zum Teil konträr und müssen eine ausgewogene Berücksichtigung bei den eingesetzten Verfahren finden.
Um die Problematik kurz zu beleuchten (eine ausführlichere Aufstellung ist der Literatur zu entnehmen /2/, /3/), sei das Beispiel der Länge der Wartezeit bis zur Aufnahme herausgegriffen. Es ist das natürliche Interesse des Patienten, nach kurzer Wartezeit den Aufnahmetermin zur Behandlung baldestmöglich mitgeteilt zu bekommen. Da jedoch im allgemeinen Ressourcen nur begrenzt zur Verfügung stehen, können sich längere Wartezeiten ergeben. Die von der Krankenhausorganisation angestrebte optimale Nutzung der Ressourcen läuft unter Umständen dem

Interesse der Ärzte und des Pflegepersonals entgegen, eine Arbeitsüberlastung zu vermeiden, um die Qualität der Patientenversorgung nicht zu gefährden.

## 4. Generalisiertes Konzept der Wartestruktur

Exemplarisch wurde die stationäre Wartestruktur einer chirurgischen Klinik herausgegriffen, um Prinzipien vorzustellen, ohne auf spezielle Gegebenheiten anderer Behandlungseinheiten (z.B. Ambulanzen) einzugehen.
Die Analyse weiterer Wartestrukturen hat gezeigt, daß jeweils die gleichen Grundelemente eine Wartestruktur bilden. Abbildung 3 zeigt das Zusammenwirken der aufgeführten Elemente.

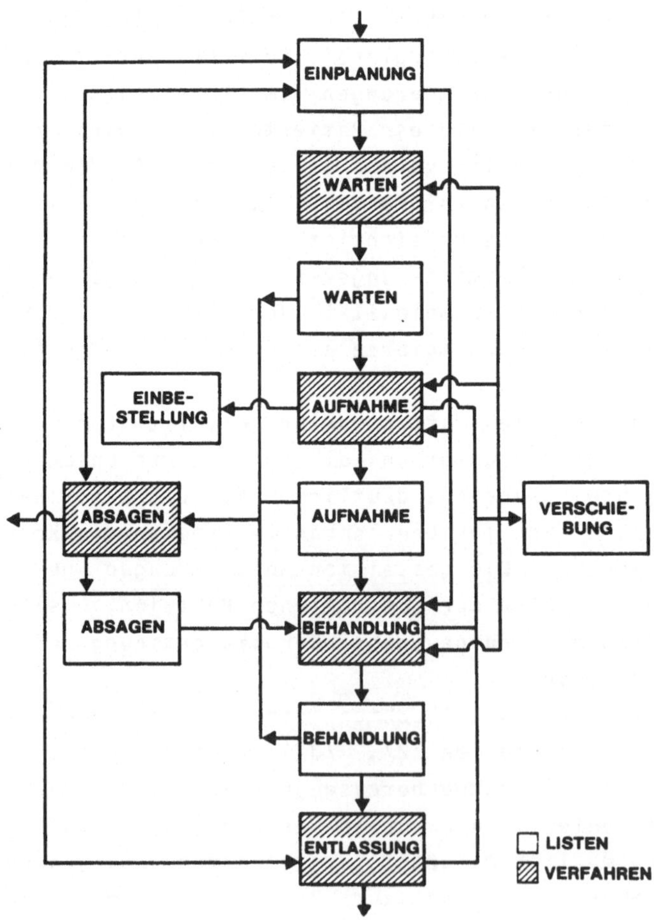


Abb. 3: Generalisiertes Konzept der Wartestruktur

Die Funktionen dieser Elemente sind in den verschiedenen Wartestrukturen identisch, nicht aber die Methoden, die verwendet werden. Auf eine Gegenüberstellung der bestehenden Unterschiede wird an dieser Stelle verzichtet, sie ist in der Literatur zu finden /2/. Entsprechend der Komplexität der einzelnen Organisationsstrukturen unterscheiden sich die Wartestrukturen durch die Anzahl der benötigten Rückkopplungsverbindungen und -elemente. Die Module ergeben sich aus den Elementen des Grundmodells (Abb. 1), hinzu kommen alle Verfahren und Listenelemente, die für die Handhabung der durch Verschiebungen und Absagen hervorgerufenen Rückkopplungen notwendig werden. Die jeweilige Anpassung des generalisierten Konzepts an vorhandene Organisationsstrukturen kann ergeben, daß einige Elemente nicht erforderlich bzw. in anderen Elementen enthalten sind. Dennoch kann das grundlegende Konzept der Wartestruktur auch bei unterschiedlichen Ausführungen erhalten bleiben und eine Rechnerunterstützung bei einer stufenweisen Implementierung problemlos durchgeführt werden.

Die Einplanungsliste bietet einen einheitlichen Zugang zu der Wartestruktur. Dieses Element stellt die Patiententupel bereit, die die nachfolgenden Verfahren benötigen.
Die Warte- , Einbestellungs- , Aufnahme- und Behandlungslisten sind bereits in ihrer Funktion festgelegt worden (s.o.).
Die Verschiebungsliste enthält die Daten der Patienten, deren Behandlungs- bzw. Aufnahmetermin verschoben werden muß. Diese Liste ist temporär zu erstellen, da die Patienten sofort wieder eingeplant werden.
Die Absagenliste gibt die Patienten wieder, die bereits stationär aufgenommen wurden, aber momentan nicht behandlungsfähig sind.

Die eingesetzten Auswahl- und Terminierungsverfahren sollten grundsätzlich deterministisch und 'objektiv fair' sein, dabei ist aber dem Arzt subjektiver Einfluß auf die Planung einzuräumen.

Die zur Planung benutzten Informationen, die nicht patientenbezogen sind, werden in Schemata abgelegt. Diese sind Datensammlungen, die den Listen zugeordnet werden müssen. Im Unterschied zu den übrigen Listen enthalten sie jedoch keine Patiententupel sondern z.B. Angaben über Kapazitäten und Ressourcen. Der Inhalt der Schemata ist abhängig von den spezifischen Anforderungen und Gegebenheiten der jeweiligen Klinik. Durch die explizite Trennung der Planungsinformationen von den

Verfahren bewirken Änderungen der Schematainhalte keine Änderungen der Verfahrensabläufe.
Die Verfahren dürfen die Schemata mit Ausnahme des 'Aktualisierten Behandlungsschemas' nicht modifizieren. Änderungen der Schematainhalte sind nur über zusätzliche Funktionen erlaubt, wobei der direkte Eingriff durch das Klinikpersonal möglich sein soll. Darüberhinaus ist eine begleitende systematische Analyse, bzw. Simulation wünschenswert /4/, /5/. Der Informationsfluß zwischen Verfahren und Schemata ist in Abbildung 4 dargestellt.

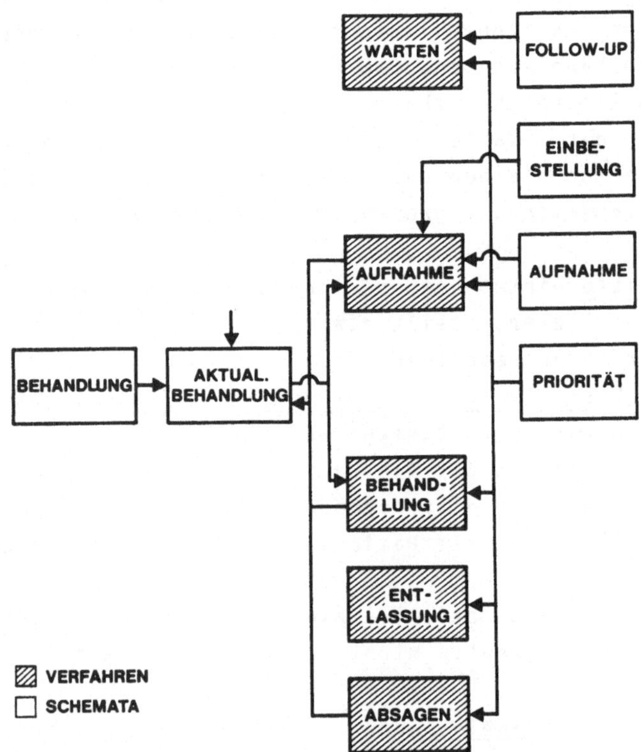


Abb. 4: Generalisiertes Konzept der Wartestruktur mit Planungsinformationen

Das Einbestellungsschema enthält unter anderem Angaben über Länge und Staffelung der Einbestellungsfristen.
Das Aufnahmeschema gibt an, in welcher Verteilung innerhalb einer Planungsperiode und wieviele Tage vor einer Behandlung die Patienten aufgenommen werden sollen.
Das Behandlungsschema gibt die Übersicht der vorhandenen Ressourcen

an. Die Aufstellung des Behandlungsschemas erfordert sorgfältige Analysen der vorliegenden Bedingungen. Dazu gehört die Ermittlung der erwarteten Raten für Aufnahmen, Absagen, Verschiebungen, Notfälle etc. sowie der Verweildauer der Patienten im Krankenhaus. Im weiteren ist ein Plan für die Auswahlstrategie von verschiedenen Behandlungen enthalten; dieser gibt vor, an welchen Tagen welche Arten von Behandlungen durchgeführt werden sollen. Wichtig ist eine kontinuierliche Überprüfung und bei zwischenzeitlichen Änderungen eine eventuelle Anpassung der bei der Erstellung des Behandlungsschemas vorausgesetzten Werte.
Für die in Aufnahme- und Behandlungsliste berücksichtigten Planungszeiträume muß es je ein 'Aktualisiertes Behandlungsschema' geben, dabei werden die aktuellen Änderungen von Personal- und Klinikressourcen berücksichtigt. Kapazitätsausfälle können über Zusatzfunktionen von 'außen' herangetragen werden, aber auch die Auswahl- und Terminierungsverfahren geben Änderungen, z.B. eingeschobene Notfälle, an das Schema weiter.
Das Prioritätsschema dient zur Einstufung der Patienten in Kategorien; es enthält die Informationen der möglichen Kategorien, ob und welche Terminverbindlichkeiten mit diesen Kategorien verbunden sind und welche erlaubten Übergänge es zwischen je zwei Kategorien gibt. Außerdem ist die Funktion zur Berechnung der Prioritäten in diesem Schema enthalten; auf eine einfache Definition der Prioritätsfunktion in der Literatur sei hier hingewiesen /6/, wo unter Berücksichtigung der geschätzten Wartezeit für die geplante Behandlung die Priorität bestimmt wird.
Ein Follow-Up-Schema wird erforderlich, wenn eine Behandlungseinheit Nachuntersuchungen durchführt. Dann enthält dieses Schema die Charakteristika der Follow-Ups.

## 5. Schlußbemerkung und Ausblick

Der Einsatz des Rechners für die Führung von Wartestrukturen bietet Möglichkeiten für eine Verbesserung der Planungsverfahren durch zusätzliche Funktionen, die bisher wegen des Planungsaufwands nicht oder nur unvollständig realisiert werden konnten. Für jede Behandlungseinheit muß aufgrund der Analyseergebnisse der Anforderungen und der gesetzten Planungsschwerpunkte eine Entscheidung getroffen werden, ob solche zusätzlichen Funktionen benötigt werden oder ob die bisherige Planung den Ansprüchen genügt, die an sie gestellt werden.

Die Entwicklung des Wartestrukturmodells wurde auf Anfragen von Kliniken betrieben, die als Vorteile bei der Rechnerunterstützung der Organisationsplanung im wesentlichen

- eine Verbesserung der Planungsverfahren im Hinblick auf transparente Informationsdarstellung und erhöhte Benutzerunabhängigkeit sowie
- mehr Flexibilität bei Änderungen in Form von Verschiebungen, Absagen oder Kapazitätsausfällen

sahen. Einzelheiten und weitere Aspekte sind der Literatur zu entnehmen /2/, /6/, /7/.

Zur Zeit wird für das oben beschriebene Beispiel der chirurgischen Klinik eine rechnerunterstützte Wartestrukturorganisation realisiert. Die Implementierungsstrategie geht von drei Stufen aus, wobei zunächst die Verwaltung der Listen unterstützt wird. Bereits aus dieser ersten Stufe ergeben sich die Vorteile der verbesserten Informationsdarstellung sowie der Erzeugung von Arbeitslisten und periodischen Übersichten durchgeführter Leistungen und eingesetzter Ressourcen. In der nächsten Phase werden die Verfahren zur Einbestellung und Aufnahme sowie der Behandlungsterminierung unter Berücksichtigung von Verschiebungen und Absagen zugefügt. In der letzten Phase sollen Optimierungen eingebracht werden, die z.B. den Wegfall eines starren Behandlungsschemas durch die Einführung von 'lernenden Systemen' ermöglichen.

## 6. Literatur

/1/ D.E. Knuth:
The Art of Computer Programming, Volume 1: Fundamental Algorithm.
(Reading, Massachusetts: Addison-Wesley Publishing Company 1973)

/2/ A. Schewe:
Konzipierung eines Verfahrens für Warte- und Einbestellungslisten in einer klinischen Behandlungsdokumentation.
Diplomarbeit, Med. Hochschule Hannover (1984)

/3/ G. Ratzer, S.W. Fletcher, M. Pollack, H. Fletcher:
Mini-Computer-based Appointment Scheduling for Ambulatory Patients.
Meth. Inform. Med. 17 (1978) 167-172

/4/ D. Kanon:
Simulation of Waiting Line Problems in a Hospital Setting, in: Anderson, Forsythe (Hrsg) MEDINFO 74.
(Amsterdam: North Holland Publishing Company 1974) 503-507

/5/ T.C.S. Kennedy:
A Method of Analysing Hospital Surgical Waiting Lists.
Meth. Inform. Med. 14 (1975) 133-140

/6/ T.A. Rourke, E. McFadden, A.C.N. Rogers:
Computer-assisted Control of a Waiting List.
Meth. Inform. Med. 16 (1977) 216-222

/7/ H.E. Peterson:
Patient Service Scheduling, Admission and Discharge Systems, in: Shires, Wolfe (Hrsg) MEDINFO 77.
(Amsterdam: North Holland Publishing Company 1977) 179-184

# A DECISION-THEORETICAL MODEL FOR QUALITY INDEXES OF MEDICAL DOCUMENTATIONS

R. Klar
Abteilung Medizinische Informatik
Georg-August-Universität Göttingen
Robert-Koch-Str. 40, D-3400 Göttingen

- In honour of Professor Ehlers's 60th birthday -

## Introduction

Medical documentations are widely applied in form of medical data bases which are used as part of hospital information systems, or in retrieval systems, or as medical records in micro- and mini computer applications etc. The growing importance of these documentations results from their fundamental function as the empirical basis of medical items for the support of medical decisions and flow of information. Of course the design and development of medical data bases is of the highest importance in the initial stages. But during the following steps of operating medical documentation the question must be raised as to the quality of the collected data. It is a pity that this problem of quality control or evalution of medical documentations is so often neglected, because the acceptance is strongly dependent on it, all further applications are affected by it and much wasted effort may be saved. Not only the praxis but also the data base theory or the methods of software engineering seldomly deal with quality control. However there exists a theoretial basis for quality indexes which stems from the classic documentation theory.

## The quality indexes of the documentation theory

The modern theory of automatic information organization and retrieval (see e. g. (1), (2)) still uses the main quality indexes of the old documentation methodology. These indexes are: The recall, that is the proportion of relevant material (documents, data base records, items) actually retrieved in answer to a search request; the precision that is the proportion of retrieved material that is actually relevant. Sometimes the fallout rate is also used, that is the proportion of irrelevant material retrieved. These indices can be described by the fourfold table:

Table 1

| | | retrieved? | |
|---|---|---|---|
| | | yes | no |
| relevant? | yes | TP | FN |
| | no | FP | TN |

recall = TP/(TP+FN)
precision = TP/(TP+FP)
fallout rate = FP/FP+TN)

TP, FN, FP and TN are absolute frequencies; T indicates a true and F a false validation status; P means a positive (found) and N a negative (not found) retrieval situation.
Recall, precision and fallout rate are practicable and suffiently good quality indices for many types of documentation and retrieval systems.

If these quality measures are applied on medical documentations, some problems and insufficiencies arise: e. g. if a specific diagnosis is to be retrieved out of patientoriented diagnosis database, the detection of a rare disease must have higher priority than the finding of a frequent one. How can these and similar problems, which are connected with previous knowledge about the frequencies of the wanted documents, be solved?

## Medical decision making and quality assessment of medical documentations

In the first instance the three above mentioned quality indexes can be interpreted as the estimators of conditional probabilities, if the two binary random variables T (for retrieved yes = T+; no = T-) and D (for relevant document yes = D+; no = D-) are introduced (2), (3). With the help of the BAYES theorem e. g. the precision can be formulated as an estimator of $P(D+|T+) = P(D+) \quad P(T+|D+)/P(T+)$.
The unconditional or a-priori probabilities P(D+) and P(T+) represent a previous knowledge and can be used for a better understanding of the quality indexes in medical documentations, if the analogy approach of REICHERTZ (4) is used and extended in the following way: the above mentioned table 1 for the relevance rating of a retrieval and documentation system is compared with the decision table of the validation of a diagnostic test

Table 2

| | | diagn. test result | |
|---|---|---|---|
| | | pos | neg |
| diagnosis actually correct? | yes | TP | FN |
| | no | FP | TN |

sensitivity = TP/(TP+FN)
predictive value pos. = TP/(TP+FP)
specificity = TN/(TN+FP)

The quality indices sensitivity, specificity, predictive value and many further measures are important indices of medical decision making, which were founded by VECCHIO (5) and LUSTED (6) and are now widely applied in medicine and have been developed further (see e. g. (7),(8)). Comparing table 1 and 2 it is obvious, that there is an analogy between searching for a diagnosis in a group of patients with the help of a diagnostic test and searching a diagnosis out of a patientoriented medical documentation by a retrieval method. That is why the recall corresponds to the sensitivity, the fallout rate to the unspecificity and the precision to the predictive value of the positive test result. If the same conditions of a validation situation for a diagnostic test are fullfilled for a medical documentation (independency of the two criteria, binary expressions, perfectness of the validating criteria, sufficiently large number of cases, etc.) the retrieval quality indices can be interpreted by the methods of medical decision making and the problems mentioned before can be solved.

## The meaning of the prevalence

Perhaps the most important recognition of medical decision making was the distinction between prevalence dependent and prevalence independent indices. The prevalence which is the estimator of the unconditional probability P(D+) is the proportion of cases with the actual diagnosis D in the total number of cases. Referring to the table 2 the prevalence v is computed by v = (TP+FN)/(TP+FN+TP+FN). In the same way a prevalence can be defined by using the retrieval validation model of table 1. Now, according to the BAYES theorem, which interpretes the precision as an estimator of the a-posteriori probability for the relevance of a diagnosis (document) given the retrieval was successfull, the prevalence estimates the a-priori probability P(D+). That is why the prevalence in the retrieval situation here may be called a-priori precision.

Using this approach of medical decision making in the retrieval theory a new understanding of the frequently used recall-precision graphs is possible. These graphs are empirically plotted and heurstically interpreted (see e. g. (1), (2)). The precision p as a function of the recall r, prevalence v and fallout rate f is now given by

$$p = \frac{r \cdot v}{f + (r-f) \cdot v} = \frac{x}{1+x}\ , \text{ with } x = \frac{r \cdot v}{f \cdot (1-v)}$$

Analogously to the well-known prevalence dependency of the predictive values (see e. g. (6), (8)), the precision p also is a function (hyperbola) of the prevalence or a-priori precision. Consequently, in medical documentation, where a previous knowledge about the frequencies of the wanted documents (e. g. diagnosis) are available, the precision value by itsself is unimportant, only the difference p-v matters. We (8) have analyzed this difference and determined the maxima.

Für zukünftige 'Experten'-Systeme bietet sich hier die Gelegenheit, durch eine Rückbesinnung auf die jedweder statistischen Methodik zugrundeliegenden Modelle wirkungsvoll gegenzusteuern. Ob diese Chance tatsächlich genutzt wird, müssen die Entwicklungen der nächsten Jahre zeigen. Nach den bisherigen Erfahrungen erscheint eine gewisse Skepsis allerdings nicht ganz unangebracht.

**Literatur:**


BREDENKAMP, J.: Nonparametrische Prüfung von Wechselwirkungen. Psychol. Beiträge **16**(1974), 398 - 416

CONOVER, W.J., IMAN, R.L.: Rank Transformation as a Bridge Between Parametric and Nonparametric Statistics. Amer. Statistn. **35** (1981), 124 - 128

FLIGNER, M.A.: Comment on: W.J. CONOVER, R.L. IMAN (1981). Amer. Statistn. **35** (1981), 131 - 132

HILGERS, R.: Ein asymptotisch verteilungsfreier Wechselwirkungstest in zweifaktoriellen vollständigen Zufallsplänen. Diss. Dortmund 1979

HILGERS, R.: On an Unbiased Variance Estimator for the WILCOXON-MANN-WHITNEY-Statistic Based on Ranks. Biom. J. **23** (1981), 653 -661

HILGERS, R. On the WILCOXON-MANN-WHITNEY-Test as Nonparametric Analogue and Extension of t-Test. Biom. J. **24** (1982), 3 - 15

HUBER, H.P.: Zur Auswertung mehrfaktorieller Rangvarianzanalysen bei ungleichen Zellbesetzungen. Teil I.: Versuchspläne mit unabhängigen Stichproben. Psychol. Beiträge **22** (1980), 553 - 573

KRUSKAL, W.H.: A nonparametric test for the several sample problem. Ann. Math. Statist. **23** (1952), 525 - 540

KRUSKAL, W.H.: Historical Notes on the Wilcoxon Unpaired Two-Sample Test. JASA **52** (1957), 356 - 360

LEHMANN, E.L.: Nonparametrics - Statistical Methods Based on Ranks. McGraw-Hill, N.Y. 1975

LEMMER, H.J.: Some Empirical Results on the Two-Way Analysis of Variance by Ranks. Commun. Statist. Ser. A **9** (1980), 1427 -1438

LEMMER, H.H., STOKER, D.J.: A Distribution-free Analysis of Variance for the Two-Way Classification. S. Afr. Statist. J. **1** (1967), 67 - 74

MANN, H.B., WHITNEY, D.R.: On a test of whether one of two random variables is stochastically larger than the other. Ann. Math. Statist. **18** (1947), 50 - 60

PATEL, K.M., HOEL, D.G.: A Nonparametric Test for Interaction in Factorial Experiments. JASA **68** (1973), 615 - 620

SAS User's Guide: Statistics. SAS Inst., Cary 1982

SCHEIRER, C.J., RAY, W.S., HARE, N.: The Analysis of Ranked Data Derived from Completely Randomized Factorial Designs. Biometrics **32** (1976), 429 - 434

WILCOXON, F.: Individual Comparisons by Ranking Methods. Biometrics **1** (1945), 80 - 83

tem in the first stage of implementation. When we analyzed the validity of the stored clinical diagnoses, we used the surgical OP-diagnoses together with other documentations as correct validating criteria. The above mentioned quality assessment of the clinical diagnosis documentation may be explained by the validation of the retrieval result for the term: carpal tunnel syndrom (CTS). We retrieved 133 CTS cases out of which 128 cases were actually correctly documented and retrieved, that is TP = 128 and FP = 5. Because of different error types 29 CTS cases were not found in the clinical documentation (FN=29) and overall n = 1179 cases were operated in that year in the neurosurgical department, that is TN = 1179-128-29-5 = 1017. The validity of this clinical CTS documentation can be expressed by recall r = 81.5 %, fallout rate f = 5 %, precision p = 96 %, informationcontent I = 0.38 bit and prevalence v = 13 %.

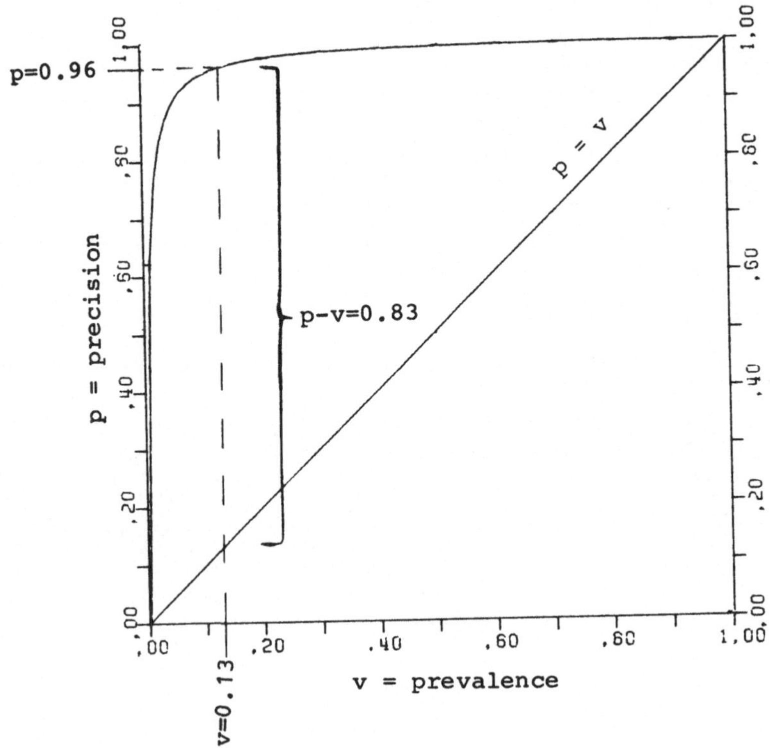


Fig. 1: The precision p as a function of the prevalence v and with a constant recall of 81,5 % and a constant fallout rate of 5 %.

Fig. 1 shows the prevalence dependency of the precision in our example. The diagonal r = v represents the uselessness of the retrieval and do-

## Zusammenfassung

Für die "zellenweise" Analyse der Unabhängigkeit zweier kategorialer Variablen wird von Haberman (1973) die Methode der "adjustierten Residuen" vorgeschlagen. Fuchs und Kenett (1980) verwenden als Maß für die Abweichung von der Unabhängigkeit das (absolut) maximale adjustierte Residuum.
In unserem Vortrag wird gezeigt, wie sich diese Tests innerhalb einer multiplen Testprozedur zusammenfassen lassen. Zur Kontrolle des multiplen Niveaus wird eine Modifizierung der Holm'schen (1979) Prozedur empfohlen. Ist eine der beiden Variablen alternativ, so führt das Prinzip des Abschlußtests (s. Sonnemann, 1982) zu noch trennschärferen Ergebnissen (Perli, Hommel, Lehmacher, 1985).

## 1. Einleitung

Die Nullhypothese $H_o$ der Unabhängigkeit zweier kategorialer Variablen läßt sich beispielsweise mit dem $\chi^2$-Test überprüfen. Wenn $H_o$ durch einen solchen Globaltest abgelehnt wird, möchte der Anwender oft die Art der Abhängigkeit genauer lokalisieren. Eine Möglichkeit dazu besteht in der zellenweisen Analyse aller möglichen Paare von Ausprägungen je einer dieser Variablen. Haberman (1973) schlug vor, zu jedem solchen Paar eine entsprechende kollabierte Vierfeldertafel zu konstruieren und einen Vierfelder-Test durchzuführen. Diese Vorgehensweise ist äquivalent zur Residuenanalyse im loglinearen Modell zu $H_o$. Fuchs und Kenett (1980) schlugen dann eine $\alpha$-Adjustierung nach Bonferroni vor; sie hatten dabei zwar nur einen Globaltest zum Testen von $H_o$ im Auge, jedoch liefert ihr Verfahren auch einen multiplen Test für die einzelnen Zellenhypothesen. Die gleiche Idee wurde auch im Rahmen der Konfigurationsfrequenzanalyse (KFA) vorgetragen; vgl. Krauth und Lienert (1973) und Lehmacher (1981). Später wurde für die multiplen Tests die Anwendung der Holm-Methode (1979) anstelle der Bonferroni-Methode vorgeschlagen; vgl. Lehmacher und Lienert (1982). Ziel der vorliegenden Arbeit ist es, das multiple Niveau kontrollierende Verfahren vorzustellen, die trennschärfer als das Holm-Verfahren, aber dennoch rechnerisch einfach durchzuführen sind.

# UNTERSUCHUNGEN ZUR QUALITÄT EINER ROUTINEMÄSSIGEN COMPUTERDOKUMENTATION VON DIAGNOSEN UND OPERATIONEN

Bernd Graubner, Barbara Jacob
Abteilung Medizinische Informatik
Georg-August-Universität Göttingen
Robert-Koch-Str. 40, D-3400 Göttingen

Summary

ASSESSMENT OF A COMPUTER-ASSISTED DOCUMENTATION OF DIAGNOSES AND OPERATIONS

As part of our Hospital Information System a semiautomatic encoding system (termed 'basic-documentation') is used in several clinical departments. This has enabled us to collect to date 139,000 diagnoses and therapie-entries (in particular surgical operations) for 43,000 in-patients in our patient data base. The accuracy of these data is checked using various methods to improve the quality of the data base. In this paper we present some results of recent investigations that may be of general importance and informative:

- It was found that 5.5 % of all cases ending in death in 1984 were not stored in the data base and, regarding 9 certain personal entries, it was also found that 23.6 % of the information stored for deceased in-patients was listed incorrectly.
- Taking all the stored diagnoses and operations into account, the quality of our basic-documentation appears to be the best, followed by the special documentation of operations and the surgery register.
- For a particular non-surgical department it was found that 12 % of special diagnoses and 33 % of general diagnoses were missing in the data base if compared with the discharge letters.

These investigations have enabled us to point out ways of improving our system, bearing in mind, 'that, in spite of all due care, data and signs collected in the field of clinical medicine are not always correctly compiled' (WAGNER).

## 0. Einführung

Auf Grund der neuen Bundespflegesatzverordnung vom 21.8.85 muß in der Mehrzahl der bundesdeutschen Krankenhäuser ab 1. Januar nächsten Jahres eine Diagnosenerfassung für stationäre Patienten durchgeführt werden. Das soll auf der Basis der dreistelligen ICD-9 geschehen und wird vielerorts zu Problemen führen, die einige Nachbarstaaten, die DDR und die

---

Herrn Prof. Dr. med. Carl-Theo Ehlers, der stets die Routine hinterfragt und das Bessere fördert, zum 60. Geburtstag gewidmet.

Eine <u>Modifikation</u> dieser Prozedur, die gleichzeitig zu einer echten Verschärfung führt, läßt sich durch eine tiefergehende Betrachtung der Holmschen Prozedur erzielen. Man findet, daß beim sequentiell ablehnenden Testen Schranken $\alpha/m$ nur dann auftreten müssen, wenn für den Nenner m gilt: Es gibt mindestens einen Durchschnitt von m Zellen-Hypothesen $H_{ij}$, der sich auf keine Weise als Durchschnitt von mehr als m der $H_{ij}$ darstellen läßt; vgl. Shaffer (1985) oder Perli (1985). Ist diese Bedingung für m nicht erfüllt, so läßt sich $\alpha/m$ durch $\alpha/m'$ ersetzen, wobei m' die nächstkleinere natürliche Zahl ist, die dieser Bedingung genügt.

Für den Fall einer (rxc)-Kontingenztafel findet man, daß für rxc $>$ m $\geq$ rxc-3 diese Bedingung nicht erfüllt ist; es gilt nämlich stets, wenn man m Zellenhypothesen $H_{ij}$, m $\geq$ rxc-3, als richtig voraussetzt, daß auch die restlichen (rxc-m) $H_{ij}$ gültig sind und somit $H_o$ gilt. Ebenso läßt sich noch zeigen, daß auch bei Gültigkeit von m = rxc-5 Hypothesen $H_{ij}$ noch mindestens eine weitere Hypothese gültig ist; also ist auch in diesem Fall die Bedingung nicht erfüllt.

Zusammengefaßt ergibt sich also eine Modifikation der Holm'schen Prozedur mit den sequentiellen Schranken

$\alpha$/(rxc), <u>$\alpha$/(rxc-4)</u>, <u>$\alpha$/(rxc-4)</u>, <u>$\alpha$/(rxc-4)</u>, $\alpha$/(rxc-4), <u>$\alpha$/(rxc-6)</u>,
$\alpha$/(rxc-6), $\alpha$/(rxc-7), $\alpha$/(rxc-8) ... weiter wie bei Holms
allgemeiner Prozedur bis ... $\alpha$/2, $\alpha$.

Wie bei der Holmschen Prozedur sind die geordneten rxc P-Werte mit diesen Schranken zu vergleichen.

Eine <u>Variante</u> dieser Prozedur, die oft noch trennschärfer ist, entsteht, wenn man berücksichtigt, daß die erste Schranke $\alpha$/(rxc) nur deshalb auftritt, weil zunächst ein Bonferroni-Test der Globalhypothese $H_o$ durchzuführen ist. Stattdessen kann man auch einen spezifischen Globaltest (z.B. einen $\chi^2$-Unabhängigkeitstest für die gesamte Tafel) zum Niveau $\alpha$ durchführen. Führt dieser zur Annahme von $H_o$, so darf man kein $H_{ij}$ ablehnen; lehnt der Test jedoch $H_o$ ab, so darf man in Holms modifizierter Prozedur mit $\alpha$/(rxc-4) statt mit $\alpha$/(rxc) beginnen. Es ergibt sich also eine Variante mit den sequentiellen Schranken

<u>$\alpha$/(rxc-4)</u>, <u>$\alpha$/(rxc-4)</u>, <u>$\alpha$/(rxc-4)</u>, <u>$\alpha$/(rxc-4)</u>, $\alpha$/(rxc-4), <u>$\alpha$/(rxc-6)</u>,
$\alpha$/(rxc-6), $\alpha$/(rxc-7), $\alpha$/(rxc-8) ... weiter wie bei Holms
allgemeiner Prozedur bis ... $\alpha$/2, $\alpha$ .

## 1. Todesfälle

Ein einfaches, bedeutungsvolles und sicheres medizinisches Dokumentationsmerkmal ist der Tod eines Patienten. Ein Todesfall wird bei uns als administrative Entlassungsart und teilweise zusätzlich auch als medizinisches Merkmal, d. h., wie eine Diagnose, dokumentiert. Jährlich vergleichen wir die administrativen mit den medizinischen Datenbankeinträgen und korrigieren eventuelle Abweichungen: 1984 fehlte bei nur einem der 798 verwaltungsmäßig registrierten Todesfälle der entsprechende medizinische Eintrag, kein Lebender war als tot bezeichnet. Das ließ uns Gutes von einem Vergleich der Datenbankeinträge mit den Sterbefallanzeigen erwarten, die von der Beurkundungsstelle der Patientengebundenen Verwaltung anhand der ärztlichen Todesbescheinigungen sowie der Familienstammbücher, Geburtsurkunden, Personalausweise u. ä. ausgestellt werden.

Das Ergebnis hat uns jedoch überrascht und zu weiteren Prüfungen in den Patientenakten, beim Standesamt und - in Einzelfällen - bei den Angehörigen veranlaßt. Am Ende ergibt sich - ohne 8 Totgeborene, von denen nur für einen die Sterbefallanzeige vorlag - folgendes Resultat für 1984: 844 Patienten (= 100 %) von insgesamt 26.890 Patienten sind verstorben, davon waren 798 (94,5 %) in der Datenbank als gestorben gekennzeichnet und für 46 weitere (5,5 %) ist eine Sterbefallanzeige vorhanden. Diese 46 Gestorbenen waren demnach in den EDV-Statistiken, die als Grundlage für die Klinikumsstatistik benutzt werden, nicht enthalten. Andererseits weist die Datenbank einen Verstorbenen (0,1 %) nach, für den die Sterbefallanzeige im Verwaltungsordner fehlte und erst jetzt als Kopie des an das Standesamt geschickten Originals einsortiert wurde. In der Terminologie der Qualitätsmessung in Dokumentations- und Retrievalsystemen formuliert (KLAR 1985), liefert dieses Validierungsexperiment bei einer Präzision von 100 %, einer Ausfallrate von 0 % und einer Prävalenz von 3,1 % (= a-priori-Präzision) einen Recall für die Datenbank von 94,5 % und für die Verwaltungsablage (= Sterbefallanzeigen) von 99,9%.

Die Analyse der 46 Verstorbenen, für die nur die Sterbefallanzeige vorliegt, ergab das wichtigste Ergebnis bei den 36 Patienten, die für den Todestag verwaltungsmäßig nur ambulant im Klinikum aufgenommen worden waren, obwohl für sie Leistungen der stationären Behandlung erbracht worden sind. In diesen Fällen können jetzt nämlich rückwirkend Pflegetage abgerechnet werden, was zu einer Nacheinname in Höhe von etwa 13.000 DM führen kann. (Da Nachberechnungen bis 1983 rückwirkend möglich sind, ergeben sich rechnerisch Nacheinnahmen von 35.000 DM.) Für die Zukunft ist gesichert, daß derartige Patienten ordnungsgemäß stationär aufgenommen und dementsprechend auch abgerechnet werden.

Ebenso ist eine Nachberechnung möglich für die beiden Patienten, die in Wahrheit einen Tag später gestorben sind, als bisher in der Datenbank angegeben ist. Die Summe für 1984 erhöht sich dadurch auf fast 14.000 DM. - 2 andere dieser 46 Patienten waren innerhalb des Klinikums verlegt worden und verstarben bei der Operation vor Aufnahme in der neuen Klinik, bei weiteren 7 war auf der Stationsmeldung zwar "verstorben" angekreuzt, aber auch bei ihnen war als Entlassungsart fälschlich "nach Hause" in den Computer eingegeben worden (9 von (798 + 9 =) 807 Patienten = 1,1 %.) Diese 7 Fälle waren in nur 2 Kliniken aufgetreten, bei denen es sich dann allerdings um 9,4 % bzw. 16,7 % ihrer Sterbefälle handelte. - Der 46. Patient war ein in der Frauenklinik verstorbenes Neugeborenes, für das in der Datenbank kein eigener Patientendatensatz angelegt ist, das also keine eigene Patientennummer besitzt. Verwaltungsmäßig werden, und das gilt wohl für die meisten Entbindungsabteilungen, Neugeborene nur unter der Patientennummer der Mutter registriert; dokumentationsmäßig ist das jedoch unbefriedigend und sollte unseres Erachtens geändert werden. (Eine eigene Patientennummer erhalten Neugeborene erst im Krankheitsfall nach Verlegung in eine andere Klinik des Klinikums, wenn nämlich für sie eine Rechnung geschrieben werden kann. Dieser Abrechnungsmodus ist auch in der neuen Bundespflegesatzverordnung beibehalten worden.) - Es ist für uns interessant, daß von diesen 46 Verstorbenen in 8 Fällen, darunter den beiden Verlegungsfällen, der Tod auch in der OP-Datenbank dokumentiert ist (8 von 46 = 17,4 %), während dort andererseits in einem weiteren Fall der Tod und in 6 Fällen die ganze Operation nicht gespeichert sind. Für die Zukunft ist eine bessere Verbindung der beiden Datenbanken vorgesehen.

Eine Prüfung an 9 ausgewählten wichtigen Personenmerkmalen ergab für die zentrale Datenbank eine patientenbezogene Fehlerrate von 23,6 % (= 188 von 798 Patienten hatten einen oder mehrere Fehler) und für die Sterbefallanzeigen eine dreimal niedrigere Fehlerrate, nämlich 7,5 % (= 63 von 844 Patienten). Insgesamt hatten 209 Patienten (= 24,8 % von 844) bei diesen 9 Personenmerkmalen einen oder mehrere Fehler. Die merkmalsbezogenen Fehlerraten sind 2,6 % und 0,9 % (190 Fehler bei 7.182 Beobachtungen bzw. 65 bei 7.596). Im einzelnen ergaben sich die in Tabelle 1 aufgelisteten Fehler (bzw. Irrtümer), wobei man bedenken muß, daß die Personendaten bei diesen in der Regel mehrfach stationär behandelten Patienten überdurchschnittlich gut erfaßt sein dürften und daß bei einer Prüfung selten alle Fehler entdeckt werden können.

Zukünftig sollen bei der sehr sorgfältig vorgenommenen Ausfertigung der Sterbefallanzeigen die wesentlichen Datenbankangaben über den Verstorbenen mit den vorgelegten Dokumenten verglichen und nötigenfalls korrigiert werden, um zunächst die Zuverlässigkeit der Daten dieser Patienten wesentlich zu erhöhen. Dann wird es nicht mehr geschehen, daß im Klinikum Verstorbene zu Nachuntersuchungen o. ä. einbestellt werden.

| Merkmal | Patienten mit Fehlern bei den Personendaten | | | | | |
|---|---|---|---|---|---|---|
| | insgesamt | | davon | | | |
| | | | Datenbank | | Sterbefallanz. | |
| | abs. | in % (N=844) | abs. | in % (N=798) | abs. | in % (N=844) |
| Nachname | 23 | 2,7 | 19 | 2,4 | 8 | 0,9 |
| Vorname | 48 | 5,7 | 42 | 5,3 | 11 | 1,3 |
| Geburtsname | 33 | 3,9 | 31 | 3,9 | 3 | 0,4 |
| Geburtsdatum | 27 | 3,2 | 19 | 2,4 | 8 | 0,9 |
| Sterbedatum | 4 | 0,5 | 2 | 0,3 | 2 | 0,2 |
| Sterbeklinik | 13 | 1,5 | 10 | 1,3 | 3 | 0,4 |
| Postleitzahl | 25 | 3,0 | 16 | 2,0 | 9 | 1,1 |
| Wohnort | 7 | 0,8 | 6 | 0,8 | 1 | 0,1 |
| Straße | 64 | 7,6 | 45 | 5,6 | 20 | 2,4 |

Tab. 1: Fehler in der Datenbank und den Sterbefallanzeigen bei 9 ausgewählten Personenmerkmalen von 844 verstorbenen Patienten.
Nachname: Für 4 Patienten waren beide Datenquellen fehlerhaft, darunter ein Neugeborenes, für das sich auf dem Standesamt ein anderer Name herausstellte. Bei einem anderen Patienten weichen die Namensschreibweisen in Personalausweis und Unterschrift von der Geburts- und Sterbeurkunde ab. Bei einem Patienten mit einer Namensabweichung in der Datenbank war die Sterbefallanzeige korrekt, jedoch mußte die amtliche Sterbeurkunde korrigiert werden (Buchstabenfehler).
Vorname: Für 5 Patienten waren beide Datenquellen fehlerhaft, darunter ein Neugeborenes, für das in beiden kein Vorname eingetragen worden war. Bei weiteren 8 Neugeborenen fehlte der Vorname nur in der Datenbank und für ein anderes Neugeborenes nur in der Sterbefallanzeige. Abweichende Vornamen in der Datenbank hatten ihre Ursache oft in der Erfassung von umgangsmäßigen Vornamen oder deren Kurzformen.
Geburtsname: Beide Quellen waren für einen Patienten fehlerhaft. Bei 22 Frauen war fälschlich der aktuelle Nachname anstelle des Geburtsnamens erfaßt worden.
Geburtsdatum: In den Sterbefallanzeigen fehlte es in 3 der 8 Fälle, in der Datenbank nie. Dort fand sich das richtige Geburtsdatum aber in 4 der 19 Fälle unter einer zweiten Patientennummer für den gleichen Patienten. (Bei den Nachnamen gab es nur einen derartigen "Doppelgänger".) Das Problem der Patienten mit mehreren Patientennummern haben wir nur für diese beiden Merkmale geprüft. Bei uns behält ein Patient die einmal vergebene 7stellige anonyme Patientennummer für alle Behandlungen im Klinikum. Insgesamt rechnen wir z. Z. aber noch mit 1 - 3 % Doppelgängern. An der Erkennung und Bereinigung dieser Fälle wird intensiv gearbeitet. Der obligatorische Einsatz eines auf einem phonetischen Code, nämlich der sogenannten Kölner Phonetik, beruhenden Patienten-Suchprogrammes bei der Patienten-Aufnahme soll künftig derartige Mehrfachaufnahmen weitgehend verhindern.
Sterbeklinik: Im Klinikum verlegte Patienten, die auf dem Transport oder im Zusammenhang mit einer Operation vor Aufnahme in der neuen Klinik sterben, werden in der Datenbank bisher ohne zusätzliche Kennzeichnung der verlegenden Klinik zugeordnet. Eine Änderung ist vorgesehen.
Wohnort: In hier nicht aufgeführten weiteren 7 Fällen enthält die Datenbank die Göttinger Anschrift, die Sterbefallanzeige jedoch die Heimatanschrift (darunter 4mal im Ausland).
Straße: Für einen Patienten waren beide Quellen fehlerhaft.

(Ihre verwaltungsmäßige Wiederaufnahme ist im Aufnahmeprogramm ohnehin blockiert.) Auch werden dann die den Kliniken zur Verfügung gestellten Listen verstorbener Patienten vollständig sein. Im übrigen soll künftig für die Frauen- und die Kinderklinik die Verknüpfung mit den für die Hannoversche Perinatalstudie und die Neonatalerhebung dokumentierten Daten vorgenommen werden. Insgesamt zeigen diese Ergebnisse erneut, daß die verwaltungsmäßigen Patientenaufnahmen und -meldungen noch sorgfältiger als bisher durchgeführt werden müssen (vgl. BELAND 1984). - Es bleibt noch das Dokumentationsproblem der nach ihrer Entlassung versterbenden Patienten. Dafür hatten wir schon früher ein Merkmal in unser Schlüsselsystem aufgenommen. Leider aber wird uns dieses Ereignis viel zu selten bekannt, und wir kennen noch keinen kontinuierlichen Informationsweg dafür. (Die Datenverbindung zum Einwohnermeldeamt kommt gegenwärtig nicht in Betracht, obwohl sie vor allem auch für die Lebenden angesichts des wiederholten Erfassungsaufwandes und des relativ hohen Anteils fehlerhafter Personendaten von großem Nutzen wäre.)

## 2. Operativ behandelte Patienten

Für Operationen werden bei uns über das Operations-Verwaltungs- und -Steuerungs-Projekt, das hauptsächlich der Organisation des geregelten OP-Ablaufes in 28 OP-Sälen dient, u. a. prä- und postoperative Diagnosen, Operationsbezeichnungen und Komplikationen erfaßt (KLAR 1983). Daneben werden natürlich kliniksweise die OP-Bücher geführt. Für die Basisdokumentation werden in zwei Kliniken die Eintragungen der OP-Datenbank bei Entlassung des Patienten auf einem Dokumentationsbeleg ausgedruckt und dem behandelnden Arzt zur Abschlußdokumentation vorgelegt, d. h., er bestätigt oder korrigiert diese Eintragungen und ergänzt sie nötigenfalls. Diese Methode läßt eine sehr hohe Übereinstimmung der Daten erwarten.

Um die Qualität dieser Basisdokumentation zu prüfen, analysierten wir die Dokumentation von Operationen, die an den stationären Patienten einer Klinik im 1. Quartal 1984 von Ärzten dieser Klinik durchgeführt worden sind, und verglichen die OP-Datenbank (A), das OP-Buch (B) und die Datenbankeintragungen für die Basisdokumentation (C). Dabei fanden wir insgesamt 234 Operationen.

Von diesen 234 Operationen fehlten, einschließlich der zugehörigen Patienten, in A eine (0,4 %; Op.: Gipsmieder-Anlage) und in B 5 (2,1 %; Op.: Wirbelgelenksinfiltration, Schultermobilisierung in Narkose, 3mal Gipswechsel in Narkosebereitschaft). In C fehlten zwar 26 Operationen

(11,1 %), jedoch waren die betreffenden Patienten angegeben und stets die zugehörigen Diagnosen. In 12 Fällen handelt es sich um Operationen, die entweder damals nicht im OP-Schlüssel enthalten waren oder nur unregelmäßig dokumentiert werden (Gipswechsel, Infiltrationen, Arthroskopien). In 5 Fällen (2,1 %) ergab sich die Operation aus dem Zusammenhang (3mal fehlte sie, 2mal war sie nicht richtig angegeben). In den restlichen 9 Fällen (3,8 %) fehlten jedoch größere Operationen (darunter 3 Hüft- bzw. Knieprothesen und eine Oberschenkelamputation); beim Retrieval hätte man auf diese Patienten allerdings durch die zugehörigen Diagnosen aufmerksam werden können.

Bei den zur jeweiligen Operation gehörenden Diagnosen fehlten in A 12 (5,1 %), in B 11 (4,7 %) und in C 6 (2,6 %; in 3 dieser 6 Fälle war eine falsche Diagnose angegeben). Allerdings ließ sich fast immer aus den dokumentierten Operationen auf die Diagnosen schließen. Die falsche Körperseite war sowohl bei Diagnosen wie Operationen in B je einmal (= 2 Patienten) und in C je 4mal (= 5 Patienten) angegeben (= je 2,1 %).

Wir haben die je 234 Operationen und Diagnosen aus den drei Quellen in Tabelle 2 nach ihrer Exaktheit gruppiert (insgesamt also 1.404 Beobachtungen) und dabei 4 Ränge benutzt: größte, mittlere, geringste und keine Exaktheit ("keine" = fehlend oder falsch). Waren alle drei Quellen praktisch identisch (44mal bei den Operationen und 93mal bei den Diagnosen), so wurde dreimal der 1. Rang vergeben, waren zwei Angaben gleich, so erhielten sie denselben 1. oder 2. Rang und die dritte Angabe den 2. oder 1.; bei falscher Seitenangabe wurde Rang 3 vergeben. In Zweifelsfällen wurden die Krankenakten zum Vergleich benutzt. Nicht bewertet wurden Schreibfehler u. ä.

| Exaktheit | absolute Merkmalshäufigkeiten in den 3 Datenquellen | | | | | |
|---|---|---|---|---|---|---|
| | Operationen | | | Diagnosen | | |
| | A OP-DB | B OP-Buch | C Basisd. | A OP-DB | B OP-Buch | C Basisd. |
| größte | 120 | 101 | 178 | 165 | 130 | 184 |
| mittlere | 62 | 72 | 14 | 42 | 37 | 23 |
| geringste | 51 | 56 | 16 | 15 | 56 | 21 |
| keine | 1 | 5 | 26 | 12 | 11 | 6 |
| Score | 0,57 | 0,54 | 0,62 | 0,64 | 0,56 | 0,66 |

Tabelle 2 (siehe Text)

Die absoluten Zahlen geben im Zusammenhang mit den obigen Erläuterungen ein Bild von der Verteilung der einzelnen Ränge sowohl auf die drei Datenquellen als auch innerhalb jeder einzelnen. Um einen Score für die Dokumentationsqualität zu gewinnen, wurden die absoluten Zahlen mit den

Rangzahlen multipliziert, die Produkte spaltenweise summiert und durch 234 dividiert und schließlich die Ergebnisse von der Skala 1 bis 4 auf die Skala 0 bis 1 (0 = alle Beobachtungen fehlen, 1 = alle Beobachtungen sind von der größten Exaktheit) transformiert. Die Dokumentationsqualität ist danach sowohl für Operationen als auch für Diagnosen in der Basisdokumentation am höchsten und nimmt über die OP-Datenbank zum OP-Buch hin ab. Diese Bewertung darf man jedoch nicht verabsolutieren, da die einzelnen Dokumentationen sehr von den Randbedingungen, Zielsetzungen, möglichen Fragestellungen, klinischen Gepflogenheiten und Interpretationen u. a. abhängen. Beim Retrieval oder der Beurteilung der Klassifizierung dürften z. B. davon abweichende Ergebnisse erzielt werden. - Als Problem bleibt die für die tägliche Routine ungenügende Präzisierung des Begriffes einer Operation, man denke an: Gipswechsel, Reanimation, Herzkatheterisierung oder mehrere Organoperationen in einer Sitzung.

Eine unserer Schlußfolgerungen aus dieser Untersuchung ist es, die gelegentlich erwogene Trennung der Daten der Basisdokumentation von den primär zu anderen Zwecken erhobenen Daten der OP-Dokumentation nicht zu vollziehen, sondern im Gegenteil auf eine engere Verbindung sowie die Verbesserung der Daten hinzuarbeiten. Das schließt den regelmäßigen Abgleich beider Datenbestände ein (evtl. unter Einbeziehung der OP-Bücher).

## 3. Konservativ behandelte Patienten

Bei überwiegend internistisch behandelten Patienten ist die Basisdokumentation nur von den Ärzten der Behandlungsstation abhängig, die handschriftlich auf einem Dokumentationsbeleg Diagnosen eintragen und diese nach der in den Ebenenbüros erfolgten Eingabe und Computerverschlüsselung anhand eines Ausdrucks kontrollieren.

Die Qualität der gespeicherte Daten ist mit hinreichender Sicherheit anhand der Arztbriefe (Epikrisen) überprüfbar, die - zumindest bei den Diagnosen - nahezu immer Angaben enthalten, die zum Zeitpunkt der Entlassung korrekt sind. Wir verglichen deshalb die Arztbriefe mit den Datenbankeintragungen in einer Stichprobe, die aus einer Klinik alle 1984 stationär behandelten Patienten enthält, deren Nachname mit A oder B beginnt. In der betreffenden Klinik werden alle Arztbriefe in Ordnern gesammelt, die für die 205 in der Datenbank nachgewiesenen Patienten zunächst jedoch nur 175 Belege enthielten (85 %). Aus den Patientenakten konnten weitere 21 beschafft werden, für 9 (4,4 %) blieb die Akte auch bei mehreren Versuchen nicht auffindbar.

Bei diesen nunmehr 196 Patienten wurden alle Diagnosen nach medizinischen Gesichtspunkten einer von vier Gruppen zugeordnet: von fachspezifischer bzw. allgemeiner Bedeutung und jeweils wichtig bzw. weniger wichtig. Für jeden Patienten wurde wenigstens eine Diagnose als wichtig klassifiziert. Für die so erhaltenen 611 wichtigen Diagnosen prüften wir, ob sie sich im Arztbrief und in der Datenbank finden, und kamen zu folgenden Ergebnissen:

- Alle in der Datenbank gespeicherten wichtigen Diagnosen sind auch in den Arztbriefen enthalten (u. U. nur im Text und nicht herausgehoben am Briefanfang, wo im übrigen mehrfach die Diagnosenrubrik fehlte).
- Von 382 fachspezifisch wichtigen Diagnosen enthält die Datenbank 336 (88 %), von 229 allgemein wichtigen jedoch nur 154 (67 %). In der Datenbank fehlen also in diesem Falle 12 % der fachspezifisch und 33 % der allgemein wichtigen Diagnosen!

Insgesamt gesehen sind die Diagnosen in den Arztbriefen spezifizierter formuliert als in der Datenbank, was u. a. damit zusammenhängt, daß die Ärzte gern mit den Begriffen des Klassifikationssystems dokumentieren, weniger schreiben wollen und zum Entlassungstermin nicht immer alle differentialdiagnostisch bedeutungsvollen Befunde vorliegen haben (das letztgenannte Problem ließe sich nur mit einer stufenweise gestaffelten Dokumentation lösen). Die für das Retrieval bedeutungsvollen zugehörigen Notationen sind in der Datenbank in der Regel korrekt, wie uns andere Analysen mehrfach gezeigt haben.

Das Resultat dieser Untersuchung weist uns nachdrücklich darauf hin, daß unsere Datenbank als Informationsquelle bei späteren Behandlungen und für Auswertungen noch lückenhaft ist. Das gilt insbesondere für nichtfachspezifische Erkrankungen, für die allerdings auch die Arztbriefe reichlich unzuverlässig sind. Die Basisdokumentation kann verbessert werden, wenn sie nicht isoliert betrieben wird, sondern direkt oder rückkoppelnd mit der klinischen Informationsroutine verbunden ist. Wie schwierig das in der Praxis trotz vieler erfolgversprechender Versuche ist, wissen wir alle.

## 4. Sonstige Untersuchungen

Bekanntermaßen sollen Daten dort in den Computer eingegeben werden, wo man sie erhebt. Welche Fehlerrate auftritt, wenn ein anderes Verfahren gewählt wird, prüften wir am Merkmal Blutgruppe (AB0- und Rh-System). Von 1980 bis 1984 wurden Blutgruppen bei einem Teil der Patienten in Verbindung mit der Basisdokumentation aufgrund der von den Ärzten gemachten Angaben in 8 Ebenenbüros von Organisationsassistenten eingegeben. Diese Dokumentation brachen wir seinerzeit zugunsten der geplanten Erfassung in der Blutbank ab, da wir befürchteten, daß diese wichtigen Daten nicht immer exakt eingegeben worden sind. Anhand einer Stichprobe von 199 Patienten verglichen wir jetzt die Datenbankangaben mit den Unterlagen in zwei Blutgruppenlaboren bzw. in den Krankenakten. Das gelang in 142 Fällen (71 %). Differenzen gab es nur bei den A-Untergruppen A1 und A2, und zwar in 4 Fällen (2,8 % von 142), wobei A dreimal statt A1 und einmal statt A2 in der Datenbank gespeichert war. Dieser Unterschied ist in der Regel ohne klinische Relevanz, so daß von einer überraschend hohen Präzision gesprochen werden kann. Der Grund für das gelegentliche Fehlen der Untergruppe dürfte bei den dokumentierenden Ärzten zu finden sein, die die Differenzierung nicht beachtet haben; denn auch in den Krankenakten finden sich häufig Transfusionsformulare ohne Hinweis auf die Untergruppe.

Aus der Vielzahl von Auswertungen der gespeicherten medizinischen Daten sei kurz nur eine dargestellt, die uns einige Mühen bereitet hat und zeigt, wie informativ die Verknüpfung mehrerer Datenquellen ist. Ein Neurochirurg wollte alle innerhalb von zwei Jahren operierten Patienten mit einer relativ seltenen Mißbildung erfahren. Die Datenbanksuche in der Basisdokumentation (nach Notationen) war für die Neurochirurgie negativ (ein Patient, jedoch nicht operiert). Für die Kinderklinik fanden sich 21 Fälle, bei denen jedoch nie eine Operation angegeben war. Die Suche in der OP-Datenbank (nach Wortanfängen) erbrachte 7 zutreffende Patienten, die im OP-Buch 9. Das Endergebnis sind 10 operierte Patienten, von denen 9 schon im Sampel der Kinderklinik enthalten waren. Die jeweils fehlenden Patienten waren mit anderen Diagnosen dokumentiert, die nicht alle aus der gesuchten Diagnose hätten abgeleitet werden können. Als Schwachstellen erwiesen sich hierbei in der OP-Dokumentation die fehlende Klassifikation und in der Basisdokumentation die mangelhafte Registrierung von Operationen, die - quasi als ambulante Leistungen - von Kliniken vorgenommen werden, in denen der Patient zu diesem Zeitpunkt nicht stationär behandelt und damit nicht dokumentiert wird. Dafür wird eine generelle Regelung erfolgen.

## 5. Schlußbemerkung

Alle diese Einzelergebnisse sind unseres Erachtens typisch und lehrreich. Als Hauptfehlerquellen erkannten wir

- einzelne noch unzureichende Verwaltungsabläufe und unkorrekte Datenerfassungen bei Aufnahme und Entlassung von Patienten,
- die unscharfe Definition von Dokumentationsmerkmalen (z. B. Operationen),
- den unterschiedlichen Bedeutungsgehalt von Diagnosen in verschiedenen klinischen Spezialfächern,
- die mangelhafte Verbindung der Basisdokumentation mit der klinischen Routinedokumentation und ihre nicht immer ausreichende Strukturierung sowie schließlich
- die oft nur ungenügend realisierte Koordination verschiedener Dokumentationen.

Wir möchten zusammenfassend folgende Schlußfolgerungen ziehen, die natürlich nicht neu sind, sich in der Praxis aber als immer wieder schwer realisierbar erweisen:

1.) Für Kontrollen und Korrekturen, die nahezu stets erforderlich sein können, kommt man nicht ohne ein gewisses Maß an redundanter Dokumentation aus, die dann allerdings auch umfassend genutzt werden sollte.

2.) Eine klassifizierende Dokumentation ist für Retrievalzwecke unerläßlich, der unstrukturierte Freitext ist unzureichend.

3.) Bei der Gestaltung der Dokumentationsabläufe ist es wichtig, die gleichrangige Berücksichtigung der administrativen, ärztlich-pflegerischen und wissenschaftlichen Belange immer wieder zu prüfen und zu gewährleisten.

4.) Die besondere klinische Aufgabe der Medizinischen Informatik als Querschnittsfach ist es, die über einen Patienten aus den Einzelkliniken stammenden und z. T. divergierenden Informationen im besten Sinne eines Medical Record Linkage zusammenzuführen.

Die "Fehlerforschung als Aufgabe der medizinischen Dokumentation" war 1963 in Köln das Thema der 8. Jahrestagung der GMDS (damals: Arbeitsausschuss Medizin in der Deutschen Gesellschaft für Dokumentation) und hat nichts von ihrer Aktualität eingebüßt. Sie ist eine der Quellen des Fortschritts in unserem Fach, darf andererseits aber auch nicht zum Selbstzweck entarten, über dem die zentralen Aufgaben vergessen werden. Viele Methoden der Fehlerreduktion sind bekannt, aus Praktikabilitätsgründen kann aber immer nur eine Auswahl wirklich angewendet werden.

Und solange Fehler den meist relativ breiten Erwartungsbereich eines Merkmals nicht überschreiten oder man sie nicht gezielt sucht, wähnt man seine Arbeit und seine Datenbestände als relativ fehlerarm oder sogar fehlerfrei. Dazu sei Gustav WAGNER aus seinem grundlegenden Handbuchbeitrag von 1975 abschließend zitiert (S. 285): "Gerade wir Ärzte sollten uns stets bewußt bleiben, daß der Mensch ein fehlbares Wesen ist und alle seine Leistungen fehleranfällig sind. Wer von sich annimmt und von seinen Mitarbeitern verlangt, völlig fehlerfrei zu arbeiten, ist töricht und unmenschlich zugleich. Wir haben es ganz einfach als gegeben hinzunehmen, daß auch die in der klinischen Medizin erhobenen Daten und Befunde trotz aller aufgewendeten Sorgfalt fehlerbehaftet sind." Und das gilt in unserem EDV-Zeitalter nach wie vor. (Weitere Literatur z. B. (2) (5) (7) (9) (10).)

## Literatur


1. BELAND, H. und C.-Th. EHLERS: The Impact of a Patient Management System on Patient Care Delivery: Acceptance of Hospital Staff. In: Medical Informatics Europe 84. Ed. by F. H. ROGER et al. Berlin; Heidelberg; New York; Tokyo: Springer. 1984. pp. 671 - 676. (= Lecture Notes in Medical Informatics. 24).
2. Diagnosen in der ambulanten Versorgung. Aussagefähigkeit und Auswertbarkeit. Eine Expertenumfrage in der Bundesrepublik Deutschland. Hrsg. v. F. W. SCHWARTZ u. D. SCHWEFEL. Köln: Deutscher Ärzteverlag. 1978. 202 S.
3. EHLERS, C.-Th. et al.: Data Processing in the Hospital of the Georg-August-University Göttingen. A General Description of the System. Göttingen. 1980. 57 p.
4. GRAUBNER, B. and R. KLAR: The Quality of Medical Data in a Large Patient Data Base. Experiences with the Göttingen H.I.S. In: Medical Informatics Europe 84. Op. cit. in (1). pp. 492 - 497.
5. Hospital Statistics in Europe. Ed. by P. M. LAMBERT a. F. H. ROGER. Amsterdam; New York; Oxford: North-Holland. 1982. 200 p.
6. KLAR, R. a. C.-Th. EHLERS: On-line Support and Work Load Evaluation for a Large Surgical Department. In: Medinfo 83. Ed. by J. H. VAN BEMMEL et al. Amsterdam; New York; Oxford: North-Holland. 1983. pp. 760 - 763.
7. KLAR, R.: Qualitätsmaße für computergestützte medizinische Dokumentationen. Habilitationsschrift. Fachbereich Medizin der Georg-August-Universität Göttingen. 1984. 78 S.
8. KLAR, R.: A Decisiontheoretical Model for Qualityindexes of Medical Documentations. 1985. Enthalten in diesem Tagungsband.
9. Medical Informatics 8 (1983) No. 1 (= Special Issue: Nomenclature and Classification: SNOMED to ICD-10).
10. Role of Informatics in Health Data Coding und Classification Systems. Ed. by R. A. CÔTÉ et al. Amsterdam; New York; Oxford: North-Holland. 1985. 393 p.
11. WAGNER, G.: Datenkontrolle. In: Handbuch der medizinischen Dokumentation und Datenverarbeitung. Hrsg. v. S. KOLLER u. G. WAGNER. Stuttgart; New York: Schattauer. 1975. S. 267 - 288.


Für Beratung und Unterstützung danken wir insbesondere Rüdiger Klar, Eva-Marie Kuhn, Klaus Damm und Ingrid Baumgarten.

# INTEGRATION VON DIALOGDATENVERARBEITUNG UND TEXTVERARBEITUNG IN BEFUNDSCHREIBVERFAHREN

Rita Schulz
Institut für Medizinische Informatik
Medizinische Hochschule Hannover
Konstanty-Gutschow-Str. 8, D-3000 Hannover 61

Summary

The Medical System Hannover (MSH) was built in the early seventies as a Hospital Information System consisting today of about 30 applications in the medical area besides the necessary administrativ and financial systems. These applications vary greatly in scope and complexity. About 70 % of them include report generation procedures to support the medical communication processes. Therefore report ge- neration is one of the basic functions of the MSH.

On the other hand, dialog oriented procedures become more and more important in realizin new applications. In the MSH we are using the commercial product PCS/ADS as a tool for the development of dialog applications.

The demands resulting from the dialog orientation are as growing in parallel to the demands in the text processing area. Therefore the necessity to create standardized functions becomes essential. In the MSH a general procedure for report generation has been developed. For data aquisition PCS/ADS is used.It also supports the dialog oriented preparation of reports. The final text formatting and the printing is then done by a commercial text processing system linked to the dialog applications.

The new report generation procedure is described in comparison to the procedures used till now. An application example is given.

## 1. Einleitung

Mit dem Medizinischen System Hannover (MSH) wurde Anfang der siebziger Jahre ein Krankenhausinformationssystem aufgebaut, das heute neben seinen administrativen Funktionen einen medizinischen Anteil von ca. 30 Einzelsystemen unterschiedlicher Komplexität und Zielsetzung umfaßt. In ca. 70% dieser Systeme werden Befundschreibverfahren zur Durchführung der im medizinischen Bereich notwendigen Kommunikationsprozesse eingesetzt. Die Befundschreibung gehört damit zu den Basisfunktionen des MSH. Die automatische Erstellung von Befundberichten oder -briefen ist ein ebenso selbstverständlicher Bestandteil untersuchungsorientierter Dokumentationsverfahren wie die Erstellung von Arztbriefen oder Protokollen in der Verlaufsdokumentation einer chirurgischen Ambulanz.

## 2. Problemstellung

Im MSH bestehen jeweils abhängig von den unterschiedlichen Systemen zur Anwendungsgenerierung eine Reihe von Befundschreibverfahren. Obwohl sie seit Jahren mit guten Ergebnissen als Routinefunktionen eingesetzt werden, gab es einige Gründe, den Aufgabenbereich Befundschreibung erneut aufzugreifen:

-- Von Seiten der Endbenutzer werden erweiterte Anforderungen gestellt. Eine starre, Datenformaten angepaßte Formatierung führt ebenso zu Akzeptanzproblemen wie die fehlende Flexibilität bei der Erstellung eines Einzelbriefes. Grundsätzlich besteht der Wunsch, trotz formatierter Daten die Individualität eines Ausdrucks zu erreichen.

Unterstützt werden diese Forderungen durch die zunehmende Verbreitung der Personal-Computer mit ihren teilweise sehr ansprechenden Textverarbeitungssystemen. Durch sie ist der Endbenutzer an qualitativ hochwertige, automatisch erzeugte Ausdrucke und die Möglichkeiten der direkten Einflußnahme auf den auszudruckenden Text gewöhnt.

-- Im MSH werden z.Zt. unterschiedliche Verfahren zur Befundschreibung eingesetzt, die auf institutsintern erstellten Systemen beruhen. Als allgemeiner Erfahrungswert gilt, daß mit steigender Komplexität eines Krankenhausinformationssystems dessen Flexibilität hinsichtlich Systemerweiterungen und -modifikationen abnimmt. Ein Mittel, die Flexibilität eines Systems zu gewährleisten, ist sicher der Einsatz von Standardsoftware mit universellen Funktionen. Aus diesem Grund bietet es sich beim MSH an, die Vielzahl an unterschiedlichen Verfahren durch ein universelles Instrument zur Befundschreibung zu ersetzen.

Wenn man die im MSH eingesetzten Verfahren mit den heute existierenden, speziell für die Textverarbeitung entwickelten Systemen vergleicht, erweisen sich letztere als eindeutig überlegen. Die Gründe liegen darin, daß die MSH-Verfahren spezielle Textverarbeitungsfunktionen nicht oder nur unzureichend unterstützen. Erweiterungen wären nur mit großem Aufwand möglich. Daraus ergibt sich, daß der Einsatz kommerzieller Produkte ebenfalls in Betracht gezogen werden sollte.

-- Um ein universelles Befundschreibsystem einsetzen zu können, ist weiterhin eine sinnvolle Verbindung zu den restlichen Systemen des MSH notwendig. Da zur Entwicklung klinischer und administrativer Anwendungsverfahren im MSH seit 1983 einheitlich das Trägersystem Patient Care System/Application Development System (PCS/ADS) eingesetzt wird, ist also eine Anbindung an dieses System oder ggf. eine geeignete Schnittstelle zu diesem System zu schaffen. Bei dem PCS/ADS handelt es sich um ein kommerzielles Produkt zur Erstellung von Dialoganwendungen mit Unterstützung der Datenerfassung, -prüfung, -speicherung und -ausgabe.

Die aufgeführten Punkte berühren nicht die methodischen Aspekte der Befund -oder Arztbriefschreibung. Diese sind in anderen Arbeiten vielfach betrachtet worden (BAIK /2/, MINDOK /3/ oder KRAZTUR /4/) und sollen hier nicht aufgegriffen werden.

## 3. Phasen der Befundschreibung

Um die Entwicklung der Befundschreibung im MSH darzustellen, soll der Prozeß der Befundschreibung kurz analysiert werden. Befundschreibverfahren lassen sich grob in die vier Phasen Datenerfassung, Datenextraktion, Druckaufbereitung und Ausgabe zerlegen, die gemäß der folgenden Abbildung zeitlich aufeinanderfolgend ablaufen.

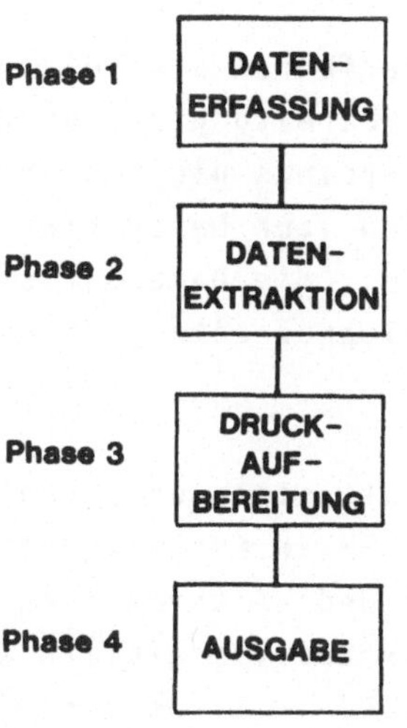


Abb.1: Phasen der Befundschreibung

Die erste Phase ist die Datenerfassung. Die Daten werden eingegeben oder eingelesen und auf formale Korrektheit geprüft. Dabei handelt es sich um eine generelle Funktion eines Krankenhausinformationssystems, die keineswegs nur in Verbindung mit der Befundschreibung eingesetzt wird. Sie sollte aus Gründen der Modularität von der Erstellung eines Ausdrucks unabhängig sein und ist es in der Regel auch. Sie wird hier der Vollständigkeit halber mit aufgeführt.

In der zweiten Phase wird die Extraktion der für den Ausdruck relevanten Daten durchgeführt. Diese Phase ist nur notwendig, wenn die Daten nicht ausschließlich für die Erzeugung eines bestimmten Ausdrucks oder Ausdrucktyps erfaßt werden. Sind die für den Ausdruck notwendigen Daten zusammengestellt, wird in Phase drei die Textsynthese durchgeführt, d.h. der zu druckende Text aufbereitet. Es werden Briefköpfe erstellt, Daten formatiert, Kürzel in Texte umgesetzt, Textbausteine eingefügt, etc..

Zu den Phasen zwei und drei gehören auch Funktionen, die eine interaktive Datenextraktion und -aufbereitung unterstützen. Das kann beispielsweise die Einflußnahme eines Bildschirmbenutzers auf die Menge der zu einem Ausdruck zusammenzustellenden Daten sein oder die Möglichkeit der anschließenden Modifikation eines automatisch erstellten Textes.

Die vierte Phase ist die Initiierung und Abwicklung des eigentlichen Druckens. Diese Funktion ist in der Regel an die Druckaufbereitung gekoppelt.

## 4. Entwicklung der Befundschreibung im MSH

In den bisher im MSH eingesetzten Befundschreibverfahren sind die vier Phasen Datenerfassung, Datenextraktion, Druckaufbereitung und Ausgabe wiederzufinden. Sie sind in ihren Funktionen allerdings nicht einheitlich, sondern variieren in Abhängigkeit von den zur Datenerfassung eingesetzten Trägersystemen. Die Datenextraktion, die Datenaufbereitung und die Ausgabe sind jeweils in einem Stapelverarbeitungsprogramm zusammengefaßt.

Aufgrund der dargestellten Oberlegungen zum Einsatz eines universellen Befundschreibverfahrens wurden 1983 die für das MSH in Frage kommenden Befundschreibverfahren grundsätzlich analysiert und Alternativen für ein neues Verfahren entwickelt. In einer Nutzwertanalyse stellte sich heraus, daß das Textverarbeitungssystem SCRIPT als universelles Befundschreibverfahren eingesetzt werden konnte. Dieses System war sowohl im Dialog- als auch im Stapelbetrieb zu benutzen. Erfahrungen aus dem Einsatz der Dialogversion zur Erstellung von wissenschaftlichen Arbeiten, Publikationen, Aktenprotokollen, Institutsmitteilungen, etc. lagen vor.

Als Folge dieser Entscheidung wurde die Stapelverarbeitungsversion des SCRIPT-Systems zu dem sogenannten Befundschreibsystem (BSS) erweitert, welches jetzt die Möglichkeit bietet, Datensätze in sequentieller Folge zu Ausdrucken zu verarbeiten /1/. Das BSS deckt damit die Phasen drei und vier vollständig ab und bietet außerdem eine klar definierte Schnittstelle zu Phase zwei. Die für den Ausdruck notwendigen Daten müssen in Form einer sequentiellen Datei im sogenannten BSS-Format bereitgestellt werden (Abb.2).

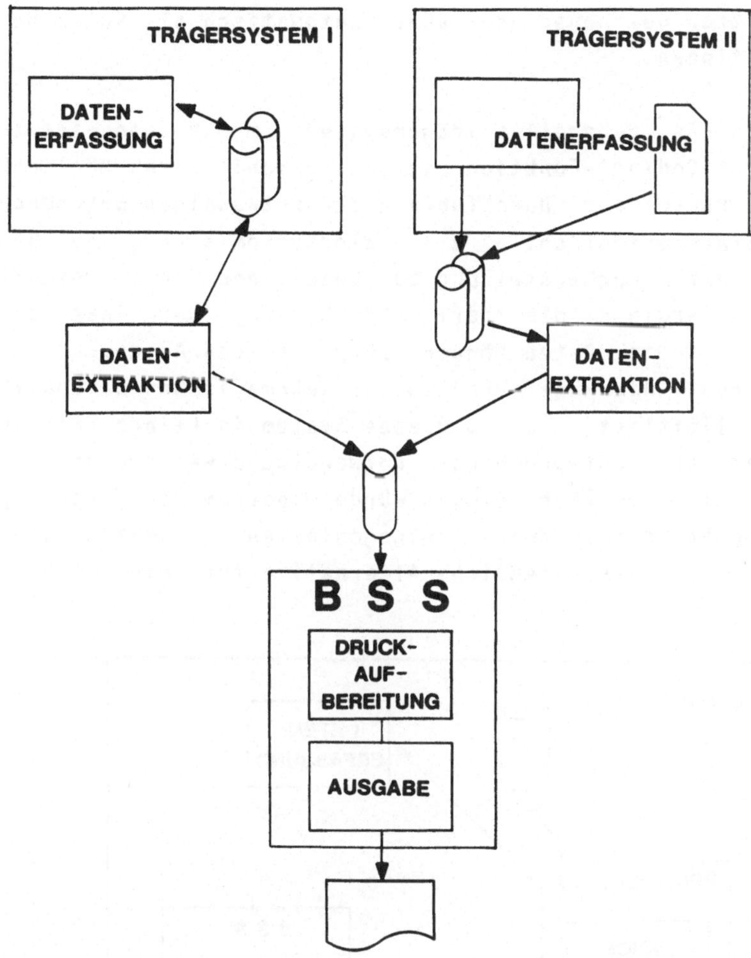


Abb.2: Das Befundschreibsystem BSS als universelles Verfahren im Medizinischen System Hannover

Bei den bisherigen Befundschreibverfahren und auch dem BSS handelt es sich um Stapelverarbeitungsverfahren. Im Gegensatz dazu ergab sich mit der Einführung des Systems PCS/ADS die Möglichkeit, alle vier Phasen der Befundschreibung in einer Dialoganwendung zu integrieren (Abb.3). Mit Hilfe der sogenannten 'Print-Coding'-Funktion des PCS/ADS können während der Benutzung einer Dialoganwendung Ausdrucke erstellt werden. Die Datenextraktion im herkömmlichen Sinn entfällt, da sich die für den Ausdruck notwendigen Daten im Dialogzugriff befinden. Sie werden maskenorientiert formatiert und der Ausdruck wird unmittelbar anschließend erzeugt. Dieser Ablauf kann kontrolliert durch den

Bildschirmbenutzer geschehen oder aber automatisch als Folge bestimmter Dialogfunktionen.

Da das PCS/ADS als generelles Trägersystem im MSH eingesetzt wird, wäre die 'Print-Coding'-Funktion mit den geschilderten Möglichkeiten das ideale Instrument zur Durchführung der notwendigen Befundschreibprozesse. PCS/ADS ermöglicht es als Dialogsystem sogar, den Benutzer interaktiv an der Druckerstellung zu beteiligen. Als wesentlicher Nachteil ist allerdings die geringe Ausbildung der Phase drei zu berücksichtigen. Die Daten können zwar für den Ausdruck beliebig formatiert werden, die Möglichkeiten zur automatischen Datenaufbereitung sind aber limitiert, so daß dieses System in keinem Fall universell einsetzbar ist. Entsprechende notwendige Erweiterungen sind nur durch Zusatzroutinen möglich. Dieses würde wiederum der Forderung nach dem Einsatz von Standardsoftware entgegenlaufen. Somit scheidet das 'Print-Coding' als ausschließliche Alternative für die Befundschreibung aus.

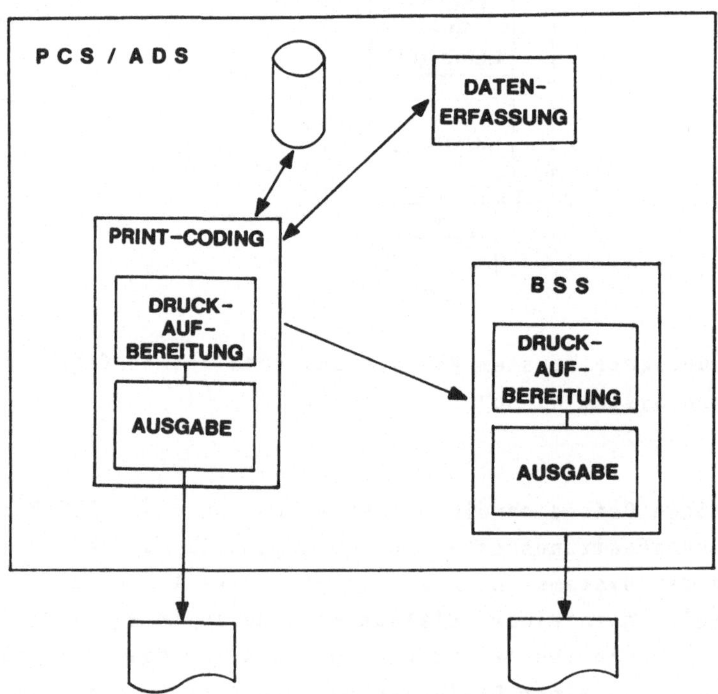


Abb.3: Integration des Befundschreibsystems BSS im PCS/ADS-System (Erklärung im Text)

Aus diesem Grund wurde der Versuch unternommen, die Systeme PCS/ADS und BSS zu integrieren. Neben der Benutzung der 'Print-Coding'-Funktion wird bei Ausdrucken, die mit den Möglichkeiten des 'Print-Codings' nicht zu erstellen sind, jeweils vor der Erstellung eines Ausdrucks das BSS zur Datenaufbereitung aufgerufen. Die 'Print-Coding'-Funktion wird in diesem Fall auf die Bereitstellung der Daten für das BSS reduziert (Abb.3).

## 5. Anwendungsbeispiel

Bei der ersten Dialoganwendung, die das oben beschriebene Verfahren benutzt, handelt es sich um die Dokumentation einer Spezialambulanz (Melanomerkrankungen). Die Patienten kommen in regelmäßigen Abständen zu Kontrolluntersuchungen. Die bei einer Untersuchung erhobenen Daten werden erfaßt, geprüft und auf Wunsch des Arztes kann anschließend ein Kurzbrief erstellt werden. In diesem Fall werden durch das Dialogsystem PCS/ADS die Daten für den Brief (ca. 100 Einzelwerte) mithilfe eines sogenannten 'Print-Formates' (Abb.4) zusammengestellt. Anschließend wird der endgültige Brief mit einem BSS-Programm (Abb.5) aufbereitet und ausgedruckt (Abb.6).

```
HEADER. REPLACE MELLPRNT

.QQQSR MADATUM = ´<.......>´:.QQQSR DRUCKER = ´<....>´
.QQQSR BENNAME = ´<...................>´
.QQQSR D40NAHA = ´<...................>´
.QQQSR D40STHA = ´<...................>´
.QQQSR D40ORHA = ´<...................>´
.QQQSR D40NAKA = ´<...................>´
.QQQSR D40STKA = ´<...................>´
.QQQSR D40ORKA = ´<...................>´
.QQQSR D40NAPA = ´<................................>´
.QQQSR D40STPA = ´<...................>´
.QQQSR QQQ  =  Y
.QQQEF
OUTPUT  H  SYSMDY
           T-DEST
           T-SNAME
           D40NAHA
           D40STHA
```

Abb.4: 'Print-Format' als Schnittstelle zur Übergabe von Daten in der Dialoganwendung an das Befundschreibsystem BSS (Beispiel: Melanomdokumentation, Med. System Hannover)

```
Medizinische Hochschule Hannover                3000 Hannover, &DATUM
Abt. Immunologie u. Transfusionsmedizin         Konstanty-Gutschowstr.8
Zentrum Innere Medizin und Dermatologie         Tel.:
Prof.
.sp 5
.tb set #
.tb 46
Herrn/Frau#Nachrichtlich:
.br
&D40NAHA #&D40NAKA
&D40STHA #&D40STKA
&D40PLHA &D40ORHA #&D40PZKA &D40ORKA
.sp 4
Sehr verehrte Frau Kollegin,
.br
Sehr geehrter Herr Kollege,
.sp 1
.if '&D40izaa(9:9)' eq '1'
.TH Wir berichten  ber Ihren Patienten
.if '&D40izaa(9:9)' eq '2'
.TH Wir berichten  ber Ihre Patientin
.sp 1
          &D40NAPA, geb. &D40IZAA(1:2)..&D40izaa(3:4)..&d40izaa(5:6)
          &D40STPA, &D40PLPA &D40ORPA
.sp 1
.fo on
.ef
.**
patbef
.JOIN ' '
.LIST 'Die Vorgeschichte ' 'des Patienten' 'der Patientin'
.     '&D40IZAA(9:9)' ne '0'
.     '&D40IZAA(9:9)' eq '1'
.     '&D40IZAA(9:9)' eq '2'
```

Abb.5: Auszug aus BSS-Programm zur Druckaufbereitung (Beispiel: Melanomdokumentation, Med. System Hannover)

## 6. Ausblick

Das neue Befundschreibverfahren wird im MSH entsprechend dem vorgestellten Konzept die bisherigen Verfahren ersetzen. Zur Zeit wird in der genannten Pilotanwendung die BSS-Verarbeitung allerdings noch im Stapelbetrieb durchführt. Die Einbindung des BSS-Programms in die PCS/ADS-Dialoganwendung wird in den nächsten Wochen geschehen. Die Umstellung weiterer Verfahren wird parallel zur Umstellung der MSH-Systeme in die PCS/ADS-Umgebung vorgenommen werden.

**Medizinische Hochschule Hannover**
**Abt. Immunologie u. Transfusionsmedizin**
**Zentrum Innere Medizin und Dermatologie**
**Prof.** ████████

**3000 Hannover, 11.09.1985**
**Konstanty-Gutschowstr.8**
**Tel.:** ████████

Herrn/Frau
Dr. Stark, Renate
Oststr. 33
3208 Giesen

Nachrichtlich:
Dr. Meyer, Otto
Weststr. 30
3000 Hannover

Sehr verehrte Frau Kollegin,
Sehr geehrter Herr Kollege,

Wir berichten über Ihre Patientin

Müller, Elfriede, geb. 26.10.35
Seewiese,3, 3208 Giesen.

Die Vorgeschichte der Patientin ist Ihnen bekannt: im Februar 1981 wurde bei der Patientin ein primäres malignes Melanom, vom Typ IXXX mit den Eigenschaften zelluläres Infiltrat, melanotisch, ulceriert, Invasionsgrad 67 nach Clark, 65 mm dick. Es wurde ohne Wide-Exzision extirpiert.

Es wurde prophylaktisch eine Lymphknotenausräumung vorgenommen.
Als adjuvante Therapie wurde 87 DTIC und als lokale Therapie 432 LOK.BESTR.ART gegeben.
Im Januar wurde bei dem 1. Lokalrezidiv 32 X 12 cm gross, eine Bestrahlung durchgeführt.

Die Laboruntersuchungen vom 10.01.81 ergaben folgende Werte:
**Blutbild:** Leukozyten 125, Erythrozyten 1876, HB 67, Thrombozyten 347.
**Differenzialblutbild:** Segmentale Granulozyten 78,Stabförmige Granulozyten 67, Lymphozyten 56, Makrophagen 54, Monozyten 43, Eosinophile 32, Basophile 98.
**Serummehrfachanalyse:** BKS 123349, GPT 786, AP 976, LDH 384, Kreatenin 258, Tissue Polypeptide Antigen 468.

Mit freundlichen Grüßen

**Abb.6: Automatisch erstellter Kurzbrief (Beispiel: Melanomdokumentation, Med. System Hannover)**

Durch das neue Verfahrens ergeben sich aus jetziger Sicht neben dem Einsatz eines Textverarbeitungssystems folgende Vorteile:

-- Das Verfahren beruht auf Standardsoftware-Produkten. Damit ergibt sich eine Verminderung von Wartungs- und Modifikationsaufwand.

-- Durch die homogene Systemumgebung wird dem Anwendungsprogrammierer der Systemzugang erleichtert.

-- Durch die Einbindung in ein Dialogsystem wird dem Endbenutzer eine kontrollierte Druckausgabe ermöglicht. Zudem läßt das Verfahren Erweiterungen zu, um dem Endbenutzer die interaktive Einflußnahme auf den auszudruckenden Text zu erlauben.

Mit dem vorgestellten Befundschreibverfahren hoffen wir ein praktikables Instrument für den Einsatz im MSH gefunden zu haben. Eine Bestätigung dessen müssen die Erfahrungen der nächsten Jahre zeigen.

## Literatur:

/1/ K. RETTER:
Analyse der Methoden der Befundberichterstellung und Konzipierung eines einheitlichen Verfahrens im Medizinischen System Hannover (MSH).
Diplomarbeit, Medizinische Hochschule Hannover 1983

/2/ W. GIERE:
Zur Erfassung und Verarbeitung medizinischer Daten mittels Computer
3.Mitteilung: Das Dekodierungs- und Text-Ausgabe-Programm (DUTAP).
Meth. Inf. Med., Vol 10, No. 1, 1971, 19-25

/3/ P. SCHMÜCKER, P. WALTER:
Ein praktischer Versuch einer effizienten klartextlichen Arztbrief- und Berichtschreibung mit integrierter Informationsauswertung.
in: J. BERGER, K.H. HÖHNE (Hrsg.): Methoden der Statistik und Informatik in Epidemiologie und Diagnostik, 27. Jahrestagung der GMDS, Hamburg 1982.
Springer Verlag, Berlin Heidelberg New York Tokyo 1983, 373-380

/4/ H.-J. FRIEDRICH:
BAIK und KRAZTUR - ein Vergleich aus Anwendersicht
in: C.O. KÖHLER, P.TAUTU, G. WAGNER (Hrsg.): Der Beitrag der Informationsverarbeitung zum Fortschritt der der Medizin, 28. Jahrestagung der GMDS, Heidelberg 1983.
Springer Verlag, Berlin Heidelberg New York Tokyo 1984, 293-306

# DATENBANKORIENTIERTES ANÄSTHESIOLOGISCHES BASISDOKUMENTATIONSSYSTEM IN EINEM MIKROCOMPUTER-GROSSRECHNERVERBUND

B. Pollwein[1], L. Gierl[2]
[1]Institut für Anästhesiologie - Klinikum Großhadern
[2]Rechenzentrum für die Medizinische Fakultät
Universität München
Marchioninistr. 15, D-8000 München

Summary

The ANDOK-system has been developed in close cooperation between the computing centre and the Department of Anaesthesiology. Its main tasks are

- describe the overall efficency of the department
- make the work load transparent
- show daily and seasonal changes
- characterize the mass of patients
- give structural data for staff - and course of operation-cycles
- support training.

Data are collected at 120 different working places and evaluated by micro processor computers.

## Einleitung

Die moderne Anästhesie gliedert sich in zwei große Aufgabenbereiche,die Intensivmedizin und die Narkose .Die Durchführung der Narkose beinhaltet neben der Schmerzausschaltung die Aufrechterhaltung der Vitalfunktionen, die Vorbereitung und die unmittelbar postoperative Betreuung . Die Anästhesie hat von der Einführung der Äthernarkose im Jahre 1846 durch Morton, die bis Mitte diesen Jahrhunderts als Methode der Wahl betrachtet wurde, bis hin zur modernen Kombinationsanästhesie eine stürmische Entwicklung durchlaufen. Eine Vielzahl von Techniken der Allgemein- und Regionalanästhesie werden verwendet. Ein ,dem Risiko des Patienten angemessenes Monitoring ist klinische Routine. Diese vielfältige Tätigkeit in der Anästhesie ist durch häufigen Arbeitsplatzwechsel, unterschiedliche Rahmenbedingungen und starke tageszeitliche, lokale und jahreszeitliche Schwankungen der Arbeitsbelastung gekennzeichnet. Es liegt in der Natur des Faches, daß die Anästhesie in einer ständigen Wechselbeziehung mit den verschiedenen operativen Disziplinen steht und die oft widerstrebenden Anforderungen koordinieren muß.

Diese Aufgabe erfordert langfristige Strukturdaten des komplexen gesamtoperativen Geschehens, die von Übersichtsdaten bis zu Detailanalysen reichen. Dies ist ohne entsprechende Hilfsmittel im großen Stile unmöglich. Ein Dokumentationssystem zur Lösung dieser Aufgabe wird vorgestellt.

## Voraussetzungen

Das Institut für Anästhesiologie der Ludwig-Maximilians-Universität München erbringt pro Jahr etwa 50.000 Anästhesieleistungen an 120 fakultativ zu besetzenden,zum Teil weit verstreuten Arbeitsplätzen in 24 Kliniken. Das Institut gliedert sich in zwei große Bereiche, das Klinikum

Großhadern und den Bereich der sogenannten Innenstadtkliniken.

Im Klinikum Großhadern ist durch zentrale Operationsabteilungen eine relative Konzentration der Anästhesiearbeitsplätze vorzufinden .Im Bereich der Innenstadtkliniken ist jedoch eine erhebliche räumliche Verteilung der Arbeitsplätze in den einzelnen Klinikgebäuden anzutreffen.

Diese verstreute Datenentstehung und die große Zahl der Ärzte erschweren eine vollständige und einheitliche Dokumentation erheblich.

## Ziel der Basisdokumentation

Es ist Ziel der Basisdokumentation festzuhalten, welche Anästhesieleistungen wo, für welche Klinik, wie lange, unter welchen Bedingungen erbracht werden. Es soll

- die Gesamtleistung des Instituts darstellen
- die Arbeitsbelastung transparent machen
- tageszeitliche, jahreszeitliche und lokale Schwankungen aufzeigen
- das Patientengut charakterisieren
- Strukturdaten zur Personal- und Betriebsablaufplanung liefern
- die Ausbildung unterstützen

## Inhalte der Basisdokumentation

- Dokumentationsnummer
- Patientenidentifikation (Aufnahmenummer, I-Zahl)
- Alter
- Datum
- Klinik
- Arbeitsplatz

- Betreuungszeit
- Eingriffszeit
- Aufwachraumzeit
- Rahmenbedingungen (Notfall, ambulant)
- Anästhesieleistungen
- Eingriffsschlüssel anästhesieorientiert (ESA)
- Risiko (Münchner Risikocheckliste ,Unertl 1985)
- Verlegung
- Anzahl verbrauchter Blutkonserven

## Überblick

An den einzelnen Arbeitsplätzen werden die Erfassungsbelege, von den Ärzten in Zusammenarbeit mit dem Anästhesiepflegekräften ausgefüllt. Am Ende der Narkose werden diese abgeschlossen und gesammelt, manuell kontrolliert und geordnet. Täglich werden die Belege in den Sekretariaten des Instituts mit Hilfe einer Bildschirmmaske im Dialog auf Arbeitsplatzrechnern erfaßst. Den Abschluß der täglichen Datenerfassung bildet eine Vollständigkeitskontrolle und die Datenübermittlung zum Verarbeitungsrechner. Dort weden noch weitere Daten aus der zentralen Patientendatenbank ergänzt, Auswertung und Darstellung der Daten erfolgt ausschließlich auf dem Fakultätsrechner.

## Hardware

Dem Institut für Anästhesiologie stehen insgesamt 4 Arbeitsplatzrechner des Typs SIEMENS 9753 unter dem Betriebssystem CP/M zur Verfügung. Die Systeme sind mit 64 k Hauptspeicher, Floppy Disk Stationen, Drucker und einem Modem zum Anschluß an den Verarbeitungsrechner ausgestattet. Der Anschluß erfolgt über das TRANSDATA-Netz mit der Prozedur MSV1. Bei dem Verarbeitungsrechner handelt es sich um den Typ SIEMENS 7762 unter dem Betriebssystem BS 2000. Dieser ist in dem Rechenzentrum der LMU für die Medizinische Fakultät im Klinikum Großhadern lokalisiert .

## Software

Auf dem Arbeitsplatzcomputer steht ein COBOL-Compiler von Microfocus, der den vollen ANSI-Standard abdeckt und ein Assembler-Unterprogramm zur Bedienung der MSV1-Prozedur zur Verfügung.

Die Anwenderprogramme auf der BS-2000 Seite sind in Columbus-COBOL geschrieben. Zur Datenübertragung wird das Kommunikationssystem DCAM verwendet. Die Datenverwaltung erfolgt mit dem Compact-Informationssystem CIS von Siemens.

Die Software Entwicklung war gekennzeichnet durch ständigen Dialog von System-Designer, Programmierer und Anwender.

## Belegerfassung

Wie unsere Erfahrung gezeigt hat, ist das Aussehen des Erfassungsbelegs und seine Kodierung für die Geschwindigkeit und Sicherheit der Datengewinnung von großer Bedeutung. Wie aus vielen Gesprächen mit den Kollegen zu erfahren war, spielt insbesondere der erste Eindruck eine große Rolle. Übersichtliche und optisch ausgewogene graphische Gestaltung erhöhen Vollständigkeit und Richtigkeit der erfaßten Daten deutlich. Zur Kodierung wurden wo immer möglich, alphabetische Abkürzungen verwendet, die von der gebräuchlichen Terminologie abgeleitet sind. Dies kommt auch der Bildschirmerfassung entgegen, denn die an Text gewöhnten Sekretärinnen schreiben Buchstaben deutlich schneller und sicherer als Zahlen, wie entsprechende Versuche gezeigt haben. Die Anordnung der Felder wurde experimentel in Zusammenarbeit mit den Erfassungskräften funktional optimiert. Dabei hat sich gezeigt, daß Markierungen, die zu erfassenden Kürzel ganz oder teilweise verdecken, deutlich langsamer und unsicherer gelesen werden können.

Die Anordnung der einzelnen Felder entspricht der Reihenfolge, in der die Daten in der Regel während einer Anästhesie entstehen, sodaß der Beleg von oben nach unten ausgefüllt werden kann. Auf der Rückseite eines jeden Beleges ist eine kurze Erklärung aufgedruckt.

Bis jetzt wurden etwa 8000 Anästhesieleistungen dokumentiert. Das Ausfüllen der Belege erfolgte nach einer Eingewöhnungsphase problemlos.

**ANDOK Anästhesiedokumentation**

Datum ☐☐.☐☐.☐☐
ANDOK Nr ☐☐-☐☐☐☐
Name
Aufnahme Nr ☐☐☐☐☐☐☐-☐☐☐
Aufnahme Art: Amb | Stat
Risiko ☐☐
Beginn Pflegekraft ☐☐ ☐☐
Beginn Arzt ☐☐:☐☐
Arzt ☐☐☐☐☐☐☐☐☐☐☐☐☐☐☐
Beginn Eingriff ☐☐:☐☐
Plan: Plan | Not
Arbeitsplatz ☐☐☐
Klinik ☐☐☐
Leistungsgruppe: A | R | S | P | N | E | K
Leistungen:
ITN MN
PDA SPA LA
ZVK ART PUL CS SM HD
CPR NBA RIA KHT EKZ
Ende Eingriff ☐☐.☐☐
ESA ☐☐☐
Blut ☐☐
Übergabe 1 ☐☐.☐☐ Awr | I-PE | N-PE | Op | Ver | Ex
Übergabe 2 ☐☐:☐☐ Awr | I-PE | N-PE | Op | Ver | Ex

ANA 10 Inst. f. Anaesthesiologie der Ludwig Maximilians-Universität München (Direktor Prof Dr K Peter) Version 2.3

Bildschirmerfassung

Die auf dem Beleg codierten Daten werden mit einer dem Beleg entsprechenden Bildschirmmaske erfaßt. Das Programm beinhaltet die Funktionen Erfassen, Korrigieren und Löschen von Dokumentationssätzen. Es wird eine Formal- und Plausibilitätskontrolle sowie eine Prüfung auf Vollständigkeit und Doppelerfassung durchgeführt. Am Ende eines jeden zusammenhängenden Erfassungsvorgangs wird ein Protokoll ausgedruckt.

Speichern

Die off-line erfaßten Datensätze werden täglich mit Hilfe von geeigneten Prozeduren zum Verarbeitungsrechner übertragen und dort in der Anästhesiedatenbank abgelegt. Der Ablauf dabei ist im einzelnen wie folgt:

Ein Datensatz wird auf dem Arbeitsplatzrechner von der Sendeprozedur gelesen, an die Prozedur MSV1 übergeben, die ihn zu einer auf dem zentralen Verarbeitungsrechner existierenden DCAM-Anwendung sendet. Diese gibt den Datensatz weiter an das Programm ANADBS, das aus der zentralen Patientendatenbank Angaben hinzufügt und den Datensatz nach Prüfung auf Doppeleintrag in der Anästhesiedatenbank hinterlegt. Der erfolgreiche Eintrag wird über den gleichen Weg rückwärts an das periphere Programm gemeldet. Nach erfolgter positiver Quittierung wird dieser Datensatz dann in der Diskettendatei gelöscht.

Diese Verfahren gewährleistet ohne Zwischendateien konsistente Datenbestände. Jeder Dokumentationssatz ist im System nur einmal vorhanden. Das Verfahren läuft nach Anstoß vollautomatisch ab und ist gegen Unterbrechungen und Ausfälle jeder Art unempfindlich. Eine unterbrochene Übertragung kann jederzeit ohne Datenverlust und Bedienungsaufwand folgerichtig neu aufgesetzt werden. Das Verfahren ist mehrbenutzerfähig, d.h., mehrere periphere Sendeprozesse können mit einem zentralen Empfangsprozeß gleichzeitig kommunizieren.

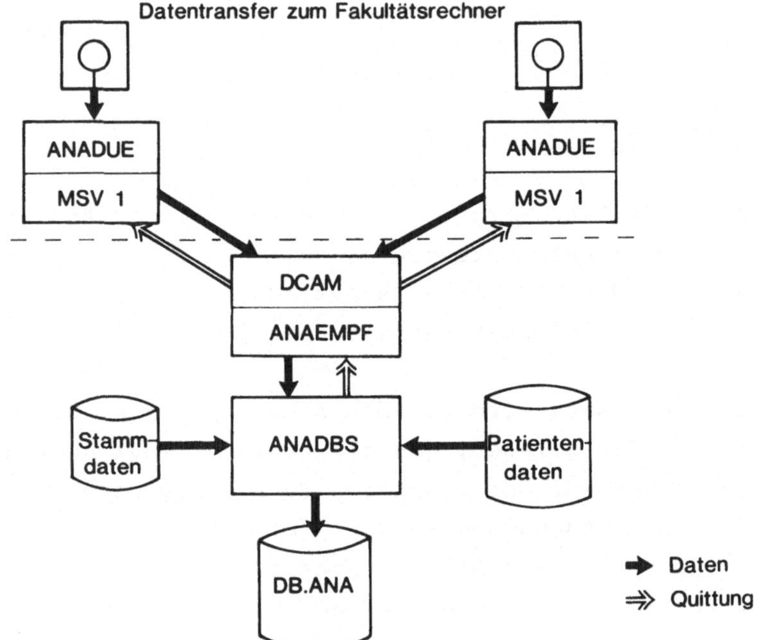


Datensicherung

Die Datensicherung erfolgt einmal auf den Arbeitsplatzrechnern in Form von täglichen Sicherungskopien auf Disketten und zum anderen im Rechenzentrum im Rahmen der Routinedatensicherung auf Magnetbändern.

## Zentrale Datenbank

Als zentrales Retrievalsystem wurde das Datenbanksystem CIS von Siemens gewählt. Neben der einfachen deutschen Benutzeroberfläche waren vor allem vorhandenes know how über dieses Datenbanksystem und komfortable Anwenderschnittstellen zur Einbindung von eigenen Programmen die Auswahlkriterien.

## Auswertung

Neben der Abfragesprache des Datenbanksystems stehen verschiedene in CIS eingebundene selbst programmierte Auswertungswerkzeuge zur Verfügung, die speziell auf die Bedürfnisse der Anästhesie abgestimmt sind. Diese umfaßt Funktionen für Summenstatistik, Einzelleistungsübersichten, und Zeitverteilungen mit direkter graphischer Ausgabe. Es werden leistungsbezogene, patientenbezogene, arztbezogene, tagesbezogene, ortsbezogene und klinikbezogene Auswertungen durchgeführt.

## Weiterer Ausbau

Die Hauptschwierigkeit des Dokumentationssystems besteht in der Korrektur von Fehlern, die erst bei der Bildschirmerfassung erkannt werden. Diesem Problem wollen wir durch Verlegung der Dialogerfassung an der Ort der Datenentstehung begegnen. An den einzelnen Sammelstellen, in der Regel in den Aufwachräumen der Operationssäle gelegen, werden schrittweise Terminals aufgestellt, die eine Datenerfassung sofort nach Abschluß der Narkose erlauben. Erkannte Fehler können dann sofort aufgrund der zu diesem Zeitpunkt noch vorhandenen Unterlagen sofort einfach korrigiert werden.

Literatur :

Unertl K.,Wroblewski H.,Glükher S., Henrich G., Rauch M.,Peter K. :Das Risiko in der Anästhesie. Münch. Med. Wschr. (1985) 609-612

# EINSATZ VON ARBEITSPLATZCOMPUTERN FÜR DIE MEDIZINISCHE BASISDOKUMENTATION IM SCHREIBDIENST EINER KLINIK

R. Salm, F. Bodendorf, E.H. Farthmann
Abt. Allgemeine Chirurgie mit Poliklinik
Chirurgische Universitätsklinik Freiburg
Hugstetter Str. 55, D-7800 Freiburg

Summary

The problems of medical database documentation - especially the great expenditure of work - are well known. This can be minimized by adopting a plain-text-oriented database documentation.

Even if no computerized system is available, the medical evidence can be dictated with the aid of "key words", taken from the medical nomenclature.

The great advantage is that the writing-office becomes at the same time a place for data gathering, without the need of employing skilled workers.

## Einleitung

Bei der Konzeption einer EDV-unterstützten Dokumentation stellen oft bereits die Auswahl bzw. der Aufbau geeigneter Schlüsselsysteme für Diagnosen, Therapie und Komplikationen oder deren Anpassung an die speziellen Gegebenheiten einer Klinik schwer zu überwindende Hürden dar. Darüber hinaus wird EDV-Personal zur Programmierung, Datenerfassung und Auswertung benötigt.

Da Basisdokumentation Mehrarbeit bedeutet und in unserem Hause für diese Aufgaben bisher weder Dokumentationsassistenten noch eine EDV-Abteilung zur Verfügung stehen, haben wir nach einem Konzept gesucht, mit dem die Dokumentation in den bestehenden Arbeitsablauf integriert werden kann. Wichtig erschien auch, die damit betrauten Ärzte nicht mit aufwendigen Arbeiten (z.B. Verschlüsselung, Ausfüllen von Dokumentationsbelegen, Bestätigung bzw. Korrektur der Dokumentation) zu belasten, da nur so eine gute Akzeptanz zu erwarten ist. Unter dem Hintergrund der anstehenden, vielfältigen Dokumentationsaufgaben sollte das Konzept gleichzeitig über die Basisdokumentation hinaus auch auf andere spezifische Dokumentationen (z.B. Untersuchungsberichte, OP-Berichte usw.) anwendbar sein.

In diesem Zusammenhang eröffnen leistungsfähige, preisgünstige und benutzerfreundliche Arbeitsplatzcomputer neue Möglichkeiten. Insbesondere ergeben sich interessante Perspektiven hinsichtlich einer integrierten Daten- und Textverarbeitung auf der gleichen Maschine.

**Dokumentatonskonzept und Organisation**

Unter den genannten Prämissen haben wir den Versuch einer klartextorientierten Dokumentation unternommen und diese in verschiedenen Bereichen angewandt.

Dieses Konzept sieht nun nicht eine EDV-technische Analyse medizinischer Texte bzgl. ihres dokumentationsrelevanten Inhaltes vor. Vielmehr muß der Arzt im unmittelbaren Anschluß an das Diktat des Abschlußberichtes über den stationären Aufenthalt eines Patienten (also des sog. Arztbriefes) die Angaben zur Basisdokumentation mit wenigen selbst zu wählenden Stichworten aus der üblichen medizinischen Nomenklatur auf das gleiche Band diktieren. Eine entsprechende Diktatvorlage ("Checkliste"), die eine übereinstimmende Gliederung mit dem Arztbrief aufweist, fordert dabei seine Stellungnahme zu den zu dokumentierenden Sachverhalten (Abb. 1).

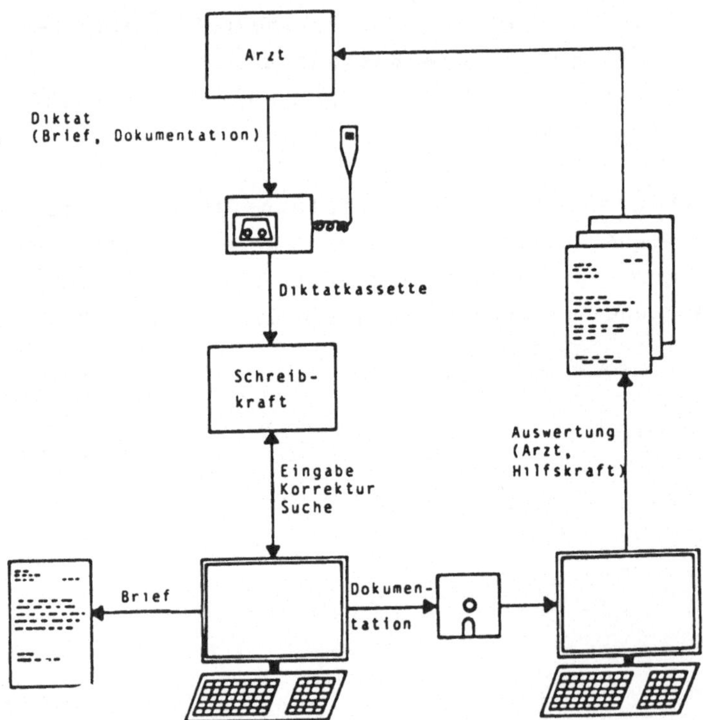


Abb. 1: Organisationskonzept: Integrierte Text- und Datenerfassung

Dabei ist die Verbindung von Krankenhausabschlußbericht und Basisdokumentation nicht nur aus organisatorischen sondern auch aus inhaltlichen Gründen sinnvoll, da der Arztbrief üblicherweise im Text alle für die Basisdokumentation wichtigen Angaben, wie Alter, Geschlecht, Dauer des stationären Aufenthaltes, Diagnose, Therapie, evtl. Komplikationen sowie Angaben zur Nachsorge usw. enthält.

Durch dieses Vorgehen wird gleichzeitig die Erfassung der Dokumentationsdaten in den medizinischen Routineschreibdienst integriert. Das Schreiben der Arztbriefe erfolgt nun nicht mehr auf einer Schreibmaschine, sondern auf einem Arbeitsplatzcomputer. Dabei werden automatisch, d.h. ohne Neueingabe, die für die Dokumentation benötigten Patientendaten (Alter, Geschlecht, Dauer des stationären Aufenthaltes) aus dem Briefkopf übernommen. Am Ende jedes Arztbriefes schaltet die Maschine auf die Erfassung der Dokumentationsdaten um. Dazu wird am Bildschirm eine mit der Diktatvorlage korrespondierende Datenerfassungsmaske angezeigt. Entsprechend dem Diktat werden durch die Schreibkraft die Angaben zur Dokumentation eingegeben.

Die Koppelung der Arbeitsplatzcomputer im medizinischen Schreibdienst mit der Verwaltungs-EDV ist in unserem Konzept vorgesehen. Dadurch kann der gesamte Briefkopf (Patientendaten, Adressat, Daten des stationären Aufenthaltes) durch Eingabe einer Patientenidentifikation aus Datenbeständen der Klinikumsverwaltung (Patientenaufnahme) in die Textverarbeitung und soweit erforderlich in den Dokumentationsdatenbestand übernommen werden.

Die eigentliche Schreibarbeit wird durch ein Textverarbeitungsprogramm mit den damit verbundenen Korrektur-, Formatierungs- und Speicherungsmöglichkeiten erleichtert, qualitativ verbessert und beschleunigt. Dadurch wird der zusätzliche Aufwand für die Erfassung der Dokumentationsdaten mehr als wettgemacht. Darüberhinaus wird das Vorliegen der Basisdokumentation zu jedem stationären Aufenthalt maschinell überprüft, das Fehlen von Angaben wird angemahnt. Gleichzeitig kann die zeitgerechte Erstellung der Arztbriefe überwacht werden.

**Inhalt der Basisdokumentation**

Da unter klinischen Fragestellungen üblicherweise keine abteilungsübergreifenden Auswertungen der Basisdokumentation durchgeführt werden, kann ihr Umfang bei dem vorgestellten Konzept den Bedürfnissen und Schwerpunkten einer Abteilung angepaßt werden. Dabei stellt die Verwendung von Klartext keine prinzipielle Einschränkung gegenüber Schlüsselzahlen dar, weder seitens des Organisationskonzeptes noch seitens der EDV-technischen Verarbeitung. Verschlüsselte Informationen, vorzugsweise als mnemotechnische Codes, können bedarfsweise gleichermaßen oder zusätzlich Verwendung finden, wie dieses beispielsweise für Geschlecht, Unfallart, Aufnahme- und Entlassungsart usw. auch bei diesem Konzept selbstverständlich ist.

Die Basisdokumentation umfaßt die folgenden Bereiche: anonyme Daten zur Person (z.B. Patienten-Nr., Alter, Geschlecht, Nationalität), Daten des stationären Aufenthaltes (z.B. Station, Aufnahme-/Entlassungsdatum, Aufnahmegrund, Entlassungsart, Dokumentationsarzt), Daten zu Diagnose/Therapie/Komplikation sowie Daten zur Nachsorgeorganisation.

Von besonderem Interesse ist die Dokumentation der Diagnosen resp. Therapien und Komplikationen. Diese erfolgt, wie schon erwähnt, in Form von selbst zu wählenden Stichworten. Zur Konkretisierung sind in Abb. 2 zwei Beispiele angegeben.

| Arztbrief | Dokumentation |
|---|---|
| Diag.: perforierte Appendicitis | Diag.: Appendicitis/perforiert<br>Lokal.: Appendix |
| Ther.: Appendektomie | Ther.: Appendektomie |
| Diag.: stenosierend wachsendes Adenocarcinom des Magens | Diag.: Magen-Ca/Adeno-Ca/stenosierend<br>Lokal.: Magen |
| Ther.: Gastrektomie | Ther.: Gastrektomie |

Abb. 2: Beispiele für Diagnose/Therapie im Arztbrief und als "Stichworte" in der Dokumentation

Dabei kann ein Diagnosebegriff natürlich aus mehreren Worten bestehen. Ein solcher "Deskriptor" kann durch die Angabe von "Subdeskriptoren" näher spezifiziert werden. Da die im Sprachgebrauch verwendeten Diagnosenbegriffe nicht immer eindeutig hinsichtlich ihrer Organzuordnung sind, wird in jedem Fall eine Lokalisationsangabe (Organ bzw. Körperregion) als Ordnungskriterium - wiederum im Klartext - zusätzlich verlangt. Neben diesen formalen Anforderungen ist die wichtigste inhaltliche Forderung an den Diktanden: Präzise im Ausdruck!

## Erfahrungen mit Klartextdokumentation

Unsere bisherigen Erfahrungen gründen sich auf die Basisdokumentation in der Allgemeinchirugie (2500), in der Unfallchirurgie (2300), auf die Dokumentation von Laparotomie-Berichten (8400) sowie von Untersuchungsbefunden der gastroenterologischen Endoskopie (2000) und der Computertomographie (1100). Zur Überprüfung des Konzeptes wurden diese z.T. auch retrospektiv erfaßt.

Die spezifische Frage bei der Klartextdokumentation stellt sich nach der "Begriffsvielfalt". Formale und inhaltliche Richtigkeit sowie Vollständigkeit betreffen verschlüsselte Informationen in ähnlicher Weise.

Bei der Begriffsvielfalt in der vorgestellten Dokumentationsform, die ohne das vorgegebene "Raster" eines Schlüssels auskommen muß, kann unterschieden werden zwischen tatsächlich synonym gebrauchten Diagnosebegriffen (z.B. Magenulcus, Ulcus ventriculi, Magengeschwür, Ulcus) und solchen die durch die formale Strukturierung in Haupt- und Subdeskriptoren (z.B. Ulcusperforation, Ulcus/perforiert, Ulcus/Perforation) entstehen. Weiterhin sind die durch unterschiedliche Schreibweisen oder Tippfehler bei der Dateneingabe entstandenen "Begriffsneuschöpfungen" hier zu nennen.

Zur Frage der Synonyme haben wir die Dokumentation von mehr als 8400 Laparotomie-Diagnosen, die von 6 unterschiedlich motivierten Kollegen retrospektiv erhoben wurde, analysiert. Hier wurden unter 77 angegebenen Lokalisationen immerhin 16 Synonyme gefunden. Durch eine nachträgliche Strukturierung der gewählten Begriffe verblieben 35 Lokalisationen.

Tippfehler oder Schreibvarianten waren relativ häufig, insbes. bzgl. der Konsonanten c - z bzw. c - k. Aufgrund der Redundanz der verbalen Information können diese Eingabefehler i.d.R. in einer alphabetisch sortierten Liste sofort erkannt und durch die Schreibkraft selbst behoben werden. Im Gegensatz dazu muß die Benennung der Synonyme bzw. die Korrektur der Begriffsstruktur durch einen Sachkundigen erfolgen. Dabei orientiert sich die Wahl der Begriffe bzw. deren Strukturierung nach pragmatischen Gesichtspunkten und keineswegs daran eine semantisch reine Darstellung von Diagnosebegriffen zu erzielen. Da das System die nach und nach definierten Synonymbegriffe speichert und damit einen Thesaurus aufbauen kann, reduziert sich der Korrekturaufwand im Laufe der Zeit.

Durch das eingeführte Ordnungskriterium "Lokalisation", das jedem Diagnosebegriff unabhängig davon, ob dieser implizit oder explizit einen Organbezug enthält, beigegeben werden muß, wird die Dokumentation überschaubar. So fanden wir bei 904 Diagnosen bzgl. der Lokalisation "Magen" 43 verschiedene. Durch sinnvolle Strukturierung in Deskriptoren und Subdeskriptoren wurden diese ohne Inhaltsverlust oder Vergröberung des "Feinheitsrasters" auf 24 reduziert (s.a. Abb. 3).

Auf inhaltliche Richtigkeit wurden bisher 1620 unfallchirurgischen Basisdokumentationen überprüft. In nur ca. 4% (72 mal) lagen inhaltliche Fehler vor. Allerdings waren bei ca. 24% die gemachten Dokumentationsangaben unvollständig. Dabei fehlten nicht nur "nichtchirurgische Nebendiagnosen" sondern vor allem Angaben zu Unfallart/Zeitpunkt, die im Rahmen der unfallchirurgischen Basisdokumentation zusätzlich erhoben werden sollten. Auffällig war hier die Häufung unvollständiger Angaben bei einzelnen Diktanden.

Bezüglich der formalen Richtigkeit wurde eine Quantifizierung in der Einführungsphase bisher nicht durchgeführt. Während die meisten Kollegen problemlos "Stichworte" diktieren, überlassen es einige wenige immer wieder den Schreibkräften aus ihren in den Arztbriefen niedergelegten Diagnosesentenzen die Angaben für die Dokumentation herauszufiltern.

**Auswertungsmöglichkeiten**

Als Auswertung erhält man für die gespeicherten Merkmale Listen bzw. Häufigkeitsverteilungen (z.B.Jahresstatistik). Diese können beispielsweise alphabetisch sortiert oder nach anderen Auswahlkriterien (z.B. Geschlecht, Alter), die ihrerseits logisch verknüpft werden können, aufbereitet werden. Weiterhin können Synonyme benannt und Oberbegriffe bzw. Klassen definiert werden. Eine graphische Darstellung der Auswertung ist in Vorbereitung. In Abb.3 ist eine Diagnosenverteilung bezogen auf die Lokalisation "Magen" mit Angabe der Häufigkeit des Vorkommens der einzelnen Diagnosen aufgelistet. Dabei wurden nachträglich beispielsweise alle Magenkarzinome unter dem Oberbegriff "Magen-Ca", alle übrigen benignen und malignen Tumoren des Magens unter "Magentumor" zusammengefaßt. Diese wurden durch "Subdeskriptoren" näher spezifiziert. In der letzten Spalte ist aus Gründen der Übersichtlichkeit nur die Zahl der verwendeten Subdeskriptoren angegeben. Weitere Oberbegriffsbildungen z.B. bzgl. "Hiatushernie" (Hiatusgleithernie, paraösophageale Hernie, Upside-down-stomach) könnten noch durchgeführt werden.

| Lokalisation | Diagnose | Anz. | Sub-D. |
|---|---|---|---|
| Magen | | 904 | 8 |
| | Anastomosenstenose | 1 | 1 |
| | Anastomosenulcus | 13 | 4 |
| | Cardiastenose | 2 | 1 |
| | Dumping-Syndrom | 1 | 1 |
| | Fremdkörperingestion | 3 | 1 |
| | Fundusvarizen | 4 | 1 |
| | Hiatusgleithernie | 51 | 1 |
| | K:Nachblutung | 25 | 5 |
| | Magen-Ca | 294 | 7 |
| | Magenausgangsstenose | 56 | 2 |
| | Magenblutung | 9 | 4 |
| | Magenfehlanlage | 1 | 0 |
| | Magenpolyp | 7 | 3 |
| | Magenruptur | 3 | 2 |
| | Magentumor | 26 | 16 |
| | Messerstichverletzung | 2 | 0 |
| | paraösophageale Hiatushernie | 3 | 0 |
| | Polyposis ventriculi | 1 | 0 |
| | Pylorospasmus | 44 | 0 |
| | R:Hiatusgleithernie | 1 | 1 |
| | R:Magen-Ca | 6 | 1 |
| | Syndrom der zuführenden Schlinge | 2 | 1 |
| | Ulcus | 347 | 9 |
| | Upside-down-stomach | 2 | 0 |

Abb. 3: Häufigkeitsverteilung der Diagnosen bzgl. Lokalisation "Magen" (Erläuterungen im Text).

## Arbeitsplatzcomputer, Speicherplatzbedarf, Programmierung, Planung

Für die vorgestellte Anwendung stehen derzeit 2 Maschinen des Typs Olivetti M24 in einer Ausstattung mit 256 bzw. 640 KB Hauptspeicher, 2 Floppy disks à 720 KB bzw. 10 MB Festplatte/1 Floppy disk zur Verfügung. Für den Routinebetrieb sind Festplatte und Hauptspeicheraufrüstung unabdingbar. Zur Datensicherung ist ein Streamer-Tape zu fordern. Mehrplatzfähigkeit mit Zugriff auf einen gemeinsamen Datenbestand ist durch den Aufbau eines lokalen Netzes zu erreichen (geplant). Die Verbindung der Arbeitsplatzcomputer zum Klinikrechenzentrum für Filetransfer und Terminalemulation ist testweise realisiert. Zu einem späteren Zeitpunkt sollen zusätzlich zu den Dokumentationsdaten auch die eingegebenen Texte gespeichert werden.

Unter MS-DOS erfolgt die Textverarbeitung mit Wordstar^R, die Dokumentation (Erfassung - Auswertung) mit DBASE II^R / DBASE III^R. Für die Basisdokumentation werden ca. 650 Byte Speicherplatz/Patient benötigt, dabei sind bisher im Durchschnitt 1,8 (max. 10) Diagnosen/Patient in der Allgemeinchirurgie und 1,4 (max. 8) Diagnosen/Patient in der Unfallchirurgie gespeichert.

Lediglich für die Textverarbeitung bedarf es einer Einarbeitung, d.h. das Erlernen des Umganges mit dem Textverarbeitungsprogramm. Alle übrigen Bedienungsschritte für Datenerfassung und Auswertung sind in benutzerfreundlicher Menü-Technik programmiert, sodaß keine speziellen EDV-Kenntnisse erforderlich sind.

## Datenschutz

Die Dokumentationsdaten liegen in anonymisierter Form vor. Es bestehen Software-Zugangskontrollen zu den verschiedenen Programmteilen z.B. getrennt für Datenerfassung und Auswertung.

**Schlußfolgerungen**

Da die Basisdokumentation nur einen Teil der Dokumentationsaufgaben im klinischen Alltag darstellt, erscheint besonders wichtig, daß sich das vorgestellte Konzept auch auf die Dokumentation von Befund- oder Op-Berichten usw. übertragen läßt. Damit wird gleichzeitig der Schreibdienst zu einem wichtigen Erfassungsorgan medizinischer Daten.

Im Vergleich mit einer Dokumentation in verschlüsselter Form mit Eintragen von Codenummern in Datenerfassungsbelege und Eingabe dieser Daten in den Computer, ist der Aufwand im ärztlichen Bereich bei Verwendung von diktierten Stichworten geringer. Der für die Datenerfassung erforderliche Mehraufwand wird durch den Einsatz von Arbeitsplatzcomputern im Schreibdienst vollständig kompensiert. Vorteile ergeben sich bzgl. Fehlererkennung und Korrektur. Dem höheren Bedarf von Speicherplatz gegenüber verschlüsselter Informationen kommt heute nur noch untergeordnete Bedeutung zu.

Der Aufwand für die Datenpflege, d.h. die Benennung von Synonymen und evtl. Korrektur von Begriffsstrukturen darf hingegen nicht unterschätzt werden. Erschwert ist auch die Vergleichbarkeit (resp. Übertragbarkeit) mit anderen Dokumentationen, da eine maschinelle "Übersetzung" der Klartextdokumentation in numerische Schlüssel zwar prinzipiell denkbar, derzeit jedoch noch nicht realisiert ist. Zur Lösung einer solchen maschinellen Übersetzung könnte das Vorliegen von Stichworten sowie die zusätzliche Lokalisationsangabe hilfreich sein. Im Hinblick auf die neue Bundespflegesatzverordnung, die ab 1.1.86 die Angabe von Diagnosen als 3-stellige ICD-Codes fordert, ergibt sich z. Zt. somit nur die Möglichkeit der manuellen Umsetzung der Klartextdokumentation. Die Verschlüsselungsarbeit wird jedoch erheblich reduziert.

Nach unseren bisherigen Erfahrungen erfüllt die vorgestellte klartextorientierte Dokumentation, insbesondere gemessen an dem nur geringen Aufwand, die gestellten Anforderungen. Aber: Auch wenn es nur darum geht, zur Dokumentation nur "Stichworte" zu diktieren, ist dennoch oder gerade die Mitarbeit der Kollegen gefragt. Auch diese Art der Dokumentation bedarf der Motivation und Kontrolle.

## Literaturhinweise

Barnett, G.O., R.A. Greenes and J.H. Grossmann: Computer Processing of Medical Text Information. Meth. Inf. Med. 8, 177-182 (1969)

Feigl, W.: Klartextsysteme in der Medizin außerhalb des deutschen Sprachbereichs. Symposium über Klartextanalyse in der Medizin. In: Datenverarbeitung Medizin 1. Hrsg.: Fa. Siemens; München 1974

Friedrich, H.J.: BAIK und KRAZTUR - ein Vergleich aus Anwendersicht. In: Der Beitrag der Informationsverarbeitung zum Fortschritt der Medizin. Hrsg.: C.O. Köhler, P.Tautu und G. Wagner; Springer Verlag, Berlin-Heidelberg-New York-Tokio 1984.

Gell, G.: Routine Documentation of Medical Texts. Meth. Inf. Med. 22, 63-68 (1983)

Gordon, B.L.: Medical Record Summary for Computer Operation. Meth. Inf. Med. 16, 24-27 (1977)

Graichen, D.: Thesaurusunabhängiges Indexieren medizinischer Befunde mit INDEX 2. Informatik 28, 30-35 (1981)

Griesser, G.: Die Dokumentation als notwendige Voraussetzung der statistischen Analyse in der klinischen Medizin. Med. Welt 20, 1511-1516 (1969)

Hoepker, W.W.: Struktur und Kompatibilität des Thesaurus der Medizin. Int. Classif. 3, 81-84 (1976)

Köberl, D., W. Feigl, M. Scherer und H. Schier: Die Klartextverarbeitung und Informationserschließung von medizinischen Befundtexten. In: Textverarbeitung und Informatik. Hrsg.: P.R. Wossidlo; Springer Verlag Berlin-Heidelberg-New York-Tokio 1980

Röttger, P., H. Reul, H. Sunkel und I. Klein: Neue Auswertungsmöglichkeiten pathologisch-anatomischer Befundberichte. Klartextanalyse durch Elektronenrechner. Meth. Inf. Med. 9, 35-44 (1970)

Wingert, F.: Klartextverarbeitung in der Medizin. In: Klartextverarbeitung. Hrsg.: F. Wingert; Springer Verlag, Berlin-Heidelberg-New York-Tokio 1978

Wingert, F.: Automated Indexing Based on SNOMED. Meth. Inf. Med. 24, 27-34 (1985)

# AN EXPERT SYSTEM FOR DIAGNOSIS AND THERAPY OF ENDOCARDITIS DESIGN AND METHODOLOGICAL CONSIDERATIONS FOCUSING ON ANTIBIOTIC THERAPY

R. Haux, K. Langner, R. Repges, U. Sauerbrey
Abteilung Medizinische Statistik und Dokumentation
Rheinisch-Westfälische Technische Hochschule Aachen
Pauwelsstraße, D-5100 Aachen

Summary

Infectious endocarditis imposes a burden on the clinician to immediately have valid decisions on a disease process that is just under suspicion but diagnostically not wellknown. Yet patients have to undergo sophisticated antibiotic treatment or even operation. Low incidence and high variability of the disease course increase uncertainty of diagnostic and therapeutic decisions.

In this paper an expert system for the diagnostic and therapeutic support of infectious endocarditis will be presented. The design principles will be shown, including the intended physicians' support, the structure of the knowledge base, the data base and the human interface. It will be outlined that, besides the individual support of the patient's diagnosis and therapy, the acquired data as a whole are of similar importance. These data can be used for a validation of the knowledge base and for statistical data analysis as well. Relationships to other systems will be discussed.

Zusammenfassung

Bei der infektiösen Endokarditis handelt es sich um ein schwer zu diagnostizierendes Krankheitsbild mit unter Umständen lebensbedrohlichen Folgen. In jedem Fall ist eine Antibiotikatherapie oder ein operativer Eingriff unumgänglich. Die geringe Inzidenz der Krankheit und die hohe Variabilität erschweren zudem die diagnostischen und therapeutischen Entscheidungen.

In dieser Arbeit stellen wir ein Expertensystem zur Diagnose- und Therapieunterstützung für die infektiöse Endokarditis vor. Die zugrundeliegenden Entwurfsüberlegungen - die Unterstützung für den Arzt, die Struktur der Wissensbank, der Datenbank und der Schnittstellen - werden erläutert. Es soll gezeigt werden, daß, neben der Diagnose- und Therapieunterstützung für den einzelnen Patienten, die Datenbank als Ganzes ebenfalls von Bedeutung ist. Diese Datenbank kann zur Bewertung der Wissensbasis und zur statistischen Datenanalyse benutzt werden. Die Beziehungen zu anderen Systemen werden ebenfalls diskutiert.

## 1. The clinical challenge of infectious endocarditis ( IE ) - rules and standards of treatment and diagnosis

Before talking about special features of modern therapeutic and diagnostic support we like to outline basic ideas of the clinical process that leads to the diagnosis of infectious endocarditis (IE). Endocarditis is defined to be an inflammatory process of the inner wall of the heart (the endocardium) and of the valves, which are predominantly affected by the disease. The specification of 'infectious' endocarditis attributes to the diagnostic model a bacterial affection to be the underlying cause of the disease. Rarely, only in special cohorts of patients, fungal endocarditis has a relevant impact on differential diagnosis, - as an exception there may be found viral infections causing IE.

The inflammatory process is able to cause complete destruction of the valves, of which the tissues cannot sufficiently counteract microbial offense. Such destructions of the valves often implicate severe disturbances (e.g. lung edema) by rapidly deteriorating congestive heart failure. - There can be attached thrombotic material on compound layers of bacterial colonies which have settled on valves or endocardium, elsewhere, so that we expect valvular vegetations as an echocardiographic finding in many patients with infectious endocarditis (GONSKA et al., 1984).

The clinical feature can be very varying. GAHL (1984) refers to three clinical features of acute, subacute and chronic infectious endocarditis, each of them supposing special links to possible microorganisms but not containing strictly segregated models of endocardial infection. The final diagnosis of IE takes time, up to 6 weeks in about 50% and up to 4 months in about 90% of all cases (STARKEBAUM et al., 1977). This makes clear that there is no easy approach towards diagnosis, that can be suspected from clinical and laboratory signs of a merely consuming, probably infectious disease process in a patient who can present signs of cardiac disease like murmurs and congestive heart failure. The probability of a correct diagnosis rises when there are other signs of septicemia, and preexisting cardiac disease can be revealed, since higher risk of acquiring the disease after exposition to bacteremia during miscellaneous mainly operating procedures is wellknown (NIEBEL et al., 1985; STASZEWSKI et al., 1985; HICKEY et al., 1985; GAHL et al. 1984; ROWLEY, 1984).

This leads to standards of prophylaxis (ETIENNE et al., 1984), that implicate the probability of infectious endocarditis if they have been omitted or incorrectly applied in the particular case.

Therapeutics must be decided on, immediately, especially in those patients who are vitally endangered. In case of rapidly deteriorating infectious endocarditis emergency operations can be more and more successfully performed, provided stable circulatory and cardiac function can be reinstalled. So operation or conservative antibiotic treatment are a preliminary alternative. The latter we want to focus on to demonstrate the often interdisciplinary aspects of modern antibiotic treatment.

For clinical purposes we refer to standard protocols of antibiotic treatment mostly conceived as combination of two or even three substances in order to destroy bacterial proliferation or spreading in cases of septicemia. In infectious endocarditis, however, special features have to adapt choice of antibiotics, duration of treatment, and controlling for complications. When we consider two major groups of patients with IE we have to discuss antibiotic treatment for streptococcus and staphylococcus infection (LODE, 1983; LODE et al., 1982), the latter being a major source of infections in hospital patients especially after cardiac surgery. - The isolation of germs is prerequisite to the choice of antibiotics and the confirmation of sensitivity to antibiotic treatment (ETIENNE et al., 1984), which as a result of in vitro tests cannot be simply infered to be an in vivo effect (GERBER, 1984). Furthermore, there is yet no rationale to calculate exact outcome of treatment with a regimen combining different antibiotics, but only estimation of effects and clinical experience of possible benefits (LANG, 1981).

So the idea of controlling for safety and improving therapeutical efficacy by adapting the antibiotic protocol to individual characteristics is evident and logical. Such an adaptation has to conduct limitations by 1.) toxicity of chosen antibiotics, 2.) preexisting disturbances mainly of liver (KNOTHE & DETTE, 1980), kidney (LODE & KELLER, 1983) and neurologic functions (SNAVELY & HODGES, 1984; KUCERS & BENNETT, 1979), and 3.) typical complications beyond those already mentioned depending on specific e.g. metabolic interferences of the antibiotic with physiological functions (Paul-Ehrlich-Gesellschaft, 1984). In cases lacking sufficient effect of antibiotic treatment several factors concerning the immunological and inflammatory response have to be taken into account (NYDEGGER, 1983), which may be even induced by antibiotic treatment itself (HAUSER & REMINGTON, 1982).

Finally we have to include the increasing number of patients with prosthetic heart valve replacement who, depending on the type of prosthesis and the remaining restrictions of cardial function, have an enlarged risk of acquiring infectious endocarditis. Though there is no doubt of an improved prognosis of such patients in general (VOGEL et al., 1984) we had to learn about two hazards appearing as 'early' and 'late' prosthesis endocarditis, which is infectious endocarditis. The whys and hows of bacterial attachment to prosthetic material are under current research (PULVERER, 1983), the clinical handling of these infections is even more difficult, since there are less criteria of a 'typical disease course', and vegetations are hardly visible by echocardiography because of altered ultrasonic properties of the prostheses. The prognosis can be dramatically poorer, e.g. letality can cumulate for 60% - 80% in patients with early prosthesis endocarditis which has been found in several independent observations.

These considerations point out the amount of information a clinician has to deal with solving therapeutical and diagnostic problems of infectious endocarditis. As a source of background referral he has to retrieve knowledge and expertise on:

1. validating and evaluating the suspected diagnosis
2. to recall standard protocols of antibiotic treatment
3. to specify them for microbes cultured and tested in the particular case and hospital
4. to refer to common risks of preselected antibiotics (toxicity, allergic reactions)
5. to minimize these risks while maintaining bactericidal effects through individually adapted doses, timing and application modus of antibiotics to preexisting restrictions of the function of different organs
6. to conduct and coordinate therapies that concern other cardiac or extracardiac disturbances
7. to substitute and control an alterated and deficient immunological response.

We feel that increasing numbers of information concerning the problems listed above justify almost any attempt to support clinical decision making by computer equipment that enables the clincian to positively recall all that memory which he is used to rely on mostly intuitively.

## 2. Expert systems

An expert system supports or takes over, partially or totally, the work of an expert. It is implemented as computer program and frequently uses some special problem-solving techniques (see e.g. RAULEFS, 1981,; STEFIK et al., 1982) in order to appropriately work with knowledge that represents human expertise. Expert systems applied in medicine are mostly decision-support systems for the diagnosis and therapy of a certain class of diseases. Reviews of work in this field can be found in BUCHANAN & SHORTLIFFE (1984) and in CLANCEY & SHORTLIFFE (1984); in addition we have to mention that research in this field is much older than the term 'expert system' (see e.g. GREMY & GOLDBERG, 1977; WAGNER, TAUTU & WOLBER, 1978).

Such expert systems are usually constructed for physicians who are not experts in diagnosis and therapy of the above mentioned class of diseases and who, however, are forced to decide and act in order to improve the state of a patient suffering from such a disease. Expert systems can serve as a 'memory aid' containing knowledge from 'expert physicians' (i.e. physicians with expertise in the diagnosis and therapy of a certain class of diseases).

The process of diagnosis and therapy can be viewed as follows (fig. 1): Given a set of symptoms (including signs, results of laboratory tests, ...) one diagnosis (or a set of diagnoses) is made that leads to one therapy (or a set of therapies). The process is cyclic because of several reasons: we usually do not have measured or are not able to observe all symptoms that can be relevant; furthermore therapy can be ineffective and has to be changed. Besides of its incompleteness data (and knowledge about a disease) can be vague, inconsistent and biased (CLANCEY & SHORTLIFFE, 1985, p.5; HEINEN et al., 1985; SHORTLIFFE & BUCHANAN, 1975).

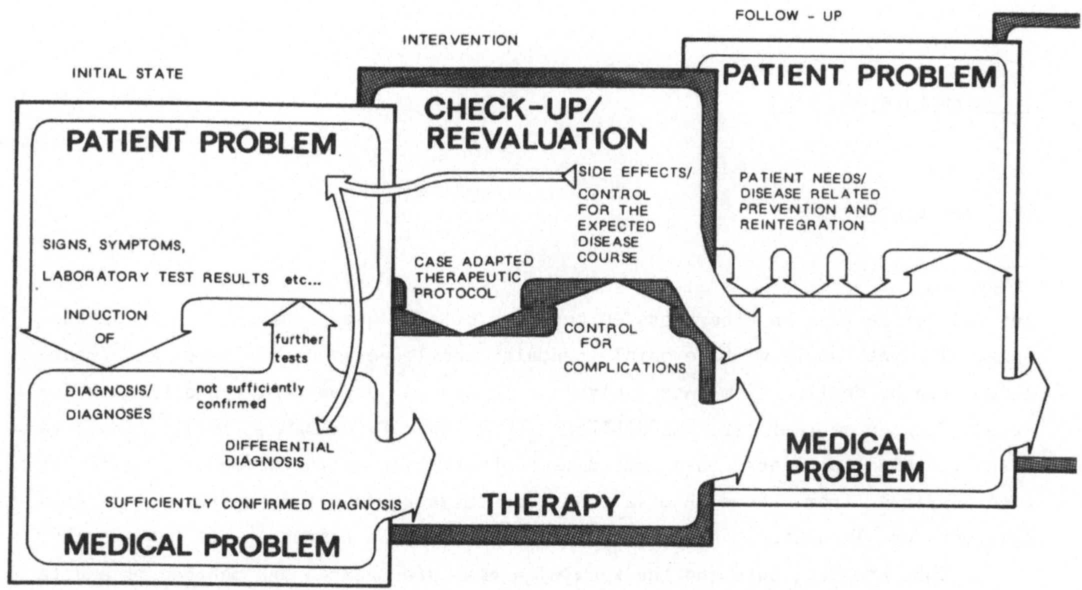


Fig. 1: ROUGH DESCRIPTION OF THE DIAGNOSTIC AND THERAPEUTIC PROCESS

To support therapeutic and diagnostic decisions of the clincian an expert system for diagnostic and therapeutic support (EDITH) has been designed and a prototype version implemented. The following requirements have been considered:

- Support of the physician's individual diagnosis and therapy, especially,

- the proposal of an adequate antibiotic treatment and

- documentation of patient data with sufficiently high standard for retrospective statistical data analysis.

Therefore, following subrequirements were chosen:

- good availibility for the practicing physician (easily usable interface and easy accessibility)

- possibility of keeping the knowledge actual (consideration of an adequate or organisational environment, easily modifiable knowledge base)

- time and cost efficient design and implementation.

## 3. Structure of EDITH

### 3.1 Basic notations

Let us define that an expert system consists of a knowledge base and a data base (fig. 2). The knowledge base mainly contains knowledge about diseases. Such knowledge can be derived from data analysis, it can be judgemental/subjective and/or scientific/theoretical (cf. SHORTLIFFE, BUCHANAN & FEIGENBAUM, 1979). The data base contains patients' data from direct observation or measurement as well as data derived from these observations and measurements. Examples are signs, symptoms or laboratory data or a disease status of a patient. Let us further define that the data base and the knowledge base are created and managed by a data and knowledge base management system (DKBMS). Important features of the DKBMS are a problem-solving mechanism, its interfaces to the user(s) and to the expert(s) (knowledge engineer(s)), interfaces that include data and knowledge acquisition features and an explanation component.

## 3.2 Interfaces

There are two man-machine interfaces for EDITH. The expert interface is used to store diagnostic and therapeutic knowledge about infectious endocarditis. Usually, there will be one or more experts working together with the knowledge engineer who has to translate the experts' formulations into the (formal) interface language of EDITH. The user-physician enters and receives data in conversational mode through the user interface.

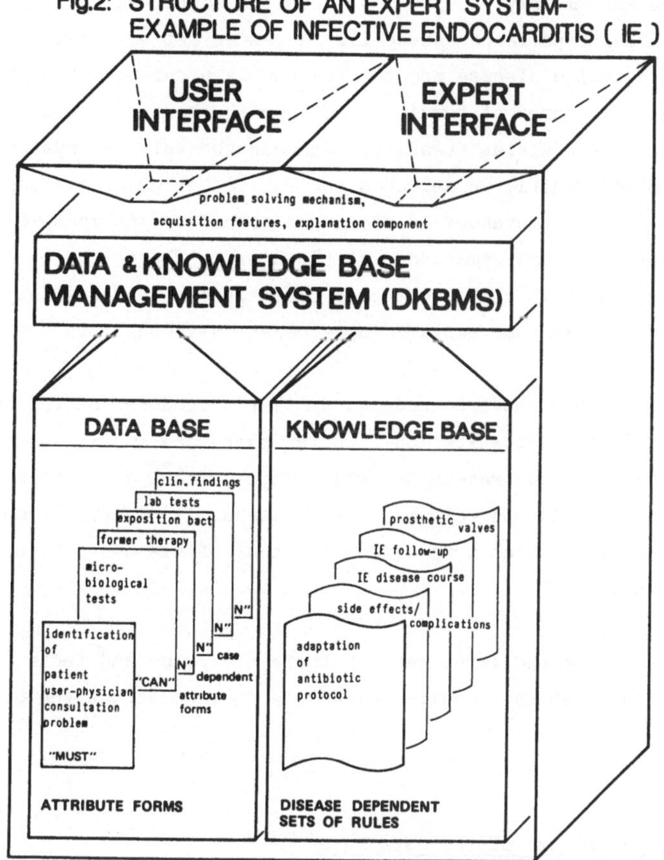


Fig.2: STRUCTURE OF AN EXPERT SYSTEM- EXAMPLE OF INFECTIVE ENDOCARDITIS ( IE )

After the consultation, he will receive a printed protocol containing the acquired facts and results gained during the consultation. The part of the consultation concerning the clinical picture starts by asking the physician for defining the parameters of his diagnosis. These items generally need reformulation to fit into the continuing consultation.

As an example let the clinician state that he assigns the diagnosis of infectious endocarditis a high probability because of a systolic heart murmur, fever and signs of an inflammatory process. Heuristic rules concerning the item 'systolic heart murmur' primarily assign high diagnostic probability to the diagnosis of infectious endocarditis if there is a formerly undetected, newly arisen heart murmur, which pleads for morphological changes of the valve to be still on the way. Another aspect assigning such considerations more importance is to acknowledge former medical examinations possibly conducted by cardiologists or other specialists to exclude a sort of error of ommission.

The next question, then, must ask for the specification of the expected heart disease, mainly to reason upon the suspected type of valvular dysfunction. Clinical experience can deliver a vaster set of rules saying e.g. that mitral and aortic valve disease are the frequently occuring sites of infectious endocarditis, that in cases of female patients with rheumatic disease mitral valve disease is even the regular feature, whereas the valvular system of the right heart is involved mostly in selected patient groups of drug abusers, patients with long-standing intravenous devices and catheters and in some with preexisting severe congenital malformations of the heart. Though there is no need to discuss all these items in the majority of cases it can lead reliably to correct diagnosis and treatment in some extraordinary cases, nevertheless.

Other items have to undergo similar procedures of reformulation and refinement during the consultation, while there are two goals to be realized by asking questions and receiving statements: that statements have to be rechecked, reascertained and refined by simultaneously offering complete context knowledge to the physician as a re-evaluation tool of his own diagnostic strategy and decision making.

Like a second level network there are rules and facts for treatment protocols derived from the acquired data base to reconstruct the original clinical problem.

## 3.3 Structure of the data base

The database structure (table 3) is mostly but not totally depending on the knowledge base contents. Obviously the database has to contain all attributes needed in the knowledge base; however, for reasons of medical documentation, there can be additional attributes.

**Table 3: DATA BASE – SETS OF ATTRIBUTES CONSTITUTING DATA BASE FORMS FOR INFECTIVE ENDOCARDITIS**

**SETS OF OBLIGATORY ATTRIBUTES ( "MUST" – ATTRIBUTES )**

| | |
|---|---|
| A – | patient identifcation (sex, race, age, weight, height, code etc....) |
| B – | user - physician identification ( name, hospital, profess.experience ) |
| C – | definition of the consultation problem by the user - physician |

**SETS OF CASE DEPENDENT ATTRIBUTES ( "CAN" - ATTRIBUTES )**

| | |
|---|---|
| (1) | patient history and preexisting disease |
| (2) | incidence of exposition to bacteremia |
| (3) | former therapy and it's efficacy |
| (4) | microbiological test results |
| (5) | allergies/ therapeutical complications with former therapy |
| (6) | laboratory tests ( signs of an in flammatory process ) |
| (7) | selected clinical findings |

Let us first, not concerning implementation aspects, consider the database attributes as being assigned to a set of acquisition forms or relations, respectively. For each form we distinguish between 'must' attributes and 'can' attributes. The obligatory 'must' attributes have to be asked by the expert system and should be answered by the user. The 'can' attributes can either (1) be entered additionally by the physician in order to accomplish the documentation or (2) be additionally asked by the system in order to improve the problem solving process. Besides of distinguishing between 'must' and 'can' attributes the data base has been designed using conventional techniques as outlined in HOLLE & LEIBBRAND (1985) and taking statistical aspects such as the recording of influence factors into consideration (cf. IMMICH, 1974, p. 96). Note that there are forms with 'must' and 'can' attributes for all patients and depending on the structure of these attributes there are forms for defined subclasses of patients etc..

## 3.4 Structure of the knowledge base

In order to keep the knowledge base intellectually manageable, we tried to stepwise refine pieces of knowledge (implemented as 'facts' and 'production rules', see section 4) related to specific types of disease or therapy (fig. 4).

Fig 4 Knowledge base refinement. presented as an example of a set of conclusions for adaptation of antibiotic treatment

| | |
|---|---|
| inform ⇒ | blood cultures (repeatedly) grow A-streptococci |
| | the adequate antibiotic protocol in case of infective endocarditis (IE) is PENICILLIN G + GENTAMYCIN |
| inform ⇒ | by information there is no PENICILLIN - allergy |
| | the antibiotics must be given intravenously |
| inform ⇒ | there are signs of actual renal failure (elevation of serum creatinine to 2.5 mg/dl) |
| check ⟵o | proper determination is to be obtained from creatinine clearance under steady state conditions (fluid balance) |
| | dosage reduction under current conditions limits the administration of PEN G to 5 Mega / 8 h and of GENTAMYCIN to either 40 - 60 mg/ 10 h or 80 - 120 mg/ 40 h (standard dose) |
| check ⟵o | according to the clinical feature GENTAMYCIN can be given up to 4 - times the standard dose |
| inform ⇒ | preferred hours of administration shall close down at midnight |
| | proposed administration schedule :<br>PENICILLIN G 5 Mega at 8.00, 16..00, 24.00 h<br>GENTAMYCIN 80 - 120 mg 1st day 8.00 h, 2nd day 16.00 h, 4th day 8.00 h etc...... |
| check ⟵o | proper administration requires infusion over 20 - 30 min from separately prepared solutions in aqua ad inject.<br>PENICILLIN G must not mix with Vit B Complex, Vit C, heparin, other antibiotics<br>GENTAMYCIN must not mix with PENICILLINs, respectively<br>GENTAMYCIN will enhance nephrotoxicity of loop diuretics (furosemide, ethacryn)<br>PENICILLIN effect will be enhanced by simultaneous antirheumatics (phenylbutazon, indometacin, ASS)<br>PENICILLIN G can stimulate levels of 17-ketoseroids (in urine)<br>in case of hearing loss not being a constant finding since long regular check - ups (audiometrics) are recommended in 2 week intervals |

## 4. Implementation

In order to fulfill the requirements of good availability and cost/time-efficient implementation we chose M.1 (M.1, 1984) as data and knowledge base management system. M.1 is a PROLOG-based program that runs on IBM-PC and compatible computers and that uses a backward-chaining problem solving mechanism for knowledge, represented as production rules. It uses heuristic techniques for handling uncertainty.

We chose M.1 because it seemed to be a powerful tool. This has been partially confirmed, e.g. by M.1's panel mode and its tracing facilities. However, problems arose because of an insufficient expert interface (simple text editor, no consistency checks for new rules, no logging which expert enters which rules), no data base management support, insufficient user interface (only lower case letters for input allowed, English-written error messages cannot be exchanged for German messages). So the M.1 tool is (at least in its current version) not in all aspects sufficient to serve for an expert system for therapy of IE.

## 5. Statistical data analysis and knowledge base refinement

As has been mentioned above, data in expert systems are often incomplete. Incompleteness, at least if it is unstructured, can lead to severe consequences which are wellknown from medical documentation and (statistical) study design. Let us recall that the data acquired by EDITH should also serve as a base for clinical documentation. Proceeding in this way seems quite plausible e.g. it would be hard to explain to a physician why the data, entered into EDITH's data base, should only serve for diagnosis and therapy of one patient and why it is not stored for further analysis.

If we want to analyse the data of several patients, e.g. using descriptive statistics, we have to keep the data comparable in order to prevent biased results (see HAUX, 1985 and the literature quoted there in section 2.4.), and we have to elect the recorded attributes according to a predefined 'frame' of questions of interest (cf. PROPPE, 1975, section 2.2).

As a consequence for the design of EDITH, especially for the data base structure, the attributes were selected according to predefined questions of interest (see section 2.). In addition we distinguished between attributes that have to be answered (and which will in any way be asked by the system) and attributes that can be entered in addition. Data analysis for the 'must'-attributes can be done as usual (i.e. under the usual restrictions) for the stored patients or for the subclasses. Data analysis for the 'can'-attributes should be omitted, of course. Proceeding in this way, i.e. prestructuring of the expert system's data base, can force a user to systematically acquire data so that the data base contents is also useful for clinical documentation and that it can be useful for improving and testing the knowledge base (as it is outlined in POLITAKIS & WEISS, 1984). Prestructuring seems to us the appropriate way, which has to be prefered to simply accepting the unstructured incompleteness of the knowledge base.

## 6. Discussion

Dealing with uncertainty, the EDITH DKBMS uses heuristic techniques as they have been implemented in M.1. This way has been chosen because of practical restrictions although we feel that improved techniques of dealing with uncertainty (for discussion see e.g. RICHTER, 1981, SPIEGELHALTER & KNILL-JONES, 1984) and with a stepwise process of problem solving (RICHTER, 1985; HEINEN et al., 1985) would be more appropriate.

An additional aspect of EDITH is improvement of clinical documentation. Concerning the integration of documentation and decision support proposals have been made by CLAYTON et al. (1985) within a computer-supported part of a medical information system. For EDITH we do concentrate on therapeutical regimens because of so many differing clinical features of infectious endocarditis to respond to. We doubt that concepts of designing antibiotic treatment by microbiological data mainly or even exclusively (as e.g. in the MYCIN system) can be successful for long since they disregard specific clinical features to empirically adapt decisions to actual medical problems. To our opinion the main need of a decision support system for infectious endocarditis is on the side of therapy because of an ever increasing number of antimicrobial drugs being available and because of the sophisticated characteristics of patients with complicated disease course involving benefits and hazards of modern cardiac surgery.

Acknowledgements: The authors greatfully acknowledge the support of Dietmar Haake-Müller who initiated our work and who contributed the clinical part of the paper.

## A. References

Buchanan,B.G., Shortliffe,E.H. (1984) (eds.). Rule-based expert systems: The MYCIN experiments of the Stanford Heuristic Programming Project. Reading, MA: Addison-Wesley

Clancey,W.J., Shortliffe,E.H. (1984) (eds.). Readings in medical artificial intelligence - the first decade. Reading, MA: Addison-Wesley

Clayton,P.D., Pryor,T.A., Gardner,R.M., Haug,P.J., Warner,H.R. (1985). HELP: A medical information system with decision making capability. Roger,F.H., Grönroos,P., Tervo-Pellikka,R., O'Moore,R. (eds.) Medical Informatics Europe 85. Berlin: Springer

Etienne,J., Gruer,L.D., Fleurete,J. (1984). Antibiotic susceptibility of streptococcal streams associated with infective endocarditis. Europ. Heart J. 5, suppl.C: 33-37

Etienne,J., Gayet,J.L., Gruer,L.D., Delaye,J. (1984). The antibiotic prophylaxis of infective endocarditis. Europ. Heart J. 5, suppl.C: 145-146

Fleck,E., (1984). Frühzeitige Kunstklappenendokarditis. Münchner Med. Wochenschrift 126, 953-954

Gahl,K. (1984). Infektiöse Endokarditis. Darmstadt: Steinkopff

Gerber,A.U. (1984). Bestimmung der Aktivität von Antibiotika in vitro: Sinn oder Unsinn? Schweiz. Med. Wochenschrift 5: 154-155

Gonska,B.-D., Sold,G., Kreuzer,H. (1984). Bedeutung des echokardiographischen Vegetationsnachweises für den klinischen Verlauf und die Prognose bei infektiöser Endokarditis. Zeitschrift für Kardiologie 73, 455-459

Gremy,F., Goldberg,M. (1977). Decision making methods in medicine. Reichertz,P.L., Goos,G. (eds.). Informatics and medicine, 419-459. Berlin: Springer

Hauser,W.E., Remington,J.S. (1982). Effects of antibiotics on the immune response. Am. J. Med. 72, 711-717

Haux,R. (1985). Expert systems in statistics: some problems and some new views. Submitted for publication

Heinen,P., Reusch,H., Richter,M.M., Wetter,T. (1985). Formal description of objects, processes and levels of expert reasoning. Submitted for publication

Hickey,A.J., MacMahon,St.W., Wilcken,D.E.L. (1985). Mitral valve prolapse and bacterial endocarditis. Am. Heart J. 109, 431-435

Holle,R., Leibbrand,D. (1985). Data design in clinical trials. Stat. Software Newsl. 11, 9-14.

Immich,H. (1974). Medizinische Statistik. Stuttgart: Schattauer

Knothe,H., Dette,G.A. (1980). Antibiotika in der Klinik. Basel-München, Aesopus

Kucers,A., Bennet,N.M. (1979). The use of antibiotics. London: Heinemann

Lang,E. (1981). Probleme der Antiobiotikakombinationen. Antibiotika in der Praxis 7, 7-10

Lode,H., Keller,F. (1983). Antibiotikatherapie bei Niereninsuffizienz. Med. Welt 47, 1356ff

Lode,H., Harnoss,C.M., Wagner,J., Biamino,G., Schröder,R. (1982). Infektive Endokarditis - Klinik, Therapie und Verlauf bei 103 Erkrankungen Deutsche Medizin. Wochenschrift 107, 967-974

Lode,H. (1983). Therapie der Sepsis. Arzneimitteltherapie 1, 82-89

M.1 (1984). M.1 reference manual. Monaco: Framentec

Niebel,J., Häusinger,K., Meister,W., Held,E. (1985). Antimikrobielle Prophylaxe der bakteriellen Endokarditis. Dtsch. med. Wschr. 110, 145-152

Nydegger,U., (1983). Die Rolle von Komplement und spezifischen Antikörpern bei Entstehen und Abwehr von Sepsis und septischem Schock. Schweiz. Med. Wochenschrift 33, 1112-1117

Paul-Ehrlich-Gesellschaft (1984). Cephalosporine: Antibiotika induzierte Hämostasestörung und Blutungsneigung. Deutsches Ärzteblatt 43, 3823-3824

Politakis,P., Weiss,S.M. (1984). Using empirical analysis to refine expert systems knowledge bases. Artif. Intelligence 22, 23-48

Proppe,A. (1975). Medizinische Befunddokumentation - Einleitung. Koller,S., Wagner,G. (eds.). Handbuch der medizinischen Dokumentation und Datenverarbeitung, 187-198. Stuttgart: Schattauer

Pulverer,G. (1983). Infektionsrisiken durch prothetisches Material
Adam, Linzenmeier, Struck, Schönfeld (eds.)
Perioperative Antibiotika-Anwendung, 35-44. Basel: Roche

Raulefs,P. (1981). Expert systems: state of the art and future prospects.
Siekmann,J.H. (ed.). GWAI-81, 98-111. Heidelberg: Springer

Richter,M.M. (1981). Bemerkungen über unscharfe Konzepte.
Methods of Operations Research 42, 49-60

Richter,M.M. (1985). Abstraktion in der Künstlichen Intelligenz.
To appear in: Gatzemeier,M. (ed.). Aachener Schriften zur Wissenschaftstheorie, Logik und Logikgeschichte, No. 3

Rowley,K.M., Clubb,K.S., Walker Smith,G.J., Cabin,H.S. (1984).
Right-sided infective endocarditis as a consequence of flow-directed pulmonary-artery catherization. N. Engl. J. Med. 311, 1152-1156

Shortliffe,E.H., Buchanan,B.G., Feigenbaum,E.A. (1979). Knowledge engineering for medical decision making - a review of computer-based clinical decision aids
Proc. IEEE 67, 1207-1224

Shortliffe,E.H., Buchanan,B.G. (1975). A model of inexact reasoning in medicine.
Math. Biosciences 23, 351-379. (A shortened and edited version of the paper can be found in Buchanan and Shortliffe (1985), 233-262)

Snavely,S.R., Hodges,G.R., (1984). The neurotoxicity of antibacterial agents
Ann. Int. Med. 101, 92-104

Spiegelhalter,D.J., Knill-Jones,R.P. (1984). Statistical and knowledge-based approaches to clinical decision-support systems with an application in gastroenterogy. J. Roy. Stat. Soc., A, 147, 35-77

Starkebaum,M., Durack,D., Beeson,P., (1977). The 'incubation period' of suibacute bacterial endocarditis. Yale J. Biol. Med. 50, 49-58

Staszewski,S. Dimas,K., Stille,W. (1985). Infektionen durch intravasale Katheter.
Dtsch. med. Wschr. 110, 43-47

Stefik,M., Aitkins,J., Balzer,R. et al. (1982). The organisation of expert systems, a tutorial. Artif. Intelligence 18, 135-173

Szolovits,P. (ed.) (1980). Artificial intelligence in medicine.
Boulder, CO: Westview Press

Vogel,W., Doenecke,P., Bette,L. (1984). Prognoseverbesserung nach prothetischem Herzklappenersatz. Lebensversicherungsmedizin, 19-22

Wagner,G., Tautu,P., Wolber,U. (1978). Problems of medical diagnosis
- a bibliography -. Meth. Inform. Med. 17, 55-74

# USE AND USEFULNESS OF DIAGNOSTIC TESTS. THE ORAL GLUCOSE TOLERANCE TEST AND THE SO CALLED CHLORPROPAMIDE ALCOHOL FLUSH TEST.

J. Köbberling
Medizinische Klinik und Poliklinik
Georg-August-Universität Göttingen
Robert-Koch-Str. 40, D-3400 Göttingen

Two years ago a work group of the GMDS was founded which is devoted to methods of prognosis estimation and decision making ("Methoden der Prognose und Entscheidungsfindung"). This group is trying to compile a catalogue on the requirements for checking diagnostic tests. Together with other clinicians we are participating in this group. Our main goal is that the catalogue should not become so complicated and sophisticated that clinicians will never read or use it. The problems we are faced with in looking at various diagnostic tests are much more basic and much simpler than the problems discussed in the work group.

The fact that a diagnostic test is widely used does not guarantee that the test is useful. Dr. Windeler has demonstrated with the hemoccult test that there is a marked discrepancy between the general judgement about tests and its value for the situations it is proposed for (21).

I will try to focus on problems of this kind by analysing two tests related to diabetes mellitus which we have dealt with for many years. Finally, I will try and generalize some of the aspects and I will conclude with some general statements on guidelines for the evaluation of diagnostic tests.

## A: THE ORAL GLUCOSE TOLERANCE TEST

The oral glucose tolerance test is widely used to detect disturbances of carbohydrate metabolism. The idea behind the test is that it might be too late to treat diabetes mellitus when the disease has become overt, i.e. when fasting blood glucose values are elevated or if the patient has glucosuria. Earlier treatment might help to avoid problems of the disease especially the life threatening or disabling complications in its later stages.

An oral dose of glucose is therefore given to challenge the glucose homeostasis. If the serum glucose values after glucose ingestion show an abnormally large increase the test is called positive. A positive test is often regarded as an indication for an early or mild diabetes. Other terms used in this connection are asymptomatic, subclinical, latent or chemical diabetes. In 1965 the WHO published criteria to standardize the test and the diabetes nomenclature (22). The test became very popular among epidemiologists and clinicians of various disciplines, especially in the sixties and early seventies when there was a strong movement towards preventive medicine.

The problems with the oral glucose tolerance test can be separated into those associated with performance and evaluation of the test and those associated with the general concept of the test.

## 1. Problems associated with performance and evaluation of the test

### a) Amount of glucose and other conditions of the test

Various conditions like nutrition on the days before the test, duration of the fasting period, exercise before the test, amount of liquid given with the glucose and various drugs can influence the result. Only recently have these conditions been standardized. There was a long-lasting discussion as to whether the test should be performed with 50 g or 100 g of glucose. Surprisingly, the increment of blood glucose after 50 g of glucose is not much lower than after 100 g. Recently the WHO proposed the use of 75 g, a fair compromise (23). Some groups still insist on the 100 g glucose load. In order to demonstrate that 100 g are necessary for an appropriate challenge of glucose homoeostasis the following investigation was performed and published: In a group of patients with elevated glucose values 2 hrs after 100 g of glucose the tests were repeated with 75 g. In about half of the patients normal results were found with the lower dose (4). However, we were able to produce almost identical results among patients in whom we had performed several glucose tolerance tests with 75 g in order to investigate the reproducibility (9). We took some pathologic results of the first test and compared them with the results of the second test, performed with the same amount of glucose (figure 1).

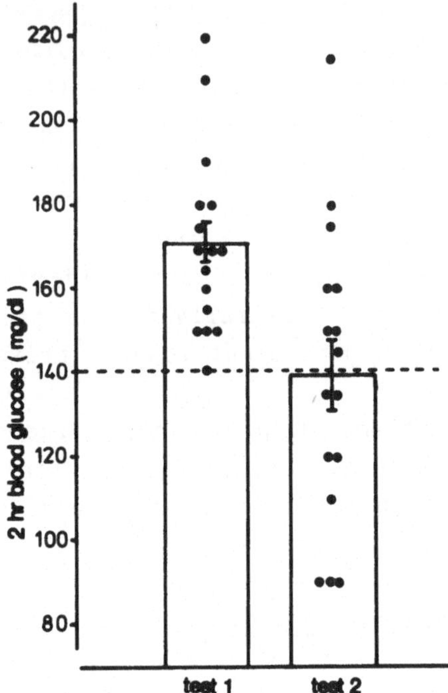


Figure 1: Results of two oral glucose tolerance tests performed in the same manner in 15 individuals. The patients were selected from a larger group of individuals as having a pathological result in the first test (2 hr glucose value above 140 mg/dl). Due to the regression towards the mean about half of the individuals had normal results in the second test.

The reproducibility of the test (see below) is low and the apparent normalization is nothing but a regression to the mean. The same explanation applies to the study mentioned above using different amounts of glucose.

b) Criteria of evaluation

The evaluation is mostly based on results by Fajans and Conn (2) from the early fifties who had performed glucose tolerance tests in normal young men and defined the following upper limits of normal: 1 hour after glucose ingestion the serum glucose should not exceed 160 mg/dl after 2 hours it should not exceed 120 mg/dl. In many textbooks these criteria are quoted but often it is not said whether a positive test requires one or both conditions. Other methods of evaluation have been proposed most of them based on the 1 and 2 hr glucose values. A similar proportion of patients is detected as being latent diabetic by the various methods although different classifications may occur in individual cases (Figure 2). The scattered points in all these figures result from a study on 760 first degree relatives of diabetics in whom oral glucose tolerance tests were performed in order to detect additional cases with this disease. A common feature of all criteria is that they more or less arbitrarily disrupt a continuous distribution between normal and non normal results (8). There is no bimodal distribution which would help to substantiate the criteria.

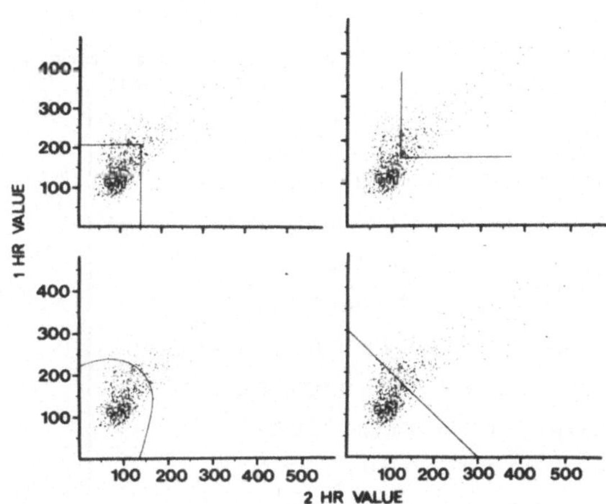


Figure 2: Four different methods for the evaluation of oral glucose tolerance tests. The following criteria for pathological test results were proposed. Upper left: Köbberling et al.(8), 1 hr level above 210 mg/dl or 2 hr level above 150 mg/dl; upper right: Fajans and Conn (2), 1 hr level above 16o mg/dl and 2 hr level above 12o mg/dl; lower leftt: Gutsche (3), two dimensional discrimination analysis; lower right: Köbberling and Creutzfeldt (8), sum of 1 hr and 2 hr level above 300 mg/dl.

c) Influence of age and weight

In contrast to the fasting blood glucose values the stimulated values after oral glucose depend very much on the age and on the weight of the probands. If the criteria of Fajans and Conn which are derived from young and lean individuals are used in groups of elderly or overweight people some 50 to 70% may be regarded as subclinical diabetic (17). This shows very clearly how dubious such a diagnosis is. In spite of these well known facts most scientific studies or epidemiologic investigations do not adjust results according to weight and age.

d) Reproducibility

Most diagnoses of subclinical diabetes are based on only one test. The reproducibility, however, is very low, even if the conditions of the test are unchanged. We performed the test in 54 individuals at weekly intervals for six weeks and found very high mean variances (9). The stimulated values are much less reproducible than fasting values. As an example the results of 7 individuals are given in figure 3.

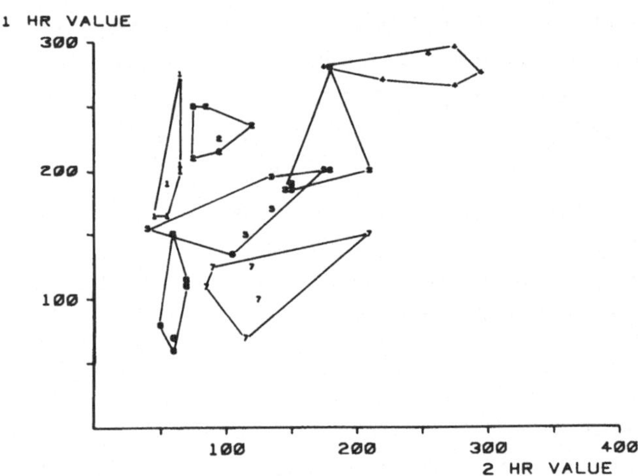


Figure 3: Six oral glucose tolerance tests performed in identical manner at weekly intervals in 7 individuals with different degrees of glucose tolerance. There is a high degree of variation with fluctuations occurring between normal and pathologic values.

The patients in figure 3 are not selected according to a low reproducibility but only to avoid too much overlap. In some there was a great variability of the 1 hr value, in others of the 2 hr value or of both. Whatever the criteria for distinguishing between normal und non normal, a considerable number of the tests are normal on one occasion and pathologic on other occasions.

Some of the problems mentioned above have been recently solved by new recommendations from the WHO in which further standardizations were proposed (23). According to these recommendations the test results are only defined by the fasting and the 2 hr glucose values. In addition it was recommended that use of the term diabetes in connection with a pathologic result of the oral glucose tolerance test be avoided. Instead the term "impaired glucose tolerance (IGT)" was proposed.

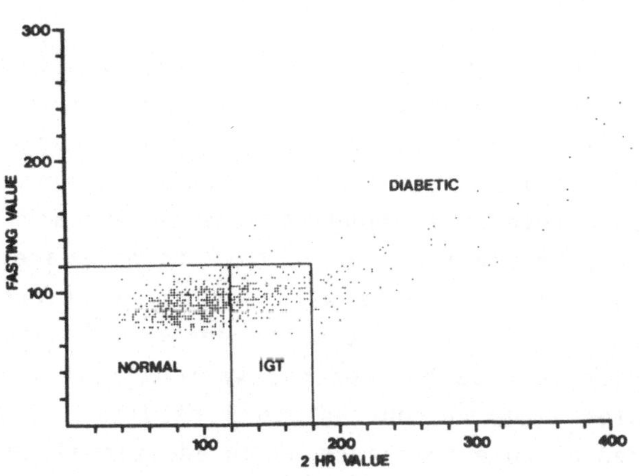


Figure 4: New criteria for the evaluation of the oral glucose tolerance test proposed by the WHO (23). Normal: fasting value and 2 hr value below 12o mg/dl. Impaired glucose tolerance (IGT): fasting value below 12o mg/dl and two hr value 120 mg/dl or higher but below 180 mg/dl. Diabetic: fasting value 120 mg/dl or higher and/or 2 hr value 180 mg/dl or higher (venous whole blood). Slightly different values were proposed for capillary whole blood or venous plasma.

The use of the term impaired glucose tolerance instead of subclinical diabetes, however, is not much more than a semantic question. If we regard impaired glucose tolerance as the diagnosis to be made by the oral glucose tolerance test the main problem of the concept of test itself remains.

## 2. Problems associated with the concept of the diagnosis to be made by the test

### a) Lack of external definition of "impaired glucose tolerance"

The diagnosis impaired glucose tolerance is defined only by the test itself. Thus the test would have a 100% sensitivity and a 100% specificity and there is no possibility of falsification of the hypothesis. It is obviously nonsense to regard impaired glucose tolerance as a diagnosis. Impaired glucose tolerance is just a description of the test result and we have to ask what kind of diagnosis we are looking for.

b) "Impaired glucose tolerance" as a disease or a risk factor

All direct sequelae of hyperglycemia which are observed with diabetes mellitus are absent in impaired glucose tolerance, but this mild degree of glucose intolerance is often regarded as a risk factor for cardiovascular diseases. In fact we find more patients with impaired glucose tolerance among those with myocardial infarction than in the general population. But we have to be aware that impaired glucose tolerance is associated with other risk factors like hyperlipoproteinemia, hypertension, advanced age or overweight. It is very difficult to discriminate between the various risk factors. Large epidemiologic studies came to contradictory results (20). Some authors regard impaired glucose tolerance as an additional and independent risk factor, others only describe the association. Since diabetes itself is probably only a risk factor of minor importance it seems to be highly likely that impaired glucose tolerance is not or at most only a very low risk factor for cardiovascular diseases.

c) Impaired glucose tolerance as a prognostic factor for later diabetes

It is out of question that patients with impaired glucose tolerance have an increased risk of developing overt diabetes compared to persons with normal glucose tolerance. From various follow-up studies it was concluded that persons with an impaired glucose tolerance will develop diabetes after 10 years with a probability of between 30% and 60% (4). In none of these studies, however, was it mentioned that the probability depends highly on the a priori probability or prevalence. Since the glucose tolerance tests in the above mentioned studies were mostly performed on high risk patients the predictive value for later diabetes cannot be equated with the expected predictive value in the general population.

We will try and illustrate this problem with our own data. Among 545 of the originally non diabetic relatives of diabetics in whom we had performed glucose tolerance tests we have information about the outcome after 10 years when they were classified as being diabetic or non diabetic. 53 probands (9.7%) had developed diabetes within the 10 years. In figure 5 the original 2 hr blood glucose values are given for the later diabetics and the later non diabetics. Values above 120 mg/dl are regarded as test-positive.

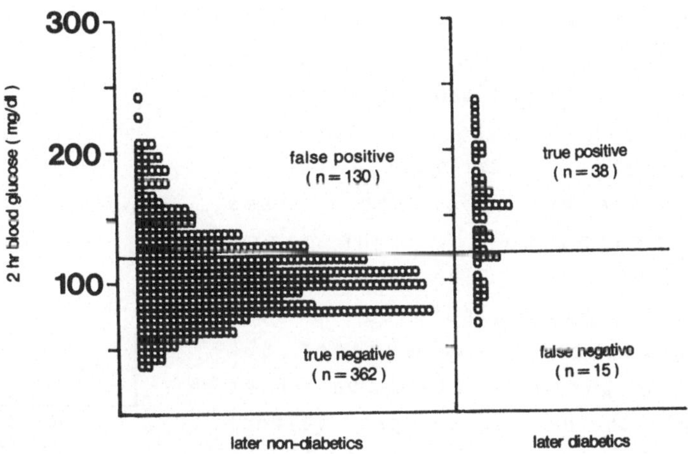


Figure 5: Two hr blood glucose values in the original oral glucose tolerance test given separately for those individuals who are nondiabetics after ten years and those who have developed diabetes within the ten years. Glucose values of 120 mg/dl or more are regarded as test positive.

The data of figure 5 can be regarded as the basis for an ordinary two by two contingency table (6). Impaired glucose tolerance (2 hr values above 120 mg/dl) as a test for the development of diabetes within 10 years has a sensitivity of 71.7% (38/52) and a specificity of 73.6% (362/492). The positive predictive value is 22.6% (38/168) but this certainly applies only to the prevalence of 9.7% (53/454). According to Bayes' rule (1) the same test performed as a screening test among a normal population with a diabetes prevalence of 1% would only lead to a positive predictive value of to 2.7%. This is very much in contrast to the above cited values of 30-60%.

Impaired glucose tolerance only says that the 2 hr blood glucose was 120 mg/dl or higher. By this classification we renounce a considerable amount of information. Glucose estimation is not a qualitative but a quantitative measure. An individual with a 2 hr value of 190 mg/dl certainly has a higher probability of becoming diabetic than an individual with a value of 130 mg/dl. On the other hand, a person with a value of 121 mg/dl will not be at considerably more risk of becoming diabetic than an individual with a value of 119 mg/dl. We therefore have grouped the results in more than just two classes and have calculated the risk of becoming diabetic for each of these classes (Figure 6).

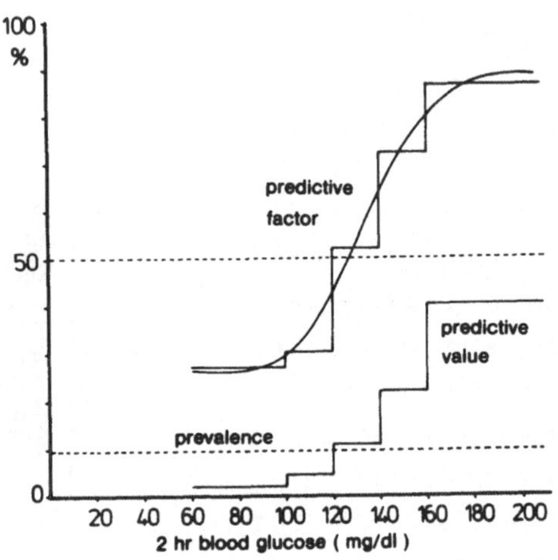


Figure 6: Predictive values of the oral glucose tolerance test for the later development of diabetes. The test results are not just classified into posit- ive or negative but into fife classes according to the 2 hr blood glucose values. The pre- dictive factors are calculated for the theoretical prevalence of 50% while the predictive va- lues apply to the observed pre- valence of 9.8%.

If a test is performed in the classical manner we only subdivide a group of probands with the initial risk of 9.7% into a subgroup with a lower risk of about 4% and a subgroup with a higher probability of 22.4%. But if we regard smaller groups we have a continuous increase of the risk with increasing glucose. The probability of developing diabetes can be given as a function of the actual test result. We still have to bear in mind that this applies only to the special population with a prevalence of 9.7% but the respective probabilities for any other prevalence can easily be calculated from these figures using the parameter which we have called the predictive factor (10). This factor is equivalent to the predictive value calculated for a prevalence of 50%.

d) Limited possibilities to treat "impaired glucose tolerance"

Obesity and some other conditions predisposing to disturbances of glucose tolerance can be treated. With respect to glucose intolerance itself the therapeutic possibilities are very limited. Some people propose a diet rich in carbohydrates while others propose a carbohydrate restricted diet. Oral hypoglycemic agents are hardly applied and insulin is certainly not indicated. But what is the rationale of diagnosing a condition one can do so little about?

In spite of all these limitations the oral glucose tolerance test is widely used in clinical practice. This is not only a waste of our limited resources in health care but it can be harmful to patients. I know of a pilot who lost his job after a glucose tolerance test was performed during a routine check-up and the physician had diagnosed subclinical diabetes.

## B: THE SO CALLED CHLORPROPAMIDE ALCOHOL FLUSH TEST (CPAF)

Let us now switch to a test the problems of which are not in clinical practice but which has irritated many scientists during the last seven years.

In 1978 two English authors described a facial flush reaction provoked by small amounts of alcohol in some diabetic patients who were treated with chlorpropamide (12,15). Chlorpropamide is an antidiabetic drug frequently used in England but of minor importance in Germany. The flush reaction after one or two tablets of chlorpropamide and alcohol was also observed in some non-diabetic relatives of diabetics. According to the published data the authors suggested that chlorpropamide alcohol flush (CPAF) is a marker for a special type of non insulin dependent diabetes with autosomal dominant inheritance, including a type of diabetes called MODY or maturity onset type diabetes in young people. The flush reaction after chlorpropamide was observed in about 80% of these patients while very few normal controls and only about 10% of patients with insulin dependent diabetes (IDDM) showed this reaction.

This test was enthusiasticly accepted by many other groups including ourselves since it promised to be a method to clearly distinguish non insulin dependent and insulin dependent diabetes. The test was also considered to be very helpful in genetic counselling and in foreseeing a later diabetes in geneticaly prone individuals. Moreover, the results gave rise to further investigations on the pathogenesis of diabetes. The same authors later observed that a similar flush reaction occurred after a synthetic enkephalin called DAMME in the same individuals who are sensitive to chlorpropamide and alcohol (13). They speculated that diabetes in these patients might result from an increased sensitivity to enkephalin. For this whole new concept the author Pyke was awarded one of the highest international honours in diabetology, the so-called Claude-Bernard-Lecture during the international diabetes conference in Vienna, 1979 (14). Dr. Pyke's lecture with a lot of English humour was a rhetoric masterpiece. The several thousand attendants gave standing ovations We now know that all new data presented in this lecture and the conclusions drawn from the data were just not true. How could this happen?

Let me briefly explain the test: The probands received one tablet of chlorpropamide 12 and 36 hours before they were asked to drink 40 ml of sherry. After between 20 to 60 minutes the patients noticed a warm feeling in their face, mostly with a visible flush reaction on the cheeks. According to Pyke the patients and their relatives could always state whether the reaction was present or not.

As mentioned above we were instantly attracted by the test since we had been interested in the genetics of diabetes for many years. Shortly after Pyke's first publication we presented our first results during a congress (19). Among ten diabetic patients with the MODY type of diabetes, which was described as the flush positive type of diabetes, we found a flush reaction in eight. Among 45 insulin dependent diabetics of the same age who, according to Pyke, should be flush negative, we found only 14 flushers, i.e. 31% (Table 1).

Table 1: Chlorpropamide alcohol flush test (CPAF) among 55 young patients with maturity onset type diabetes (MODY) or insulin dependent diabetes mellitus (IDDM).

| | | MODY (n=10) | IDDM (n=45) |
|---|---|---|---|
| Flush-test (CPAF) | positive | 8 | 14 |
| | negative | 2 | 31 |
| Percent positive | | 80% | 31% |

This percentage is higher than reported by Pyke but still much lower than the 80% among the MODY patients. If we regard the flush reaction as test for MODY the sensitivity is 80% and the specificity is 69%.

The more patients we tested the less impressive the figures became and we began to doubt the reliability of the test. We therefore decided to perform a larger study with two strict conditions:

1. The patients had to be classified as to the type of diabetes before the test was performed.

2. The classification as flush positive or negative had to be performed by independent colleagues not knowing the type of diabetes.

In addition we tried to substantiate the test result by standardized questionnaires and by measuring the skin temperature on the cheeks (13). The results of more than 700 tests are given in table 2. No significant differences are observed although there is a tendency of insulin dependent diabetics to show more flush reactions than the other groups which, however, is in contrast to the expected results.

Table 2: Chlorpropamide alcohol flush tests (CPAF) in normal volunteers and in patients with insulin dependent diabetes (IDDM) and non-insulin dependent diabetes (NIDDM).

| | | Normal controls (n=154) | IDDM (n=437) | NIDDM (n=131) |
|---|---|---|---|---|
| Flush-test (CPAF) | positive | 26 | 102 | 20 |
| | negative | 128 | 335 | 111 |
| Percent positive | | 16.9% | 23.3% | 16.5% |

Negative results like ours have since been published by other groups. How can we explain the results by the English authors and our preliminary results cited above? The only explanation is a bias of the investigators due to their prejudice. This applies to the classification of the flush reaction as well as to the classification of the type of diabetes. Both classifications are mainly based on "soft" data. We can demonstrate with our study how sensitive results may react to minor misclassifications. Let us assume that just two flush positive MODYs were in fact flush negative, that two flush negative insulin dependent diabetics were in fact flush positive, that two flush positive MODYs were in fact insulin dependent diabetics and two flush negative insulin dependent diabetics were in fact MODYs. These minor changes of individuals between the four groups lead to a totally random distribution of 40% flush positives in both types of diabetes (4 of 10 patients with MODY and 18 of 45 patients with IDDM).

For me and my coworkers this study was a traumatic but important experience. We would never again start a diagnostic study without a clear-cut definition of results and without an absolute independent classification of the diagnosis and the test result.

Other severe mistakes had been performed in connection with the flush test. I mentioned earlier, that flush positive individuals were reported to react in a similar way after the application of the synthetic enkephalin DAMME. The mean increment of skin temperature after DAMME in flush positive individuals was 1.6 centigrades and in flush negative 0.5 centigrades. The difference was described to be significant with an alpha-error of less than 0.01. Fortunately, the authors had given in a table the basal skin temperature and the values after chlorpropamide. We plotted both values and found a distinct negative correlation (11) as is shown in figure 7.

The dotted line represents the maximal skin temperature which can be found in non febrile individuals after stimulation, about 36.0 C. Probands with a higher basal temperature just cannot produce the same increment than those with lower basal temperature. The main difference between these two groups is that flush positive individuals have a lower basal skin temperature before the flush test than flush negatives. This is a nonsense difference, certainly only incidentally. But this pure chance is the only explanation for the "significant" difference of the increments. When we performed flush tests with skin temperature measurement we also found that the flush result is very much dependent on the basal skin temperature, one of the main problems in standardizing the test. The flush is certanly not an all or none condition and it shows a considerable variability even within individuals.

Figure 7: Basal skin tempara-ture over the cheeks and in-crement after DAMME in 9 CPAF positive and 8 CPAF negative individuals (data derived from 13). The dotted line represents the maximal temperature to be reached of 36 C. Although the increment is higher in the CPAF-positive probands the final temperature is about the same in both groups.

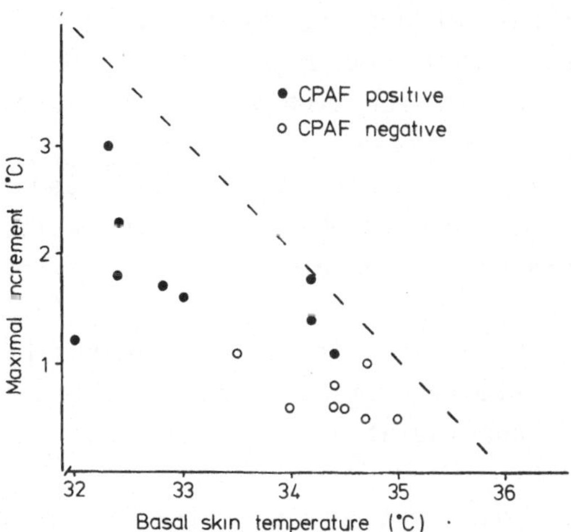


The English colleagues so deeply involved in the flush story have difficulties in admitting that the test means just nothing. They now claim that among non insulin dependent diabetics the flush reaction is associated with a type of diabetes less prone to diabetic late complications (16). We were not able to confirm this result with our patients (18). Very recently a large Swedish study on the same topic was published and in this study a "significantly" higher frequency of flush positive patients was found among the group of diabetics with late complications, i.e. contrary to the published results of Pyke and coworkers (5). This was certainly not the hypothesis to be tested by the Swedish group and therefore the term "significant" has to be used with caution. We anticipate that this result will not stand for long.

The next step of argumentation is, that the original publication suggesting only one tablet of chlorpropamide before performing the alcohol test was wrong. The true flush reaction is now claimed to occur only in patients on chronic chlorpropamide treatment. We have difficulties in falsificating this result since chlorpropamide is hardly used as an antidiabetic drug in our country and I am not going to use this old fashioned drug only for the purpose of evaluating the test. We have to insist that the burden of proof lies with those who propose a test, not with those who doubt it.

## C: GENERAL CONSIDERATIONS

I hope that I have succeeded in demonstrating that the mistakes and biases in dealing with diagnostic tests are much simpler and more basic than one might expect. We will not solve these problems by discussing the highly sophisticated methods of statistical testing.

I would like to suggest some general demands for those who develop tests, propose tests or use tests. Most of the following sentences refer to therapeutic measures in analogous manner.

1. Overdiagnosis (like overtherapy) may be harmful. For any potentially harmful measure one has to perform careful risk and benefit considerations.

2. The risks and the benefits of diagnostic tests (like therapeutic procedures) are measurable. Since both depend on the prevalence of the disease and on several other variables the risk and the benefit have to be estimated or calculated for the concrete situation to which the test is applied.

3. Since the individual experience is usually not sufficient to assess risks and benefits controlled studies are needed.

With respect to therapy we are used to regard statements like these as self evident but with respect to diagnosis they seem to be much less accepted. For instance, it has never been checked in a study whether testing the glucose tolerance in non diabetic individuals is favourable for the present or for future health.

The analogy between diagnosis and therapy does not only apply to the need for studies but also to the performance of studies.

4. The hypotheses have to be clearly defined before the study is performed.

5. The selection of the probands has to be defined, since it can not be taken for granted that the results are applicable to other groups of probands.

6. The checking of a test has to be performed with other probands than the generation of the hypothesis.

7. It has to be ensured that the decision by which probands are included in the evaluation of the study is independent of the result of the test.

8. The evaluation of the results should be performed "blind", at best by persons not involved in the investigations.

We have seen with both examples given above, the oral glucose tolerance test and the chlorpropamide alcohol flush test, that the non-adherence to these demands can lead to severe mistakes and misinterpretations. It certainly needs greater efforts to adhere to all the maxims in performing empiric studies. However, this can not mean that one can ignore them. Just because studies of this kind are so costly two further statements have to be mentioned:

9. The proof of a non existing diagnostic value of a test is much more difficult than the positive proof of a diagnostic value.

10. Thus, a premature publication of not yet warranted results has to be banned in order to avoid a reversal of the burden of proof.

We have seen what can happen when these last two maxims are disregarded. More than 1000 chlorpropamide alcohol flush tests had to be performed before we were able to demonstrate that there is no association with a special type of diabetes, i.e. that the test provides no information. Meanwhile some hundred papers or communications during congresses have been published dealing with this nonsense test and this will still go on for some time. We are now in the situation that a lot of people believe that a test which is so often cited in the literature must mean at least something. It needs a considerable amount of intellectual independence not to be subject to such a false inference.

Coming to the end I would like to refer to the title of this lecture and say that from the fact that a test is used it can by no means be concluded that the test is useful. Many more empiric studies on the value of diagnostic tests are needed which, ideally, should be performed in cooperation between biostatisticians and clinicians.

References:

1. Bayes, E.T.:
An assay toward solving a problem in the doctrine of chance.
Philos. Trans. R. Soc. Lond. (Biol). 53, 370-418 (1763).

2. Fajans, S.S., Conn, J.W.:
An approach to the prediction of diabetes mellitus by modification of the glucose tolerance test with cortisone.
Diabetes 3, 296 (1954).

3. Gutsche, H., Fichte, K., Hartmann, E.:
Verbessertes Diagnoseverfahren zur Erkennung des Diabetes mellitus.
Klin. Wochenschr. 57, 111 (1979).

4. Haslbeck, M:
Diagnostische Probleme bei Diabetes mellitus.
Internist 22, 187-196 (1981)

5. Jerntorp, P.:
Chlorpropamide alcohol flush and aldehyde dehydrogenase activity in relation to late complications in diabetes mellitus.
Med. Diss., Lund (Schweden), 1985

6. Köbberling, J.:
Der prädiktive Wert diagnostischer Maßnahmen.
Dtsch. med. Wschr. 107, 591-595 (1982).

7. Köbberling, J., N. Bengsch, B. Brüggeboes, H. Schwarck, H. Tillil, and M. Weber:
The chlorpropamide alcohol flush. Lack of specificity for familial non-insulin dependent diabetes.
Diabetologia 19, 359-363 (1980).

8. Köbberling, J., Creutzgfeldt, W.:
Comparison of different methods for the evaluation of the oral glucose tolerance test.
Diabetes 19, 870 (1970).

9. Köbberling, J. and A. Kerlin:
The reproducibility of the oral glucose tolerance test over long periods (5 years) and short periods (1 week).
Klin. Wochenschr. 58, 527-530 (1980)

10 Köbberling, J., K. Richter and H. Tillil:
The predictive factor - a method to simplify Bayes' formula and its application to diagnostic procedures.
Klin. Wochenschr. 62, 586-592 (1984).

11. Köbberling, J., and M. Weber:
Facial flush after chlorpropamide-alcohol and enkephalin (Letter to the editor).
Lancet I, 538 (1980).

12. Leslie, R.D.G., Pyke, D.A.:
Chlorpropamide-alcohol flushing: a dominantly inherited trait associated with diabetes.
Br. Med. J. II, 1519-1521 (1978).

13. Leslie, R.D.G., Pyke, D.A., Stubbs, W.A.:
Sensitivity to enkephalin as a cause of non-insulin dependent diabetes.
Lancet I, 341-343 (1979).

14. Pyke, D.A.:
Diabetes: The genetic connections.
Diabetologia 17, 333-343 (1979).

15. Pyke, D.A., Leslie, R.D.G.:
Chlorpropamide-alcohol flushing: a definition of its relation to non-insulin dependent diabetes.
Br. Med. J. II, 1521-1522 (1978).

16. Pyke, D.A., Leslie, R.D.G., Barnett, A.H., Mace, P.J.E.:
Chlorpropamide alcohol flushing.
In: J. Köbbberling and R. Tattersall: The genetics of diabetes mellitus. Academic Press, London, New York, Paris, San Diego, San Francisco, Sao Paulo, Sydney, Tokyo, Toronto, 1982, pp. 271-279.

17. Siperstein, M.D.:
The glucose tolerance test: A pitfall in the diagnosis of diabetes mellitus.
Adv. Intern. Med. 20, 297-323 (1975)

18. Tillil, H., Köbberling, J.:
Chlorpropamid Alkohol Flush (CPAF) und diabetische Retinopathie.
Akt. Endokrin. 4, 116 (1983).

19. Weber, M., Bengsch, N., Mayer, G., Deuticke, U., Köbberling, J.:
Abgrenzung des autosomal dominanten (MODY) Diabetes vom klassischen juvenilen Diabetes mit Hilfe des Chlorpropamid-Alkoholtestes.
14. Kongr. der Dtsch. Diabetes-Gesellschaft, Freiburg, 1979 (unveröffentlichter Vortrag).

20. West, K.M.:
Epidemiology of diabetes and its vascular lesions.
Elsevier, New York, 1978.

21. Windeler, J., Köbberling, J.:
The Haemoccult-Test: Discrepancies between published original data and the general medical appreciation.
(this volume)

22. World Health Organisation:
Diabetes mellitus -Report of a WHO expert committee.
WHO Techn. Rep. Ser. 310 (1965)

23. World Health Organisation:
WHO Expert Committee on diabetes mellitus. Second report.
WHO Techn. Rep. Ser. 646 (1980)

# THE HAEMOCCULT-TEST. DISCREPANCIES BETWEEN PUBLISHED ORIGINAL DATA AND THE GENERAL CLINICAL APPRECIATION

J. Windeler, J. Köbberling
Medizinische Klinik und Poliklinik
Georg-August-Universität Göttingen
Robert-Koch-Str. 40, D-3400 Göttingen

Screening for early stages is considered to be the most favorite method to improve the prognosis of cancer. As for colorectal carcinoma it is the search for invisible amounts of blood in the stool which seems to appear as an early symptom in the development of a malignant colon tumor. There are a lot of enthusiastic reports about this screening method, called "fecal occult blood testing". Especially the widespread recommendation of the Haemoccult-test and the conviction that its effectiveness has been proved are aspects of general agreement. The subject of this paper is to compare the established original data about Haemoccult screening with this general appreciation, as it is found in the secondary literature.

The Haemoccult-test is a simple test for the presence of small amounts of blood in the stool. Nearly all the published papers about this test deal with it as a screening measure for colorectal cancer and so we evaluated the Haemoccult-test for this purpose (12,25). We took parameters for the test's sensitivity, specificity, positive and negative predictive values from the original papers to compare them with cited data in secondary literature.

## 1. Sensitivity

Diagnostic sensitivity is defined to be the proportion of all people with a tumor who will be classified correctly by the test. It must be emphasized that sensitivity values should always include an exact definition of the disease i.e. the stage of a tumor. In the secondary literature we found sensitivity values of about 80-90% which by some authors are explicitly related to asymptomatic early stages of colorectal cancer. When studying the original papers we found that the existing publications about sensitivity could be divided into two groups, the first group consisting of investigations about patients with tumors, who had been tested for occult blood after diagnosis. The

table 1: Studies evaluating the sensitivity of the Haemoccult-test. Testing of patients with proven colorectal carcinoma.

| author | patients with cancer | positive with Haemoccult-test | sensitivity |
|---|---|---|---|
| SONGSTER et al. (22) | 150 | 60 | 0.40 |
| MACRAE et al. (15) | 46 | 32 | 0.69 |
| COLIN et al. (3) | 17 | 13 | 0.77 |
| SCHEWE et al. (20) | 84 | 54 | 0.64 |
| GRIFFITH et al. (11) | 28 | 23 | 0.82 |
| DORAN / HARDCASTLE (7) | 50 | 35 | 0.70 |
| LAMPE et al. (13) | 72 | 51 | 0.71 |
| ROTH (19) | 106 | 97 | 0.92 |
| FARRANDS / HARDCASTLE (8) | 61 | 44 | 0.72 |
| sum: | 418 | 317 | 0.76 |

weighed mean sensitivity for these tumors is 76% (tab. 1). Two of these studies (SONGSTER et al., MACRAE et al.) were not included in the calculation for methodological reasons. The second group contains studies about patients who consulted medical care and who were then tested with Haemoccult. All of them underwent invasive diagnostic measures after occult blood testing. The weighed mean sensitivity for these patients is 65% (tab. 2).

It is interesting to see, that the study by DEYHLE et al. (tab. 2) with its sensitivity of 87% is cited very often in the German publications. The study shows the highest sensitivity in this group. However the selection of patients is not known and as it had been published as a "preliminary report" there are not given any methodological details.

As for the selection of patients in these studies (tab. 1 and 2) a great part of them - hardly ever quantified - had been symptomatic before being tested. They complained of abdominal pain, loss of weight and - macroscopic bleeding. It is probable, that some of them even had a positive Haemoccult-test before being included in the study. So the great majority of patients in all these studies was far from being

table 2: Studies evaluating the sensitivity of the Haemoccult-test. Testing of symptomatic patients before diagnostic measures.

| author | patients with cancer | positive with Haemoccult-test | sensitivity |
|---|---|---|---|
| DEYHLE et al. (6) | 23 | 20 | 0.87 |
| SCHÜLER / BRAUNGARDT (21) | 13 | 7 | 0.54 |
| GOULSTON et al. (10) | 12 | 8 | 0.67 |
| RIBET et al. (18) | 3 | 1 | 0.33 |
| DESAI / SUTHERLAND (5) | 3 | 2 | 0.67 |
| RIASCO et al. (17) | 9 | 7 | 0.78 |
| FENEYROU et al. (9) | 7 | 3 | 0.43 |
| MORINI et al. (16) | 11 | 5 | 0.46 |
| WILLIAMS et al. (24) | 4 | 2 | 0.50 |
| CROWLEY et al. (4) | 27 | 14 | 0.52 |
| LEICESTER et al. (14) | 37 | 28 | 0.76 |
| sum: | 149 | 97 | 0.65 |

asymptomatic. In fact, we have not found any sensitivity studies about asymptomatic patients in screening situations. From the above-mentioned results we can give a good estimate of sensitivity in this situation being 50% or even less which does not at all fit in with the widely cited data. So for possibly more than half of the tumorpatients in screening programs the testresult leads to a false sense of security, which could result in a neglect of symptoms and in a worsening of their prognosis.

## 2. Specificity

Diagnostic specificity is defined to be the proportion of all people without tumors classified correctly by the test. Many authors in secondary literature give a "false-positive rate" which is said to be 0.3% to 1%. The problem of this "false-positive-rate" is that the ratio esp. the denominator is not defined clearly. In addition the term "false-positive" is very often referred to a different definition of disease than that one used for sensitivity. Many authors call those people false-positive who have positive testresults without any patho-

table 3: Studies evaluating the specificity of the Haemoccult-test. Testing of symptomatic patients before diagnostic measures.

| author | patients without cancer | negative with Haemoccult-test | specificity |
|---|---|---|---|
| DEYHLE et al. (6) | 191 | 177 | 0.93 |
| SCHÜLER / BRAUNGARDT (21) | 987 | 938 | 0.95 |
| GOULSTON et al. (10) | 88 | 72 | 0.82 |
| RIBET et al. (18) | 227 | 201 | 0.89 |
| DESAI / SUTHERLAND (5) | 82 | 72 | 0.88 |
| RIASCO et al. (17) | 104 | 77 | 0.74 |
| WILLIAMS et al. (24) | 326 | 310 | 0.95 |
| CROWLEY et al. (4) | 186 | 164 | 0.88 |
| LEICESTER et al. (14) | 705 | 593 | 0.84 |
| sum: | 2954 | 2660 | 0.90 |

logic finding. The consequence of these different definitions is that the Haemoccult-test is said to be useful as a cancer screening method because of a low false-positive rate not referred to carcinoma.

From the studies mentioned in table 2 the specificity was calculated to be 90% concerning colorectal carcinoma (tab. 3). Although there are no reliable data for the specificity in screening of asymptomatic people an estimative calculation according to COLE and MORRISON (2) would lead to a realistic value of about 97% that is a false-positive rate of some 3%.

### 3. Positive predictive value

The third parameter to be mentioned here, probably the most useful in clinical practice, is the positive predictive value of the test. It is defined to be the proportion of people with positive test results, who really have the disease. It is said to be 33% for neoplasia. This term includes colorectal carcinoma and the precancerous adenoma of the colon. For reasons that cannot be discussed here, it is very doubtful, whether there is any beneficial effect of occult blood testing on adenoma-detection. The positive predictive value for cancer alone is

table 4: Positive predictive values of the Haemoccult-test for colorectal cancer in various situations

| characterization of patients (no. of studies) | testpositive | cancer | pos. pred. value (%) |
|---|---|---|---|
| 1 people taking part after being addressed personally by investigator (24) | 1409 | 60 | 4.3 |
| 2 people taking part voluntarily after public invitation (14) | 1312 | 96 | 7.3 |
| 3 outpatients, not selected according to gastrointestinal symptoms (20) | 952 | 70 | 7.9 |
| 4 hospital patients, not selected according to gastrointestinal symptoms (7) | 341 | 44 | 12.9 |
| 5 symptomatic patients (e.g. loss of weight, anemia, abdominal pain, change of bowel habits, rectal bleeding) (17) | 1093 | 252 | 23.1 |

cited to be about 10% to 15%. In the available literature about Haemoccult testing we hardly found any discussion of the correlation between prevalence and predictive values. To calculate predictive values for the various diagnostic situations we subdivided the original papers into five groups according to their suspected prevalence.

The results are shown in table 4. It is demonstrated that the cited predictive values of more than 10% are reached in highly selected patient groups, e.g. symptomatic patients. As for the screening of asymptomatic people we found a positive predictive value for colorectal cancer of less than 5% (group 1). As can be seen in this table, the 'self-selection' of participants (group 2) leads to a much higher prevalence and consequently to a predictive value which is similar to that gained for the outpatient group.

All those data found to be probable for screening situations (sensitivity 50%, specificity 97%, positive predictive value 5%, prevalence 0.3%) fit together with the Bayes' formula (1) which does not apply to other widely cited data.

To evaluate the positive testresult of any patient, most authors demand colonoscopic investigation. This is quite a pain- and harmful diagnostic measure with a rate of serious complications of about 0.5%. The positive predictive value for asymptomatic people shows that 20 people with positive tests will have to be examined by colonoscopy to detect one carcinoma. Besides the unpleasant investigation they are likely to suffer from the suspicion of having a malignant disease for several days or weeks.

## 4. Negative predictive value

The negative predicitve value is defined to be the proportion of people with negative testresults who really don't have the disease. Many authors say that a negative Haemoccult-test does not exclude a tumor. This seems to be quite a trivial statement. As for the quantity of this parameter there are no references in literature. We calculated the negative predictive value in screening situations to be 99.75%. This value must be compared with the a priori probability of having no cancer being 99.5%.

To sum up the results of our studies so far: None of the often cited parameters is based on reliable original data and - in return - hardly any of the established data summarized here is cited.

## 5. Model calculation for possible mortality reduction

The negative effects of such a screening measure for those patients found to be false-positive and those found to be false-negative could possibly be tolerated if there were clear hints of the efficiency of the screening method - the reduction of total mortality rate of colorectal cancer. Since 1978 several German authors have claimed that the efficiency of the Haemoccult screening for large bowel cancer has been proved although no such proof can be found anywhere. The detection of a greater percentage of early tumorstages by the screening method cannot be regarded as 'proof' because of the well-known lead time bias. Up to this day there is only one study in Minnesota which might in a couple of years give an estimation about possible mortality reduction.

We made a model calculation concerning Haemoccult screening for symptomless colorectal cancer. Our aim was to simulate important parts of the diagnostic process and to find out whether the seemingly self-evident mortality rate reduction is always true.

The diagnostic process can be regarded as a sequence of decisions with certain probabilities being right or wrong. As to Haemoccult screening table 5 shows the parameters which mostly determine this decision tree. The assumptions were as follows:

- The test is performed only by completely asymptomatic people to avoid any selection due to symptoms.
- The cancer prevalence for asymptomatic people at the age of 45 or older is estimated to be 0.5%.
- The sensitivity of the test for these people is 50%.
- 33% of those with positive testresults will undergo complete diagnostic workup. Regarding the data of the cancer detection program in Germany this seems to be quite a realistic estimation.
- The sensitivity of diagnostic work-up is said to be 80%.
- We took as mortality rate after five years 55% for those patients not influenced by the testresult or further investigation. For those patients who have negative tests or negative diagnostic work-up we assumed a slightly higher mortality rate of about 60% whereas those

table 5: Parameters determining the diagnostic process of screening for colorectal cancer. Figures based on original literature.

| | | |
|---|---|---|
| **basic parameters:** | | |
| A) = | prevalence | 0.5% |
| B) = | sensitivity of the Haemoccult-test | 50.0% |
| C) = | specificity of the Haemoccult-test | 97.0% |
| D) = | proportion of complete work-up | 33.3% |
| E) = | sensitivity of work-up | 80.0% |
| F) = | specificity of work-up | 100 % |
| **calculated parameters:** | | |
| G) = | proportion of positive test results | 3.0% |
| H) = | pos. predictive value of the test | 8.3% |
| I) = | neg. predictive value of the test | 99.7% |
| J) = | positive work-ups | 6.6% |
| K) = | pos. predictive value of work-up | 100 % |
| L) = | neg. predictive value of work-up | 98.2% |
| **mortality caused by cancer after five years:** | | |
| $M_1$ = | mortality rate of true-positives | 35.0% |
| $M_2$ = | mortality rate not influenced by testresults | 55.0% |
| $M_3$ = | mortality rate of false-negatives | 60.0% |

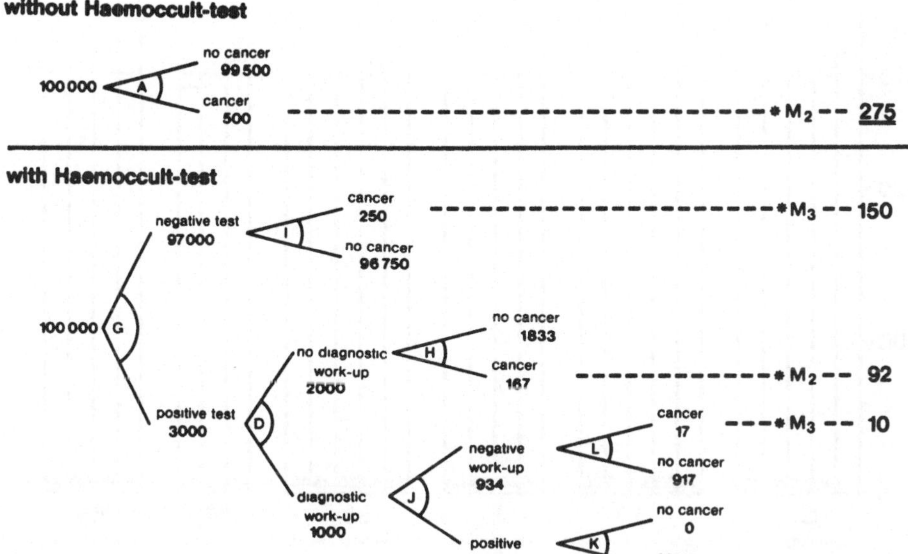


Fig. 1: Model calculation concerning the influence of Haemoccult screening on the mortality rate of colorectal carcinoma

people whose tumors are detected by the screening procedure were assumed to have a much lower mortality rate of only 35%.

All other data in table 5 can be calculated from these parameters. With these estimations which are based on original data in literature no mortality reduction in a screened group versus a control group could be predicted (fig. 1). This is a simple model, which does not take into account all the parameters influencing the diagnostic process. It is fairly difficult to get information about other parameters and further investigation is needed.

Of course any change of the given parameters would change these results. We tried to calculate the influences of realistic variations of each parameter while holding the others constant. As shown in fig.2 these variations would only lead to a serious change, if some of them occured together and in the same direction, which is rather unlikely to happen.

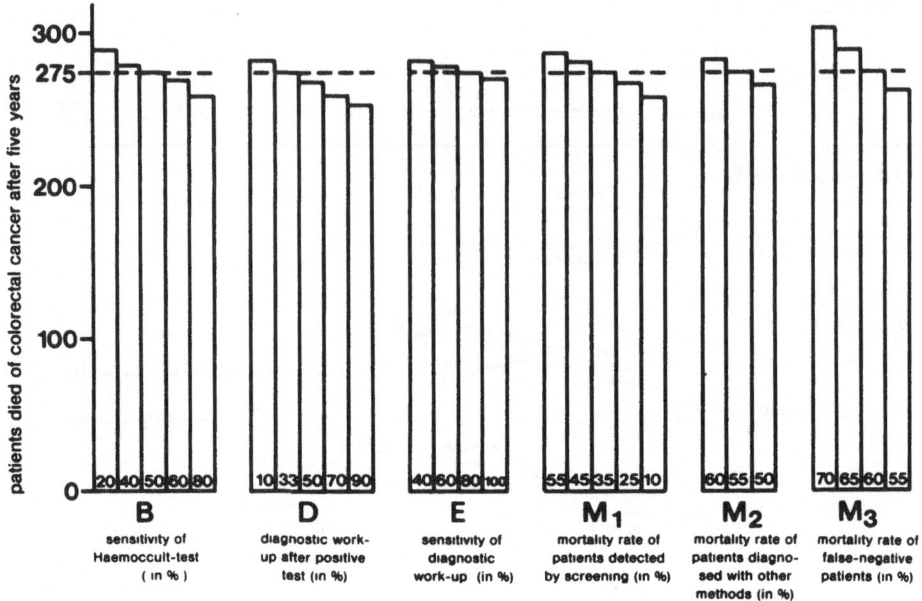


Fig. 2: Influences on mortality by variation of the parameters of the model calculation

The result of this model calculation shows that it is not self-evident that screening for cancer leads to an improvement of prognosis and that possible negative results for some people may lead to an altogether negative effect. In the widespread enthusiastic reports about colorectal cancer screening those negative effects are said to be totally compensated by the improvement of prognosis for those patients in whom a tumor was detected. For every diagnostic test such a statement should not be given before careful evaluation has been performed. As to the Haemoccult-test it is not only that an evaluation of the efficiency has not been carried out, but what is worse, basic principles of test evaluation have been ignored. The test has uncritically been recommended for mass screening and has become a kind of institution. Nevertheless, "any program designed to make apparently well people healthier through screening must clearly be able to demonstrate that its benefits outweigh any costs or harms" (23). We have not analyzed the costs but it is very doubtful that the benefits can outweigh the harms and that Haemoccult is a reliable test for the screening for colorectal cancer.

References:


1. BAYES, E.T.:
An assay toward solving a problem in the doctrine of chance.
Phil. Trans. Roy. Soc. 53 (1763) 370-418
2. COLE, P. and MORRISON, A.S.:
Basic issues in population screening.
J. Nat. Cancer Inst. 64 (1980) 1263-1272
3. COLIN, R., LE GRIX, A., PAILLOT, B., AUBET, J.P., CAYRON, G., ROBINSON, P., METAYER, P. et GEFFROY, Y.:
Detection des polypes et des cancers du colon et rectum.
Nouv. Presse Med. 7 (1978) 1204-1205
4. CROWLEY, M.L., FREEMAN, L.D., MOTTET, M.D., STRONG, R.M., SWEENEY, B.F., BROWER, R.A., SHARMA, P. and ANDERSON, D.S.:
Sensitivity of guaiac-impregnated cards for the detection of colorectal neoplasia.
J. Clin. Gastroenterol. 5 (1983) 127-130
5. DESAI, S.C. and SUTHERLAND, G.R.:
False-negative results of Haemoccult test.
Brit. med. J. 283 (1981) 1334
6. DEYHLE, P., NÜESCH, H.J., KOBLER, E., JENNY, S. und SÄUBERLI, H.:
Der Haemoccult-Test in der Vorsorge des Dickdarmkarzinoms.
Schweiz. med. Wschr. 106 (1976) 297
7. DORAN, J. and HARDCASTLE, J.D.:
Bleeding patterns in colorectal cancer: the effect of aspirin and the implications for faecal occult blood testing.
Brit. J. Surg. 69 (1982) 711-713
8. FARRANDS, P.A. and HARDCASTLE, J.D.:
Accuracy of occult blood tests over a six-day period.
Clinical Oncology 9 (1983) 217-225
9. FENEYROU, B., BORTES, P., POMIER-LAYRARGUES, G., MICHEL, H. and GRAVAGNE, G.:
Discrepancy in results from three guaiacum resin tests.
Brit. med. J. 284 (1982) 235-236
10. GOULSTON, K.J. and DAVIDSON, P.:
Faecal occult blood testing in patients with colonic symptoms.
Med. J. Aust. (1980) II, 667-668
11. GRIFFITH, C.D.M., TURNER, D.J. and SAUNDERS, J.H.:
False-negative results of Hemoccult test in colorectal cancer.
Brit. med. J. 283 (1981) 472
12. KÖBBERLING, J. und WINDELER, J.:
Der Test auf okkultes Blut im Stuhl. Studie zum Aussagewert für die Früherkennung kolorektaler Karzinome.
Georg Thieme Verlag Stuttgart New York 1985.
13. LAMPE, J., JACOBASCH, K.H. und UHLIG, K.:
Krypto-Haem SSWR, ein Testbrief zum Nachweis von okkultem Blut im Stuhl.
Dtsch. Gesundh. Wes. 37 (1982) 175-177
14. LEICESTER, R.J., LIGHTFOOT, A., MILLAR, J., COLIN-JONES, D.G. and HUNT, R.H.:
Accuracy and value of the Hemoccult test in symptomatic patients.
Brit. med. J. 286 (1983) 673-674
15. MACRAE, F.A. and ST.JOHN, D.J.B.:
Relationship between patterns of bleeding and hemoccult sensitivity in patients with colorectal cancers and adenomas.
Gastroenterology 82 (1982) 891-898

16. MORINI, S., MANURITA, L., STROPPA, I. and BASSI, O.
Valutazione del test al guaiaco mediante Hemoccult II in 211 pazienti sottoposti a colonoscopia totale. 1 Corso Internazionale de Aggiornamento in Diagnostioca e Chirurgia Endoscopia, Dec. 2-4, 1982, Catania, Sicily.
Societa Italian di Endoscopia Digestiva 1982
17. RIASCO, G., DALAITI, A., CALZONI, P., MIGLIOLI, M. and BARBARA, L.
Hemoccult test: Sensitivity and specificity in colorectal neoplasias. (Preliminary results).
International Symposium on precancerous conditions of the gastrointestinal tract. Oct. 7-9, 1981, Bologna, Italy.
World Health Organization Genf 1981
18. RIBET, A., FREXINOS, J., ESCOURROU, J. et DELPU, J.:
Occult blood tests and colorectal tumours.
Lancet (1980) I, 417
19. ROTH, A.:
The results of hemoccult test in 200 patients with gastrointestinal cancer.
The World Congress in Stockholm, Sweden, June 14-19, 1982, Stockholm, Sweden. The Swedish Society of Medical Sciences. 1982
20. SCHEWE, S., FEIFEL, G., HELDWEIN, W., WEINZIERL, W., WOLF, W., BOLTE, H.D. und KONRAD, E.:
Sensitivität des Haemoccult-Tests bei kolorektalen Tumoren.
Dtsch. med. Wschr. 104 (1979) 253-256
21. SCHÜLER, H.O. und BRAUNGARDT, H.:
Kontrollierte Studie zur Aussagekraft des Tests auf okkultes Blut im Stuhl.
Münch. med. Wschr. 121 (1979) 1465-1468
22. SONGSTER, C.L., BARROWS, G.H. and JARRETT, D.D.:
Immunochemical detection of fecal occult blood.
Cancer (Philad.) 45 (1980) 1099-1102
23. SUHADOLC, T., COPPS, B., ERLING, T., FUNG CHUNG, E., LITT, J., KERR, M. and HAMILTON, J.F.:
More on hemoccult.
Canad. Fam. Physician 29 (1983) 643
24. WILLIAMS, C.B., MACRAE, F.A. and BARTRAM, C.I.:
A prospective study of diagnostic methods in adenoma follow-up.
Endoscopy 14 (1982) 74-78
25. WINDELER, J.:
Der Aussagewert des Haemoccult-Tests in der Früherkennung des kolorektalen Karzinoms.
Med. Diss. Göttingen 1985

# THE COMPARISON, COMBINATION, AND REPETITION OF SIMPLE DIAGNOSTIC TESTS

U. Abel
Institut für Dokumentation, Information und Statistik
Deutsches Krebsforschungszentrum Heidelberg
Im Neuenheimer Feld 280, D-6900 Heidelberg

## I. Introduction

A diagnostic test T is called simple if it is a test for one disease only, if it has a dichotomous outcome, say T+ and T- , and if the probabilities of positive test results in diseased and nondiseased persons are constants which do not depend on the population under study. We will assume that the true state of individuals can be faultlessly ascertained by an external procedure, such as, e.g., the result of surgery. Markertests are well-known examples of simple diagnostic tests. They consist of a biological marker, a tumor marker like CEA for instance, and a classifier, i.e., a critical level above which the values are cosidered to be pathological.
The performance of a simple diagnostic test can be described by means of the four probabilities P(T+,+),...,P(T-,-). If a sample of the population is available then these probabilities can be estimated from the frequencies, and performance indices be calculated, such as the sensitivity (Se), specificity (Sp), the positive and negative predictive value (PVp and PVn), the accuracy, the Youden index, etc. Some of these indices are appropriate measures of validity, some, like the accuracy or the predictive values are not, because the range of their values depends on the prevalence of diseased persons in the sample (1).

We here deal with statistical problems relating to the comparison or combination of two simple diagnostic tests as well as the repetition of a test. Fig. 1-3 give a survey of these problems. Generally, one must distinguish the cases where the classifier is given and those where it has to be defined on the basis of the sample. This happens with new markertests when the optimal critical level is not yet known. The training sample for the classifier is then identical with the test sample, and maximum-likelihood estimators of the performance indices will be optimistic and biased (3).

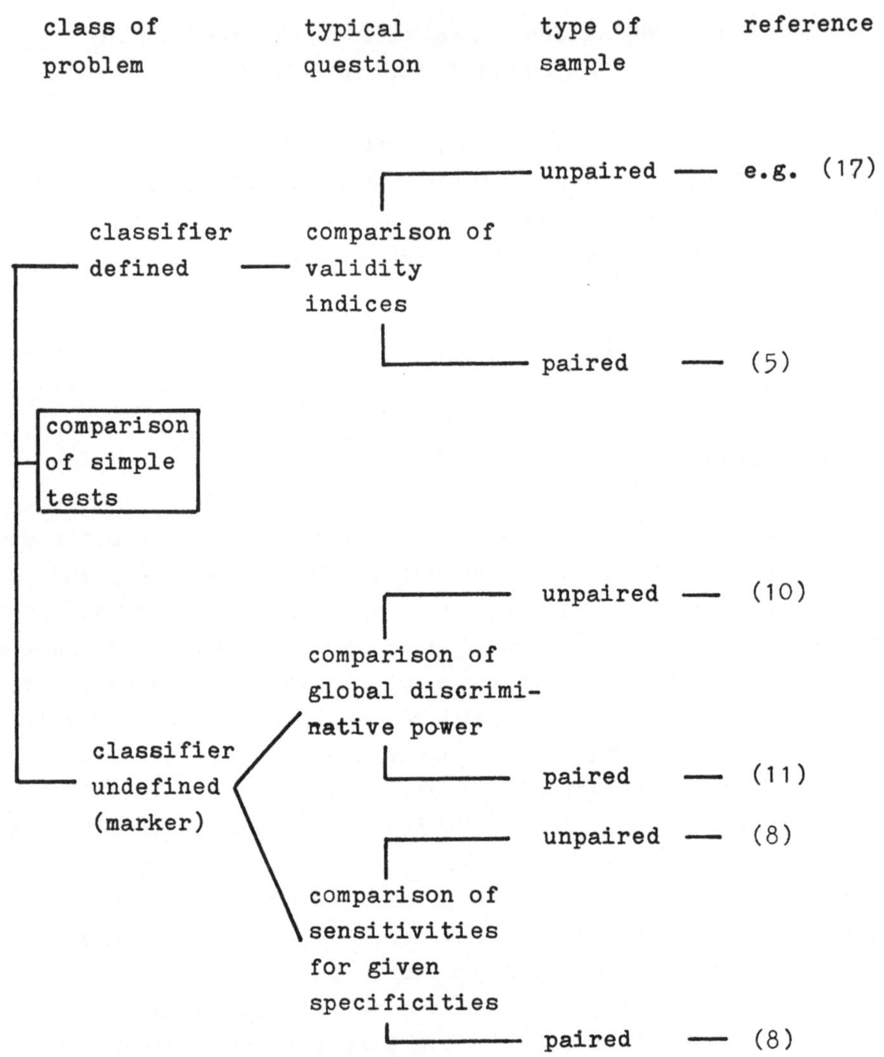


Fig. 1 Problems and references related to the comparison of simple diagnostic tests

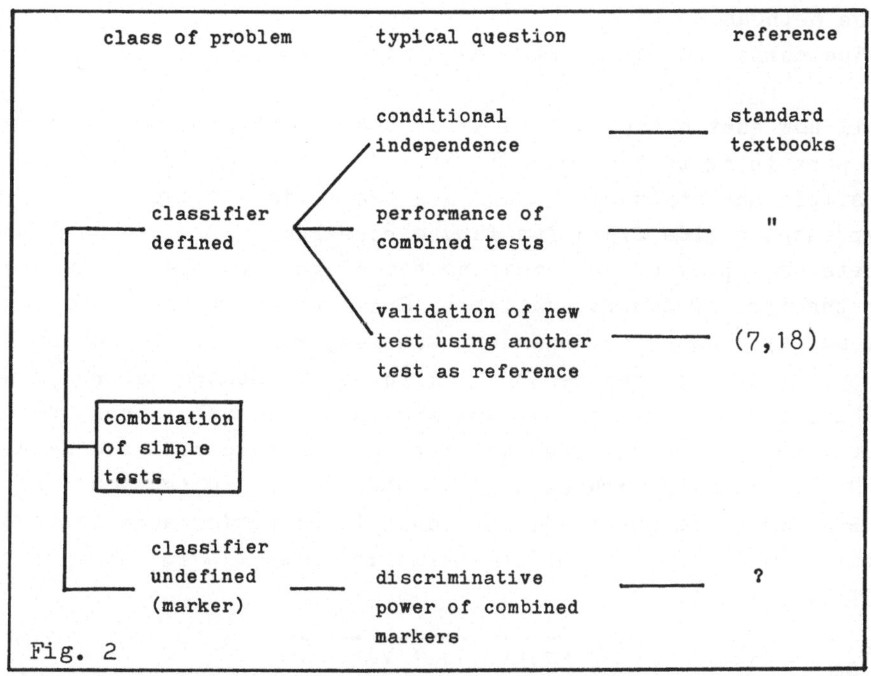


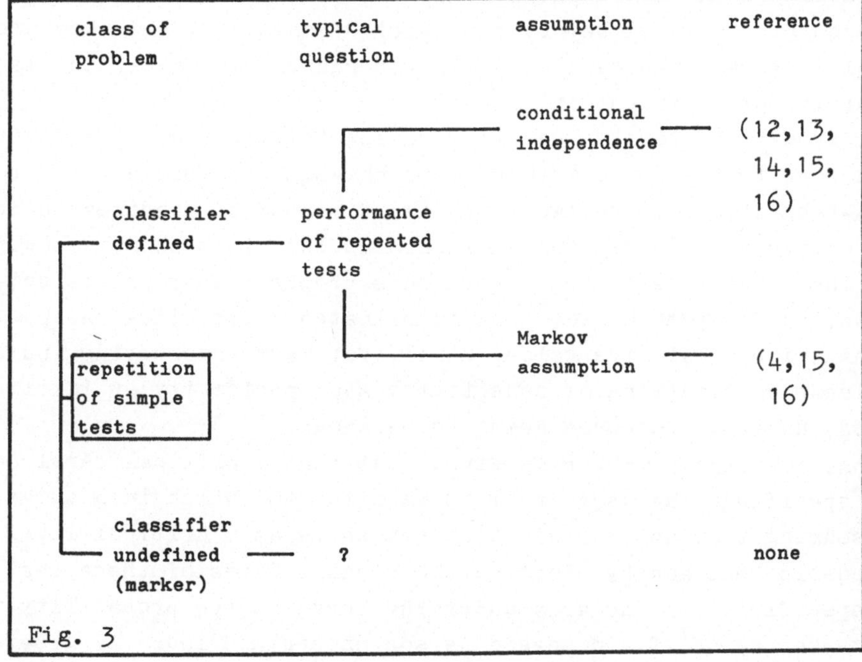


Fig. 2/3 Problems and references related to the combination and repetition of simple diagnostic tests

## II. The Methods

### a. The comparison of simple diagnostic tests

We will now sketch the main ideas of the statistical and methodological tools pertaining to the problems listed in Fig.1-3. Some of them are very simple and standard. Others are tentative and unpublished, yet. They present a wide field for future research.

The methods employed for comparing two diagnostic tests depend essentially on the type of sample available. One can have independent samples, i.e., unpaired data, or dependent samples, which arise when both tests are applied to the same persons. Mixtures of the two cases are also possible, but statistical methods are then virtually nonexistent. A recent paper on McNemar's test for incomplete correlated data using the EM algorithm is perhaps a first step in this direction (6).

When data are unpaired, the equality of performance indices can be tested by means of simple t-statistics like the following for the sensitivity (17):

$$T_{Se} = (Se1 - Se2)/\sqrt{var(Se1) + var(Se2)}$$

The variances in this expression are binomial if the numbers of diseased had been prespecified before the start of sampling, but they are multinomial if these numbers are themselves random variables. The latter case is surely more frequent in practice.

For paired data, testing equality of sensitivities or specificities boils down to the usual matched pair chi-squared test applied to the cross-tabulation of the two tests for diseased or nondiseased individuals (respectively). Clearly this chi-squared test is much more powerful than the above t-test. Bennett (5) has proposed appropriate chi-squared statistics for some of the more complicated cases, like the positive and negative predictive value. Still, for many interesting indices, such as linear combinations of sensitivity and specificity or likelihood ratios, no test procedure seems to be known.

Suppose now that a marker is given, but that a critical level has not been specified. The usual tool is then the ROC which is a curve obtained by assuming that any marker value can serve as a critical level of a diagnostic test and by plotting the sensitivities of these test versus 1 - specificities. The area under the curve is the probability that the marker value of a diseased person chosen at random is greater than the marker value of a nondiseased person. This area can be estimated not only from the empirical ROC-curve by numerical integration but also from the conventional Wilcoxon statistic. This enables one to calculate test statistics for the comparison of ROC-curves:

$$T_{ROC} = (\text{area1} - \text{area2}) / \sqrt{\text{var(area1)} + \text{var(area2)}}$$

where the variances of the areas can be taken from the variances of the Wilcoxon test statistic for alternative hypotheses.
In the case of paired data the test takes, of course, a more complicated form (11).
A different approach, suggested in the early fifties (8), consists in the comparison of empirical ROC-curves at a given value of specificity. This again amounts to the comparison of percentages, viz. the sensitivities, but one has to take into account the additional variance coming from the fact that the critical marker values corresponding to the predetermined specificity are themselves random variables.

b. The combination of simple diagnostic tests

When two diagnostic tests are given, it is natural to ask whether or not they are conditionally independent. If they are not, this can be taken as an indication that a biological relation exists between them. Of course, conditional independence can be assessed by means of conventional chi-squared statistics for 2x2-tables. One must keep in mind that the two tests can be conditionally independent, but nevertheless agree very often and, in fact, not be unconditionally independent.

If the tests are not too highly correlated, there is reason to hope that the combination gives better results than either test alone. In principle there are two ways of combining two simple diagnostic tests The first is the "believe-the-positive" (BTP) rule which gives a positiv outcome whenever either one test is positive. Clearly this increases sensitivity but decreases specificity. Similarly, there is the "believe--the-negative" (BTN) rule which increases specificity at the cost of sensitivity.

Suppose now that we have an asymmetric situation where one of the tests is used as a reference (a "golden standard") of known validity, while the second, a new test, has to be validated without the knowlegde of the true state of individuals. This question is of some practical importance, for it is usually easier to obtain the outcome of a reference test than to determine the true disease state.
If the two tests (T1,T2) can be assumed to be conditionally independent, then Gart & Buck ( 7 ) have shown how to solve the problem giving explicit expressions for the sensitiviy and specificity of T2 (as well as

their variances) in terms of quantities which are either known or directly estimable. See also (18).
If the tests are biologically related to each other, then conditional independence may not hold. Still, it is perhaps reasonable to assume that, though the tests may correlate, no <u>second-order</u> interaction exists. This means that the correlation between the tests does not depend on the disease state, e.g.,

$$P(T2+|T1+,+) = P(T2+|T1+) \quad .$$

Nothing has been published for this situation, but the following Monte-Carlo-method can be applied (see Fig. 4):

Choose random subsamples S1, S2 from the sets T1+ and T1- of test-1-positives and test-1-negatives, respectively, the relative sizes of which are determined by the predictive values of T1. The union of S1 and S2 is then defined as the set of the positives. This allows the validation of T2 on the basis of S1, S2. By repeating this procedure one obtains a Monte-Carlo-distribution of the validity indices of T2.

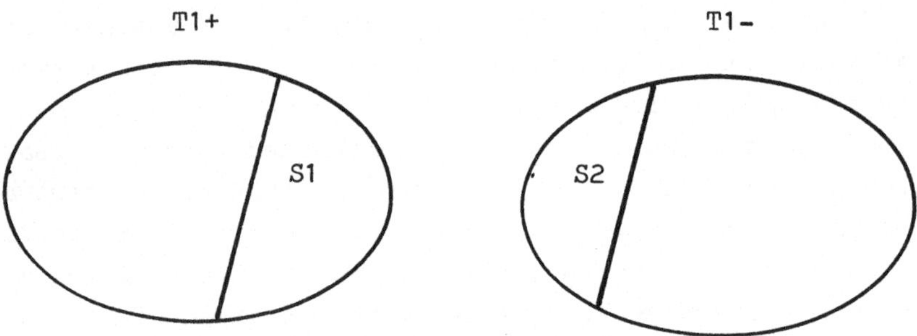


$$card(S1)/card(T1+) = PVp_{T1}$$

$$card(S2)/card(T1-) = 1-PVn_{T1}$$

$S1 \cup S2$ =: the set of positives for the validation of T2

<u>Fig. 4</u> The idea of the Monte-Carlo-method for validating T2 referring to a standard T1

We conclude the section with a few words on the problem of combining two markers. If we let the two critical values vary, we do not get a ROC-curve but rather a ROC-cloud given by the points $(1-Sp(l1,l2), Se(l1,l2))$.

Clearly the supremum of the cloud is the best one can achieve by combining the two markers. So it is the suprema which must be used for the comparison of two ROC-clouds or of a ROC-curve with a ROC-cloud. There are, however, considerable computational difficulties in this approach (2), and, moreover, the statistical methods for actually making the comparisons have not yet been developed.

### c. The repetition of simple diagnostic tests

If only one test is available, one may be tempted to improve its performance by repeating it. The hemoccult test provides a classical example. The test battery can be either sequential or parallel and the results can be combined in different ways to reach a final decision. If the BTP- or BTN-rule is applied, then it is easy to see that a parallel battery is less economic than a sequential one of the same maximal size (9) In the sequel we confine ourselves to the case of given two-state tests for nothing seems to be known for markers without specified critical levels. The theoretical results on what can be achieved by repeating simple diagnstic tests depend on the assumptions concerning the relations between test repetitions. The following assumptions are rather popular:

(P1) The test repetitions are undistinguishable (i.e., they have the same sensitivity and specificity)

(P2) The (conditional) test-retest correlations $\rho_+, \rho_-$ are positive

($\widetilde{P2}$) The tests are conditionally independent ( $\rho_+, \rho_- = 0$)

(P3) The Markov-assumption holds, i.e.,

$$P(T_n+|T_{n-1}+,\ldots,T_1+,+) = P(T_n+|T_{n-1}+,+) =: \alpha$$

$$P(T_n-|T_{n-1}-,\ldots,T_1-,-) = P(T_n-|T_{n-1}-,-) =: \beta$$

where $T_i$ designates the i-th test repetition.

(P1) is quite plausible. In fact, if one does not presuppose that the test repetitions behave in the same way, then every statement becomes extremely complicated. We will make this assumption without mentioning it. The second and third postulate concern intertest associations. In most theoretical papers the special case ($\widetilde{P2}$) is assumed, perhaps only for mathematical convenience, for a close analysis shows it to be rather stringent: The intertest correlations $\rho_+$, $\rho_-$ are influenced by three factors. First, by random measurement errors.(Greater errors tend to reduce the correlations). Second, by the time constancy of the true symptoms. The third factor,which to my knowlegdge has never been mentioned, is the inhomogeneity of the population. It is this inhomogeneity which makes the assumption ($\tilde{P2}$) unrealistic: Suppose the population of diseased persons splits into two subpopulations of equal size such that in the first subpopulation 90 percent of the tests are positive, in the second subpopulation 50 percent. An example of this may be the hemoccult test evaluated on a sample of colon cancer patients of different stages. Then $\rho_+$ and $\rho_-$ will generally be different from zero though in each subpopulation the tests can be independent, e.g.,

subpopulation 1

| | | T1 + | T1 - |
|---|---|---|---|
| T2 | + | 81 | 9 |
| | - | 9 | 1 |

subpopulation 2

| | | T1 + | T1 - |
|---|---|---|---|
| T2 | + | 25 | 25 |
| | - | 25 | 25 |

total

| | | T1 + | T1 - |
|---|---|---|---|
| T2 | + | 106 | 34 |
| | - | 34 | 26 |

The Markov-assuption which Politser (14,15) proposed instead of (P2) implies sequential application of the test and simply says that, if anything, the result of the n-th test depends only on the disease state and of the last test performed.

Using the above axioms it it possible to prove more or less interesting mathematical result on the benefit of repeating the tests. The first two theorems we cite assume conditional independence. Proposition 1 (12,16) tells you how to estimate the sensitivity of a perfectly specific test by means of a test battery when you don't know the true disease state:

<u>Prop. 1</u> Assume ($\tilde{P2}$) and perfect specificity (Sp=1). Then the sensitivity and the prevalence r can be estimated by means of a test battery of $n > 1$ tests combined according to the BTP-rule:

$$\hat{Se}/(1-(1-\hat{Se})^n) = Q_n$$

$$\hat{r} = R_n/(1-(1-\hat{Se})^n)$$

where

$$Q_n = \frac{\text{number of positive results of T}}{\text{number of positive results of BTP}}$$

$$R_n = \frac{\text{number of positive results of BTP}}{\text{number of subjects tested}}$$

The second proposition is a corollary to a theorem of Nissen-Meyer (13). It states that whenever a diagnostic test is better than random, it is possible to increase both sensitivity and specificity by using an appropriate test battery.

<u>Prop. 2</u> Assume ($\widetilde{P2}$) and $Se+Sp > 1$. Then for any $a < 1$ a test strategy based on repetitions of T can be defined whose specificity and sensitivity both exceed a.

The next results do not assume independence but only the weaker Markov-condition. Politser, in an important contribution to the subject ( 14, 15 ) proved that if the conditional test correlations differ too much then test repetitions using either the BTP- or the BTN-rule can be entirely worthless. The boundary conditions for the usefulness are linear. This is a rather astonishing result which underlines the importance of assessing intertest correlations before using test batteries.

<u>Prop. 3</u> Assume (P3). Then there are constants A,B,C,D such that if

$$\rho_+ > A + B\rho_-$$

$$\rho_+ < C + D\rho_-$$

then the expected utility of $BTP_n$ $BTN_n$ is lower than it is for one test or for no test.
($BTP_n$, $BTN_n$ designate the BTP- and BTN-rule applied to $T_1, \ldots, T_n$, $n > 1$)

The last result ( 4 ) permits the calculation of the validity indices of tests combined according to the BTP- or BTN-rule.

<u>Prop. 4</u> Assume (P3). Then

a. $$Se_{BTP_n} = Se(1 - (1-\alpha)^n)/\alpha$$

$$Sp_{BTP_n} = Sp\,\beta^{n-1}$$

$$Se_{BTN_n} = Se\,\alpha^{n-1}$$

$$Sp_{BTN_n} = Sp(1 - (1-\beta)^n)/\beta$$

b. $$P(T_n + | T_1 -, \ldots, T_{n-1} -, +) = (Se - \alpha Se_{BTP_{n-1}})/(1 - Se_{BTP_{n-1}})$$

c. The sensitivity, specificity, and predictive values of $BTP_n$, $BTN_n$ are monotonic functions of Se, Sp, $\alpha$, $\beta$. Sensitivity and specificity (but not the predictive values) are monotonic functions of n.

It is possible to obtain results without the Markov-assumption, but the statements then are fairly complicated and useless in practice.

## References

1. Abel, U. (1984): Die Beurteilung von Indexschätzungen zur Validiedierung diagnostischer Tests. Tumordiagnostik & Therapie 5, 242-248

2. Abel, U., Berger, J., Weber, E. (1984): MARKERTEST - Statistische Verfahren und Programme zur Validierung biologischer Marker. EDV in Med. u. Biol. 15, 117-125

3. Abel, U., Berger, J. (1985): Comparison of Resubstitution, Data Splitting, the Bootstrap, and the Jackknife as Methods for Estimating the Validity Indices of New Marker Tests. Forthcoming in Biom. J.

4. Abel, U., Seiffert, G. (1985): On the Benefit of Repeating Simple Diagnostic Tests. Preprint.

5. Bennett, B.M. (1972): On Comparisons of Sensitivity, Specificity, and Predictive Value of a Number of Diagnostic Procedures. Biometrics 28, 793-800

6. Campbell, G. (1984): Testing Equality of Proportions with Incomplete Correlated Data. J. Stat. Plann. Infer. 10, 311-321

7. Gart, J.J., Buck, A.A. (1966): Comparison of a Screening Test and a Reference Test in Epidemiologic Studies. II. A Probabilistic Model for the Comparison of Diagnostic Tests. Amer. J. Epidemiol. 83, 593-603

8. Greenhouse, S.W., Mantel, N. (1950): The Evaluation of Diagnostic Tests. Biometrics 6, 399-412

9. Guggenmoos-Holzmann, I. (1982): Die Effizienz kombinierter zytologischer Gutachten in der Krebsvorsorge. EDV in Med. u. Biol. 13, 87-90

10. Hanley, J.A., McNeil, B.J. (1982): The Meaning and Use of the Area under a Receiver Operating Characteristic (ROC) Curve. Radiology 143, 29-36

11. Hanley, J.A., McNeil, B.J. (1983): Method for Comparing the Area under two ROC Curves Derived from the Same Cases. Radiology 148, 839-843

12. Mantel, N. (1951): Evaluation of a Class of Diagnostic Tests. Biometrics 7, 240-46

13. Nissen-Meyer, S. (1964): Evaluation of Screening Tests in Medical Diagnosis. Biometrics 20, 731-55

14. Politser, P. (1980): The Diagnostic Usefulness of Repeated Medical Tests. Techn. Rep., Michigan Mathem. Psychol. Program: MMPP 1980-8

15. Politser, P. (1982) Reliability, Decision Rules, and the Value of Repeated Tests. Med. Decision Making 2, 47-69

16. Sawitz, W., Karpinos, B.D. (1942): Statistical Problems Involved in the Application of the NIH Swab for the Diagnosis of Oxyuriasis. Amer. J. Hyg. 35, 15-26

17. Thorner, R.M., Remein, Q.R. (1967): Principles and Procedures in the Evaluation of Screening for Disease. U.S. Publ. Health Service Monogr. No. 67, U.S. Dept. Health, Educ., and Welfare, Washington

18. Walter, S.D., Irwig, L.M. (1985): Estimation of Test Error Rates, Disease Prevalence, and Relative Risk from Misclassified Data: A Review. Preprint.

# BAYESIAN REVISION OF THE DECISION RULE FOR THE CLASSIFICATION OF SYSTEMIC LUPUS ERYTHEMATOSUS

P. Manu
Department of Medicine
University of Connecticut School of Medicine
Farmington, Connecticut 06032, USA

In November 1982, a Subcommittee of the American Rheumatism Association published (1) the revised criteria for the classification of systemic lupus erythematosus (SLE), updating the preliminary list of criteria in use since 1971 (2). As reported by Tan et al., the Subcommittee evaluated 177 patients with SLE, contributed by 18 major institutions from the United States and Canada. The control group comprised 162 age-, sex.-, and race-matched patients with a variety of non-traumatic, non-degenerate connective-tissue diseases. Ninety-five patients in the control group had confirmed rheumatoid arthritis, 16 had scleroderma, 7 had juvenile onset arthritis, 6 had dermatomyositis, and 5 each had ankylosing spondolylitis and psoriatic arthritis. The remaining 28 patients in the control group had been diagnosed to have one of 16 other diseases. Thirty potential criteria variables, including each of the original 1971 preliminary criteria, were analyzed, and 11 were selected for a final set. The 11 final criteria were: malar rash (MAL); discoid rash (DIS); photosensitivity (PHO); oral ulcers (ORA); non-erosive arthritis (ART); serositis (SER); renal disorder (REN) consisting of persistent proteinuria or cellular casts; neurologic disorder (NEU) consisting of seizures or psychosis; hematologic disorder (HEM) consisting of hemolytic anemia or leukopenia or lymphopenia or thrombocytopenia; immunologic disorder (IMM) consisting of positive LE cell preparation or abnormal titers of antibody to native DNA or Sm nuclear antigen or a false positive serologic test for syphilis; abnormal titers of antinuclear antibody (ANA). The Subcommittee's decision rule was that "for the purpose of identifying patients in clinical studies, a person shall be said to have SLE if any four or more of the 11 criteria are present, serially or simultaneously, during any interval of observation." The 1982 criteria and this decision rule had a sensitivity and specificity of 96% when tested with the SLE and control patient data gathered from the 18 participating centers.

While the Subcommittee's expertise and effort cannot be doubted, a careful analysis of the proposed criteria set and of the accompanying decision rule raises a number of important questions. Does this decision rule, tested in a group of patients with a probability of SLE of 52%, operate with the same effectiveness when used to classify patients from the general population, in which the probability of SLE is much lower? Does the higher prevalence of SLE among women and non-whites change the utility of the decision rule? Is the presence of 4 criteria sufficient for the correct classification of patients with persistently undetectable antinuclear antibody? Does the low sensitivity of arthritis influence the utility value of a 4-criteria set?

One way to answer these questions is to use the sensitivity and specificity of the 1982 criteria, as published, in a sequential revision of probability of SLE for black and white women seen as members of the general population, and for ANA-positive and ANA-negative individuals. The results of this analysis could enable more precision in the design of clinical trial, because it would determine the number of criteria required for the correct classification of each patient, therefore increasing the homogeneity and the degree of comparability among different study groups.

METHODS

The prevalence of SLE among the general female population in an urban area was quantitated by Fessel (3) to be 1 in 250 black females and 1 in 1,000 white females aged 15-64 years. The probability expression of these prevalence rates, i.e. 0.004 for black females and 0.001 for white females were assumed as prior probabilities for a sequential analysis that used the Bayes' formula for positive test results (4):

$$(D|T+) = \frac{P\ (T+|D) \times P\ (D)}{P\ (T+|D) \times P\ (D) + P\ (T+|D-) \times P\ (D-)}$$

Where: P (D|T+) = Probability of systemic lupus erythematosus when the criterion analyzed is present;

P (T+|D) = Sensitivity of the criterion, as defined by Tan et al. (1);

P (D) = Prevalence of systemic lupus erythematosus in black and white females aged 15-64 years;

P (T+|D-) = 1 - the specificity of the criterion, as defined by Tan et al. (1);

P (D-) = 1 - the prevalence of systemic lupus erythematosus in the black and white females aged 15-64 years, as defined by Fessel (3).

The first step of this application consisted in a revision of probability of SLE assuming that the subjects were ANA-positive (Table 1). The second step was the selection of ten 3-criteria sets, considered the clinical "core" of the application. In the third step, the probability of SLE was calculated for black and white females whose ANA status was either unknown or positive. The fourth step of the analysis assumed that the patients with 3 criteria present were persistently ANA-negative. For this step, the probability of lupus was calculated according to the Bayes formula for negative test results (4):

$$P\ (D|T-) = \frac{P\ (T-|D) \times P\ (D)}{P\ (T-|D) \times P\ (D) + P\ (T-|D-) \times P\ (D-)}$$

Where

P (D|T-) = Probability of SLE if the test for ANA is persistently negative;

P (T-|D) = Probability of a negative test for ANA if the patient has SLE = 1-

sensitivity = 0.01;

P (D) = Probability of SLE before the test for ANA is confirmed negative;

P (T-| D-) = Probability of a negative test for ANA in patients without SLE = specificity = 0.49;

P (D-) = 1 - P (D).

The results of the analysis, expressed as final posterior probabilities, are presented in Table 2.

The sequential Bayesian revision was then repeated with the criteria arthritis and serositis added separately to each of the ten 3-criteria sets (tables 3 and 4).

## RESULTS

The presence of antinuclear antibody increases twofold the probability of systemic lupus erythematosus in the general female population (Table 1). If a black female is ANA-positive, the presence of three other SLE criteria will bring the probability of SLE to around 89% (Table 3). However, if the criterion arthritis is part of the 3-criteria set in ANA-positive black females, the probability of SLE will be only around 57%.

The presence of three criteria in ANA-positive white females increases the probability of SLE to only around 65% (Table 2). The addition of the criterion arthritis produces only a marginal benefit, bringing the probability of SLE to around 71% (Table 3). If the criterion serositis is added, the presence of these 4 criteria in ANA-positive white females increases the probability of SLE to about 88% (Table 4).

In black females with four criteria present, the lack of ANA-positivity on repeated testing revises the SLE probability downward to around 12%-27%, depending on the presence of arthritis among the 4 criteria considered (Tables 3 and 4). Similarly, persistently ANA-negative white females with 4 criteria present would have a calculated probability of SLE of around 3%-9%, again depending on whether the arthritis is part of the criteria considered.

## DISCUSSION

In 1971 a Subcommittee of the American Rheumatism Association published the preliminary criteria for classification of SLE (2). The criteria were based on 14 "manifestations" which included 21 "items": facial erythema, (butterfly rash); discoid lupus; Raynaud's phenomenon; alopecia; photosensitivity; oral or nasopharyngeal ulcerations; arthritis without deformity; LE cells; chronic false-positive serologic test for syphilis; profuse proteinuria; cellular casts; pleuritis and/or pericarditis; psychosis and/or convulsions; hemolytic anemia and/or leukopenia and/or thrombocytopenia. For the purposes of classifying patients in clinical trials and population surveys, Cohen et al. decided that "a person shall be said to have SLE if any 4 or more of the 14 manifestations are present, serially or simultaneously during any interval of observation." In part because editors of medical journals were being requested by the Diagnostic and Therapeutic Criteria Committee of the American Rheumatism Association to require a statement about criteria in all clinical studies, the 1971 preliminary SLE criteria became the most cited reference in the rheumatologic literature (6). As recorded in the "Science Citation Index," no less than 290 papers published from 1971 through 1977 and 785 papers published from 1978 through 1983 cited the 1971 preliminary criteria.

The SLE papers published in three major rheumatology journals (The Journal of Rheumatology, Arthritis and Rheumatism and Annals of the Rheumatic Diseases) and four widely read medical journals (the New England Journal of Medicine, Annals of Internal Medicine, the American Journal of Medicine and the Lancet) from 1971 through 1978 were found to be similar in terms of frequency of use of the criteria. While most of the clinical studies used the criteria for classification purposes, in a substantial proportion of studies (i.e. 30% in 1975 and 50% in 1976) the criteria were used for diagnostic purposes (5).

Towards the end of the first decade after their publication, the 1971 preliminary criteria were no longer considered satisfactory for classification purposes. The inclusion of several immunologic tests, and especially that of antinuclear antibody, anti-DNA antibody and serum complement levels seemed appropriate and was undertaken by Tan et al. (1). Their effort resulted in the publication of the 1982 revised criteria. Some of the 21 elements aggregated to form the preliminary criteria were simpl dropped, including Raynaud's phenomenon and alopecia. Others were clustered into broader criteria, e.e. persistent proteinuria and cellular casts. Finally, new elements were added, including the abnormal titer of antinuclear antibody and the abnormal titer to the antibody to native DNA. As expected, the impact of the 1982 revised criteria has already been substantial, being cited in 257 articles published through August 1985. It is precisely because of their widespread application for all clinical and research activities involving patients with suspected SLE, that the revised criteria have to be thoroughly scrutinized. After all, as one of the authors of the revised criteria has stated (6), criteria always work well on the population from which they were developed; the real test is to determine their value in condition other than those created by the expert selection of a study and control group.

The presence of ANA among the SLE criteria is particularly suitable for testing the utility of the criteria. The test for ANA was positive in 174 of the 175 SLE patients evaluated by the authors of the criteria. While noting that ANA "could potentially operate as an entry or required criterion," they have not included this operating characteristic in their decision rule. As formulated, their decision rule implies that there is no difference in the probability of SLE between ANA-positive and ANA-negative patients, provided that 4 criteria are present, an assumption proved incorrect by our Bayesian calculation.

The absence of antinuclear antibody in the serum of patients with SLE was noted in many publications over the past 20 years (7-15). These patients appear to represent less than 5% of the SLE population, and the proportion is likely to decrease with longer follow-up periods. Hair fall, Raynaud's phenomena, oral ulcerations and photosensitive dermatitis seem to be more frequent than among ANA-positive SLE patients (13, 15). On the other hand, as a group, they had a low frequency of renal and central nervous system involvement. For epidemiologic and clinical reasons, pending further progress in the understanding of what appears to be a statistically minor variant of SLE, it seems to us that these patients should probably not be subject to classification according to the same criteria as the ANA-positive patients.

The inclusion of nonerosive arthritis among the SLE criteria should also be closely scrutinized, essentially because of its very low specificity. As a symptom with good sensitivity but very poor specificity, arthritis appears to be the weakest contributor to any criteria set. Our Bayesian calculation supports a receiver operating characteristic analysis that suggested that the testing effectiveness of the SLE criteria is variable, and that arthritis is the weakest of the individual criteria (16). In this respect, arthritis should be placed in the same class with fever and weight loss. All three are common clinical findings in patients with suspected SLE (17) and clearly reinforce the diagnostic impression in individual patients, but are probably not suited for classification purposes.

The utility of the SLE criteria depends, to a large extent, on the prevalence of the disease in the population containing the individuals subject to classification. The authors of the revised criteria have produced their decision rule by testing various criteria sets in a population with a prevalence of SLE of 52%. Such a prevalence, however, is some orders of magnitude higher than for any existing situation. The prevalence of SLE in a typical rheumatologic population was determined to be 3.6% (18). In the general population, the prevalence of SLE is considered to be 0.25% (17). The race and sex of the patient are important determinants as well, SLE being more prevalent among females and non-whites (3, 16, 19). One should note, however, that patients included in clinical studies may not always originate from academic rheumatology clinics, but rather be part of populations seen by family practitioners, dermatologists, psychiatrists, nephrologists and other specialties for which prevalence data is simply not available.

This study intended to analyze and perhaps improve the decision rule suggested for the use of the 1982 SLE revised criteria for the group most likely to be considered for inclusion in clinical studies, that is ANA-positive females. While recognizing that further efforts are necessary, especially in terms of defining better the specificity of the proposed criteria, the Bayesian approach to the existing data allows for increased homogeneity of clinical studies, insuring that the patients included have a probability of SLE of at least around 90%.

Table 1. Probability of Systemic Lupus Erythematosus in Non-Selected Female Populations Aged 15-64

| | ANA | Status |
|---|---|---|
| | Unknown | Positive |
| White | 0.001 | 0.002 |
| Black | 0.004 | 0.008 |

Table 2. Probability of Systemic Lupus Erythematosus in Female Populations with 3 Criteria Present, Excluding Arthritis

| Criteria Set | | | ANA Status | | | |
|---|---|---|---|---|---|---|
| | | | Positive | | Persistent-Negative | |
| | | | Black | White | Black | White |
| MAL | PHO | IMM | 0.93 | 0.80 | 0.13 | 0.03 |
| DIS | PHO | IMM | 0.95 | 0.80 | 0.17 | 0.05 |
| REN | HEM | IMM | 0.87 | 0.57 | 0.07 | 0.01 |
| REN | ORA | IMM | 0.89 | 0.62 | 0.08 | 0.01 |
| HEM | MAL | IMM | 0.93 | 0.78 | 0.13 | 0.04 |
| HEM | REN | IMM | 0.92 | 0.76 | 0.13 | 0.03 |
| HEM | ORA | IMM | 0.77 | 0.44 | 0.03 | 0.01 |
| HEM | NEU | IMM | 0.83 | 0.55 | 0.05 | 0.01 |
| ORA | MAL | IMM | 0.90 | 0.64 | 0.10 | 0.03 |
| ORA | NEU | IMM | 0.86 | 0.55 | 0.08 | 0.02 |

Table 3. Probability of Systemic Lupus Erythematosus in Female Populations with 4 Criteria Present, Including Arthritis

| Criteria Set | | | | ANA Status | | | |
|---|---|---|---|---|---|---|---|
| | | | | Positive | | Peristent-Negative | |
| | | | | Black | White | Black | White |
| MAL | PHO | ART | IMM | 0.93 | 0.84 | 0.17 | 0.04 |
| DIS | PHO | ART | IMM | 0.96 | 0.85 | 0.18 | 0.08 |
| REN | HEM | ART | IMM | 0.96 | 0.64 | 0.10 | 0.01 |
| REN | ORA | ART | IMM | 0.92 | 0.70 | 0.11 | 0.02 |
| NEU | MAL | ART | IMM | 0.95 | 0.83 | 0.17 | 0.05 |
| NEU | REN | ART | IMM | 0.94 | 0.82 | 0.17 | 0.04 |
| HEM | ORA | ART | IMM | 0.83 | 0.51 | 0.05 | 0.01 |
| HEM | NEU | ART | IMM | 0.87 | 0.62 | 0.07 | 0.02 |
| ORA | MAL | ART | IMM | 0.85 | 0.71 | 0.07 | 0.04 |
| ORA | NEU | ART | IMM | 0.90 | 0.62 | 0.10 | 0.03 |

Table 4. Probability of Systemic Lupus Erythematosus in Female Populations with 4 Criteria Present, Excluding Arthritis

| Criteria Set | | | | ANA Status | | | |
|---|---|---|---|---|---|---|---|
| | | | | Positive | | Persistent-Negative | |
| | | | | Black | White | Black | White |
| MAL | PHO | SER | IMM | 0.98 | 0.94 | 0.33 | 0.11 |
| DIS | PHO | SER | IMM | 0.99 | 0.96 | 0.50 | 0.19 |
| REN | HEM | SER | IMM | 0.96 | 0.85 | 0.21 | 0.04 |
| REN | ORA | SER | IMM | 0.97 | 0.87 | 0.18 | 0.05 |
| NEU | MAL | SER | IMM | 0.98 | 0.93 | 0.24 | 0.13 |
| NEU | REN | SER | IMM | 0.98 | 0.93 | 0.33 | 0.12 |
| HEM | ORA | SER | IMM | 0.93 | 0.75 | 0.13 | 0.03 |
| HEM | NEU | SER | IMM | 0.95 | 0.83 | 0.17 | 0.05 |
| ORA | MAL | SER | IMM | 0.97 | 0.88 | 0.33 | 0.10 |
| ORA | NEU | SER | IMM | 0.96 | 0.83 | 0.24 | 0.08 |

## References


1. Tan EM, Cohen AS, Fries JF, Masi AT, McShane DJ, Rothfield NF, Schaller JG, Talal N, Winchester RJ: The 1982 revised criteria for the classification of systemic lupus erythematosustosus. Arthritis Rheum 25:1271-1277, 1982.

2. Cohen AS, Reynolds WE, Franklin EC, Kulka JP, Ropes MW, Schulman LE, Wallace SL: Preliminary criteria for the classification of systemic lupus erythematosus. Bull Rheum Dis 21:643-648, 1971.

3. Fessel JW: Systemic lupus erythematosus in the community. Incidence, prevalence, outcome, and first symptoms; the high prevalence in black women. Arch Intern Med 134:1027-1035, 1974.

4. Weinstein MC, Fineberg HV, Elstein AS, Frazier HS, Newhauser D, Neutra RR, McNeil BJ: Clinical decision analysis. Philadelphia, WB. Saunders, 1980, p 94.

5. Canoso JJ, Cohen AS: A review of the use, evaluations, and criticisms of the preliminary criteria for the classification of systemic lupus erythematosus. Arthritis Rheum 22:917-921, 1979.

6. Fries JF: Disease criteria for systemic lupus erythematosus. Arch Intern Med 144:252-253, 1984.

7. Pollak VE: Antinuclear antibodies in families of patients with systemic lupus erythematosus. N Engl J Med 271:165-171, 1964.

8. Leonardt T: Family studies in systemic lupus erythematosus. ACTA Med Scand 416 (S);95-98, 1964.

9. Zweinman B, Kornblum J, Cornog J, Hildreth EA: The prognosis of lupus nephritis. Ann Intern Med 69:441-462, 1968.

10. Estes D, Christian CL: The natural history of systemic lupus erythematosus by prospective analysis. Medicine 50:85-94, 1971.

11. Bartholomew BA: Antinuclear antibody tests as a clinically selected screening procedure. Amer J Clin Path 61:495-499, 1973.

12. Lee P, Urowitz MB, Bookman AAM, Kohler BE, Smythe HA, Gordon DA, Ogryzlo MA: Systemic lupus erythematosus: a review of 110 cases with reference to nephritis, the nervous system, infections, aseptic necrosis and prognosis. Quart J Med 181:1-32, 1977.

13. Fessel JW: ANA-negative systemic lupus erythematosus. Amer J Med 64:80-86, 1978.

14. Gladman DD, Chalmbers A, Urowitz MB: Systemic lupus erythematosus with negative LE cells and antinuclear factor. J Rheumatol 5:142-147, 1978.

15. Maddison PJ, Provost TT, Reichlin M: Serological findings in patients with "ANA-negative" systemic lupus erythematosus. Medicine 60:87-94, 1981.

16. Manu P: Receiver operating characteristic curves of the revised criteria for the classification of systemic lupus erythematosus. Arthritis Rheum 26:1054-1055, 1983.

17. Schur P: Systemic lupus erythematosus. In Wyngaarden JB, Smith LH Jr (Editors): Cecil Textbook of Medicine, 16th Edition, WB Saunders Company, 1852-1857, 1982.

18. Clough JD, Elrazak M, Calabrese LH, Valenzuela R, Braun WB, Williams GW: Weighted criteria for the diagnosis of systemic lupus erythematosus. Arch Intern Med 144:281-285, 1984.

19. Siegel M, Holley HL, Lee SL: Epidemiologic studies on systemic lupus erythematosus: Comparative data for New York City and Jefferson County, Alabama, 1956-1965. Arthritis Rheum 13:802-811, 1970.

# EINE ANALYSE PROGNOSTISCHER FAKTOREN BEI NON-HODGKIN-LYMPHOMEN

B. Steinke[1], J. Mau[2]
[1]Abt. Innere Medizin II - Medizinische Klinik
[2]Institut für Medizinische Biometrie
Eberhard-Karls-Universität Tübingen
Otfried-Müller-Straße, D-7400 Tübingen 1

Summary. An analysis of prognostic factors in Non-Hodgkin's lymphomas is presented. Regarding overall survival, calculations were based on Cox's proportional hazard regression model using a stepwise forward procedure for selection of parameters. Serum-LDH activity, performance status and grade of malignancy as histologically defined by the Kiel-classification proved to be the most important prognostic factors, age of the patient at the time of diagnosis was of minor importance. For an analysis of the course of disease, a "nonhomogenous Markov illness-death process" was assumed. This model allows for the estimation of the force of transition from one state of disease to another. So, it was seen, that the intensity of reaching a complete remission is fairly constant in time, whereas the risk of relapse declines about two years after diagnosis. Furthermore, the proposed model permits to estimate the risk factors for any particular transition in the course of disease. These calculations revealed, that the prognostic importance of histology is mainly related to the risk of death before reaching a complete remission. In contrast, serum-LDH activity is of importance also for the risk of relapse after reaching a complete remission. The proposed model for analysis of the course of disease offers the possibility to a clearer and more disease-related analysis of prognostic variables in diseases with various different states in their course.

## Einleitung

Non-Hodgkin-Lymphome (NHL) sind primäre maligne Tumoren des lymphatischen Systems. Obwohl diese Tumoren unter einer gemeinsamen Bezeichnung zusammengefaßt werden, weisen sie doch erhebliche Unterschiede in Histologie, Klinik, Verlauf und Prognose auf. In der Regel wird eine Untergliederung in prognostisch unterschiedliche Gruppen auf der Grundlage histologischer Kriterien durchgeführt (1,2,3,4). Neben der Histologie sind jedoch noch andere, klinische und laborchemische Parameter bekannt die die Prognose der NHL beeinflussen (5,6,7,8.9,10,11). Für den Vergleich bestimmter Patientenkollektive, z.B. im Rahmen von Therapiestudien, oder für den Vergleich verschiedener histologischer Einteilungsvorschläge ist es wichtig, den Stellenwert dieser Parameter in Relation zur Histologie zu kennen. Zu dieser Fragestellung gibt es jedoch nur wenige umfassende Analysen (5,6,7,9,12), zum Teil mit unterschiedlichen Ergebnissen. Einige dieser Analysen beziehen sich zudem lediglich auf die Betrachtung der Gesamt-Überlebenszeit der Patienten (5,7,9).
Wir haben bei unseren Patienten mit NHL versucht, die prognostische Bedeutung der Histologie und anderer Faktoren sowie deren Stellenwert zu ermitteln und dabei nicht nur die gesamte Überlebenszeit, sondern auch den Verlauf der Erkrankung berücksichtigt. Dazu wurden besondere statistische Methoden benutzt.

## Patienten und Methoden

Die Studie stützt sich auf die Auswertung der Krankenblätter von 336 Patienten mit histologisch gesichertem NHL, die von 1974 bis 1983 an der Medizinischen Universitätsklinik Tübingen behandelt wurden. Die histologische Beurteilung wurde nach den Kriterien der Kiel-Klassifikation (1) vorgenommen. Die Verteilung der Patienten auf die verschiedenen histologischen Gruppen ist gut vergleichbar mit derjenigen in anderen Studien auf dem Boden der Kiel-Klassifikation (13, 14). Insgesamt waren 60% der Patienten nach histologischen Kriterien Lymphomen vom niedrigen, 40% solchen vom hohen Malignitätsgrad zuzuordnen. Die Stadieneinteilung erfolgte nach den Ann-Arbor-Kriterien (15), auch hier ergab sich keine wesentliche Abweichung gegenüber anderen Studien (9, 13). Die Behandlung war im genannten Zeitraum weitgehend einheitlich und beruhte auf der histologischen Differenzierung sowie der Stadieneinteilung.
Die für die Analyse der prognostischen Faktoren ausgewählten klinischen und laborchemischen Parameter wurden jeweils zum Zeitpunkt der Diagnose

erfasst. Während die meisten klinischen Faktoren bei allen Patienten bekannt waren, waren einige Laborwerte (GOT, alkalische Phosphatase) bei maximal 20% der Patienten nicht zu erfassen. Solche Patienten wurden von den Analysen ausgeschlossen, in denen diese Parameter in die Berechnungen einbezogen waren. Der Verlauf der Erkrankung wurde in regelmäßigen Abständen in unserer Klinik kontrolliert. Der Beobachtungszeitraum lag zwischen 1 und 120 Monaten, median bei 39 Monaten.

Die statistische Analyse der prognostischen Faktoren beruhte auf dem Cox'schen Regressionsmodell (16). Die Auswahl der in das Modell einzubeziehenden Faktoren wurde in einem schrittweisen Verfahren nach dem SAS-Programm "PHGLM" vorgenommen (17). Für die Analysen wurden die klinischen und laborchemischen Parameter klassifiziert. Überlebenskurven wurden nach der Methode von Kaplan und Meier erstellt (18).

## Ergebnisse

### Gesamt-Überlebenszeit

Die in die Analysen einbezogenen Parameter sowie ihre prognostische Bedeutung bei getrennter Analyse jedes einzelnen Faktors (ein Parameter in das Regressionsmodell einbezogen) gehen aus den Tabellen 1 und 2 hervor. Eine unterschiedliche Bedeutung für die Gesamtüberlebenszeit läßt sich für zahlreiche sowohl klinische als auch laborchemische Parameter sowie die Histologie nachweisen.

Die gemeinsame Regressionsanalyse läßt als wesentliche prognostische Parameter die Serum-LDH-Aktivität, den Allgemeinzustand sowie den histologisch definierten Malignitätsgrad erkennen (s.Tab.3). Eine weniger deutliche Signifikanz ergibt sich für den Einfluß des Lebensalters. Alle übrigen Faktoren weisen P-Werte über 0,01 auf und sind deshalb bei der Vielzahl der durchgeführten Berechnungen nicht mehr als signifikant anzusehen.

### Analyse des Krankheitsverlaufs

Für diese Analysen wurde der Krankheitsverlauf bei jedem Patienten als Realisierung eines in homogenen Markoff'schen Krankheits-Todes-Prozesses (19) aufgefaßt (s.Abb.1). Dabei wurde der Krankheitsverlauf in verschiedene Phasen untergliedert, wobei "transiente" Zustände (aktive Erkrankung, Remission, Rezidiv) von "absorbierenden" (Tod vor Remission, Tod im Rezidiv) unterschieden werden. Da Patienten mit lymphozytischen NHL diesen typischen Krankheitsverlauf nicht aufweisen (sie kommen nie in Remission), wurden sie von diesen Analysen ausgeschlossen.

Tabelle 1: Prognostische Bedeutung klinischer Parameter zum Zeitpunkt der Diagnose für die Gesamt-Überlebenszeit von Non-Hodgkin-Lymphomen.
Getrennte Analyse der einzelnen Parameter (-: Anstieg des Parameters mit Verbesserung der Prognose verbunden)

| | P | |
|---|---|---|
| Alter (Jahre) | 0,10 | |
| Geschlecht | 0,41 | |
| Allgemeinzustand (Karnofsky) | $<0,0001$ | (-) |
| Stadium (Ann-Arbor) | 0,09 | |
| B-Symptome (Ann-Arbor) | $<0,0001$ | |
| leukämischer Verlauf | 0,21 | |
| Knochenmarkbeteiligung | 0,09 | (-) |
| Leberbeteiligung | 0,05 | |
| E-Manifestationen | 0,0005 | |
| "bulky disease" | 0,009 | |
| Histologie: Malignitätsgrad | $<0,0001$ | |

Tabelle 2: Prognostische Bedeutung pathologischer Veränderungen laborchemischer Parameter zum Zeitpunkt der Diagnose für die Gesamt-Überlebenszeit bei Non-Hodgkin-Lymphomen.
Getrennte Analyse der einzelnen Parameter

| | P |
|---|---|
| Haemoglobin | 0,06 |
| Thrombozytenzahl | 0,007 |
| Leukozytenzahl | 0,31 |
| Alpha-2-Globulin | $<0,0001$ |
| Albumin | 0,0002 |
| LDH | $<0,0001$ |
| AP | 0,007 |
| GOT | 0,002 |
| BSG | $<0,0001$ |

Anhand dieses Modells ist es möglich, mit Hilfe des Aalen-Nelson-Schätzers (20) die Intensität für den Übergang von einem Zustand in den

Tabelle 3: Gemeinsame Regressionsanalyse der prognostischen Bedeutung aller klinischen und laborchemischen Parameter sowie der Histologie bei Non-Hodgkin-Lymphomen (-: Anstieg des Parameters mit Verbesserung der Prognose verbunden)

| | P | |
|---|---|---|
| LDH | <0,0001 | |
| Allgemeinzustand (Karnofsky) | 0,0003 | (-) |
| Histologie: Malignitätsgrad | 0,0007 | |
| Alter (Jahre) | 0,008 | |

Abbildung 1: Zustandsdiagramm des Krankheitsverlaufes bei Patienten mit Non-Hodgkin-Lymphomen für die Analyse mit einem inhomogenen Markoff'schen Krankheits-Todes-Prozeß.

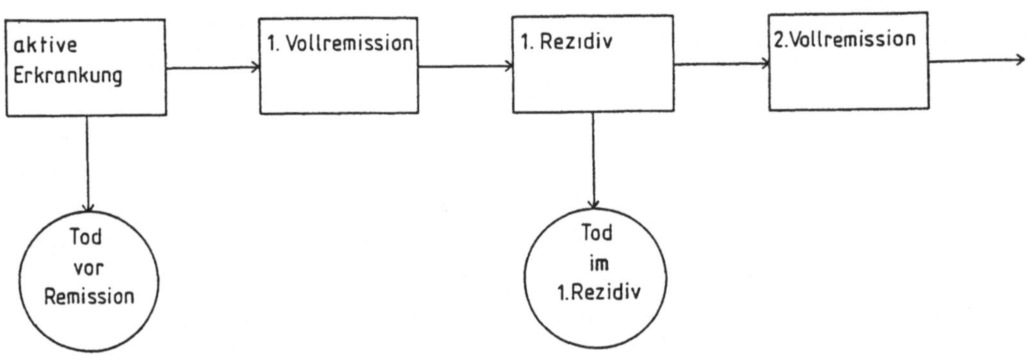


nächsten zu ermitteln. So stellt Abbildung 2 die kumulative Intensität für den Übergang in Remission beziehungsweise von einer Remission ins 1. Rezidiv dar. Hieraus ist zu ersehen, daß die Chance für den Übergang in eine Remission zeitlich weitgehend konstant ist. Das Rezidivrisiko weist dagegen eine Zeitabhängigkeit auf, die entsprechende Kurve ändert nach etwa zwei Jahren deutlich ihre Steigung. Dies entspricht der Beobachtung, daß bei einem Teil der Lymphome nach einer bestimmten Zeit nur noch selten Rezidive beobachtet werden. Diese Tatsache wird in der Regel aus Überlebenskurven geschlossen, wie sie in Abbildung 3 dargestellt sind. Es ist dieser Abbildung auch zu entnehmen, daß nur hochmaligne NHL ein zeitlich begrenztes Rezidivrisiko aufweisen. Bei der Betrachtung dieser Kurven ist jedoch zu berücksichtigen, daß sie auf einer retrospektiven Selektion der Patienten beruhen und so Patienten den

Abbildung 2: Geschätzte kumulative Intensität für den Übergang in Remission (1) bzw. von einer Remission in das 1.Rezidiv (2)

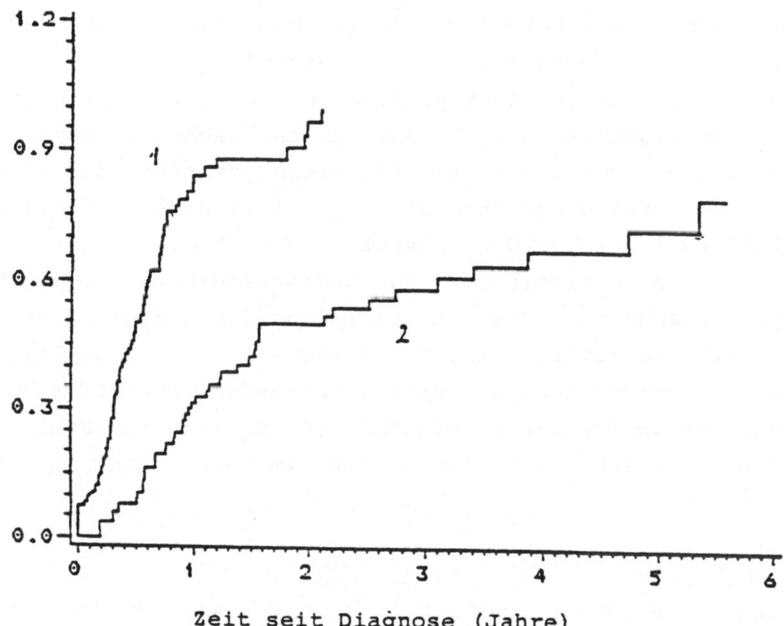


Abbildung 3: Rezidivfreie Überlebenszeit bei Patienten mit Non-Hodgkin-Lymphomen

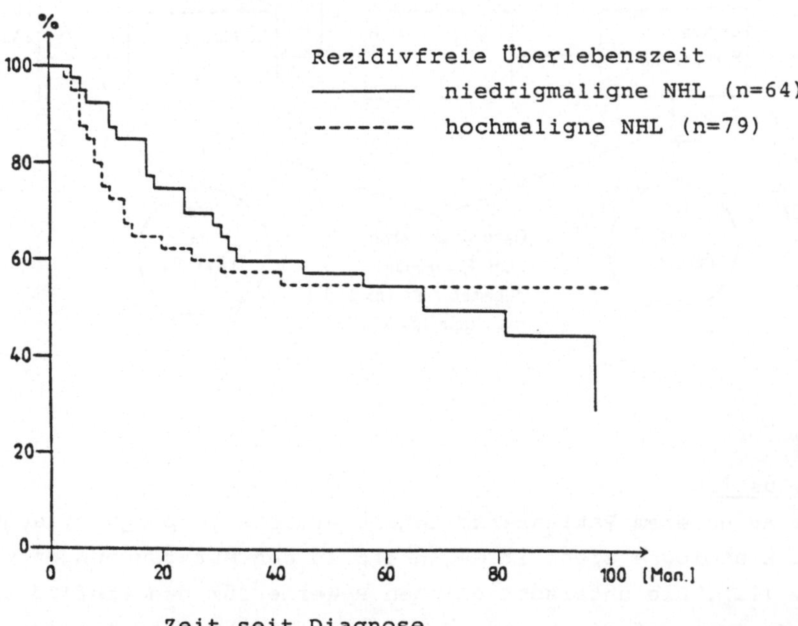

Verlauf der Kurve bereits zu einem Zeitpunkt beeinflussen, zu dem der weitere Verlauf der Erkrankung an sich noch gar nicht bekannt ist. Die Analyse mit dem stochastischen Prozeßmodell erlaubt die Einbeziehung der Patienten in die Berechnungen erst und genau ab dem Zeitpunkt, zu dem die Remission tatsächlich eingetreten ist.
Neben der Schätzung der Intensitäten der Übergänge zwischen verschiedenen Krankheitsphasen erlaubt das stochastische Prozeßmodell auch die Analyse prognostischer Faktoren für diese Übergänge mit Hilfe der Cox'schen Regressionsanalyse. Die Ergebnisse dieser Untersuchung gehen aus Abbildung 4 hervor. Man erkennt, daß sich die Faktoren für das Sterberisiko vor Remission und das Gesamt-Sterberisiko in ihrem Stellenwert unterscheiden. Dies unterstreicht die Bedeutung der Aufgliederung des Krankheitsverlaufes. Die P-Werte für das Signifikanzniveau der einzelnen Parameter bezogen auf die Gesamtüberlebenszeit differieren dabei von den in Tabelle 3 aufgeführten, da sich das Patientenkollektiv durch das Weglassen der Patienten mit lymphozytischem NHL geändert hat.

Abbildung 4: Prognostische Faktoren im Verlauf von Non-Hodgkin-Lymphomen

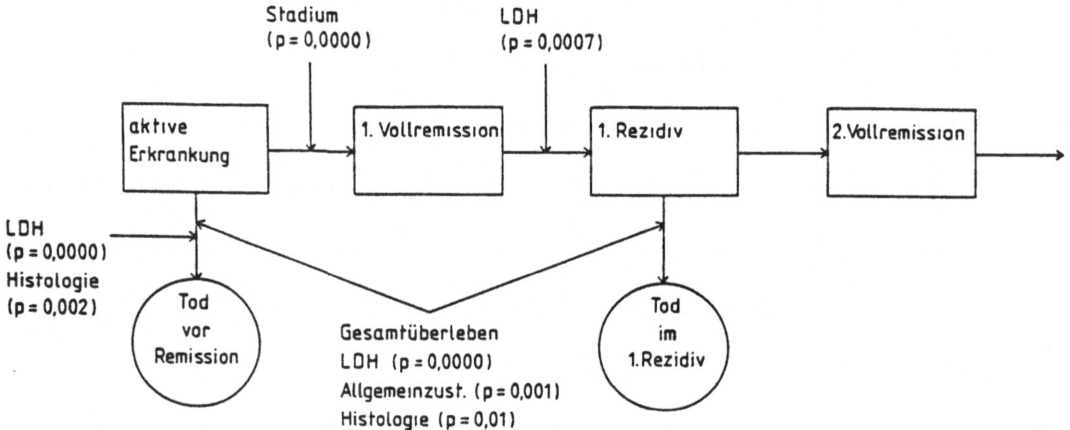


## Diskussion

Die an unserem Patientenkollektiv ermittelte prognostische Bedeutung der Histologie steht im Gegensatz zu den Untersuchungen von Reichert et al. (12). Die unterschiedlichen P-Werte für den Einfluß des histologischen Typs auf die Gesamt-Überlebenszeit bei der Analyse mit oder ohne

Einschluß der Patienten mit lymphozytischem Lymphom zeigt jedoch, daß die Auswahl der Patienten bei den Berechnungen eine große Rolle spielt. Da amerikanische Studien (3) gegenüber europäischen (13,14) oft einen geringeren Anteil an Patienten mit lymphozytischen NHL aufweisen, liegt hier möglicherweise ein Grund für die unterschiedlichen Ergebnisse.

Trotz der großen Bedeutung der histologischen Untergliederung zeigt unsere Analyse jedoch auch, daß die Histologie nur einer von mehreren prognostischen Faktoren von NHL ist. Ein besonders wichtiger Parameter ist darüberhinaus die Serum-LDH-Aktivität. Dieser Parameter wird nur in wenigen Studien berücksichtigt, die prognostische Faktoren von Untergruppen der NHL analysieren (21,22,23). Auch beim Vergleich der prognostischen Bedeutung verschiedener histologischer Klassifikationsvorschläge ist es wichtig, die Parameter zu berücksichtigen, die neben der Histologie mit der Prognose korrelieren. Nur unter diesen Voraussetzungen sind prognostische Unterschiede zwischen verschiedenen Patientenkollektiven allein auf die Histologie zurückführbar. Bisher gibt es aber nur eine Studie zum Vergleich der prognostischen Bedeutung verschiedener histologischer Klassifikationen, die diese zusätzliche Bedeutung weiterer Faktoren berücksichtigt (4), auch in diese Analyse ist jedoch die LDH nicht miteinbezogen.
Der Vorteil einer Analyse mit einem differenzierten stochastischen Prozeßmodell zeigt sich in dem unterschiedlichen Stellenwert der prognostischen Parameter für das Sterberisiko vor Remission und das gesamte Sterberisiko. Die prognostisch ungünstige Bedeutung des histologischen Typs "hoher Malignitätsgrad" wird besonders in der Zeit vor Remission sichtbar. Das Erreichen einer Remission schwächt offensichtlich die Bedeutung der Histologie für den weiteren Krankheitsverlauf ab. Anders verhält sich die LDH. Dieser Parameter ist sowohl in der Zeit vor Remission, als auch für die rezidivfreie Überlebenszeit und für die Gesamtüberlebenszeit von wesentlicher Bedeutung.
Unsere Analyse zeigt, daß es mit Hilfe des Markoff'schen Prozeßmodells möglich ist, neben der Gesamtüberlebenszeit sehr genau den Krankheitsverlauf zu untersuchen und die in einer bestimmten Krankheitsphase relevanten Parameter zu ermitteln. Dies bietet für den Kliniker eine wesentliche Hilfe bei der feineren Beurteilung der Prognose und des Krank heitsgeschehens.

Literatur:


1. Gerard-Marchant,R., Hamlin,I., Lennert,K., Rilke,F., Stansfeld,A.G Unnik,J.A.M. (1979): Classification of non-Hodgkin's lymphomas. Lancet II (1974), 406-408

2. Rappaport,H. (1966): Tumors of the hematopoietic systems. In: Atlas of tumor pathology, Sect. III, Fasc.8. Armed Forcies Institute of Pathology, Washington DC, 91-156

3. Non-Hodgkin's Lymphoma Pathologic Classification Project (1982): National Cancer Institute sponsored study of classifications of non-Hodgkin's lymphomas. Summary and description of a working formulation for clinical usage. Cancer 49, 2112-2135

4. Ersboll,J., Schultz H.B., Hougaard,P., Nissen,N.I., Hou-Jensen,K. (1985): Comparison of the working formulation of non-Hodgkin's lymphoma with the Rappaport, Kiel, and Lukes & Collins classifications. Translational value and prognostic significance based on review of 658 patients treated at a single institution. Cancer 55: 2442-2458

5. Bloomfield,C.D., McKenna,R.W., Brunning,R.D. (1976): Significance of haematological parameters in the non-Hodgkin's malignant lymphomas. Brit J Haematol 32: 41-46

6. Cabanillas,F., Burke,J.S., Smith,T.L., Moon,T.E., Butler,J.J., Rodriguez,V. (1978): Factors predicting for response and survival in adults with advanced non-Hodgkin's lymphoma. Arch Intern Med 138: 413-418

7. Anderson,T., DeVita,V.T., Simon,R.M., Berard,C.W., Canellos,G.P., Garvin,A.J., Young,R.C. (1982): Malignant lymphoma. II. Prognostic factors and response to treatment of 473 patients at the National Cancer Institute. Cancer 50: 2708-2721

8. Fisher,R.,I., Hubbard,S.M., DeVita,V.T., Berard,C.W., Wesley,R., Cossman,J., Young,R.C. (1981): Factors predicting long-term survival in diffuse mixed, histiocytic, or undifferentiated lymphoma. Blood 58: 45

9. Leonard,R.C.F., Cuzick,J., MacLennan,I.C.M., Vanhegan,R.I., Mackie,P.H., McCormick,C.V. & the Oxford Lymphoma Group (1983): Prognostic factors in non-Hodgkin's lymphoma: the importance of symptomatic stage as an adjunct to the Kiel histopathological classification. Br J Cancer 47: 091-102

10. Hagberg,H., Siegbahn,A. (1983): Prognostic value of serum lactic dehydrogenase in non-Hodgkin's lymphoma. Scand J Haematol 31: 49-56

11. Steward,W.P., Todd,I.D.H., Harris,M., Jones,J.M., Blackledge,G., Wagstaff,J., Anderson,H., Wilkinson,P.M., Crowther,D. (1984): A multivariate analysis of factors affecting survival in patients with high-grade histology non-Hodgkin's lymphoma. Eur J Cancer Clin Oncol 20: 881-889

12. Reichert,T., Christensen,R., Bartolucci,A., Walker,C., Moore,J. (1984): Patterns of survival in non-Hodkgin's lymphoma. Second international conference on malignant lymphoma. Lugano, Abstract 104

13. Brittinger,G. et al. (1984): Clinical and prognostic relevance of the Kiel classification of non-Hodgkin's lymphomas. Results of a prospective multicenter study by the Kiel lymphoma study group. Hematol Oncol 2: 269-306

14. Lennert,K. (1978): Malignant lymphomas other than Hodgkin's disease. In: Uenlinger,E. (ed.): Handbuch der speziellen pathologischen Anatomie und Histologie. Erster Band, 3.Teil, Bandteil B, Springer-Verlag Berlin, Heidelberg, New York

15. Carbone,P.P., Kaplan,H.S., Musshof,K., Smithers,I.W., Tubiana,M. (1971): Report of the Hodgkin's disease staging classification committee. Conference on staging in Hodgkin's disease. Cancer Res 31: 1860-1861

16. Cox,D.R. (1972): Regression models and life tables. J R Stat Soc B 34: 187-202

17. Harrell,F. (1980): The PHGLM procedure. In: SAS supplemental library user's guide. SAS Institute Inc. Cary,N.C.: 119-131

18. Kaplan,E.L., Meier,P. (1959): Nonparametric estimation for incomplete observations. J.Am.Stat.Assoc.: 53, 457-481

19. Chiang,C.L. (1980): An introduction to stochastic processes and their applications. Huntington NY, Krieger

20. Aalen,O. (1978): Nonparametric inference for a family of counting processes. Anuals of Statistics 6: 701-726

21. Armitage,J.O., Dick,F.R., Corder,M.P., Garneau,S.C., Platz,C.E., Slymen,D.J. (1982): Predicting therapeutic outcome in patients with diffuse histiocytic lymphoma treated with cyclophosphamide, adriamycin, vincristine and prednisone (CHOP). Cancer 50: 1695-1702

22. Koziner,B, Little,C., Passe,S., Thaler,H., Sklaroff,R., Straus,D.J., Lee,B.J., Clarkson,B.D. (1982): Treatment of advanced diffuse histiocytic lymphoma: an analysis of prognostic variables. Cancer 49: 1571-1579

23. Al-Katib,A., Koziner,B., Kurland,E., Little,C., Labriola,D., Thaler,H., Straus,D., Lee,B., Clarkson,B. (1984): Treatment of diffuse poorly differentiated lymphocytic lymphoma. An analysis of prognostic variables. Cancer 53: 2404-2412

# COMPUTER-AIDED PREDICTIONS OF PSEUDOALLERGIC REACTIONS TO PLASMA SUBSTITUTES: A MODEL USING HAEMACCEL$^{R}$

C. Ohmann, W. Lorenz, M. Ennis, Yang Qin,
R. Zaczyk, B. Schöning*

Abt. für Theoretische Chirurgie - Zentrum für
Operative Medizin I
Philipps-Universität Marburg
Baldingerstraße, D-3550 Marburg

*Abt. für Anästhesie - Orthopädische Klinik
Universität Heidelberg

## Introduction

The application of a drug or plasma substitute to a patient carries the risk of an unwanted and unexpected reaction. The reactions we are interested in are the allergic/pseudoallergic reactions to drugs. Both types follow a similar clinical picture but have different initiating reaction mechanisms. In allergic reactions specific antibodies (IgE) are involved whereas in pseudoallergic reactions the drug acts directly on the same cells (mast cells, basophils) without the involvement of antibodies (1).

There is a wide spectrum of reaction severity from simple skin symptoms (erythema, wheals) to life-threatening events (e.g. bronchospasm, cardiac failure) (2). During the last 10 years the reported incidences of such reactions have increased dramatically (1,2). Prospective clinical trials investigating allergic or pseudoallergic reactions to plasma substitutes resulted in reported incidences of upto 30% (all reactions) and for life-threatening reactions between 0.1 - 0.5% (1). This clinically important problem can be attacked with 3 different approaches:

1) avoidance of these reactions either by not administering or by chemical modification of the drugs involved
2) prophylaxis of the majority of patients with appropriate premedication
3) identification of the patients with a high risk of developping such reactions.

In this publication we wish to focus our attention on the third approach. A large number of predisposing factors have been reported, e.g. age, sex, history of allergy, concomitant diseases, exaggerated preanaesthetic anxiety, etc. (3,4). However, as yet, no single predisposing factor has proved to be of clinical usefulness in the prediction of an allergic/pseudoallergic drug reaction. Thus if a prediction of patients at risk is at all possible, it can only be achieved by a multivariate analysis of many risk factors. We have used this approach and methods of medical deicision making (computer-aided prognosis) to identify the patients at risk for pseudoallergic reactions by studying those reactions to the plasma substitute Haemaccel R in its former formulation. The pathomechanism of these reactions has been convincingly demonstrated as being pseudoallergic and not allergic in origin (1,2).

## Patients and Methods

The data base for this study was taken from a prospecitve clinical trial with 600 orthopedic in-patients, who underwent elective surgery between March 1977 and Jan. 1978 in Heidelberg (2). All these patients received an infusion of the plasma substitute Haemaccel R (500 ml/10 min) for clinical reasons on the day of operation 30 min prior to other premedications and induction of anaesthesia. A questionnaire was completed immediately before administration of Haemaccel R, including 22 possible risk factors (Table 1). These factors are all considered to be either specific for pseudoallergic reactions or for perianaesthetic risk and thus for the severity of the reaction. Following infusion of the plasma substitute the patients were carefully observed for a period of 30 min, all changes in clinical and physical parameters were noted on the questionnaire. The patients were divided into 3 groups: those with no reaction, those with cutaneous symptoms only (e.g. erythema, urticaria, plasma histamine $\leq$ 1 ng/ml i.e. the normal physiological range) and patients with systemic or life-threatening reactions (e.g. tachycardia, respiratory distress, hypotension,

Table I:
Comparison of supposed single risk factors between three groups of patients: those with no, cutaneous or systemic reactions

| no difference in incidence (n.s.) | | | significant difference in incidence ($p < 0.05$) |
|---|---|---|---|
| specific | | general | |
| allergy ($p<0.10$)<br>risk index<br>lung dis.<br>heart dis.<br>circulatory dis. | age<br>drug batch<br>plasma histamine<br>time of day<br>month of op.<br>systolic b.p.<br>diastolic b.p. | thyroid dis.<br>neurological dis.<br>tetraplegia<br>liver dis.<br>kidney dis.<br>diabetes<br>adipositas<br>sepsis | sex (male)<br>pulse rate (low) |

Differences were calculated by the Chi-square test for 3 independent samples. Specific risk factors are those which have been implicated for pseudoallergic reactions and general for perianaesthetic reactions. Risk index is both a specific risk factor and a measure of anaesthetic risk. Sepsis refers to tumour patients with septic complications. dis. = disease.

plasma histamine $\geq$ 1 ng/ml i.e. the pathological range) (2). Due to difficulties in performing plasma histamine assays (cost, time) this parameter was only measured in a certain proportion of the patients defined in the study protocol.

## Methods

For each single risk factor (Table I) differences in the proportions (incidences) between the different grades of reaction (no reaction, cutaneous, systemic) were analysed by means of the chi-square test. In order to examine the effects of several risk factors simultaneously, two statistical methods common in computer-aided prognosis were used:

(a) The "independent Bayes" model

This model assumes the conditional independence of the risk factors within each reaction category and uses the Bayes' theorem to calculate the posterior probabilities (5). The conditional probabilities $P(R|D)$ (R = risk factor; D = grade of reaction) were estimated as follows:

$$P(R|D) = \frac{(\text{No. of patients with grade of reaction D and risk factor R}) + 1/c}{(\text{No. of patients with grade of reaction D}) + 1}$$

where c is the number of categories of the risk factor R (6).
This model was applied in two different ways:
analysis with three grades of reactions (no reaction, cutaneous, systemic) and analysis with two grades of reactions (no reaction + cutaneous, systemic). In the first case (3 reaction grades), the reaction grade with the highest calculated posterior probability was taken as the computer prediction. The discriminatory ability of the model was measured by the forced classification matrix, the exclusion matrix and the classification matrix with doubt (7). In addition, the relationship between different sets of a priori probabilities and the performance of the model was studied. The reliability of the probabilities produced by the system was investigated by calculating expected values of the non-error rate, the average probability for the actual reaction grade and the quadratic criterion under the null hypothesis of perfect reliability and by comparing the results with the observed values (8,9,10). For estimation of the error rate, the reclassification method and the cross-validation method were used (11). For analysis of the data with 2 grades of reaction, the influence of different cutpoints on the results of the computer-aided prediction was studied (patient allocated to reaction category D if $P(D|R_1,..,R_n) >$ "cutpoint", where $R_1,...,R_n$ are the risk factors measured in this patient). All calculations were performed with computer programs written by the authors in BASIC and run on an IBM PC-XT.

(b) Stepwise logistic regression (12)

This model was applied to the case of two reaction grades (no reaction + cutaneous, systemic). The model was restricted to the main effects (risk factors) without interactions. The step selections were based on the approximate asymptotic covariance estimate with an enter limit of $p < 0.10$ and a remove limit of $p > 0.15$. For control of the computations the preassigned values were chosen (12). The error rates were estimated by the reclassification method (11). The results of this model were examined according to different cutpoints in the definition of the computer-aided prediction and were compared with the "independent Bayes" model for two reaction categories. All computations were performed with the program BMDPLR (revised April 1982) on an UNIVAC 1100 (12).

## Results

From the 600 patients admitted to the study, 19 clinical questionnaires had been lost and a further 8 were incomplete. For single factor analysis and studies using "Independence Bayes" for 3 grades of severity, data from 581 patients were investigated.

Single factor analysis: Only in 2 (sex, pulse) of the 22 investigated risk factors, could a significant difference between the grades of severity (no reaction, cutaneous, systemic) be observed (Table I). For the factor allergy a trend ($p < 0.10$) was apparent.

"Independence Bayes" with 3 grades of severity: Using the reclassification method (11) and equal prior probabilities, the computer-aided prediction of pseudoallergic reactions resulted in an overall accuracy of 40% (Table II). Accuracy being defined as follows:

$$\text{Accuracy}(D) = \frac{\text{No of patients with reaction D correctly predicted}}{\text{No of patients with reaction D}} \times 100$$

where D = grade of severity. However an accuracy of 86% was obtained for the subgroup of systemic reactions. The predictive value covered a range between 11% (25 out of 222) in the systemic group and 79% in the group without reactions. Predictive value being defined as follows:

$$\text{predictive value}(D) = \frac{\text{No of patients with reaction D correctly predicted}}{\text{No of patients predicted as D}} \times 100$$

where D = grade of severity.

Table II:

**Computer-aided prediction of pseudoallergic reactions with "Independence Bayes": forced classification matrix**

| | | diagnosis | | | |
|---|---|---|---|---|---|
| | | no reaction | cutaneous | systemic | total |
| Computer* | no reaction | 146 | 35 | 3 | 184 |
| | cutaneous | 114 | 60 | 1 | 175 |
| | systemic | 143 | 54 | 25 | 222 |
| | total | 403 | 149 | 29 | 581 |
| accuracy (%) | | 36 | 40 | 86 | 40 |

*equal prior probabilities, reclassification method

In only 61 out of 581 patients could a confident computer-aided prediction ($p>0.80$) be made. However, 48% of the systemic reactions could be predicted with confidence ($p>0.80$). Changing the prior probabilities from equal (p(no reaction) = p(cutaneous) = p(systemic) = 0.33) to prior probabilities estimated from the study (p(no reaction) = 0.70, p(cutaneous) = 0.25, p(systemic) = 0.05) resulted in major changes of the diagnostic accuracy (Table III).

Accuracy was improved from 36% to 93% for the no reaction group but was reduced from 86% to 14% for the systemic group. No matter which combination of prior probabilities was used, the cutaneous reactions were poorly identified, maximum with equal prior probabilities (40% accuracy) and minimum with the estimated prior probabilities from the study (7% accuracy). The 3 criteria used for the evaluation of the reliability of the posterior probabilities (see methods) showed identical results between observed and expected values if the estimated prior probabilities were used (e.g. quadratic score: 0.44 observed, 0.45 expected). The use of equal prior probabilities led to large differences between observed and expected values (e.g. quadratic score: 0.71 observed, 0.53 expected). Comparison of the reclassification method for the estimation of the error rate with the cross-validation method (leaving-one-out, (11)) produced, as expected, a reduction in the predictive accuracy (e.g. for total accuracy: equal prior probabilities - 6%, estimated prior probabilities - 4%).

Table III:

**Computer-aided prediction of pseudoallergic reactions with "Independence Bayes": prior probabilities**

| prior probab. | accuracy* (%) | | | |
|---|---|---|---|---|
| no : cut. : syst. | no reaction | cutaneous | systemic | total |
| 1 : 1 : 1 | 36 | 40 | 86 | 40 |
| 5 : 3 : 2 | 64 | 30 | 83 | 60 |
| 6 : 3 : 1 | 76 | 22 | 55 | 61 |
| 7 : 2.5 : 0.5 | 93 | 7 | 14 | 67 |

* reclassification method

"Independence Bayes with 2 grades of severity": The data were reanalysed combining the first 2 reaction grades (no reaction, cutaneous reaction), because of the poor discrimination of the cutaneous group in the model with 3 grades of severity. In order to compare the results from "Independence Bayes" with those from logistic regression only complete data sets were used (n=573, histamine values excluded). To investigate the performance of this "independent Bayes" model, the ROC curve for different cutpoints was constructed (Figure 1). A desired sensitivity of about 80% could only be achieved by accepting a false positive rate of about 20% (false positive = 100 - specificity).

Stepwise logistic regression with 2 grades of severity: From the 21 variables (plasma histamine values excluded) submitted for the consideration by this model, only 3 were accepted as significant (see methods). In step 1 the variable pulse rate (improvement chi-square = 13.97, $p < 0.001$) was selected, in the step 2 the variable allergy (chi-square = 4.07, $p < 0.044$) and in step 3 the variable risk index (chi-square = 5.82, $p < 0.016$). The ROC curve was again constructed from different cutpoints (Figure 1). From the ROC curve it can be seen that a sensitivity of 86% occurs with a specificity of 60% and a sensitivity of 70% with a specificity of 70%. Thus to achieve a sensitivity of ca. 80% a false positive rate of at least 30% must be accepted. Use of the 3 variables selected by logistic regression in "Independence Bayes" produced a worsening of the results compared to the other models (Figure 1). This was therefore not further investigated.

Figure I:

ROC curves of the computer-aided systems based on different cutpoints

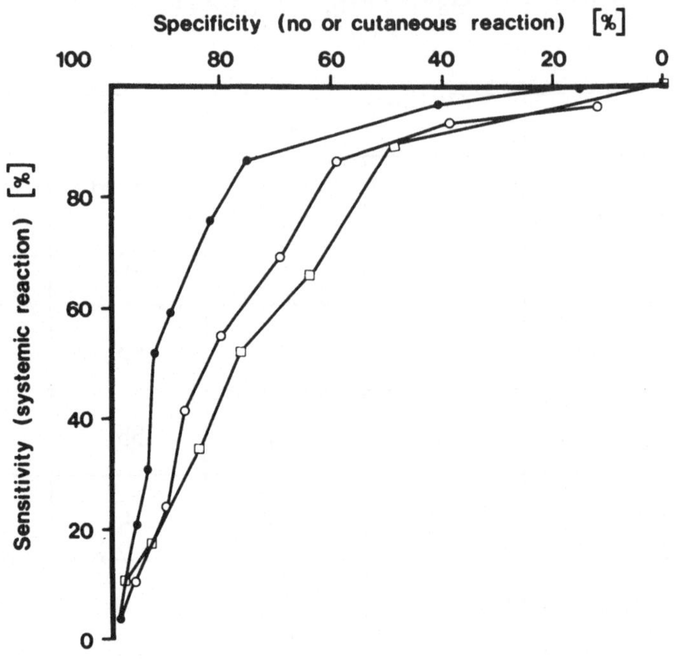


● : "Independence Bayes", all variables except histamine. P (syst.) = 0.05

□ : "Independence Bayes", with the variables pulse rate, allergy and risk index. P (syst.) = 0.05

o : Stepwise logistic regression using the selected variables pulse rate, allergy and risk index.

Comparison of the models: The three models were compared for their performance using given predictive values (+), where

$$\text{predictive value}(+) = \frac{\text{no. of correctly predicted systemic reactions}}{\text{total no. of predicted systemic reactions}}$$

Using predictive values of 50% and more, no acceptable accuracy in the systemic group could be achieved even with suitable cutpoints, regardless of the model used. For a predictive value of 25% the maximum accuracy as a function of the cutpoint was 55% in the "Independence Bayes" (2 grades and lower in the other models (Table IV). For all predictive values, the stepwise logistic regression model had the lowest maximum accuracy. An accuracy of more than 80% could only be obtained together with a predictive value of ca. 15%.

Table IV:

## Maximum accuracy (%) of the computer-aided prediction as function of the cutpoint for given predictive values

| model | prediction value (+) | | | |
|---|---|---|---|---|
| | 1:4 | 1:5 | 1:7 | 1:10 |
| "Independence Bayes" (3 grades of severity, all variables) | 41 | 72 | 83 | 90 |
| "Independence Bayes" (2 grades of severity, all variables except histamine | 55 | 62 | 86 | 97 |
| stepwise logistic regression (pulse, allergy, risk index) | 3 | 10 | 55 | 83 |

Discussion

The evaluation of risk factors for the development of allergic/pseudoallergic reactions is fraught with complications. It is extremely rare for surgical patients to receive only one drug/plasma substitute, an average of 20 different medications being administered in the perioperative period (13). Each of these drugs can elicit a reaction either singly or due to combination effects with the other agents. In this study, all patients were investigated before and after the administration of one agent only, the plasma substitute Haemaccel[R].Thus the problem was limited to predisposing factors for a reaction to one particular substance, without interactions from other drugs. In addition, the data were collected as part of a prospective controlled clinical trial with well motivated participating doctors (2).

From the 22 investigated predisposing factors, only a small minority were recognized by either univariate or multivariate analysis as useful for the prediction of an untoward reaction (Table I). The factors history of allergy and pulse rate were deemed significant by both single factor analysis (chi-square test) and stepwise logistic regression. The factor sex of the patient was only noted by single variable analysis and the anaesthetic risk index by stepwise logistic regression. The factor history of allergy is considered by most authors to be an important predisposing factor for an unwanted reaction (3,4). In 26% of our patients with a systemic reaction history of allergy was documented compared to 12%, 13% for the other groups, a figure which agrees with the literature values for normal surgical patients(18). A pulse rate of less than 80 b/min was predominant in the systemic group (3.8 : 1), whereas the other groups showed no such difference. This factor has to our knowledge previously not been documented and we are unable to interprete it at present. There were more men than women in the systemic group (3.8 : 1), the literature on this point is confusing (3,4,18). The role of the factor anaesthetic risk index must be treated with extreme caution, since this factor is calculated from a number of other factors. Although this factor is of undoubted value as a measure of the patient's health status, it will not be the subject of further consideration, since the statistical methods did not take interactions between variables into account. In the literature the role of the non selected factors from our models varies and further studies are required before a definite answer can be given (see below).

The 2 models used for multivariate analysis of risk factors ("Independence Bayes", stepwise logistic regression) belong to the most popular statistical methods in computer-aided diagnosis (14). Nevertheless the simplifying assumption of independence of factors in the "independent Bayes" model is a matter of great controversy. Comparisons of different models showed, however, that the independence model is a good discriminator even when the assumptions are strictly unjustified (6,15). Logistic regression has proved to be of great use in computer-aided diagnosis and prognosis for a number of clinical conditions (14). The first attempt in multivariate analysis used the three clinically defined grades of reaction severity and the "Independence Bayes" model (2). Applying equal prior probabilities, two major conclusions could be drawn: firstly, although the overall accuracy was low a high accuracy was obtained for the systemic group; secondly very few sharp diagnoses were obtained (Table II) (7,9,10). The use of estimated prior probabilities led to major changes in the results, thus indicating that the influence of the prior probabilities is dominant compared to the individual factors (Table III). The ability of this model to discriminate between the cutaneous groups and the other groups was always poor regardless of the prior probabilities used. Therefore a new approach using 2 grades of severity (no reaction + cutaneous, systemic) was tried in order to sharpen the discrimination of the group of severely reacting patients (systemic). In addition to "Independence Bayes" for 2 grades of severity stepwise logistic regression was performed, because the first method may suffer from the problem of selection bias (16). The performance of "Independence Bayes" using all variables except histamine was superior to stepwise logistic regression with 3 chosen variables(Figure 1). As expected, the worst performance was shown by the "Independent Bayes" model using these 3 variables only. If a predictive value for a systemic reaction $\geqslant$ 50% is demanded, only a minority of the reacting patients are predicted by all of the models used. Using suitably chosen cutpoints in the model with the best performance, more than 50% of the systemic group were identified with a predictive value of 25% (Table IV). Lowering the predictive value to about 15% led to the recognition of more than 85%. The predictive ability of this model will be slightly reduced on application to new cases, as shown by the cross-validation analysis (see results).

Although the results from this study do not enable the identification of the systemic group alone, they can be used in the clinic to identify those patients at risk. All patients coming to surgery have an unknown risk of an untoward reaction. Utilization of methods of medical decision making as described in this paper provides a means of identifying more than 85% of the patients, who will have a systemic adverse reaction (Table IV). In the Federal Republic of Germany, the total number of life-threatening reactions (i.e. extremely severe systemic) is approximately 15,000 per year and hence a very real clinical problem. A simple prophylaxis is available to prevent these reactions but the incidence of such reactions is not considered by anaesthetists to be high enough to justify the premedication of <u>all</u> patients. From the data presented here only about 20% of the patients would require a premedication in order to prevent more than 80% of all systemic reactions. If patients with high age and multiple general disorders are included about 1/3 of all surgical patients would require premedication which is reasonable in an arbitrary cost-benefit analysis.

Lorenz and Doenicke (17) have recommended the following regimen based on the results of a number of controlled clinical trials: a slow (2 min) intravenous administration of the histamine $H_1$-receptor antagonist dimetindene (Fenistil[R], Forhistal[R]) in a dose of 0.1 mg/kg, followed by the $H_2$-receptor antagonist cimetidine (Tagamet[R]) in a dose of 5 mg/kg also given intravenously over 2 min. This premedication protects the patient against a pseudoallergic reaction for more than 2 hours. Our conclusions must now be validated in a full prospective study. By inclusion of some further simple clinical variables or laboratory tests (e.g. total IgE), it is possible that our predictions of adverse reactions in patients may be improved.

Acknowledgements

This study was supported by a grant from the Deutsche Forschungsgemeinschaft (DFG Oh 39/1-1).

We would like to thank Marlene Verfürth for careful preparation of this manuscript.

References

(1) Ennis M, Lorenz W: Hypersensitivity reactions induced by anesthetics and plasma substitutes. In: Dean J, Luster M, Munson A, Amos H (eds) Immunotoxicology and pharmacology. Raven Press, New York, in press (1985)
(2) Lorenz W, Doenicke A, Schöning B, Ohmann Ch, Grote B, Neugebauer E: Definition and classification of the histamine-release response to drugs in anaesthesia and surgery: Studies in the conscious human subject. Klin. Wochenschr. 60: 896-913 (1982)
(3) Watkins J: Mechanisms and factors predisposing towards adverse response to intravenous anaesthetic substances. In: Thornton JA (ed) Adverse reactions to anaesthetic drugs. Excerpta Medica/Elsevier North-Holland Biomedical Press, Amsterdam, pp. 137-168 (1981)
(4) Laxenaire MC (ed) Prévention des réactions anaphylactoides perianaesthesiques. Ann. Fr. Anesth. Reanim. 4: 99-244 (1985)
(5) Hall GH: The clinical application of Bayes' theorem. Lancet II: 555-557 (1967)
(6) Titterington DM, Murray GD, Murray LS, Spiegelhalter DJ, Skene AM, Habbema JDF, Gelpke GJ: Comparison of discrimination techniques applied to a complex data set of head injured patients. J. Roy. Statist. Soc. A 144: 145-175 (1981)
(7) Habbema JDF, Hilden J, Bjerregaard B: The measurement of performance in probabilistic diagnosis: I. The problem, descriptive tools, and measures based on classification matrices. Meth. Inform. Med. 17: 217-226 (1978)
(8) Ohmann Ch, Thon K, Stöltzing H, Yang Qin, Rohde H, Lorenz W: Computerunterstützte Diagnose bei der oberen Gastrointestinalblutung. In: Köhler CO, Tautu P, Wagner G (eds) Der Beitrag der Informationsverarbeitung zum Fortschritt in der Medizin (Proceedings der 28. Jahrestagung der GMDS). Berlin, Springer Verlag, pp. 251-258 (1984)
(9) Hilden J, Habbema JDF, Bjerregaard B: The measurement of performance in probabilistic diagnosis: II. Trustworthiness of the exact values of the diagnostic probabilities. Meth. Inform. Med. 17: 227-237 (1978)
(10) Hilden J, Habbema JDF, Bjerregaard B: The measurement of performance in probabilistic diagnosis: III. Methods based on continuous functions of the diagnostic probabilities. Meth. Inform. Med. 17: 238-246 (1978)
(11) Toussaint GT, Sharpe PM: An efficient method for estimating the probability of misclassification applied to a problem in medical diagnosis. Comput. Biol Med. 4: 269-278 (1975)
(12) Dixon WJ (ed): BMDP Statistical Software: Stepwise logistic regression. University of California Press, Berkeley, pp. 330-344 (1983)
(13) Röher HD, Lorenz W, Lennartz H, Kusche J, Dietz W, Gerdes B, Parkin JV: Plasma histamine levels in patients in the course of several standard operations: influence of anaesthesia, surgical trauma and blood transfusion. Klin. Wochenschr. 60: 926-934 (1982)
(14) Spiegelhalter DJ, Knill-Jones RP: Statistical and knowledge-based approaches to clinical decision-support systems, with an application in gastroenterology. J. R. Statist. Soc. A 147: 35-77 (1984)
(15) Croft DJ: Mathematical methods in medical diagnosis. Ann. Biomed. Eng. 2: 69-89 (1974)
(16) Spiegelhalter DJ: Statistical aids in medical decision-making. Statistician 31: 19-36 (1982)
(17) Lorenz W, Doenicke A: A prophylactic principle in anesthesia and surgery against histamine-release responses of any degree of severity: Part I. New Engl. Reg. Allergy Proc. 6: 37-57 (1985), Part II. New Engl. Reg. Allergy Proc. 6: 174-194 (1985)
(18) Sage DJ (ed): Anaphylactoid reactions in anesthesia. International Anesthesiology Clinics 23: 1-193 (1985)

# ERFAHRUNGEN MIT EINER STATISTISCHEN ENTSCHEIDUNGSUNTERSTÜTZUNG BEI DER CHIRURGISCHEN BEHANDLUNG DES REKTUMKARZINOMS

I. Guggenmoos-Holzmann[1], B. Heinen[1],
W. Gunselmann[2], P. Hermanek[3]

[1]Institut für Med. Statistik und Dokumentation
Universität Erlangen
Waldstr. 6, D-8520 Erlangen

[2]Pharma Forschungszentrum Bayer AG
Aprather Weg, D-5600 Wuppertal 1

[3]Abteilung für Klinische Pathologie
Chirurgische Universitätsklinik Erlangen

Summary

For the treatment of patients with carcinoma of the mid rectum mainly three types of operations are available: rectum-saving methods, sphincter-saving methods and excisional surgery. The goal is the proper selection of patients and to realize surgery adapted to the individual situation. The treatment should be as limited as possible and as radical as necessary. In particular, the method should minimize the risk of local recurrence which is one of the chief causes of an unfavourable course of the disease.
To support the surgeon by a formal decision rule a statistical model has been developed in order to estimate the probability of local recurrence for each operation strategy given the individual status of disease. The approach takes into account the competing risk of dying without local recurrence. The rate of recurrence has been estimated separately for each operation by use of seven characteristics of disease status. The decision rule was based on a fixed difference between predicted recurrence rates.
While the rule was applied the need to further examine the precision of the predicted recurrence rates became apparent. The variability of the estimated probabilities and its implications on the decision rule is studied by means of model reduction, treating 'surgical method' and its interactions with disease charactaristics as covariates, and by jackknife procedures.

The present status of
statistical decision theory
is rather puzzling. D.R. Cox

Beim Vergleich therapeutischer Methoden sind zwei Arten von Fragestellungen zu unterscheiden:

1. Welche von mehreren Behandlungsmethoden ist insgesamt die Beste?
2. Unter welchen Bedingungen ist welche Behandlungsmethode die Beste?

Während zur statistischen Bearbeitung der 1. Fragestellung Konzepte der Planung und Auswertung ständig ergänzt und weiterentwickelt werden, haben Fragestellungen des 2. Typs eher bei den probabilistisch orientierten Entscheidungstheoretikern als bei Statistikern Beachtung gefunden. Wenn jedoch statistisch argumentiert wird, ist es eine Argumentation, die, in Analogie zu diskriminanzanalytischen Ansätzen in der Differentialdiagnostik, auf multifaktoriellen Regressionsmodellen aufbaut (Byar, Corle 1978). Im folgenden wollen wir über einige Schwierigkeiten berichten, die uns beim Einsatz von Regressionsmodellen an einem konkreten Beispiel der therapeutischen Entscheidungsfindung begegnet sind.

## 1. Das Beispiel

In der Chirurgie des Karzinoms im mittleren Rektumdrittel werden im wesentlichen zwei Methoden verwendet, die Resektion, das Entfernen des befallenen Darmabschnitts, und die Exstirpation, die Entfernung des Enddarms mitsamt dem analen Sphinkter. Bei Exstirpation, der ausgedehnteren Operation, ist das Risiko eines Lokalrezidivs geringer, als bei der Resektion; jedoch wird die Lebensqualität des Patienten dadurch eingeschränkt, daß ein künstlicher Darmausgang angelegt werden muß. Die Fragestellung der Chirurgen geht dementsprechend dahin, zu klären, bei welchen Patienten die sphinktererhaltende Resektion durchgeführt werden kann ohne das Lokalrezidivrisiko zu erhöhen. Für die Abklärung einer Differentialindikation wurden folgende Faktoren für wichtig angesehen:

Abstand des Tumors von der Anokutanlinie (ABST)
Makroskopische Tumorform (TF)
Makroskopischer Tumortyp (TT)
Maximaler Tumordurchmesser (DIA)
Infiltrationstiefe (INF)
Zahl neoplastisch infiltrierter Lymphknoten (NMET)
Befall tumorferner Lymphknoten (LMET)

Die Fragestellung wurde analysiert anhand der Daten von Patienten, die zwischen 1969 und 1978 wegen eines Karzinoms im mittleren Rektumdrittel in der Chirurgischen Universitätsklinik Erlangen operiert worden sind. Insgesamt wurden 240 Patienten in die Studie aufgenommen. Die Auswahlkriterien sind der Publikation von Hermanek (1981) zu entnehmen (die dort genannte Zahl von 237 Patienten hat sich durch das inzwischen vervollständigte follow-up um 3 erhöht). Zu vergleichen waren drei Operationsgruppen: enge Resektionen (n=83), weite Resektionen (n=64) und Exstirpationen (n=93).

## 2. Entscheidungen anhand eines Modells für konkurrierende Risiken

Gunselmann (1980) hat auf der Jahrestagung in Erlangen ein Modell vorgestellt, mit dem die gegebene Problemstellung untersucht werden kann. Jeweils in Abhängigkeit von den Befunden des Patienten gehen in diesen Modellansatz drei Terme ein, die folgende Wahrscheinlichkeiten schätzen:

- die Wahrscheinlichkeit, überhaupt ein Lokalrezidiv zu entwickeln,
- die von der Zeit abhängige Wahrscheinlichkeit für das Entstehen eines Lokalrezidivs,
- die von der Zeit abhängige Wahrscheinlichkeit für das konkurrierende Ereignis "Tod ohne Lokalrezidiv".

$$\underset{(t \geq 1)}{P(T \geq t|\underline{x})} = \begin{cases} \frac{1}{1+e^{\beta_A'\underline{x}}} \, e^{-e^{\beta_R'\underline{x}}(\ln t)^{\alpha_R}} & \text{für das Auftreten eines Lokalrezidivs zur Zeit t oder später} \\ \frac{1}{1+e^{-\beta_A'\underline{x}}} \, e^{-e^{\beta_S'\underline{x}}\, t^{\alpha_S}} & \text{für das Sterben ohne Lokalrezidiv zur Zeit t oder später} \end{cases}$$

Ein Spezifikum des Ansatzes ist es, daß alle Modellparameter simultan geschätzt werden. Die Schätzung der Parameter erfolgt für jede Operationsmethode getrennt. Anhand der Schätzer $\beta_A$ und $\beta_R$ können dann für jede Befundkombination die Lokalrezidivrisiken für die jeweilige Operationsmethoden errechnet und miteinander verglichen werden.

### 2.1 Die probabilistische Interpretation des Modells

In der wahrscheinlichkeitstheoretisch orientierten Entscheidungstheorie wird ein Verlust an Ausgangsinformation als Einschränkung der Entscheidungsmöglichkeiten angesehen (Aitchison, 1970). Dementsprechend umfaßte das ursprüngliche Modell zunächst alle Faktoren und war fast vollständig durchparametrisiert. Eine Entscheidung zugunsten einer Operationsmethode wurde getroffen, wenn die geschätzte Wahrscheinlichkeit für ein Lokalrezidiv 30 Monate nach Operation mehr als 15% niedriger lag als die entsprechende Schätzung bei einer anderen Operation. Andernfalls wurden die Operationen als gleichwertig betrachtet und der jeweils schonendere Eingriff durchgeführt. Was allerdings bei dem oben definierten fixen Differenzkriterium in's Auge sprang - und was schließlich Anlaß für eine weitergehenden Untersuchungen geworden ist - war das Auftreten sogenannter paradoxer Entscheidungsempfehlungen, die darauf zurückzuführen waren, daß die geschätzten Rezidivwahrscheinlichkeiten bei enger Resektion um mehr als 15% niedriger lagen als die Rezidivwahrscheinlichkeiten bei anderen Operationsmethoden. Ein derartiges Ergebnis wird aufgrund der medizinischen Theorie für unmöglich angesehen, denn die enge Resektion ist gerade die Operationsmethode, die aufgrund ihrer geringen Ausdehnung das größte Rezidivrisiko mit sich bringt. Paradoxe Entscheidungsempfehlungen wurden bei 21% der insgesamt 432 möglichen und bei 5 der 92 tatsächlich realisierten Befundkombinationen beobachtet.

## 2.2 Die statistische Interpretation des Modells

Vom statistischen Standpunkt aus betrachtet, ist das Auftreten paradoxer Ergebnisse nicht ganz so verwirrend. Aus der statistischen Praxis gibt es zahlreiche Gegenbeweise gegen das Diktum, daß eine Vermehrung der Ausgangsinformation immer auch zu einer differenzierteren Entscheidung führe. Zu verweisen ist hier insbesondere auf die Erfahrungen im Umgang mit diskriminanzanalytischen Ansätzen. Aufgrund dieser Erfahrungen stand zu vermuten, daß bei den gegebenen Fallzahlen und den gegebenen Ereignisraten das ursprüngliche Modell beiweitem überparametrisiert ist, und die Schätzungen der Rezidivwahrscheinlichkeit zum großen Teil von weißem Rauschen überlagert sind. Die Aktivität, der man sich also unter statistischen Gesichtspunkten zunächst zu widmen hat, ist eine möglichst rigorose Reduktion der im Modell zu berücksichtigenden Variablen.

Es zeigte sich, daß eine Variablenreduktion bei dem vorgegebenen Modellansatz ein recht schwieriges Unterfangen ist. Da jeder Faktor jeweils in drei Modelltermen auf seine Bedeutung zu untersuchen ist, müssen pro Operationsmethode über 2 Millionen mögliche Modelle betrachtet werden. In dieser etwas beängstigenden Situation wird man sich allerhöchstens für einen aufsteigenden Selektionsmodus entscheiden. Die Schwierigkeiten der Modellwahl können demonstriert werden am Beispiel der Frage, in welchen Modellterm der Faktor "Infiltrationstiefe" aufzunehmen ist, wenn außerdem nur die Konstanten geschätzt werden (Abb. 1). Im ersten Schritt wird die beste Anpassung erzielt, wenn der zugehörige Koeffizient $ß_R$ im zweiten Term geschätzt und die entsprechende Koeffizienten in den beiden anderen Termen auf 0 gesetzt werden. Läßt man den Faktor in zwei Termen zu, dann wird die Entscheidung über das "beste" Modell schwierig: die Likelihood bei $ß_A=0$ ist nicht zu unterscheiden von der bei $ß_R=0$. Andererseits ist eine dieser Alternativen zu wählen, denn die Berücksichtigung der Infiltrationstiefe in allen drei Termen bringt keine Verbesserung der bisher erreichten Anpassung. Die Zahl der ambivalenten Situationen nimmt mit der Zahl der Modellparameter weiter zu. Die Modellformulierung, die schließlich gewählt wurde, weil sie den Kriterien der Sparsamkeit und der Güte der Anpassung genügte, enthielt zwar nur noch ein Drittel der Parameter des ursprünglichen Modells (Abb. 2), hat aber unter den geschilderten Selektionsbedingungen den Charakter einer gewissen Beliebigkeit.

Für den statistischen Vergleich der Rezidivraten in den einzelnen Operationsgruppen sind prinzipiell zwei Verfahren möglich:

- die Formulierung eines Modells für alle betrachteten Fälle unter Berücksichtigung der Interaktionen zwischen den Einflußgrößen und der Operationsmethode,
- Modellanpassung getrennt nach Operationsmethoden und anschließender Vergleich der geschätzten Rezidivraten.

Abb. 1:
Beurteilung der schrittweisen Variablenselektion am Beispiel des Faktors "Infiltrationstiefe"

| 1. Term ($\hat{ß}_A$) | 2. Term ($\hat{ß}_R$) | 3. Term ($\hat{ß}_S$) | log likelihood |
|---|---|---|---|
| + | - | - | -313.7 |
| - | + | - | -307.7 |
| - | - | + | -309.1 |
| + | + | - | -307.1 |
| + | - | + | -305.1 |
| - | + | + | -305.3 |
| + | + | + | -305.8 |

Auf einen Modellansatz mit Interaktionen haben wir aufgrund der Schwierigkeiten bei der Modellwahl verzichtet - es wären über $60^{11}$ Modelle zu betrachten. Bei getrennter Schätzung in den einzelnen Operationsgruppen ist allerdings zu beachten, daß die Redizidivhazards zwar innerhalb der Gruppen, nicht aber zwischen den Gruppen als proportional angenommen werden können. Unterschiede in den kumulierten Rezidivhazards der einzelnen Operationsgruppen können somit nur zu einem

Abb. 2:

Parameter im vollen (X) und im reduzierten (O) Modell

| Faktoren | Exstirpation | | | weite Resektion | | | enge Resektion | | |
|---|---|---|---|---|---|---|---|---|---|
| | $\hat{\beta}_A$ | $\hat{\beta}_R$ | $\hat{\beta}_S$ | $\hat{\beta}_A$ | $\hat{\beta}_R$ | $\hat{\beta}_S$ | $\hat{\beta}_A$ | $\hat{\beta}_R$ | $\hat{\beta}_S$ |
| ABST | X | X | X | | X | | X | | X |
| TF | | X | X | | X | X | X | X | x |
| TT | X | X | X | X | X | X | X | O | ⊠ |
| DIA | X | X | X | X | ⊠ | O | | | |
| INF | ⊠ | X | ⊠ | X | X | | | X | |
| NMET | ⊠ | ⊠ | ⊠ | X | X | | X | ⊠ | X |
| LMET | ⊠ | X | X | O | X | | | X | |
| Konstante | ⊠ | ⊠ | ⊠ | ⊠ | ⊠ | ⊠ | ⊠ | ⊠ | ⊠ |

fixen Zeitpunkt verglichen werden.
Da das Modell nicht linear in den Parametern ist, ist eine Aussage über die Variabilität der für einzelne Befundkombinationen geschätzten Hazards nicht durch Rekurs auf die Kovarianzmatrix der Modellparameter möglich. Die Variabilität der kumulierten Hazards wurde daher über ein Jackknife-Verfahren geschätzt. Unterschiede zwischen zwei Operationsmethoden i und j bei gegebener Befundkombination x wurden dann überprüft anhand der Statistik

$$t = \frac{\Lambda_1(t\ x) - \Lambda_2(t\ x)}{\frac{n_1+n_2}{n_1^2\ n_2^2} \cdot \frac{(n_1-1)V(\Lambda_1) + (n_2-1)V(\Lambda_2)}{n_1+n_2-2}}$$

wobei $V(\Lambda)$ die Jackknife-Varianz von $\Lambda$ in der jeweiligen Operationsgruppe bezeichnet. ($\Lambda$ = log H).

Das Ergebnis der statistischen Vergleiche war etwas ernüchternd: weder für das ursprüngliche Modell noch für das reduzierte Modell war bei irgendeiner Befundkombination ein Unterschied zwischen den Operationsmethoden zu sichern.

## 3. Entscheidungen anhand eines vereinfachten Modells

Da das genannte Ergebnis in Kontrast zu den univariaten Statistiken stand, die Ursachen aber aufgrund der Komplexität des Modells nicht zu klären waren, haben wir uns entschlossen, die Fragestellung noch einmal mit einem schlichteren Modell anzugehen. Der erste Schritt hierzu war die Überlegung, daß das Ereignis "Rezidiv" zwar ein vom Ereignis "Tod ohne Rezidiv" abhängiges konkurrierendes Risiko ist (ein Patient mit Rezidiv kann nicht mehr ohne Rezidiv sterben), daß aber umgekehrt der "Tod ohne Rezidiv" als unabhängige Zensierung für die Beobachtung eines Rezidivs angesehen werden kann. Wir beschränkten uns also auf das zeitabhängige Zielereignis "Lokalrezidiv". Untersucht man in jeder der Operationsgruppen, welche der Faktoren einen Einfluß auf dieses Zielereignis haben (logrank-Test), so ergibt sich folgendes Bild: bei enger Resektion sind 4 der Faktoren von Bedeutung (Durchmesser (DIA), Infiltrationstiefe (INF), Anzahl (NMET) und Lokalisation (LMET) der befallenen Lymphknoten), bei weiter Resektion und Exstirpation ist es jeweils nur ein einziger Faktor (die Lokalisation befallener LK bzw. die Infiltrationstiefe), für die ein Zusammenhang mit der Prognose nachweisbar ist. Lediglich für die Gruppe der engen Resektionen ist nachzuprüfen, welche Faktoren prognostisch am stärksten trennen. Wählt man hierzu das Cox-Modell, dann bleibt der Faktor NMET; die Hinzunahme der anderen Faktoren verbessert die Trennschärfe nicht. Für den Vergleich der Operationsmethoden bei einzelnen Befundkombinationen hat man wieder die Möglichkeit, entweder getrennt in den einzelnen Operationsgruppen zu schätzen, oder über alle Fälle ein Modell mit Interaktionseffekten anzupassen. Da auch hier bei gruppenweiser Anpassung eines Modells für proportionale Hazards ein Jackknifeing nötig wäre, um die Variabilität der Hazards für die einzelnen Befundkombinationen zu beurteilen (wobei für jede leaving-one-outschätzung auch der Baseline-Hazard neu geschätzt werden muß), haben wir uns aufgrund der offensichtlich erfüllten Proportionalitätsannahme für ein Cox-Modell mit Interaktionen zwischen den Indikatoren und der Operationsmethode entschieden.

Für diesen Ansatz sind folgende Modelle zu diskutieren:

| | | log-likelihood |
|---|---|---|
| (M1) | wR,Ex,eR.NMET1,wR.LMET,Ex.INF | -330.4 |
| (M2) | wR,Ex,(eR,wR,Ex)*(NMET1,LMET,INF) | -326.4 |

wobei "eR", "wR" und "Ex" die Dummy-Kodierung für die drei Operationsmethoden und NMET1 die Dummy-Kodierung für die NMET-Ausprägungen "keine LK befallen" vs. "mehr als 1 LK befallen" bezeichnet und die Modellformulierung der Notationsweise von McCullagh und Nelder (1983) folgt. Das Modell M1 ist Resultat einer nicht-hierarchischen Variablenselektion aus den Haupteffekten und den konditionalen Interaktionstermen; die Anpassung wurde mit graphischen Methoden überprüft. Modell M2 ist die hierarchische Version von M1. An der log-likelihood ist zu erkennen, daß M2 deutlich überparametrisiert ist. An der Gegenüberstellung beider Modelle läßt sich demonstrieren, daß die "Entscheidungsfreudigkeit" eines Regressionsmodells wesentlich von der Anzahl der benützten Parameter abhängt.

Abb. 3:
Entscheidungen* mit den Cox-Modellen M1 und M2

| Befundkombination NMET1 | LMET | INF | Modell M1 | Modell M2 |
|---|---|---|---|---|
| 0 | 0 | 0 | eR — wR — Ex; eR ——— Ex | eR — wR — Ex; eR ——— Ex |
| 0 | 0 | 1 | Ex — eR — wR; Ex ........ wR | Ex — eR — wR; Ex ——— wR |
| 1 | 0 | 0 | eR .... wR — Ex; eR ........ Ex | eR — wR — Ex; eR ........ Ex |
| 1 | 0 | 1 | eR .... Ex .... wR; eR ........ wR | eR — wR — Ex; eR ——— Ex |
| 1 | 1 | 0 | eR — wR .... Ex; eR ........ Ex | eR — wR — Ex; eR ........ Ex |
| 1 | 1 | 1 | eR — wR — Ex; eR ........ Ex | eR — wR — Ex; eR ........ Ex |

*) die angegebene Reihenfolge der Operationen entspricht der absteigenden Reihenfolge der geschätzten Rezidivraten nach 30 Monaten.

NMET1: Lymphknotenbefall ja (1), nein (0)
LMET: Befall tumorferner LKs ja (1), nein (0)
INF: Infiltrationstiefe bis musc. prop. (0), bis subserosa (1)

Statistischer Vergleich der Rezidivraten in den angegebenen Operationsgruppen: ——— n.s.
...... $P < 0.05$

Bei den Vergleichen

enge Resektion vs. weite Resektion
enge Resektion vs. Exstirpation
weite Resektion vs. Exstirpation

in den 6 durch NMET1, LMET und INF erzeugten Befundkombinationen ergeben sich für M1 insgesamt 10, für M2 dagegen nur 3 nominell signifikante Unterschiede (Abb. 3).

## 4. Therapeutische Entscheidung vs. statistische Entscheidbarkeit

Bei der Erstellung einer therapeutischen Entscheidungsempfehlung muß man sich darüber im Klaren sein, daß der Arzt, wie auch immer die Basis seiner Entscheidungen aussieht, sich im allgemeinen für genau eine Behandlungsmethode entscheiden muß: er muß es insbesondere auch dann, wenn der Statistiker sagt, ein Unterschied zwischen den verschiedenen therapeutischen Möglichkeiten lasse sich nicht sichern. Im vorliegenden Fall entscheidet der Chirurg sich dann für die jeweils schonendere der Operationen. Wie eingangs angemerkt ist die schonendere Operation nicht notwendig die risikoärmere. Angesichts des demonstrierten negativen Zusammenhangs zwischen der Zahl statistisch signifikanter Unterschiede und der Zahl der Modellparameter muß man sich fragen, ob es vernünftig ist, die Überlebenschancen eines Patienten abhängig zu machen von der Zahl der Parameter, die ein Statistiker in sein Modell steckt. Bei genauerem Hinsehen ist das Ganze tatsächlich weniger ein Problem der Parameterzahl, sondern ein Problem, das bereits durch den Einsatz eines Regressionsmodells zustande kommt: Was über den Umweg des Modells verglichen wird, sind Schätzungen von Schätzungen! Zum einen variiert die Likelihood der Schätzungen von Befundkombination zu Befundkombination, zum anderen tritt aufgrund der bei Regressionsmodellen nicht beherrschbaren Neigung zu Extrapolationen genau das auf, was Statistiker so gern an Medizinern rügen: es fehlt der Entscheidung die empirische Basis. Ein Beispiel für die genannten Effekte zeigt Tab. 1.

Tab. 1:
Vergleich der univariaten und multivariaten (M1) Ergebnisse

| Befund-kombination[1] LMET | INF | Entscheidung[2] aufgrund von M1 | Kaplan-Meier: Rezidivfreiheit P(30)%; (n) wR | | Ex | | logrank-Test P |
|---|---|---|---|---|---|---|---|
| 0 | 0 | wR = Ex | 95% | (20) | 90% | (40) | n.s. |
| 0 | 1 | wR > Ex | 84% | (33) | 73% | (36) | |
| 1 | 0 | wR < Ex | - | ( 0) | 100% | ( 3) | |
| 1 | 1 | wR = Ex | 63% | (11) | 55% | (14) | |

1) LMET, INF: s. Abb. 2
2) "<" := "schlechter als"

Regressionsmodelle sind ein nützliches Hilfsmittel, wenn es darum geht, "globale" Aussagen über den Einfluß von Faktoren abzuklären. Bei den in's Detail (i.e. bis in die einzelnen Befundkombinationen) gehenden Fragestellungen der therapeutischen Differentialindikation haben wir die hier in aller Kürze skizzierte Erfahrung gemacht, daß Regressionsmodelle für sich allein nur bedingt als rationale Basis einer Entscheidungsempfehlung angesehen werden können. Zu prüfen bleibt, ob nicht Verfahren wie A.I.D. (automatic interaction detection; Sonquist, Morgan 1964) eine Alternative darstellen, bei denen das alte Problem der zu kleinen Fallzahlen in komplexen Subklassifikationen, das Problem der empirischen Basis also, nicht nur dem Statistiker, sondern auch dem Kliniker bewußt wird.

## 5. Literatur

1) AITCHISON, J: Statistical Problems of treatment allocation. J.Roy.Stat. A 133, 206-238 (1970)

2) BYAR,D.P.,CORLE,D.K.: Selecting Optimal Treatment in Clinical Trials Using Covariate Information. J.Chron.Dis. 30, 445-549 (1977)

3) McCULLAGH,P.,NELDER,J.A.: Generalized Linear Models. Chapman and Hall, London (1983)

4) GUNSELMANN, W.: Prognosestellung beim Rektumkarzinom mit Hilfe des Modells von Cox. In: Nachsorge und Krankheitsverlaufsanalyse, Proc. der 25. Jahrestagung der GMDS. Hgb. Horbach, L., Duhme, C.,P70-76, Springer, Berlin (1981)

5) HERMANEK, P., GUNSELMANN, W., ALTENDORF, A., HORBACH, L. Vorhersage von Lokalrezidiven nach Operationen von Carcinomen des mittleren Rektumdrittels. Langenbecks Arch.Chir. 354, 133-146 (1981)

6) SONQUIST,J.A.,MORGAN,J.N.: The detection of interaction effects: A report on a computer program for the selection of optimal combinations of explanatory variables. Monograph No. 35, Survey Research Center, Institute for Social Research, University of Michigan, Ann Arbor (1964)

# STATISTISCHE METHODEN ZUR BEWERTUNG DER INDIVIDUELLEN WIRKUNG EINER ANTI-ARRHYTHMISCHEN SUBSTANZ

K. Ulm[1], G. Schmidt[2]
[1]Institut für Medizinische Statistik u. Epidemiologie
[2]I. Med. Klinik am Klinikum rechts der Isar
Technische Universität München
Sternwartstr. 2, D-8000 München 80

Summary

In a controlled clinical trial the efficacy of a certain drug can be tested. The question is whether this drug is also effective within an individual patient. For the quantitative recording of ventricular arrhythmias a long term ECG monitoring is used. The evaluation of the ECG findings with respect to an effect of an anti-arrhythmic drug is a problem especially due to the high spontaneous variation in arrhythmic freqencies.

Previously a 50 to 70 per cent reduction of ventricular premature depolarization (=VPD) over 24 hours has been used as an index of efficacy.

In the last years some authors tried to establish objective criteria for assessing such an index based upon biostatistical methods. The different methods lead to different results in the minimal percantage reduction in VPD frequency required to demonstrate an effect due to the intervention rather than spontaneous variation at a certain level of confidence. The range for the reduction ist from 65 to 100 per cent for a period of 24 hours or longer. This is not feasible in reality, for one has to select an appropriate drug under several possible drugs. Therefore we developed a method which allows, within a period of 5 hours after injection, to exclude drugs with no effect. The reduction must be 50 to 60 per cent. The comparison with the existing methods confirms our findings.

## 1. EINLEITUNG

Therapieeffekte von Antiarrhythmika lassen sich - analog zu anderen Medikamenten - in Form kontrollierter klinischer Studien beurteilen. Bei diesen Vergleichen kann die Wirkung eines Medikamentes allein oder in Bezug zu Plazebo bzw. einer anderen Medikament geprüft werden. Bisher liegen sieben entsprechende Studien vor. Keine der Untersuchungen ergab eine statistisch signifikante Senkung der Letalität (s.GOEDEL-MEINEN et al.). Nachteilig bei diesen Studien ist, daß jeweils nur eine Substanz verabreicht wurde. Erste Hinweise, daß eine effektive Therapie erfolgversprechend sein konnte, zeigen GRABYOS et al.. Die Letalität nach einem Jahr liegt unter einer effektiven Einstellung bei 2.3% im Vergleich zu 43.6% bei einer ineffektiven Behandlung. Die Frage ist, ob beim einzelnen Patienten die gewahlte Therapie tatsächlich effektiv ist. In der Regel werden Kriterien erstellt, bei deren Erfullung von der gewunschten Wirkung gesprochen wird.

Ein Problem in dieser Hinsicht bietet das Krankheitsbild der Herz-Rhythmus-Störungen. Zur quantitativen Erfassung der ventrikulären Arrhythmien dient das Langzeit-EKG. Die Bewertung der EKG-Daten hinsichtlich eines moglichen Medikamenteneffekts ist aufgrund der hohen Spontanvariabilität in der Häufigkeit von Arrhythmien äußerst problematisch. In Abb. 1 ist ein typischer Verlauf der Häufigkeit von ventrikulären Extrasystolen (= VES) dargestellt.

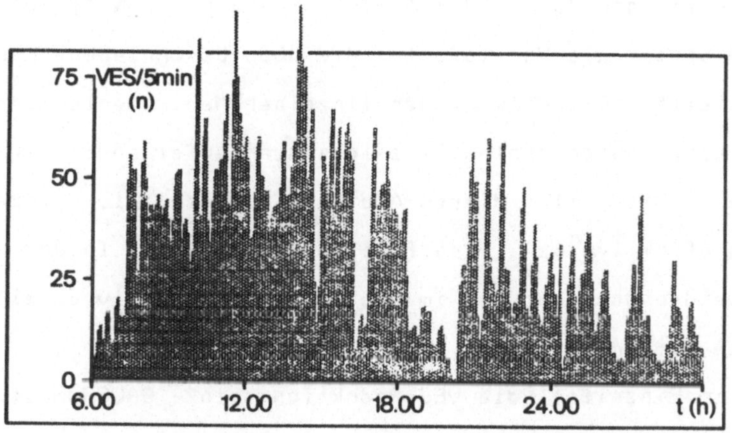


**Abb. 1: Typischer Verlauf der ventrikulären Extrasystolen (VES) im Langzeit-EKG. Dargestellt ist die Häufigkeit innerhalb von 5 Minuten-Intervallen.**

Früher wurden aufgrund heuristischer Beobachtungen (JELINEK et al.) als Wirkungskriterium eine 50% - 75% Reduktion der VES uber einen Zeitraum von 24 Std. festgelegt. In den letzten Jahren wurde von einer Reihe von Autoren (MORGANROTH,SAMI,BIGGER) versucht, mit Hilfe biostatistischer Verfahren objektive Kriterien zur Annahme der Wirkung einer antiarrhythmischen Substanz zu erarbeiten. Die verschiedenen Methoden (Varianzanalyse, Regressionsanalyse, Annahme eines Poisson-Prozesses) fuhrten zu unterschiedlichen Ergebnissen. Die Spannweite der minimal zu fordernden prozentualen Reduktion in der VES-Häufigkeit reicht von 65% - 100% um mit einer Sicherheit von über 95% von einem Medikamenteneffekt und nicht von einer Spontananderung sprechen zu können. Diese Angaben beziehen sich auf Beobachtungsperioden von 24 Stunden und länger.

Der erforderliche Zeitaufwand ist in der Praxis fur die Auswahl eines effektiven Medikaments aus einer Reihe von möglichen Präparaten zu lang. Bis zur erfolgreichen Einstellung eines Patienten können auf diese Weise mehrere Wochen vergehen.

Deshalb hat vor einigen Jahren die Arbeitsgruppe um LOWN (s. GAUGHAN et al.) den Akuttest als Vorstufe fur die oben beschriebene Langzeitprüfung vorgestellt. Die Wirkung der einzelnen Medikamente wird jeweils in Form einer hohen oralen Einzeldosis an aufeinanderfolgenden Tagen getestet. Mit Hilfe dieses Akuttests werden die einzelnen Medikamente in effektive bzw. ineffektive eingeteilt. In der Langzeitprüfung werden dann nur die im Akuttest als effektiv bezeichneten Medikamente weiter getestet.

Wie hoch muß im Einzelfall die VES-Reduktion sein? GAUGHAN et al. verwendeten subjektiv gewahlte Kriterien. Wir wollen im folgenden ein statistisches Verfahren zur Auswahl effektiver anti-arrhythmischer Substanzen im Akuttest vorstellen.

## 2. METHODIK

Ausgangspunkt unserer Uberlegungen war der Verlauf der VES im Akuttest nach Medikamentengabe. Abb. 2 zeigt einen typischen Verlauf nach der Gabe einer als effektiv zu bezeichnenden Substanz am Beispiel von Tocainid.

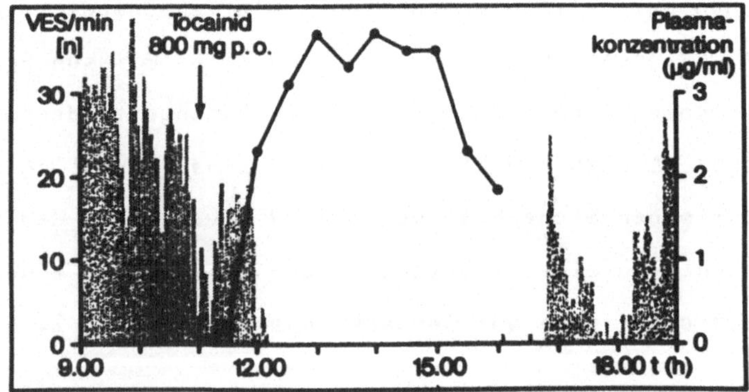


**Abb. 2: Verlauf der Häufigkeit von VES/min nach Gabe eines als effektiv zu bezeichnenden Medikaments zusammen mit der Plasmakonzentration am Beispiel von Tocainid.**

Die Wirkung setzt ca. 1 Stunde nach der Verabreichung ein und hält uber mehr als 4 Stunden an. Zur Verifizierung ist zeitgleich die Plasmakonzentration abgetragen. Es ist ein deutlicher Zusammenhang zwischen beiden Merkmalen zu erkennen.

Gesucht sind Maßzahlen zur Beschreibung dieses Verlaufs, um damit Kriterien zur Einstufung eines Medikaments als effektiv bzw. ineffektiv abzuleiten. Da mehrere Medikamente im Akuttest auf ihre Effektivitat untersucht werden, wird man die Wahrscheinlichkeit minimieren, eine Substanz fälschlicherweise als effektiv zu bezeichnen

$$P(L-|A+) \rightarrow \min$$

L - = Substanz erweist sich in der Langzeitprüfung als ineffektiv

A + = Substanz wird aufgrund des Akuttest als effektiv bezeichnet

Die Wahrscheinlichkeiten P(L+|A-) bzw. P(L-|A-) sind in der Praxis nicht zu ermitteln, da sich die im Akuttest als ineffektiv erwiesenen Substanzen in der Langzeitprufung nicht weiter getestet werden. Zur Einstufung eines Medikaments als effektiv konnte in Analogie zur Langzeitprüfung die Reduktion der durchschnittlichen VES/Std. im Vergleich zum Durchschnittswert eines Tages ohne Medikament (= Leertag) verwendet werden. Für den Akuttest kame hierfür der Zeitraum zwischen der 1. und 5. Stunde nach Medikamentengabe in Betracht.

Ein Vergleich von zwei Leertagen zeigt aber, daß selbst spontan Reduktionen von über 90% auftreten konnen. Daher mußte als Kriterium zur Beurteilung einer Substanz als effektiv eine nahezu vollständige Eliminierung der VES gefordert werden. Dadurch würden mit Sicherheit eine Reihe effektiver Medikamente als ineffektiv eingestuft werden. Überpruft man die VES-Werte bei den Patienten mit hohen spontanen Reduktionen, so erkennt man, daß in keinem Fall der in Abb. 2 dargestellte Verlauf vorliegt. Zur Abgrenzung von Therapieeffekten zur Spontanvariabilitat wurden folgende zwei Maßzahlen r und R ausgewahlt.

r: Veränderung der durchschnittlichen Häufigkeit von VES-Werten pro Stunde vor der Medikamentengabe im Vergleich zum Durchschnittswert nach der Medikamentengabe
$(r = (VES_{nach} - VES_{vor})/VES_{vor})$

R: Veränderung der durchschnittlichen Haufigkeit von VES-Werten pro Stunde zwischen der 1. bis 5. Stunde nach Medikamentengabe im Vergleich zum Durchschnittswert eines Leertages.
$(R = (VES_{nach} - VES_{leer})/VES_{leer})$

Der Vergleich beider Maßzahlen r und R erlaubt eine wesentlich bessere Unterscheidung der Reduktion, die auf die Therapie und nicht auf die Spontanvariabilität zuruckzufuhren sind als R allein.

Mit G wird das "effektive" Gebiet aus dem $\mathbb{R}^2$ bezeichnet. D.h. eine Substanz, dessen Wertepaar (r,R) im Gebiet G liegt wird als effektiv eingestuft. Um die Wahrscheinlichkeit $P(L-|A+)$ zu minimieren, mussen in G folgende Bedingungen erfüllt sein:

a) $r < a \quad (a < 0)$
Die Reduktion der VES nach Medikamentengabe im Vergleich zu den Werten vor der Gabe muß größer sein als a%.

b) $R < b \quad (b < 0)$
Durch die Medikamentengabe muß eine Reduzierung der Häufigkeit von VES um b% im Vergleich zum Leertag zu beobachten sein.

c) $P(G \text{ spontan}) < p$
Die Wahrscheinlichkeit, daß ein Wertepaar (r,R) ohne Medikamentengabe im Gebiet G liegt, soll unter p (z.B. $p < 0.05$) liegen.

Durch die Wahl der 3 Größen (a,b,p) ist das Gebiet G festgelegt. Die

Werte für (a,b,p) müssen natürlich so gewählt werden, daß zumindest einige Medikamente als effektiv bezeichnet werden.

## 3. ERGEBNISSE

Die Studie umfaßt derzeit n = 46 Patienten. Von nahezu allen Patienten liegen die VES-Werte/Std. an zwei Leertagen sowie unter der Gabe von sechs sog. Gruppe I-Antiarrhythmika vor:

- Disophyramid
- Flecainid
- Mexiletin
- Prajmelin
- Propafenon
- Tocainid

Abb. 3 zeigt die Verteilung der Werte (r,R) gemessen am 2. Leertag im Vergleich zum 1. Leertag.

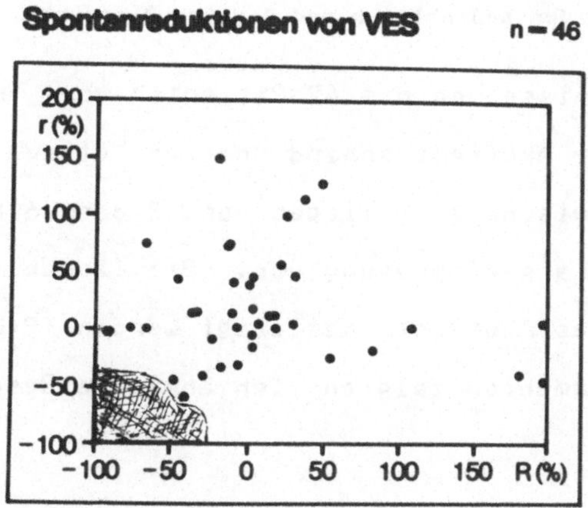


**Abb. 3: Verteilung der beiden Maßzahlen r und R, bestimmt anhand von 2 Leertagen, zur Abgrenzung des effektiven Gebietes G (schraffierter Bereich).**

Grenzt man das Gebiet G so ab, daß spontan kein Wertepaar (r,R) in diesem Gebiet zu beobachten ist und wählt man a = b = 30%, so ergibt sich das in Abb. 3 schraffiert gezeichnete Gebiet G.
Abb. 4 zeigt die Verteilung der Werte (r,R) unter Medikamentengabe am Beispiel von Flecainid zusammen mit dem effektiven Gebiet G.

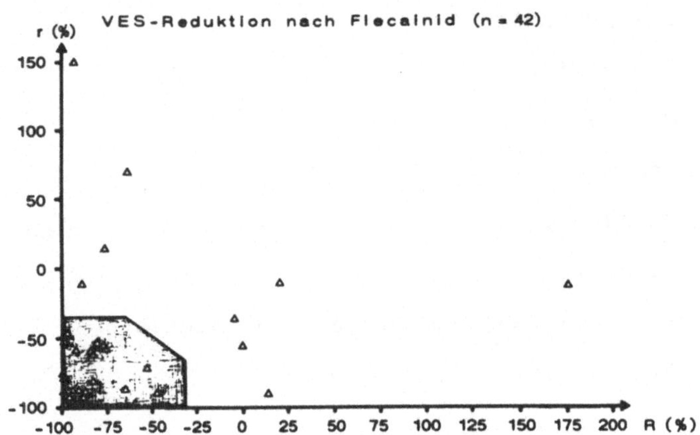


**Abb. 4: Verteilung der beiden Maßzahlen r und R unter Flecainid.**

Hier liegen die Ergebnisse von n = 42 Patienten vor. Bei 26 Patienten wurde Flecainid im Akuttest anhand unserer Methode als effektiv eingestuft. In der Zwischenzeit liegen von 13 der 26 Patienten auch die Ergebnisse der Langzeitprüfung vor. Bei 12 der 13 Patienten konnte das Ergebnis des Akuttests bestatigt werden (P(L+ A+)=0.92). Bei den anderen Medikamenten zeigten sich ähnliche Resultate.

## 4. DISKUSSION

Die effektive antiarrhythmische Therapie erscheint erfolgversprechend. Der Akuttest erweist sich dabei als eine sehr notwendige Vorstufe zur Auswahl einer effektiven antiarrhythmischen Therapie.
Neben einer Zeitersparnis bietet die Methode auch den Vorteil, daß

während des in der Klinik durchgeführten Akuttests medikamenteninduzierte Aggravierungen der Arrhythmie und sonstige unerwünschte Nebenwirkungen, die nicht selten sind und bei einer ambulanten Therapieeinstellung den Patienten gefährden können, frühzeitig und unter kontrollierbaren Bedingungen festzustellen sind.

Die im Akuttest gewonnenen Ergebnisse stimmen recht gut mit denen der Langzeitprüfung überein. Die Kriterien, die im Akuttest zur Einstufung einer Substanz als effektiv fuhren, basieren, wie hier vorgestellt, auf einem parameterfreien Verfahren.

In einem nächsten Schritt wollen wir versuchen, mittels parametrischer Verfahren, z.B. mit Methoden der Zeitreihenanalysen, diese Kriterien noch weiter zu spezifizieren. Ein weiteres Ziel wird sein, mit Hilfe parametrischer Verfahren auch die Kriterien zur Bewertung einer effektiven Substanz in der Langzeitprüfung zu überarbeiten.

Literatur:

BIGGER,J.T., ROLNITZKY, L.W. (1985):
The evaluation of antiarrhythmic drug efficacy.
In: Reiser, J.H., HOROWITZ, L.N.eds: Mechanisms and Treatment of Cardiac Arrhythmias, p.117-135

GAUGHAN,C.E., LOWN,B., LANIGAN,J., VOUKYDIS, P., BESER, H. (1976):
Acute oral drug testing for determining antiarrhythmic drug efficacy. 1. Quinidine
Amer J Cardiol 38: 677-684

GOEDEL-MEINEN, L., SCHMIDT, G., JAHNS, G. (1985):
Antiarrhythmische Therapie chronischer ventrikulärer Herzrhythmusstörungen
In: G.Schmidt, L.Goedel-Meinen, H.Blömer (Hsrg.):
Bedeutung, Diagnostik und Therapie ventrikularer Herzrhythmusstorungen
Tempo Medical, 71-84

GRABOYS, T.B., LOWN, B., PODRID, P.J., De-SILVA, R. (1982):
Long-term survival of patients with malignant ventricular arrhythmia treated with antiarrhythmic drugs.
Am J Cardiol 50: 437-443

JELINEK,M.V., LOHRBAUCHER, L., LOWN,B.(1974):
Antiarrhythmic drug therapy for sporadic ventricular ectopic arrhythmias.
Circ. 49: 659-666

MORGANROTH, J., MICHELSON, E.L., HOROWITZ, L.N., JOSEPHSON, M.E., PEALRMAN, A.S., DUNKMAN, W.B. (1978):
Limitations of routine long-term monitoring to assess ventricular ectopic frequency.
Circulation 58: 408-414

SAMI, M., KRAEMER, H., HARRISON, D.C., HOUSTON, N, CHIMASAKI, S., DeBUSK, R.F. (1980):
A new method for evaluating antiarrhythmic drug efficacy.
Circulation 62: 1172-1179

# A DATA BANK TO BETTER PROGNOSIS AND TREATMENT OF INFECTIVE ENDOCARDITIS

L. Bassein[1], A.M. Marata[1], M. Sanguinetti[2], M. Fantinel[1], L. Liverani[3], A. Gaspari[3], E. Ambrosioni[1], B. Magnani[2]

[1]Cattedra e Servizio di Farmacologia Clinica
Università di Bologna
Ospedale S. Orsola, Via Massarenti 9, 40138 Bologna, Italia

[2]Istituto di Malattie dell'Apparato Cardiovascolare
Università di Bologna

[3]Servizio di Tecnologie Biomediche, USL 28
Bologna

Summary.

Infective endocarditis is a difficult to treat and complex disease, and a computerized case history for past cases would be an aid for treatment of future cases. The case descriptions together with data from the literature (also to be computerized) would help the physician characterize the prognosis and choose the appropriate treatment. To this aim a flexible data bank was designed to organize the description of the 91 cases treated during the last 15 years at the Institute of Cardiology of Bologna University. Because of the complexity of the disease we developed a system of linked screens of various types to describe the key moments of the course. It was necessary to have a scheme that would encourage standardization while permitting graphs and free fields. The aim of the data bank is to provide the physician with a means to extract from past cases relationships between therapeutic regimen and outcome, with respect to the underlying conditions such as pre-existing heart disease and the microorganism involved. From these results diagnostic and therapeutic strategies will be developed to deal with patients with frequently occurring etiology. An attempt to optimize therapy for less common forms of the disease will be performed by selecting past cases similar to a current case and examining them individually. The system is currently in use.

## 1. Introduction and medical background.

Infective endocarditis is an inflammation of the endocardium (inner lining of the heart and valves) often resulting in partial or total destruction of the valves, or, more rarely, of other structures of the heart. It is a systemic infection which can be complicated by septic emboli in the brain, kidney, spleen or other organs [1-2]. The severity of the disease is linked to a complex interaction between the site of infection: natural tissue or prosthesis, and the microorganism(s) involved: bacteria, rarely fungi, and even more rarely viruses.

Natural tissue disease occurs for the most part in patients with a pre-existing lesion of the endocardium, such as sequelae of a previous rheumatic fever or congenital malformations of the heart, and more rarely in an apparently healthy heart. This type of endocarditis should tend to decline because of better diagnostic procedures and more efficacious antibiotic prophylaxis. Endocarditis on valvular prosthesis or graft can be classified according to the time elapsed between implantation and onset of the disease. This type of endocarditis is much more severe because of valve dehiscence and consequent heart failure, and the urgent need to replace the malfunctioning prosthesis. Because valves and grafts are being implanted much more often now than in the past this type of endocarditis will become a more frequent problem [3-4].

The overall incidence of the disease is low, even among patients with heart disease, whereas the lethality is high (from about 25% for natural tissue disease to about 80% on prosthesis within 3 months of surgery). Because the disease is infrequent and difficult to diagnose there is often a long latent interval (a typical interval could be 1 or 2 months; we observed intervals between 1 week and 3 years). All these characteristics plus an estimated accrual rate of at least 10 new cases/year should provide us with an excellent proving ground for antibiotic therapy protocols.

At present treatment is long and difficult, not standardized, and often irrational [5-7]. Since the disease is very heterogeneous, "standardized" does not mean that all cases should be treated in the same manner, but rather that the same rationale should guide all treatment, and that uniform judging criteria should be used. It should be possible to change the algorithms from time to time on the basis of new results.

As a first step towards rationalizing treatment we decided that a computer could provide the basis for standardized choice of treatment and a register of cases to be used by a service of centralized consulting for the hospital or zone. The register of cases would act as a stimulus for various treatment centers to pool past experience and set up common prospective treatment protocols.

Many problems are expected when optimization of treatment is attempted. The disease is complex and evolves rapidly, every case is different (at least in some respects) and many treatments are possible. Even specialized laboratory tests such as the antibiogram, minimal inhibitory concentration and antibiotic bactericidal level give only a rough indication of how treatment is proceeding or what treatment should be undertaken, and a therapeutic error is often fatal.[8-11]

Specific problems stemmed from the large amount of heterogeneous data for each patient: a detailed case history, a long and variable clinical course, and a therapeutic regimen which did not often proceed linearly. There was an intricate relationship between clinical course and treatment which we found very hard to represent in a standard fashion[9]. This was connected with the difficulties we had in codifying clinical assessment of continuous phenomena such as progressive valve disfunction. It is difficult to assign an exact point in time to clinical events such as the onset of heart or kidney failure, and unfortunately this is important for therapeutic decision-making.

We formulated some general principles to guide us in setting up the data bank. Many linked screens were used to accommodate all the data. To make searches simpler, all fields to be searched simultaneously were put on the same screen, when possible. Because of the complexities of the disease some screens had to be able to express information visually. The sequence of the screens had to be flexible, because events do not always occur in a fixed sequence. Physicians, after a

FIGURE 1 GENERAL INFORMATION

WARD ________ ☐☐ CASE N. ☐☐☐☐☐☐ ADMISSION DATE ☐☐☐☐☐☐

NAME ____________________ HOSPITAL DAYS ☐☐☐

SEX ☐ AGE ☐☐ WEIGHT (KG) ☐☐☐☐

HEART DISEASE ____________ ☐☐☐☐ ☐☐☐☐ ☐☐☐☐
(60 CHOICE OPEN CODE)

ENDOCARDITIS ON: NATURAL TISSUE ☐ PROSTHESIS(EARLY) ☐ PROSTHESIS (LATE) ☐ IN DOUBT ☐

SITE OF INFECTION ____________ ☐☐ (VALUES 0 - 18)

FEVER ☐ DAYS BEFORE ADMISSION ☐☐☐ DAYS BEFORE DIAGNOSIS ☐☐☐☐

ANTIBIOTICS BEFORE ADMISSION ☐ ____________ ☐☐☐☐ ☐☐☐☐
( 7 FIELDS FOR NAMES & CODES)

FOCI ☐ DRUG ADDICT ☐ PROPHYLAXIS FOR ENDOCARDITIS ☐

PREVIOUS ENDOCARDITIS ☐ YEARS BEFORE ☐☐

FIGURE 2 GRAPH OF HOSPITALIZATION

CASE N. ☐☐☐☐☐☐ NAME ____________________

| ANTIBIOTICS | 1 | 10 | 20 | 30 | 40 | 50 | 60 | 70 | 80 | 90 | 100 | 110 | 120 | 130 DAYS |
|---|---|---|---|---|---|---|---|---|---|---|---|---|---|---|
| ____ | | | | | | | | | | | | | | |
| ____ | | | | | | | | | | | | | | |
| ____ | | | | | | | | | | | | | | |
| ____ | | | | | | | | | | | | | | |
| ____ | | | | | | | | | | | | | | |
| ____ | | | | | | | | | | | | | | |
| FEVER | | | | | | | | | | | | | | |
| HEART FAILURE | | | | | | | | | | | | | | |
| EMBOLI | | | | | | | | | | | | | | |
| RENAL INSUFF. | | | | | | | | | | | | | | |
| ANTIBIOTIC BACT.LEVEL | | | | | | | | | | | | | | |
| THERAPY FAILURE | | | | | | | | | | | | | | |
| ANTIBIOGRAM | | | | | | | | | | | | | | |
| SURGERY | | | | | | | | | | | | | | |
| VALVE DEHISCENCE | | | | | | | | | | | | | | |
| DEATH | | | | | | | | | | | | | | |

NOTES: ____________________

small amount of training, had to be able to consult the system unaided. Finally, data analysis had to be possible to follow epidemiologic trends in the disease and progress in treatment.

## 2. The data bank and a few preliminary results.

The 5 blank screens are shown in Fig. 1-5. Figure 2, which gives the graph of hospitalization, is probably where our data bank differs most from more commonly used ones. It is an attempt to give the physician a visual account of the relationship between clinical course and therapy in a gestalt with clinical meaning.

Figure 6 shows this screen for a patient with endocarditis due to stafilococcus epidermidis which occurred on a mitral valve prosthesis 1 year after surgery. The 3-month stay in hospital shown here is not one of the shortest nor one of the longest. The graph illustrates the relationships between clinical course and treatment. Each of the 3 antibiograms is followed by a decision on antibiotic therapy. For example from the data on fever and the antibiogram no. 2 screen (not shown here) the first cycle of antibiotics was found to be inadequate (see the entry therapy failure) and another cycle, this time efficacious (seen from the graph of temperature and from the antibiogram no. 3 screen not shown here), was administered. During the first cycle surgery was performed because of valve dehiscence. An embolus occurred before surgery. The temperature oscillation is typical of a clinical course. The notes detail the dose and route of administration of each antibiotic given.

FIGURE 3 ANTIBIOGRAM

NAME ______________ CASE N. ☐☐☐☐☐☐ ANTIBIOGRAM N. ☐

DATE ☐☐☐☐☐☐ N. OF BLOOD CULTURES ☐☐ POSITIVE CULTURES ☐☐

GERM 1 ______________ ☐☐ GERM 2 ______________ ☐☐

| ANTIBIOTICS TESTED | CODE OF SENSITIVITY | MIN. INHIBITORY CONCENTRATION | USED |
|---|---|---|---|
| | | | |
| | | | |
| | | | |
| | | | |
| | | | |
| | | | |

25 OPEN FIELDS

FIGURE 4 THERAPY & OUTCOME

NAME ______________ CASE N. ☐☐☐☐☐☐

SURGERY: YES ☐ IF YES, INDICATIONS: DRUG INEFFICACIOUS ☐
NO ☐ HEART FAILURE ☐
PLANNED ☐ EMBOLI ☐
UNKNOWN ☐

THERAPY: ANTIBIOTIC ☐ OUTCOME: RECOVERY ☐
ANTIB.+ SURGERY ☐ DEATH ☐
ANTIB.+ SURGERY+ ANTIB. ☐ UNKNOWN ☐
SURGERY + ANTIBIOTIC ☐
NONE ☐ IF DEATH CAUSE ______ ☐☐

NORMALIZATION OF FEVER AFTER ☐☐☐ DAYS OF THERAPY

VALVE INSUFFICIENCY: OCCURRED ☐ HEART FAILURE: OCCURRED ☐
UNCHANGED ☐ DISAPPEARED ☐
WORSENED ☐ UNCHANGED ☐
NEVER OCCURRED ☐ IMPROVED ☐
WORSENED ☐
NEVER OCCURRED ☐

SIDE EFFECTS OF ANTIBIOTICS: RENAL INSUFFICIENCY ☐ OTHERS ☐ ______

TIME TO SURGERY: ☐☐☐ DURING ANTIBIOTIC TREATMENT ☐ AFTER CURE ☐

AUTOPSY ☐ DIAGNOSIS: CLINICAL ☐ AUTOPTIC ☐

The software which permits us to use the data bank is the electronic worksheet ant data-entry system called Personal Computing Facility, which runs on the hospital's Honeywell DPS8 main-frame[12]. The principal advantage of the program was its availability. The program supports searches and reformats data for external data analysis. A major disadvantage is that some searches are difficult, and that it is necessary to use tricks to make other searches possible. We linked the screens by identifying the patient on each screen by case number and name, and sequenced the screens for each patient in the correct order. Finally, printing is laborious and sorting is impossible.

This inappropriate program, not used to full capacity, but with rigorously defined fields, gave us good results. This was possible because 91 is a large number of cases of infective endocarditis and because a typical search yields between 5 and 30 cases, which almost

FIGURE 5 LABORATORY DATA

NAME ______________________ CASE N. [ | | | | | ]

| | INITIAL VALUE | MOST PATHOLOGICAL VALUE | FINAL VALUE |
|---|---|---|---|
| HEMOGLOBIN VALUE | | | |
| WHITE BLOOD CELLS | | | |
| NEUTROPHIL COUNT | | | |
| ERITH.SEDIM.RATE | | | |
| C REACTIVE PROT. | | | |
| CREATININE | | | |
| SERUM IRON | | | |
| TRANSFERRIN | | | |
| HEMATURIA | | | |
| URINARY LYSOS.ENZ. | | | |
| | | | |
| | | | |

RELAPSE [ ] IF YES, AFTER [ | | ] MONTHS

always are to be examined individually.

Our 91 cases, corresponding to 84 patients because of multiple episodes in 7 individuals, pertained to 44 males and 40 females. Age varied from 9 to 69 years without any particular clustering in the middle or at the extremes. Twenty-five different microorganisms were involved.

Table 1 illustrates the outcome of infective endocarditis by type.

TABLE 1. OUTCOME OF INFECTIVE ENDOCARDITIS BY TYPE.

| | NATURAL TISSUE | PROSTHESIS (EARLY) | PROSTHESIS (LATE) | IN DOUBT | TOTAL |
|---|---|---|---|---|---|
| RECOVERY | 42 (76%) | 2 (20%) | 6 (46%) | 10 | 60 |
| DEATH | 13 (24%) | 8 (80%) | 7 (54%) | — | 28 |
| UNKNOWN | 2 | — | — | 1 | 3 |
| TOTAL | 57 | 10 | 13 | 11 | 91 |

The lethality of the disease varies drastically with the type: natural tissue disease is less than half as lethal as when a prosthesis is in-

FIGURE 6 : GRAPH OF HOSPITALIZATION OF A PATIENT WITH ENDOCARDITIS DUE TO STAFILOCOCCUS EPIDERMIDIS ON MITRAL VALVE PROSTHESIS ONE YEAR AFTER SURGERY.

CASE N. | |1|2|1|5|2| NAME B.A.

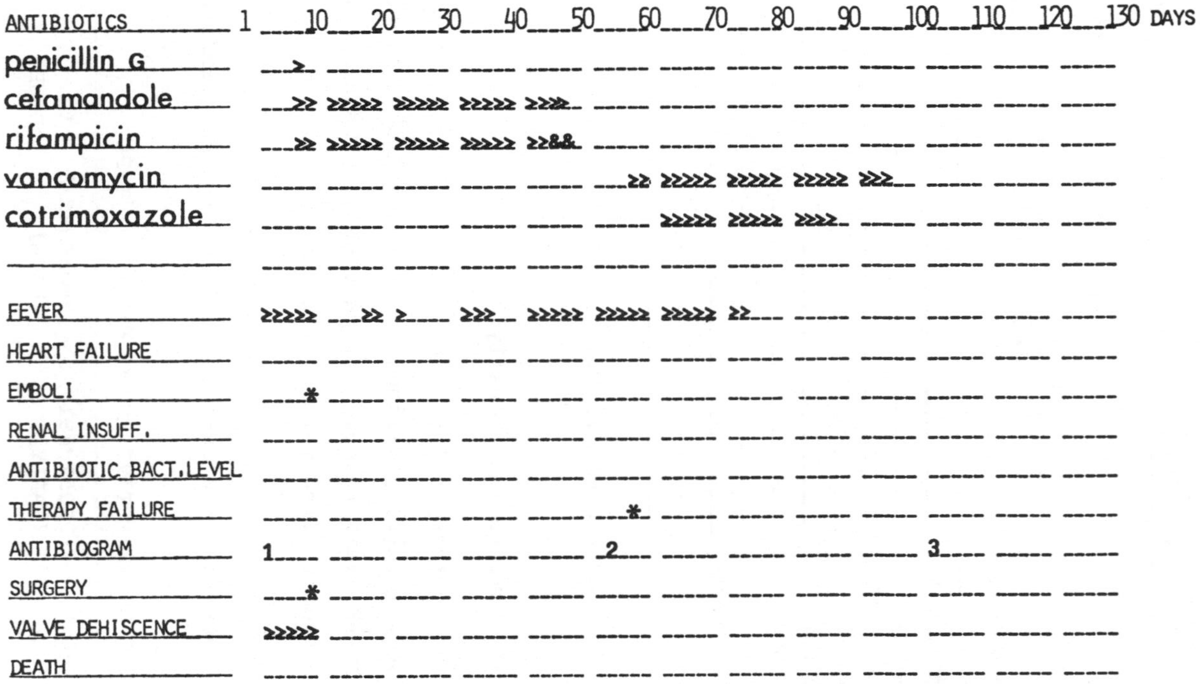

| ANTIBIOTICS | 1–10 | 10–20 | 20–30 | 30–40 | 40–50 | 50–60 | 60–70 | 70–80 | 80–90 | 90–100 | 100–110 | 110–120 | 120–130 DAYS |
|---|---|---|---|---|---|---|---|---|---|---|---|---|---|
| penicillin G | > | | | | | | | | | | | | |
| cefamandole | >> | >>>>> | >>>>> | >>>>> | >>> | | | | | | | | |
| rifampicin | >> | >>>>> | >>>>> | >>>>> | >>&& | | | | | | | | |
| vancomycin | | | | | | >> | >>>>> | >>>>> | >>>>> | >>> | | | |
| cotrimoxazole | | | | | | | >>>>> | >>>>> | >>>> | | | | |
| | | | | | | | | | | | | | |
| FEVER | >>>>> | >> | > | >>> | >>>>> | >>>>> | >>>>> | >> | | | | | |
| HEART FAILURE | | | | | | | | | | | | | |
| EMBOLI | * | | | | | | | | | | | | |
| RENAL INSUFF. | | | | | | | | | | | | | |
| ANTIBIOTIC BACT.LEVEL | | | | | | | | | | | | | |
| THERAPY FAILURE | | | | | | * | | | | | | | |
| ANTIBIOGRAM | 1 | | | | | 2 | | | | | 3 | | |
| SURGERY | * | | | | | | | | | | | | |
| VALVE DEHISCENCE | >>>>> | | | | | | | | | | | | |
| DEATH | | | | | | | | | | | | | |

NOTES: PENICILLIN G. K. 30 MILLION UNITS ; CEFAMANDOLE 3G Q.I.D. IV IN 100 CC OF 5% GLUCOSE SOLUTION INFUSED FOR 30 MIN (H 6 AM 12 AM 6 PM 12 PM) ; RIFAMPICIN 600 MG B.I.D. IV IN 100 CC OF 5% GLUCOSE SOLUTION , RIFAMPICIN 300 MG T.I.D. IV ; VANCOMICYN 500 MG 8 I.D. IV IN 5% GLUCOSE SOLUTION ;

COTRIMOXAZOLE 1 CP PO B.I.D.

volved. Especially soon after surgery the disease is extremely severe. As already mentioned, heart surgery is becoming more frequent, thus this severe type of endocarditis will be increasingly important. Careful attention should thus be paid to prevention, early diagnosis and correct treatment. This will entail as much rigor and standardization of description as the disease will allow, and we hope that our data bank will help this to come about.

Acknowledgement.

We warmly thank the head of the USL 28 computing center Dr. Marcello Mazzacurati and his staff for technical assistance, much beyond the call of duty.

References.

1. Hermans P.E. (1982). The clinical manifestations of infective endocarditis. Mayo Clinic Proc 57, 15-21.

2. Wilson W.R., Giuliani E.R., Danielson G.K., Geraci J.E. (1982). Management of complications of infective endocarditis. Mayo Clinic Proc 57, 162-170.

3. Wilson W.R., Danielson G.K., Giuliani E.R., Geraci J.E. (1982). Prosthetic valve endocarditis. Mayo Clinic Proc 57, 155-161.

4. Bortolotti U., Thiene G., Milano A., Panizzon G., Valente M., Gallucci V. (1981). Pathological study of infective endocarditis on Hancock porcine bioprostheses. J Thorac Cardiovasc Surg 81, 934-942.

5. Dismukes W.E., Karchmer A.W., Buckley M.J., Austen W.G., Swarz M.N. (1973). Prosthetic valve endocarditis: Analysis of 38 cases. Circulation XLVIII, 365-377.

6. Slaughter L., Morris J.E., Starr A. (1973). Prosthetic valvular endocarditis: A 12-year review. Circulation XLVII, 1319-1327.

7. Venezio F.R., Westenfelder G.O., Cook F.V., Emmerman J., Phair J.P. (1982). Infective endocarditis in a community hospital. Arch Intern Med 142, 789-792.

8. Wilson W.R., Nichols D.R., Thompson R.L., Giuliani E.R., Geraci J.E. (1980). Infective endocarditis: Therapeutic considerations. Am Heart J 100, 689-704.

9. Drake T.A., Sande M.A. (1983). Studies of the chemiotherapy of endocarditis: correlation of in vitro, animal model, and clinical studies. Rev Infect Dis 5 (Suppl. 2), S345-S355.

10. Shanson D.C. (1983). Prophylaxis and treatment of infective endocarditis - Current recommendations. Drugs 25, 433-439.

11. Richardson J.V., Karp R.B., Kirklin J.W., Dismukes W.E. (1978). Treatment of infective endocarditis: A 10-year comparative analysis. Circulation 58, 589-597.

12. The Personal Computing Facility programmer's and administrator's guide (PC 2.2). Honeywell Information System Inc., 1984.

# INTERACTIVE ANALYSIS OF TRANSPLANT DATA

R. Janßen, R. Reuter
IBM Scientific Center
Tiergartenstr. 15, D-6900 Heidelberg

## 1. Introduction

The Interactive Statistical Analysis Package (ISAP) is an experimental software tool being developed in the Transplant Information System project (TRAINS), a joint research project of the IBM Scientific Center Heidelberg and the University of Heidelberg. It intends to provide fast and easy access to the Collaborative Transplant Study (CTS) data on kidney transplantation.

CTS is a joint effort of more than 200 transplant centers all over the world, begun in 1982, which send reports on kidney transplantations containing information on more than 100 variables to the Department of Transplant-Immunology, Heidelberg and also regular updates on the outcome of the transplantation. The CTS data base contains now more than 20,000 case histories and 8,000 new ones are expected per year.

This paper describes some thoughts and experiences leading to the development of ISAP. The next section attempts to show that interactivity is badly needed for the analysis of this type of data. Furthermore, we need easy to handle menus and carefully selected methods and presentation of results for the physician. The final section points out some consequences of the desired interactivity for an appropriate software tool. Of course, ISAP can easily be applied to different collections of case histories on transplantation of other organs or other diseases.

## 2. Why interactivity?

Since transplantation is a vital operation there will probably never be controlled experiments w.r.t. those factors thought to have a strong effect on the outcome. Nevertheless, a lot of information on past transplantation has been collected, e.g. in the CTS data base containing now more than 20,000 case histories with more than a hundred variables for each case. Due to the typical defects in this kind of medical data (missing entries, weakly defined variables, possible bias, lack of control) the methods of confirmative statistical analysis (testing of hypotheses, computation of p-values and so on) are not appropriate. Despite these defects it is wrong to throw away the data because the standard statistics may not be applicable. There will probably never be data in this area which are really of much better quality than those in the CTS data base. So one must try to learn from them as much as possible being continually aware of the defects and their consequences.

Of course, with this kind of data it is not possible to do a single computation and get a decisive answer on a special question. But any case history may be viewed as an experiment on transplantation. So if we develop a hypotheses, e.g. on the influence of a specific factor, we might try to explore the data to find out if they support the theory or not.

Since there is not a decisive test for our hypothesis the best we can do is to apply several methods which enlighten different aspects of our hypothesis, eventually to modify the hypotheses a bit in order to see if the results are stable.

## Example:

- The hypothesis is that in a specific group G of patients a factor F has a strong effect on the outcome of the transplantation. First, we might have a first glance to see if for the different values of F there is at all a change in the clinical outcome grade after three months (COG3MO). Then we could draw Kaplan-Meier curves for those values $f_i$ of F showing extreme differences in COG3MO. But the effect might well be due to some correlating factors so we compute the distributions of important other factors for the subgroups $G \cap \{F = f_i\}$ to see how these subgroups differ and calculate contingency coefficients to measure the degree of dependency. Based on this analysis it could be of interest to do a regression analysis (for qualitative data: loglinear model) for different model assumptions. Furthermore, we might then modify certain parameters in the definition of G and see how this effects the analysis.

Of course, one should be very carefully in the interpretation of the results and in drawing conclusions from the results of such an explorative analysis. This could be supported by on-line comments on methods and presentations of results.

The nature of the data requires that this kind of analysis is done by the medical researcher himself who knows about the content and the origin of the data but is in general not intensively trained in the use and interpretation of statistical methods. (An ideal, but unrealistic, situation would be that a physician and a biostatistician do the analysis together). During the course of our analysis we might run into very erratic results due to the defects in the data. The following example tries to illustrate this fact.

## Example:

- In the CTS data there are three groups of antigens reported for each donor and recipient (two for each group) which influence the immunological rejection of the kidney: A, B, DR. The better the antigens of donor and recipient match the better the chances for success. But when we looked at the group $G := \{transplants\ with\ 2\ DR - mismatches\}$ and the factor $F := number\ of\ A\ or\ B\ mismatches$, quite the contrary seemed to be true: the more additional A,B mismatches the better the chances. We weren't able to find an explanation for this result until we asked the immunologist. He pointed out that due to the present distribution procedure of donor kidneys it was more likely that transplants with a large number of mismatches were done locally i.e. the donor kidney became available at the clinic of the recipient. In this case the physician in charge of the recipient might have additional information on the recipient eventually not in our data, e.g. that the recipient is a low responder against foreign tissue. This explanation could easily be supported by some further analysis. But we had never taken into account this factor "local/shipped kidney" because in the many groups we analyzed before we had never seen a difference in the chances for local and shipped kidneys - at least if we ruled out the effect of longer ischemia times for shipped kidneys.

The nature of the explorative analysis described so far leads to the following requirements for decent software for this task:

1. Easy to handle (menu driven) user interface so that the medical researcher can question the data.

2. Graphical and numerical display of results directly on the terminal as well as printed output for eventual documentation.

3. Interactivity - so the researcher can modify an old or pose a new query based on the results of previous queries fresh in his mind.

Furthermore, much effort should be spent to select methods to be included. Up to now in this specific environment there has been almost exclusive use of the Kaplan - Meier technique combined with some logrank test to compare survival rates of two or several subpopulations but there are more, useful methods around. From the nature of the data it is clear that not very sophisticated statistical tests but powerful descriptive methods are important.

There is need for a word of ***caution***. Researchers in the social and biomedical sciences have a strong desire for the computation of certain so called p-values as a result of some hypotheses testing. This attitude is mainly caused by the editing policy of the respective journals which could be stated roughly as follows: somewhere in the paper there must be a p-value, and this must be smaller than 0.05 (or even 0.025 for a "good" journal). Sometimes there are whole batteries of p-values reported, some smaller, some larger than 0.05 - but mostly only the smaller ones are reported. Besides the fact that it is sometimes hard to describe a random model in case of a transplant registry or in other data collections which contain the data of a whole population there are some serious reasons to avoid the computation of p-values in a fast interactive tool for explorative data analysis (if not totally).

Let us consider as an example an experiment on extra sensory perspiration (ESP): 100 people are asked to throw a dice 90 times and produce as many sixes as possible. It is then highly probable that some of them throw "significantly" more than 15 sixes. But this does not, of course, imply that we detected some ESPers. The very same effect might appear if we are able to extract and compare easily two subgroups of the same collection of data: just by chance we will not so rarely produce small p-values.

Furthermore, almost all these tests analyse the wrong hypotheses, because they work with point hypotheses i.e. they test if two groups are actually equal. But in social and biomedical sciences there are no point hypotheses (with the exception perhaps of the existence or non-existence of ESP). If we divide e.g. a biological population by a meaningful parameter into two groups there will be a statistically significant difference in survival, at least if the groups are large enough. Sometimes it is argued that the size of the p-value gives a feeling for the size of the difference. But this can then only be a vague feeling and at least the unexperienced statistician will be more often misled than get the right picture. And even if we were interested in a point hypotheses then testing or the computation of some confidence intervals does not tell us what will happen in the next experiment - which most scientists believe them to do. The scientist, however, is interested in replication and not in minimizing a loss function for making a go - no go decision as in operations research. So the tests give the wrong answer to the wrong question (see the very rewarding paper of Guttmann [1]). Instead, bootstrapping techniques like cross validation and Monte Carlo simulations might be more helpful to gain an impression of the stability of certain results.

Finally, let me quote from Tukey [2]: "Exploration relies greatly on looking around. Indeed, until practical psychologists produce new ways to receive the message from data, there will continue to be no substitute for visual techniques in exploring data. It may well be that 'plot and eye' is the most diverse channel to the human mind. Not that it will transmit more bits per second but rather that it will transmit a greater variety of messages on unexpected topics easily and rapidly. There really seems to be no substitute for 'looking at the data'." And this should be supported by modern, interactive graphical displays.

## *3. Consequences for the software design*

What are the implications of the requirements specified in section 2 for a tool for explorative data analysis?

**ad 1.** This is standard business. There are different techniques to build interfaces, but they may need some modifications based on user experience. A problem arises when designing the panels for selecting subpopulations on the basis of more than hundred variables. One must allow to type in the selection directly or retrieve and eventually modify previously defined selections but also have a lot of help facilities for the unexperienced user.

**ad 2.** This is mainly a question of the right hardware. Additionally, choose a graphics software which is flexible and which most easily fits to the other software. And the graphics should be standardized so that e.g. the pictures of different sets of Kaplan - Meier curves are comparable and do not mislead the user by varying scaling.

**ad 3.** Here lies the hard core of the problem, because interactivity requires reasonably fast response times.

A key to short computation times lies in an effective representation of the data corresponding to the algorithms to be used - and these algorithms also should be adapted to the specific type of data. A general purpose data base management system has to compromise between many divergent aspects: speed of updates and selections, security, backups and so on. For the explorative analysis of data most of these features are of less importance, e.g. it might well be sufficient to have an updated version of the data base every month or so. But the selection of subpopulations and the extraction of variables should be very fast. Furthermore, many variables contain more information than is actually needed for the statistical analysis.

## Examples:

- The clinical outcome grade contains information on the quality of function rsp. the reason for failure of the kidney after transplantation. For most computations one needs only the information, function or non-function.
- Since most of the variables are qualitative the range of the few quantitative ones such as age should be encoded and viewed as qualitative ones, also in order to avoid scaling problems. This procedure is supported by the fact that most of these variables bear a qualitative aspect: there is e.g. a qualitative difference between small babies and grown-up people as candidates for transplantation.

Several other variables may better be replaced by some functions of their values: instead of including day, month, year of first dialysis better take the difference between this date and the date of transplantation. All this kind of encoding must be done in a joint work with the physician, most probably as an iterative process until finally an accepted coding has been achieved. Of course, the reformatting and coding routines must be flexible enough to take into account new variables or algorithms and modified coding due to new insight. The retrieval of information from the data base and its reformatting for efficient statistical analysis may be a sizeable computation, but needs to be done only rarely and at times when the computer workload is low.

Based on these considerations for ISAP we chose APLDI (APL data interface) as a tool for data storage. It essentially stores a variable as a record of a CMS file and codes any information numerically which speeds up comparisons and other computations. A program is supplied with APLDI taking a flat CMS file (each record one case history) and a table describing the format of the records and transforms them into an APLDI file. The CMS file and the table are prepared on the basis of an extract of the general purpose data base management system and a file containing further coding and transforming information. This data interface can most easily be accessed from APL2 which is a powerful and inherently interactive programming language facilitating the development of new software (if there will finally be need for the higher speed of a compiled language there exists an interface allowing to replace the "number-crunching" parts of the algorithms by FORTRAN code). Finally, in order to have a uniform programming environment we took ASGP (APL System for Graphics Presentation) for the graphical presentation of results, which provides flexible and easy to handle tools for the preparation of graphs.

***Conclusion:*** Given the task to provide an effective tool for explorative analysis of transplant data it became clear that such a tool should be interactive, easy to handle for the physician and heavily support graphics. In order to achieve the speed necessary for interactivity it is essential to prepare the data for the specific needs of the algorithms typical for the type of data we want to analyze.

***Acknowledgement:*** We gratefully acknowledge the help of many colleagues at the IBM Scientific Center Heidelberg. Especially we want to thank Dieter Lattermann for his patience and his continuous support.

***References:***

1. Guttman, L. 'The illogic of statistical inference for cumulative science', *Applied Stochastic Models and Data Analysis* (1985), Vol.1, No.1, p.3-9
2. Tukey, J.W. 'Analyzing data: Sanctification or detective work?', *American Psychologist* (1969), Vol.24, p.83-91

# NICHTORTHOGONALE VARIANZANALYSE IN KLINIK UND EPIDEMIOLOGIE

J. Adam, H.-P. Wortha
Institut für Biostatistik und Medizinische Informatik
Martin-Luther-Universität Halle-Wittenberg
Krausenstr. 14, 4020 Halle, DDR

Summary

The classical design of ANOVA is balanced. But balanced data are rare in clinical and epidemiological research. There are three cases leading to unbalanced data.

(a) Often an orthogonal ANOVA becomes nonorthogonal by missing data.
(b) The cell frequencies are not fixed from the beginning. Some of the marginal numbers may follow a distribution by chance and affect all cell frequencies.
(c) All variates - the categorial ones usually taken as influencing factors, and the metric ones considered as 'dependent' variables - are in the same position both with respect to the analytical procedure and their role in the design.

For case (a) SNEDECOR gave approximative solutions. For case (b), solved in the past more by algebraic than by statistical procedures, WORTHA has found closed formulas. Case (c) was investigated by LAURITZEN and WERMUTH on a rather abstract level.

In the present paper, for a design having A, B as categorial variates, X as a continuous variate and the total number of observations fixed, all 10 possible hypotheses of independence and the likelihood ratios under these assumptions are obtained. For six of these ten hypotheses the test functions are known. In the remaining hypotheses the likelihood ratios may be used in an explorative sense. One important feature of this method is the possibility to draw conclusions in both directions, from A, B to X and from X to A and/or B. This is shown by an example.

## 1. Einführung

In der klassischen VA, Modell I, betrachtet man die Wirkung von k nominalskalierten Einflußgrößen $E^a$, a=1,...,k auf eine metrische Zielgröße Y, wobei Y ein Vektor sein kann. Sind dabei sachlogisch alle Kombinationen möglich, so liegt eine k-faktorielle VA mit Kreuzklassifikation vor. Vom Standpunkt der Versuchsplanung sind die $E^a$ Auswahlmerkmale, d.h. die Zielgröße Y wird an einer festgelegten Anzahl von $n_{ij...m}$ Objekten betrachtet, die der Wirkung von $E^1_i E^2_j ... E^k_m$ ausgesetzt sind. Um günstige Eigenschaften des analytischen Apparates zu erreichen, werden alle Besetzungszahlen gleich groß oder wenigstens proportional zu den einfaktoriellen Rändern gewählt. Dieses Modell wurde bekanntlich von R. Fisher für Feldversuche entwickelt und eingeführt. Seitdem betrachtet man bis in die jüngere Zeit Abweichungen von dieser Anlage als eine Art Unzulänglichkeit in der Planung und versucht die dadurch entstehenden "Fehler" exakt oder näherungsweise auszubessern. Erst in jüngerer Zeit hat die Verwendung wohl vor allem in klinischen und epidemiologischen Studien dazu gezwungen das Modell auszubauen. Wir möchten einige solche Verallgemeinerungen betrachten, die in Anwendungen eigentlich den Normalfall darstellen. Zur bequemeren Beschreibung beschränken wir uns auf höchstens 3 Einflußgrößen A, B, C mit den Ausprägungen $A_i$(i=1,...,a), $B_j$(j=1,...,b) und $C_k$(k=1,...,c) und im allgemeinen eine univariate Zielgröße Y. Wir lassen zu, daß die Häufigkeitsverteilung der Einflußmerkmale in der Studie beobachtet wird, daß die Einflußgrößen also Zufallsvariable $\underline{A}$, $\underline{B}$, $\underline{C}$ sind. Das trifft u.a. dann zu, wenn sie als bekannte Störgrößen in eine Studie einbezogen werden. Die Betrachtung als Zufallsgröße liefert oft zusätzliche Informationen. Der andere - bekanntere - Fall ist der, daß die Einflüsse in der Versuchsanlage ursprünglich Auswahlmerkmale waren, mit denen eine orthogonale VA erzeugt werden sollte, daß aber Ausfälle mehr oder weniger große Abweichungen von der klassischen Anlage mit sich bringen. In beiden Fällen ist die Frage, ob sich geeignete allgemeine Modelle formulieren lassen, deren Verteilungen gefunden werden können und für die man auch die notwendigen Parameter in befriedigender Weise schätzen kann. Eine Reihe von solchen Fragen und Antworten sind u.a. von Wortha, z.T. von Wermuth und Lauritzen formuliert worden.

## 2. Die orthogonal geplante VA

Der Vollständigkeit halber soll auf den Fall eingegangen werden, daß die Abweichung von der Orthogonalität relativ geringfügig ist und durch Ausfälle von Beobachtungen aus fest vorgegebenen Zellhäufigkeiten entstanden ist. Für eine solche kurze Darstellung genügt ein Modell A, B, Y, wo A, B kategoriale Auswahlmerkmale und Y eine metrische Zielgröße ist.

$$y_{ijk}=m+a_i+b_j+c_{ij}+\varepsilon_{ijk} \quad \text{mit } \varepsilon \sim N(0\,\sigma^2) \tag{1}$$

Man unterscheidet dabei meist die beiden Fälle, daß entweder

$n_{ij}$ = konst = k , i=1,...,a; j=1,...,b; k=n/ab

oder

$n_{ij}$ proportional $n_{i.}$ und $n_{.j}$ (aber nicht alle $n_{ij}$=konst) geplant war. Snedecor (1956) schlug als Näherungslösung im ersten Fall heuristisch die Methode der ungewichteten Mittel zur Schätzung der Parameter in (1) vor, was nach Wortha auf

$$\sum_{ij} K_{ij}^2 \, \varepsilon_{ijk}^2 \rightarrow \text{Min} \tag{2}$$

mit $K_{ij}=\sqrt{h/n_{ij}}$ hinausläuft, wobei h das harmonische Mittel der realen Besetzungszahlen $n_{ij}$ ist:

$$h = ab/\sum_{ij} \frac{1}{n_{ij}} \quad .$$

Reparametrisierungsbedingungen sind dabei $\sum a_i = \sum b_j = \sum c_{ij} = 0$ . Faßt man dabei, wie sich das anbietet, (2) als aus dem Modell

$$K_{ij}y_{ijk}=K_{ij}m+K_{ij}a_i+K_{ij}b_j+K_{ij}c_{ij}+K_{ij}\,\varepsilon_{ijk} \tag{3}$$

abgeleitet auf, so ändern sich alle neuen Parameter wie $K_{ij}$ von Zelle zu Zelle. Sie erfüllen damit nur angenähert die Modellgleichung (1), wenn alle $K_{ij}$ nahe bei 1 liegen. Tatsächlich muß man den Gültigkeitsbereich für die Näherung einschränken. Wir empfehlen das Kriterium

$$H = \sum_{ij} (n_{ij}-h)^2/h < \chi^2(\alpha;ab-1) \text{ mit } \alpha \geq 0{,}10 \ . \tag{4}$$

Wenn $n_{ij} \sim n_{i.}$, so wendet man nach Snedecor die Methode der erwarteten Besetzungszahlen an, bei der die Parameter mit der Forderung

$$\sum_{ijk} L_{ij}^2 \, \varepsilon_{ijk}^2 \rightarrow \text{Min.} \tag{5}$$

geschätzt werden. $L_{ij}=\sqrt{E_{ij}/n_{ij}}$ mit den erwarteten Zellhäufigkeiten $E_{ij}$. Man kann die Bestimmung der Erwartungswerte über den Snedecor' schen Ansatz hinaus verallgemeinern, wenn man von den Beziehungen der Einflußgrößen zueinander ausgeht. Hat man 2 unabhängige Einflußgrößen, dann ist $E_{ij}=n_{i.}n_{.j}/n$. Bei drei Einflußgrößen A, B, C mit bedingter Abhängigkeit (AxB)/C wäre beispielsweise $E_{ijk}=n_{i.k}n_{.jk}/n_{..k}$. Die Rolle von Unabhängigkeitshypothesen wird deutlich, weil die $E_{ijk}$ als Gewichte in den Reparametrisierungsbedingungen auftreten, für zwei Einflüsse also

$$\sum_i E_{i.}a_i=\sum_j E_{.j}b_j=\sum_{ij} E_{ij}c_{ij}=0 \text{ .}$$

Man benutzt also als zugrunde liegendes Modell

$$L_{ij}y_{ijk}=L_{ij}m+L_{ij}a_i+L_{ij}b_j+L_{ij}c_{ij}+L_{ij}\,\varepsilon_{ijk} \text{ .} \tag{6}$$

Das Modell sollte auf VA beschränkt werden, in denen

$$H=\sum_{ij}(n_{ij}-E_{ij})^2/E_{ij}<\chi^2(\alpha;ab-1) \text{ mit } \alpha\geq 0{,}10 \tag{7}$$

bleibt.

Beide Verfahren sind gewichtete Kleinste-Quadrate-Schätzungen aus Näherungsmodellen. Die Vorteile dieser Modelle sind

- die Summen der Abweichungsquadrate haben die gleiche Struktur wie im orthogonalen Fall und sind ohne Aufwand beliebig genau berechenbar. So ist

  $$SQ_o=\sum_i\sum_j\sum_k K_{ij}^2(y_{ijk}-\bar{y}_{ij})^2 \qquad \text{bzw.}$$

  $$SQ_o=\sum_i\sum_j\sum_k L_{ij}^2(y_{ijk}-\bar{y}_{ij})^2$$

  Weiterhin ist beispielsweise

  $$SQ_A=\sum\frac{\overset{+}{Y}{}_{i.}^2}{bh}-\frac{\overset{+}{Y}{}_{..}^2}{abh} \quad \text{, mit } \overset{+}{Y}_{i.}=h\sum_j\bar{y}_{ij}$$

  bzw.

  $$SQ_A=\sum\frac{\overset{++}{Y}{}_{i.}^2}{E_{i.}}-\frac{\overset{++}{Y}{}_{..}^2}{n} \quad \text{, mit } \overset{++}{Y}_{i.}=\sum_j E_{ij}\,\bar{y}_{ij} \text{ .}$$

  $SQ_o$ ist das Minimum entsprechend (2) bzw. (5) über den vollen Parameterraum, $SQ_o^A$, $SQ_o^{AxB}$ usw. über den durch die jeweilige Hypothese eingeschränkten Raum. $SQ_A$, $SQ_{AxB}$ sind die Abweichungsquadrate $SQ_o^A-SQ_o$ usw., die durch die hypothetischen Modellabweichungen erzeugt werden.
- Die wie üblich zu bildenden Funktionen zur Prüfung von Hypothesen wie $H_o^A: a_i=0$ oder $H_o^{AxB}: c_{ij}=0$ sind mit genügender Approximation F-verteilt, falls die Kriterien (4) bzw. (7) erfüllt sind.
- Die Summen der Abweichungsquadrate und die Summen der Freiheitsgrade lassen sich wie im orthogonalen Fall zerlegen.

Aber: die Hypothesen gleicher Stufe ($a_i=0$ und $b_j=0$ für alle i und j) sind nicht unabhängig voneinander und lassen sich nur einzeln prüfen.

## 3. Allgemeine VA-Modelle

### 3.1 Aufgabenstellung

Wir betrachten eine Versuchsanlage ABCXY, in der unter den Einflüssen A, B, C beobachtete Merkmale enthalten sein können. X, Y gelten in der klassischen VA als Zielgrößen. Die Analyse hat eine Richtung. Die allgemeine Analyse dieses Modells enthält die drei Bereiche:

a) Zusammenhänge zwischen den Einflüssen, A, B, C lassen sich mit Hilfe von Analyseverfahren für kategoriale Merkmale klären.

b) Eventuelle Zusammenhänge zwischen mehreren Zielgrößen X, Y, ... lassen sich mit Hilfe der Kovarianz-, Korrelations-, Regressionsanalyse behandeln. Manchmal ist auch eine Faktoranalyse zur Reduktion von Zielparametern sinnvoll.

c) Die Analyse des Verhaltens der Zielvariablen unter Wirkung der bewußten Einflüsse und Störgrößen und unter Berücksichtigung der Abhängigkeiten der Einflüsse untereinander bildet das verallgemeinerte Problem der VA I. Wir wollen uns im folgenden auf eine Zielgröße Y beschränken. Nicht für alle folgenden Probleme gibt es schon eine Lösung:
   - die Formulierung von Modellen von Y,
   - die Formulierung von Modellen von Zusammenhängen der Einflußgrößen,
   - Strategien und Maße für eine explorative Modellauswahl,
   - die geeignete Parameterschätzung mit erwünschten Schätzeigenschaften,
   - Prüfgrößen und deren Verteilung,
   - Fragen der Entscheidungsstabilität (Robustheit).

   Es sollen einige Aspekte erörtert werden.

### 3.2 Modelle, Prüf- und Auswahlstrategien

Unter drei Einflüssen A, B, C gibt es für Y bereits 128 verschiedene Modellausprägungen des vollständigen Modells

$$y_{ijk}=m+a_i+b_j+c_k+d_{ij}+e_{ik}+f_{jk}+g_{ijk}+\varepsilon_{ijkl} ,$$

denn es gibt 128 Möglichkeiten, Nullhypothesen zu bilden der Form

$$H_o^A: a_i=0 \text{ für alle } i,\ H_o^{AB}: a_i=b_j=0 \text{ für alle } i \text{ und } j,$$

$$H_o^{AxBxC}: g_{ijk}=d_{ij}=e_{ik}=f_{jk}=0 \text{ für alle } i,\ j,\ k.$$

Die Modellwahl im explorativen Sinne kann nicht darin bestehen, jede denkbare Hypothese zu überprüfen. Es ist sinnvoll, den Auswahlvorgang folgendermaßen aufzubauen.

- <u>Sachlich begründete</u> Vorstellungen sollten Vorrang haben. Es sollte überprüft werden, ob sie mit dem vorhandenen Datenmaterial in Einklang zu bringen sind. Benutzt man dazu die üblichen Prüffunktionen, so hat man zu berücksichtigen, daß sie hier nicht zur Entscheidung über Hypothesen dienen, sondern nur zur Auswahl <u>plausibler</u> Hypothesen, die noch einer experimentellen Überprüfung bedürfen.
- Da Wechselwirkungen höherer Ordnung oft schwer real deutbar sind, kann man zeitweilig die Festlegung treffen, solche Wechselwirkungen von vornherein ungeprüft auszuschließen.
- Als sinnvolle Festlegung für Strategien zur Modellwahl hat sich die Forderung nach hierarchisch verketteten Hypothesen erwiesen. Erweist sich z.B. eine Hauptwirkung A als nicht vorhanden, dann legt man fest, daß grundsätzlich auch alle Wechselwirkungen, in denen A auftritt, verschwinden sollen. Mit dem Ausschalten von A ist dann eine Reduktion auf eine Analyse erreicht, die einen Einflußfaktor weniger besitzt.

Die plausiblen Modelle sollten in dafür geplanten kontrollierten Studien überprüft werden. Auch wenn man weiß, daß aus Kostengründen dieser Schritt oft nicht gegangen wird, bleibt er richtig und eine unabdingbare Forderung für jede seriöse Entscheidung.

Mit der Modellentscheidung ist noch nichts über die Wirkungen gesagt, die die <u>Ausprägungen</u> einer Einflußgröße auf das Zielmerkmal haben. Für diese Fragen der multiplen Vergleiche verweisen wir auf neuere Arbeiten von Holm, Hommel u.a.

### 3.3 Anpassung der Konstanten

Wenn die Einflußgrößen sowohl den Charakter von Auswahl- als auch Beobachtungsmerkmalen annehmen können, d.h. für den Fall beliebiger $n_{ijk}$ (jedoch $n_{ijk} \neq 0$), erweist sich die Anpassung der Konstanten als Verfahren mit den günstigsten Eigenschaften. Diese Methode ist identisch mit der der gewichteten Quadrate der Mittel. Es zeigt sich nun, daß man auch in diesem Falle nicht riesige Matrizen zu invertieren braucht, sondern auch hier geschlossene Ausdrücke für die Summen der Abweichungsquadrate angebbar sind. Die Lösungen lassen sich auf diese Weise statistisch überschaubar und mit wesentlich geringerem Rechenaufwand ermitteln als bei dem oft benutzten rein algebraischen Vorgehen.

Die Forderung, die normalverteilten Abweichungen vom üblichen linearen Modell der VA zu minimieren, also $\sum \varepsilon^2_{ijk} \rightarrow$ Min mit Hilfe der ungewichteten Reparametrisierungsbedingungen und unter der jeweiligen Null-Hypothese zu berechnen, führt auf vernünftige Parameterschätzungen und bequeme Testfunktionen.

Unter $H_0^A$: $a_i=0 \ \forall i$ wird

$$\hat{m} = \sum_i (H_{i.} - \sum_j \bar{y}_{ij})/b \sum_i H_{i.}$$

$$\hat{b}_j = \frac{1}{a} \sum_i \bar{y}_{ij} - \hat{m} - \frac{1}{a} \sum_i \frac{1}{h_{i.} n_{ij}} \left( \sum_{j'} \bar{y}_{ij'} - b\,\hat{m} \right)$$

$$\hat{c}_{ij} = \bar{y}_{ij} - \frac{1}{a} \left[ \sum_{i'} \bar{y}_{i'j} - \sum_{i'} \frac{1}{h_{i'.} n_{i'j}} \left( \sum_{j'} \bar{y}_{i'j'} - b\,\hat{m} \right) \right.$$

$$\left. - \frac{1}{n_{ij} h_{i.}} \sum_{j'} (\bar{y}_{ij'} - b\,\hat{m}) \right].$$

Unter dieser Hypothese ist ferner

$$SQ_A = \sum_i H_{i.} Z_{i.}^2 - \left( \sum_i H_{i.} Z_{i.} \right)^2 / \sum_i H_{i.} \tag{8}$$

mit $\quad h_{i.} = \sum_j 1/n_{ij}$ , $H_{i.} = 1/h_{i.}$ , $Z_{i.} = \sum_j \bar{y}_{ij}$ .

Man kann zeigen, daß man (8) auf drei Einflußgrößen verallgemeinern kann:

$$SQ_A = \sum_i H_{i..} Z_{i..}^2 - \left( \sum_i H_{i..} Z_{i..} \right)^2 / \sum_i H_{i..} \quad . \tag{8a}$$

Die weiteren Hauptwirkungen müssen jedesmal neu nach dem gleichen Verfahren geschätzt werden. Die Überprüfung von Wechselwirkungen erfordert einen größeren mathematischen Aufwand. Es ist

$$SQ_{AxB} = \sum_{ij} \frac{Y_{ij}^2}{n_{ij}} - \sum_j \frac{Y_{.j}^2}{n_{.j}} - \sum_i Q_i \hat{a}_i$$

mit $\quad Q_{i.} = Y_{i.} - \sum_j \frac{n_{ij}}{n_{i.}} Y_{.j}$

$$\hat{a}_i \text{ aus } \sum_l p_{il} \hat{a}_l = Q_{i.}, \sum \hat{a}_l = 0$$

$$p_{il} = n_i \delta_{il} - \sum \frac{n_{ij} n_{lj}}{n_{.j}}$$

$$\delta_{il} = \begin{cases} 1 \text{ für } i = l \\ 0 \text{ für } i \neq l \end{cases}$$

Abgesehen davon, daß diese Darstellungen aufwandssparend sind, kann man zeigen, daß

$SQ_o/\sigma^2$, $SQ_o^A/\sigma^2$, $SQ_o^B/\sigma^2$, $SQ_W/\sigma^2$ jeweils chi-Quadrat-verteilt

sind mit n-rs bzw. (r-1) (s-1) Freiheitsgraden.
Damit sind auch die Quotienten F-verteilt. Dies alles gilt unabhängig von den Zellenbesetzungen, sofern keine Zelle leer ist. Alle Überlegungen gelten auch für mehr als zwei Einflüsse. Im Falle hierarchisch verketteter Hypothesen ergeben sich für den Schätz- und Prüfvorgang Vereinfachungen. Man muß sich nur darüber klar sein, daß die Verkettung eine zusätzliche Annahme ist, die allerdings plausibel erscheint. Wir betrachten den dreifaktoriellen Fall. Die Hypothese

$H_o^{A\cap}$ bedeute: mit $H_o^A$ gelte auch $H_o^{AxB}$, $H_o^{AxC}$ und $H_o^{AxBxC}$ .

Es ist

$$E(y_{ijkl})/H_o^A = m+b_j+c_k+(bc)_{jk} = E(y_{jk}) .$$

Die Lösung der hieraus folgenden Normalgleichungen ergibt

$$E(y_{jk}) = \frac{Y_{.jk}}{n_{.jk}} = \bar{y}_{.jk}$$

unabhängig von den einzelnen Zellbesetzungen. Mit ungewichteten Reparametrisierungsbedingungen ergibt sich

$$m = \sum_{jk} \bar{y}_{.jk}/bc$$

und weiter

$$b_j = \frac{1}{c} \sum_k \bar{y}_{.jk} - \frac{1}{bc} \sum_{j'k} \bar{y}_{.jk} ,$$

$$c_k = \frac{1}{b} \sum_j \bar{y}_{.jk} - \frac{1}{bc} \sum_{jk'} \bar{y}_{.jk} ,$$

$$(bc)_{jk} = \bar{y}_{.jk} - \frac{1}{b}\sum_{j'} \bar{y}_{.j'k} - \frac{1}{c}\sum_{k'} \bar{y}_{.jk'} + \frac{1}{bc} \sum_{j'k'} \bar{y}_{.j'k'}$$

und

$$SQ_{A\cap} = \sum_{ijk} n_{ijk} (\bar{y}_{ijk} - \bar{y}_{.jk})^2$$

$$= \sum_{ijk} \frac{Y_{ijk}^2}{n_{ijk}} - \sum_{jk} \frac{Y_{.jk}^2}{n_{.jk}} .$$

$SQ_{A\cap}$ bedeutet $SQ \mid H_o^{A\cap}$ .

Wie man sieht, läßt sich der Vorteil einer orthogonalen VA (durchschaubare Grundidee, geschlossene Darstellung, bequemes Berechnungsverfahren) weitgehend auf den nichtorthogonalen Fall übertragen. Daß die Tests einige günstigen Eigenschaften aus den balancierten Anlagen verlieren, ist bekannt. Systematische Simultationsuntersuchungen stehen noch aus.

### 3.4 Das Modell einer kombinierten Kontingenztafel- und Varianzanalyse (mixed variates analysis MIVA)

Geht man noch einen Schritt über die nichtorthogonale VA hinaus und ordnet den Zufallsgrößen $\underline{A}$, $\underline{B}$, $\underline{C}$, ..., $\underline{X}$, $\underline{Y}$, ... nicht von vornherein eine Stellung als Einflußgröße oder Zielmerkmal zu, so eröffnet sich ein größeres Hypothesenspektrum. Lauritzen und Wermuth untersuchen solche Modelle, die sich auch durch ungerichtete Graphen darstellen lassen, sehr allgemein und in abstrakter Weise. Wir sind an die Frage von einem praktischen Standpunkt aus herangegangen. Es bot sich an, die Analyse unbalancierter Anlagen mit der Hypothesenbildung in Kontingenztafeln zu verbinden. Wir wollen hier, ausgehend von einer bedingten Normalverteilung einer metrischen Variablen X und zwei multinomialverteilten diskreten Merkmalen A und B, alle Hypothesen, die Likelihood-Funktionen unter diesen Hypothesen, die Likelihood-Quotienten und, soweit bekannt, die Tests für die Hypothesen angeben. Selbst in den Fällen, in denen die Verteilung der Prüffunktionen unbekannt bleibt, läßt sich von ihnen explorativ Gebrauch machen. Man braucht dazu nur festzulegen, in welchem Bereich der Funktionswerte eine Hypothese als plausibel angesehen werden soll. Daß damit keine Wahrscheinlichkeitsaussage verbunden werden kann, liegt ohnehin im Wesen des explorativen Vorgehens.

In einer Reihe von Formulierungen haben wir uns an den Sprachgebrauch der Kontingenztafelanalyse angelehnt.
Nur die Gesamtzahl n aller Beobachtungen ist vorgegeben. Die Kombinationen $A_iB_j$ trete mit der zufälligen Häufigkeit $n_{ij}$ auf.

Mit $n_{ij}$ sind auch $\sum_j n_{ij}=n_{i.}$ und $\sum_i n_{ij}=n_{.j}$ mit a-1 bzw. b-1 Freiheitsgraden zufällig. $n=\sum_i \sum_j n_{ij}$. Die k-te Realisierung von X unter $A_i$ $B_j$ sei $x_{ijk}$.

Die gemeinsame Verteilungsdichte f(i,j,x) läßt sich als bedingte Dichte in bezug auf die zwei- oder eindimensionalen Randverteilungen multipliziert mit diesen Randverteilungen darstellen:

$$
\begin{aligned}
f(i,j,x) &= f(x/i,j)\ \ f(i,j) \\
&= f(x/i,j)\ \ f(i/j)\ \ f(j) \\
&= f(i/j,x)\ \ f(j,x) = f(i/j,x)\ \ f(x/j)\ \ f(j) \\
&= f(i,j/x)\ \ f(x)\ .
\end{aligned}
$$

($f(i,j)=p_{ij}$, $f(i)=p_{i.}$, $f(j)=p_{.j}$ sind diskret verteilte Wahrscheinlichkeiten. $f(x/i,j)$ ist bedingt normal verteilt. Die gemeinsame Verteilung läßt sich als

$$f(i,j,x)=\exp\left\{ g(i,j)+h(i,j)x-\tfrac{1}{2}\lambda^2 x^2\right\}$$

in der bei Lauritzen und Wermuth angegebenen Form schreiben, dabei ist $\lambda^2$ ein Parameter und g bzw. h sind Skalare bzw. vektorielle Funktionen der Nummern i und j.
Es lassen sich 10 Hypothesen über Unabhängigkeiten von A, B, X formulieren und auf die Verteilungszerlegung abbilden.

| Hypothese | $f/H_i$ |
|---|---|
| $H_1$ : AxBxX (Totale Unabhängigkeit) | $f(i,j,x)=f(i)\ f(j)\ f(x)$ |
| $H_2$ : AxB | $=f(x/i,j)\ f(i)\ f(j)$ |
| $H_3$ : AxX | $=f(j/i,x)\ f(i)\ f(x)$ |
| $H_4$ : BxX | $=f(i/j,x)\ f(j)\ f(x)$ |
| $H_5$ : ABxX | $=f(i,j)\ f(x)$ |
| $H_6$ : AXxB | $=f(i,x)\ f(j)$ |
| $H_7$ : BXxA | $=f(j,x)\ f(i)$ |
| $H_8$ : (AxB)/X | $=f(i/x)\ f(j/x)\ f(x)$ |
| $H_9$ : (AxX)/B | $=f(i/j)\ f(x/j)\ f(j)$ |
| $H_{10}$: (BxX)/A | $=f(j/i)\ f(x/i)\ f(i)$ |

Tabelle 1: Unabhängigkeitshypothesen und die Zerlegung der gemeinsamen Verteilung

Ob alle Hypothesen sinnvoll sind, bleibt abzuwarten.
Wie aus der Kontingenztafelanalyse bekannt ist, gibt es logische Beziehungen zwischen den Hypothesen, die auch die weiteren Ableitungen erleichtern. Logische Verknüpfungen dieser Art sind
$H_5 \wedge H_2 = H_1$, $H_8 \wedge H_3 \wedge H_4 = H_1$ .
Jeder Konjunktion entspricht ein Produkt von Likelihood-Quotienten. Die Hypothesen $H_3$ und $H_4$ sind als Hypothesen fehlender Hauptwirkungen zu deuten, wenn Wechselwirkungen nicht in das Modell einbezogen werden. $H_9$ und $H_{10}$ schalten den Einfluß des jeweils zweiten

Faktors auf die Beziehung des ersten Faktors und x aus und bestimmen die Hauptwirkung unter dieser Bedingung. Die Schlußrichtungen sind auch umkehrbar. Prinzipiell bedeutet das Verwerfen einer Nullhypothese zur Abhängigkeit von kategorialem und metrischem Merkmal auch, daß die Häufigkeitsverteilung der $n_{ij}$ von den $x_{ijk}$ beeinflußt werden. Die Hypothesen $H_2$, $H_3$ und $H_4$ betreffen Zusammenhänge in den zweidimensionalen Randverteilungen.

Wortha hat die Likelihood-Funktionen unter diesen Hypothesen und über dem Modell ohne Einschränkungen berechnet. Daraus ließen sich dann die Likelihood-Quotienten angeben. Für die folgende Tabelle benutzen wir wie üblich

$$X_{ij}=\sum_k x_{ijk},\quad Q_{ij}=\sum_k x^2_{ijk},\quad Q=\sum_i\sum_j Q_{ij},\quad X_{i.}=\sum_j X_{ij},$$
$$X_{.j}=\sum_i X_{ij},$$

$$SQ(0) = Q - \sum_{ij} X^2_{ij}/n_{ij},\quad SQ(A) = Q - \sum_i X^2_{i.}/n_{i.}\ ,$$

$$SQ(T) = Q - X^2_{..}/n_{..}\ ,\qquad SQ(B) = Q - \sum_j X^2_{.j}/n_{.j}\ .$$

Die dazu gehörigen Freiheitsgrade sind df(0)=n-ab, df(T)=n-1, df(A)=n-a, df(B)=n-b .

Zur Abkürzung setzen wir $2\,\pi e = K$ . (Tab. 2)

Für einige Hypothesen lassen sich aus Likelihood-Quotienten konstruierte Prüffunktionen angeben, deren Verteilung bekannt ist. Für $H_9$ bzw. $H_{10}$ ergibt sich beispielsweise

$$F=(\lambda^{-\frac{2}{n}} - 1)\,\frac{df_2}{df_1} = \frac{\sum\limits_{ij}\frac{X^2_{ij}}{n_{ij}} - \sum\frac{X^2_{.j}}{n_{.j}}}{\sum x^2_{ijk} - \frac{X^2_{ij}}{n_{ij}}}\ \frac{n-ab}{ab-b} \sim F(df_1,\ df_2)$$

bzw.

$$F= \qquad = \frac{\sum\limits_{ij}\frac{X^2_{ij}}{n_{ij}} - \frac{X^2_{i.}}{n_{i.}}}{\sum x^2_{ijk} - \frac{X^2_{ij}}{n_{ij}}}\ \frac{n-ab}{ab-a} \sim F(df_1,\ df_2)\ .$$

Ähnliches gilt für die Hypothesen $H_3$, $H_4$ und $H_5$. Für $H_2$ gilt $-2\ln = X^2 = 2\,I\,(H_2)$, df = (a-1)(b-1). Für $H_1$ ist $-2\ln = 2\,I\,(H_2) + n(\ln SQ(T)-\ln SQ(0))$, ein Ausdruck mit unbekannter Verteilung. Ähnliches gilt für $H_6$, $H_7$ und $H_8$. Für die tatsächlich neuen Typen von gemischten Unabhängigkeitshypothesen liegt keine mathematisch

| Hypothese | Maximalwert der Likelihoodfunktion L | Likelihoodquotient = $\frac{L(H_o)}{L(O)}$ |
|---|---|---|
| $H_1$ | $\frac{\prod n_{i.}^{n_{i.}} \cdot \prod n_{.j}^{n_{.j}}}{n^n(KnSQ(T))^{n/2}}$ | $\frac{\prod n_{i.}^{n_{i.}} \prod n_{.j}^{n_{.j}}}{n^n \prod n_{ij}^{n_{ij}}} (\frac{SQ(O)}{SQ(T)})^{n/2}$ |
| $H_2$ | $\frac{\prod n_{i.}^{n_{i.}} \cdot \prod n_{.j}^{n_{.j}}}{n^n(KnSQ(O))^{n/2}}$ | $\frac{\prod n_{i.}^{n_{i.}} \cdot \prod n_{.j}^{n_{.j}}}{n^n \prod n_{ij}^{n_{ij}}}$ |
| $H_3$ | $\frac{\prod n_{ij}^{n_{ij}}}{(KnSQ(O)SQ(T)SQ(A))^{n/2}}$ | $(\frac{SQ(A)}{SQ(T)})^{n/2}$ |
| $H_4$ | $\frac{\prod n_{ij}^{n_{ij}}}{(KnSQ(O)SQ(T)SQ(B)^{-1})^{n/2}}$ | $(\frac{SQ(B)}{SQ(T)})^{n/2}$ |
| $H_5$ | $\frac{\prod n_{ij}^{n_{ij}}}{(KnSQ(T))^{n/2}}$ | $(\frac{SQ(O)}{SQ(T)})^{n/2}$ |
| $H_6$ | $\frac{\prod n_{i.}^{n_{i.}} \cdot \prod n_{ij}^{n_{ij}}}{n^n(KnSQ(A))^{n/2}}$ | $\frac{\prod n_{i.}^{n_{i.}} \cdot \prod n_{.j}^{n_{.j}}}{n^n \prod n_{ij}^{n_{ij}}} (\frac{SQ(O)}{SQ(A)})^{n/2}$ |
| $H_7$ | $\frac{\prod n_{i.}^{n_{i.}} \cdot \prod n_{.j}^{n_{.j}}}{n^n(KnSQ(B))^{n/2}}$ | $\frac{\prod n_{i.}^{n_{i.}} \cdot \prod n_{.j}^{n_{.j}}}{n^n \prod n_{ij}^{n_{ij}}} (\frac{SQ(O)}{SQ(B)})^{n/2}$ |
| $H_8$ | $\frac{\prod n_{i.}^{n_{i.}} \cdot \prod n_{.j}^{n_{.j}}}{n^n(KnSQ(A)SQ(B)SQ(T)^{-1})^{n/2}}$ | $\frac{\prod n_{i.}^{n_{i.}} \cdot \prod n_{.j}^{n_{.j}}}{n^n \prod n_{ij}^{n_{ij}}} (\frac{SQ(O)SQ(T)}{SQ(A)SQ(B)})^{n/2}$ |
| $H_9$ | $\frac{\prod n_{ij}^{n_{ij}}}{(KnSQ(B))^{n/2}}$ | $(\frac{SQ(O)}{SQ(B)})^{n/2}$ |
| $H_{10}$ | $\frac{\prod n_{ij}^{n_{ij}}}{(KnSQ(A))^{n/2}}$ | $(\frac{SQ(O)}{SQ(A)})^{n/2}$ |
| O(ohne H) | $\prod n_{ij}^{n_{ij}} \,/\, (KnSQ(O))^{n/2}$ | |

Tabelle 2: Likelihoodfunktionen und -quotienten

begründete Prüfmöglichkeit vor. Wie bereits oben bemerkt, könnten die $\lambda$ dennoch im explorativen Sinne verwendet werden. Logisch bzw. real mögliche Hypothesenvergleiche sind in Tab. 3 zusammengestellt. Der jetzige Entwicklungsstand dieses Verfahrens stellt für medizinische Studien ein brauchbares Hilfsmittel dar. Es gestattet auch die Umkehrung der Zielrichtung. Für explorative Aufgaben wie etwa das Aufarbeiten von Dokumentationen füllt es eine Lücke. Die Ansätze weisen auch den Weg zur weiteren Vervollkommnung. Das betrifft nicht nur die noch offenen Prüfgrößen, sondern auch den noch allgemeineren Typ von Anlagen, in denen die diskreten Merkmale zum Teil Auswahlgrößen und zum Teil Zufallsgrößen sind.

| N \ Z | $H_1$ | $H_2$ | $H_3$ | $H_4$ | $H_5$ | $H_6$ | $H_7$ | $H_8$ | $H_9$ | $H_{10}$ |
|---|---|---|---|---|---|---|---|---|---|---|
| $H_1$ | | ● | | | | | | | | |
| $H_2$ | ● | | | | | | | | | |
| $H_3$ | ○ | | | ● | | | | | | |
| $H_4$ | ○ | | ● | | | | | | | |
| $H_5$ | ● | | | | | | | | | |
| $H_6$ | ● | | | | | | ● | | | |
| $H_7$ | ● | | | | | ● | | | | |
| $H_8$ | | ● | | | | | | | | |
| $H_9$ | | | ● | | | | | | | ● |
| $H_{10}$ | | | | ● | | | | | ● | |

Tabelle 3: Logisch ○ und real ● durchführbare Vergleiche

$$\lambda = \frac{L(Z)}{L(N)}$$

## 4. Beispiele

### 4.1 Studie in einer Geburtsklinik (Hermann, A.)

Beobachtungen in einer Klinik hatten die vage Vermutung aufkommen lassen, daß die Konzentration des Gesamtcholesterins bei Neugeborenen mit deren Reifezustand in Beziehung stehen können. Ein Geschlechtseinfluß sowohl auf den Reifezustand als auch (unabhängig vom Reifezustand) auf den Cholesterinspiegel war nicht auszuschließen.

Die erhobenen Daten (Tab. 4) umfaßten das Geschlecht G(m, w), den Reifezustand R (frühgeboren, reifgeboren), die Konzentration des Cholesterins C (metrisch in 10 mmol/l) von 419 Neugeborenen.

| G/R | f | r | |
|---|---|---|---|
| m | $n_{11} = 20$ | $n_{12} = 197$ | $n_{1.} = 217$ |
| | $\bar{c}_{11} = 7{,}645$ | 8,045 | 8,008 |
| w | $n_{21} = 16$ | $n_{22} = 186$ | $n_{2.} = 202$ |
| | 7,844 | 8,490 | 8,439 |
| | $n_{.1} = 36$ | $n_{.2} = 383$ | $n = 419$ |
| | 7,733 | 8,261 | 8,216 |

Tabelle 4: Daten zu Cholesterin bei Neugeborenen

Obwohl die Aufbereitung Tendenzen in der erwarteten Richtung erkennen läßt, ergeben sich nicht einmal Anhaltspunkte für prüfenswürdige Hypothesen.

Es gilt

$$
\begin{array}{llll}
GxR & : Y^2(H_2) & = 0{,}22 < \chi^2(0{,}50;\ 1) & = 0{,}46 \\
GxC & : F(H_3) & = 4{,}36 > F(0{,}05;\ 1;\ 417) & = 3{,}86 \\
RxC & : F(H_4) & = 2{,}04 < F(0{,}05;\ 1;\ 417) & = 3{,}86 \\
GRxC & : F(H_5) & = 2{,}13 < F(0{,}05;\ 3;\ 415) & = 2{,}62 \\
(GxC)/R & : F(H_9) & = 2{,}17 < F(0{,}05;\ 2;\ 415) & = 3{,}01 \\
(RxC)/G & : F(H_{10}) & = 1{,}02 < F(0{,}05;\ 2;\ 415) & = 3{,}01
\end{array}
$$

Zwischen Geschlecht und Reifezustand besteht hiernach kein Zusammenhang. Der wahrscheinlich gemachte Zusammenhang von Geschlecht und Cholesterinspiegel ist nicht mehr akzeptabel, wenn man den Einfluß der Reife einschaltet (auch wenn diese selbst nicht deutlich auf den Cholesterinspiegel wirkt).

## 4.2 Sekundärauswertung von Dokumenten aus der Geschwulstbetreuung (Enke, H. und R. Zientz)

Beim Bronchial-Ca sollte die postoperative Überlebenszeit nach den Erkrankungsstadien analysiert werden, wobei das Alter (in Altersgruppen zusammengefaßt) berücksichtigt werden sollte.

Benutzt man die Werte der Testfunktionen $Y^2$bzw. F, die der 1%-Grenze der jeweiligen Verteilung entsprechen, als Grenze für die Plausibilität der Hypothesen, so sind nachfolgende Hypothesen mit den Beobachtungen verträglich:

- Wer zum Zeitpunkt der Op. älter ist, dessen Ca befindet sich in vielen Fällen in einem fortgeschrittenen Stadium, oder
- wer mit fortgeschrittenem Stadium zur Op. geht, ist im allgemeinen älter.
- Die Überlebensdauer nimmt sowohl mit dem Stadium als auch mit dem Alter bei Operation ab. Dieser Effekt bleibt auch, wenn man den

Merkmale: Stadium S: I $\hat{=}$ $S_1$, II $\hat{=}$ $S_2$, III $\hat{=}$ $S_3$
Alter A: 50 Jahre $\hat{=}$ $A_1$, 50 bis unter 65 Jahre $\hat{=}$ $A_2$, 65 Jahre $\hat{=}$ $A_3$
Überlebenszeit Z in Jahren

| Alter / Stadium | $A_1$ | $A_2$ | $A_3$ | |
|---|---|---|---|---|
| $S_1$ | $n_{11} = 6$<br>$\bar{z}_{11} = 4,50$ | $n_{12} = 35$<br>$_{12} = 3,96$ | $n_{13} = 3$<br>$_{13} = 3,83$ | $n_{1.} = 44$<br>$\bar{z}_{1.} = 4,02$ |
| $S_2$ | $n_{21} = 10$<br>$\bar{z}_{21} = 3,50$ | 119<br>2,58 | 14<br>1,43 | 143<br>2,53 |
| $S_3$ | $n_{31} = 3$<br>$\bar{z}_{31} = 1,17$ | 30<br>1,13 | 13<br>1,12 | 46<br>1,13 |
| | $n_{.1} = 19$<br>$\bar{z}_{.1} = 3,45$ | 184<br>2,61 | 30<br>1,54 | $n = 233$<br>$\bar{z} = 2,53$ |

Tabelle 5: Daten zur postoperativen Überlebenszeit bei Bronchial-Ca (Einige Kreise, Bez. Halle 1960-1972)

jeweils anderen der beiden (zusammenhängenden) Einflüsse ausschaltet.
- oder:
  Bei längerer Überlebenszeit hat man (in der Patienten-Population) mehr Patienten in jüngeren Altersgruppen und/oder in niedrigeren Erkrankungsstadien zu erwarten.

Formal heißt das: Die Prüfgrößen der Hypothesen

AxS ($Y^2 = 14,2 > 13,3$) ASxZ ($F = 13,0 > 2,6$)
AxZ ($F = 8,4 > 4,7$) (AxZ)/S($F = 4,5 > 3,9$)
SxZ ($F = 43,7 > 4,7$) (SxZ)/A($F = 27,1 > 3,9$)

liegen über den 1%-Schwellenwerten der jeweiligen Verteilung. Ob man Erkenntnisse schon als gültige Thesen anzuerkennen bereit ist, hängt vom Wissen des Untersuchers ab, ob mit weiteren verfälschenden Einflußgrößen im Material gerechnet werden muß.

Literatur:

Adam, J., H.-J. Scharf, H. Enke: Methoden der statistischen Analyse in Medizin und Biologie; Volk und Gesundheit, Berlin 1977

Enke, H.: Statements about the Development of Bronchial Carcinoma Incidence Rates in Selected Districts of the Halle Conty and Further Medical Investigations, Oncologicum '83, Poznan 1985

Hermann, A: Hypercholesterinämie bei Neugeborenen, Med. Diss. Halle 1984

Lauritzen, St.L., N. Wermuth: Mixed Interaction Models; Aalborg Universitetscenter, 1984

Snedecor, G.W.: The Method of Expected Subclass Numbers for Tables of Multiple Classification with Disproportionate Subclass Numbers, J. Amer. Stat. Assoc. 29, 1934

Snedecor, G.W.: Statistical Methods, Iowa State College Press; Ames, Iowa 1956

Wortha, H.P.: Zu einigen Problemen der Varianzanalyse mit festen Effekten in nichtorthogonalen, kreuzklassifizierten Versuchsanlagen, Math. Diss. Halle 1981

Zientz, R.: Möglichkeiten der kritischen Beurteilung der Entwicklung des Bronchialkarzinoms mit Hilfe des Krebsregisters. Med. Diss. Halle 1983

# RANGVERFAHREN UND GRENZEN IHRER ANWENDUNG

R. Hilgers
Abteilung Medizinische Statistik
Georg-August-Universität Göttingen
Windausweg 2, D-3400 Göttingen

Summary:

There seems to exist a certain relationship between some simple parametric and nonparametric procedures, the original values being apparently replaced by their corresponding ranks.

From this CONOVER and IMAN (1981) deduced a universal principle called 'rank transformation' which reads like " ... nonparametric tests can be performed by taking ranks of the data ... and using a regular parametric procedure to perform the analysis", SAS (1982) p.116f.

But this is a nonsense. Meaningful nonparametric procedures cannot be created in such a simple manner. Ranks are by no means ordinary transformations as log- or arcsin-. Moreover, just for nonparametric statistics special care has to be put into basic models.

By way of example of independent samples in this paper it is clarified where and why there are relationships between parametric and rank procedures and where there are limits.

## 1. Einleitung

"Most nonparametric methods are based on taking the ranks of a variable and analyzing these ranks instead of the original values", SAS (1982), S. 482.

Diese Aussage aus dem Handbuch zur statistischen Methodik eines der verbreiteten Statistik-Programm-Pakete spiegelt - wenn auch aus methodische Sicht schon weit überzogen - doch sehr gut die Erwartungshaltung weiter Anwenderkreise wider, wonach nichtparametrische Methoden mit Rangverfahr identifiziert werden.

Bedenklich wird es dann aber, wenn daraus durch simplen Analogieschluß die Konsequenz gezogen wird "...nonparametric tests can be performed by taking ranks of the data ... and using a regular parametric procedure to perform the analysis", SAS (1982), S.116f.

Hiermit wird die von CONOVER und IMAN (1981) verbreitete irrige Auffassung, Ränge seien eine der log-, arcsin- o.ä. vergleichbare Transformation, kommerziell umgesetzt und einem methodisch ungeschulten Publikum suggeriert, man könne auf so simple Weise nichtparametrische Methoden kr ieren.

Dies ist jedoch ein verhängnisvoller Trugschluß. Die nichtparametrischen Verfahren erfordern gerade ein Mehr, nicht ein Weniger an Überlegungen h sichtlich zugrunde zu legender Modelle, die ja die Basis jeder statistischen Arbeitsweise bilden.

Die notwendige Frage nach dem Modell wird häufig mit verdrängt, wenn leichtfertig behauptet wird: "nonparametric methods make the tests witho making distributional assumptions", SAS (1982), S.161.

Untersucht man aber, was von den propagierten Rang-Analoga unter verschi denen Modell-Annahmen tatsächlich getestet wird - entgegen der Meinung von LEMMER (1980) ist dies analytisch durchaus möglich - so stellt sich bald heraus, daß über strukturell einfache Situationen hinaus keinerlei Zusammenhänge mehr mit den parametrischen Vorbildern bestehen. Rangverfahren testen i.a. ganz andere Hypothesen als die entsprechenden parametrischen; die zur Rechtfertigung der Verallgemeinerung herangezogenen Verbindungen sind die Ausnahme, nicht die Regel. Dies soll im folgenden am Beispiel der ( univariaten ) unverbundenen Versuchspläne herausgearbeitet werden.

Dazu gehen wir in Abschnitt 2 zunächst auf die Beziehung zwischen Rängen und den zugrundeliegenden Zufallsvariablen ein und stellen im Abschnitt 3 zwei Modelle vor, auf die wir im weiteren Bezug nehmen. Für den Fall des Zwei-Stichproben-Problems, Abschnitt 4, werden Gemeinsamkeiten, aber auch Unterschiede zwischen der parametrischen Vorgehensweise und dem - scheinbaren - Rang-Analogon diskutiert.
Schon bei dem Mehr-Stichproben-Problem, Abschnitt 5, werden wir auf erste Schwierigkeiten mit den Rangverfahren in ihrer Beziehung zu ihren parametrischen Vorbildern stoßen und mit dem 2-faktoriellen Versuchsplan, Abschnitt 6, an die Grenzen ihrer Anwendbarkeit gelangen.

Eine sinnvolle Interpretation von Rangverfahren ist - leider - auf relativ einfache Strukturen beschränkt. Gegenwärtige Statistik-Programm-Pakete und zukünftige 'Experten'-Systeme sollten es sich daher nicht zu einfach machen. Die praktische Schwierigkeit, die rigiden Modell-Annahmen der parametrischen Methodik gerade in der Medizin zu rechtfertigen, kann nicht durch simple Programm-Tricks umgangen, sie muß inhaltlich gelöst werden.

## 2. Ränge

Der Übergang von den Originaldaten zu ihren Rängen ist weder eine der log-, arcsin-, o.ä. vergleichbare Transformation, wie von CONOVER und IMAN (1981) behauptet, noch ist sie eine empirische Maßnahme mit Robustheitseigenschaften ( diese liegen auf einer ganz anderen Ebene ), deren Zusammenhang mit den Originaldaten analytisch nicht mehr zugänglich ist, wie LEMMER (1980) unterstellt.

Es gibt eine eindeutige Beziehung zwischen den Originaldaten und ihren Rängen, die keine Transformation im klassischen Sinne ist, nichtsdestoweniger aber eine analytische Untersuchung der Rangverfahren durchaus gestattet.

Seien $X_1$, $X_2$, ..., $X_N$ unabhängige Zufallsvariable mit stetigen Verteilungsfunktionen $F_i(x)$. Nach Definition ist der Rang $R_i$ von $X_i$ gegeben durch die Anzahl der Zufallsvariablen $X_1$, $X_2$, ..., $X_N$, die kleiner oder gleich $X_i$ sind.
Dies bedeutet den Vergleich von $X_i$ mit allen ( inklusive $X_i$ selber ) Zufallsvariablen, wobei abgezählt wird, wieviele kleiner oder gleich $X_i$ sind. Wegen der vorausgesetzten Stetigkeit der $F_i(x)$ tritt Gleichheit fast

sicher nur beim Vergleich von $X_i$ mit sich selber auf. Dieses Vorgehen kann durch eine Zählfunktion

$$c(u) := \begin{cases} 0 & u < 0 \\ 1 & u \geq 0 \end{cases}$$

formalisiert werden, sodaß man als Darstellung der Ränge erhält

$$R_i = \sum_{j=1}^{N} c(X_i - X_j)$$

Fundamentale Größen der Rangverfahren im Hinblick auf den asymptotischen Zentrierungsparameter, d.i. gerade die Sensibilität des Tests, sind die Erwartungswerte der paarweisen Vergleiche

$$\mathbf{E}(c(X_i - X_j)) = P(X_i \geq X_j)$$

und deren Linearformen

$$\sum_{j=1}^{N} \lambda_j \mathbf{E}(c(X_i - X_j)) = \sum_{j=1}^{N} \lambda_j P(X_i \geq X_j)$$

wie sie durch entsprechende Linearformen in Rangzahl-Mittelwerten geschätzt werden.

Die Wahrscheinlichkeiten lassen sich auch als Stieltjes-Integrale in den Verteilungsfunktionen darstellen und sind als solche ( im Prinzip ) einfach zu berechnen.

$$\begin{aligned} P(X_i \geq X_j) &= \int_{-\infty}^{\infty} F_j(x)\, dF_i(x) \\ &= 1 - \int_{-\infty}^{\infty} F_i(x)\, dF_j(x) \end{aligned}$$

Gilt insbesondere $F_i(x) = F_j(x) =: F(x)$, so folgt speziell

$$\begin{aligned} P(X_i \geq X_j) &= \int_{-\infty}^{\infty} F_j(x)\, dF_i(x) \\ &= \int_{-\infty}^{\infty} F(x)\, dF(x) = \frac{1}{2} \end{aligned}$$

unabhängig von $F(x)$. Diese Eigenschaft stellt ein wesentliches Moment dar, wenn eine Rang-Statistik in einem bestimmten Modell unter einer bestimmten Hypothese tatsächlich verteilungsfrei in dem eigentlichen Sinne ist, daß ihre Verteilung nämlich unabhängig ist von den Elementen einer Klasse von Verteilungen.

## 3. Modelle

Die Aussage "nonparametric methods make the tests without distributional assumptions", SAS (1982), S.161, kann zweierlei bedeuten:

1. Die Einschränkung der zugelassenenen Verteilungen auf eine parametrisierte Klasse, z.B. die Normalverteilungen, ist zu stark; es wird jedoch weiterhin unter den Behandlungen eine reine Lokationsverschiebung derselben Verteilung angenommen.
2. Der Ansatz einer Lokationsverschiebung ist nicht gerechtfertigt; unter den Behandlungen verändert die Verteilung auch ihre Gestalt, z.B. verschiedene Varianz.

Entsprechend diesen Überlegungen wollen wir im folgenden 2 Modelle betrachten, wobei Verteilungsfunktionen $F(x)$, $F_i(x)$ im weiteren stets, auch ohne explizite Erwähnung, als stetig vorausgestzt werden. Dies hat lediglich technische Gründe und stellt keine Einschränkung der generellen Aussage dar.

### 1. Allgemeines Modell

$$X_{ij} \sim F_i(x) \quad \text{unabhängig} \qquad i = 1,2, \ldots,k \quad j = 1,2, \ldots,n_i$$

Nehmen wir an, daß die Verteilungen sich lediglich durch eine Verschiebung voneinander unterscheiden, ihre Form aber beibehalten ( Homomerität ), so ergibt sich daraus das

### 2. Lokations-Modell

$$F_i(x) = F(x-\mu_i) \qquad i = 1,2, \ldots,k$$

welches äquivalent ist zu der Formulierung

$$X_{ij} = \mu_i + \varepsilon_{ij} \qquad i = 1,2, \ldots,k \quad j = 1,2, \ldots,n_i$$

$$\varepsilon_{ij} \sim F(x)$$

wobei $\mu_i$ einen beliebigen ( aber für alle i gleichen ) Lokations-Parameter, z.B. Median, Erwartungswert o.ä., bezeichne.

Als Spezialfall des Lokations-Modells erhält man das der Varianzanalyse zugrundeliegende Modell, indem man weiter einschränkend fordert

$$F(x) = \Phi(\frac{x}{\sigma})$$

wobei $\Phi(x)$ die Verteilungsfunktion der Standard-Normalverteilung bezeichnet. In diesem Fall sind die $\mu_i$ als Erwartungswerte zu interpretieren.

## 4. Das unverbundene Zwei-Stichproben-Problem

### 4.1 Der t-Test

In dem Lokations-Modell

$$X_{ij} = \mu_i + \varepsilon_{ij} \qquad i = 1,2 \quad j = 1,2,\dots,n_i \quad N = n_1+n_2$$

ergibt sich in natürlicher Weise das Test-Problem

**Lokations-Hypothese**

$$H_o^L: \mu_1 = \mu_2 \qquad\qquad H_o^L: \mu_1 - \mu_2 = 0$$
$$\Longleftrightarrow$$
$$H_1^L: \mu_1 \neq \mu_2 \qquad\qquad H_1^L: \mu_1 - \mu_2 \neq 0$$

Unter geeigneten ( technischen ) Voraussetzungen, bzw. entsprechender Einschränkung der Klasse der zugelassenen Verteilungen F(x), ist die Mittelwertdifferenz ($\bar{X}_{1.} - \bar{X}_{2.}$) ein konsistenter Schätzer für $\mu_1 - \mu_2$ unabhängig von der Wahl des speziellen Lokations-Parameters.

Die Statistik des t-Tests

$$t_N = \frac{\bar{X}_{1.} - \bar{X}_{2.}}{S_N} \cdot \sqrt{N}$$

mit

$$S_N^2 = \frac{1}{(N-2)} \frac{N^2}{n_1 n_2} \sum_{i=1}^{2} \sum_{j=1}^{n_i} (X_{ij} - \bar{X}_{i.})^2$$

ist unter $H_o^L$ asymptotisch standard-normalverteilt, der Test also zumindest asymptotisch verteilungsfrei, und konsistent gegen die Alternativen $H_1^L$.

Damit kann mit dem t-Test das Test-Problem der Lokations-Hypothese entschieden werden, obwohl er von seiner Struktur her, d.h. über seine Eigenschaften als Schätzer, im Allgemeinen Modell ein Test ist für die

**Erwartungswert-Hypothese**

$$H_o^E: \mathbf{E}(X_1) = \mathbf{E}(X_2) \qquad\qquad H_o^E: \mathbf{E}(X_1 - X_2) = 0$$
$$\Longleftrightarrow$$
$$H_1^E: \mathbf{E}(X_1) \neq \mathbf{E}(X_2) \qquad\qquad H_1^E: \mathbf{E}(X_1 - X_2) \neq 0$$

Dieses Test-Problem fällt bei Einschränkung auf das Lokations-Modell mit demjenigen für die Lokations-Hypothese zusammen.

Die zusätzliche Einschränkung auf die im Normalverteilungs-Modell zugelassenen Verteilungen $F(x) = \Phi(\frac{x}{\sigma})$ ergibt dann einige ( mathematisch ) 'schöne' Eigenschaften des Tests:

1. Erfüllung der technischen Voraussetzungen für Konsistenz und Existenz der Verteilung des Schätzers
2. Kenntnis der finiten Verteilung der Statistik unter $H_o^L$ ( t-Verteilung )
3. Gewisse Optimalitätseigenschaften gegenüber anderen Tests ( im Lokations-Modell ! )

Man beachte, daß die Varianz der t-Statistik in jedem Falle ( auch unter $H_o^L$ ) geschätzt werden muß. Andererseits ist der Varianzschätzer $S_N^2$ aber auch konsistent unter dem gesamten Lokations-Modell und nicht nur unter der Nullhypothese $H_o^L$.

### 4.2 Der Wilcoxon-Mann-Whitney-Test

Die gemeinsame Namensgebung faßt die beiden Vorschläge von WILCOXON (1945) als ( zweiseitigen ) Permutations-Test über Rang-'Zuweisung' und denjenigen von MANN und WHITNEY (1947) als ( einseitigen ) Test in einem Modell mit geordneten Alternativen über eine U-Statistik ( Zählfunktion c(u) ) zusammen. Historisch sind verwandte Vorschläge aber auch schon sehr viel früher zu verzeichnen, vgl. dazu KRUSKAL (1957).

Seien $X_{ij}$ unabhängige Zufallsvariable und es werde das Allgemeine Modell zugrundegelegt

$$X_{ij} \sim F_i(x) \quad \text{unabhängig} \quad \begin{array}{l} i = 1, 2 \\ j = 1, 2, \ldots, n_i \end{array}$$

Weiter bezeichne $R_{ij}$ den Rang von $X_{ij}$ in der Gesamt-Stichprobe, d.h. in der Darstellung mit Hilfe der Zählfunktion c(u)

$$R_{ij} = \sum_{i'=1}^{2} \sum_{j'=1}^{n_{i'}} c(X_{ij} - X_{i'j'})$$

Für die Rangsummen gilt dann

$$R_{i.} = \sum_{j=1}^{n_i} R_{ij}$$

$$= \frac{n_i(n_i+1)}{2} + \sum_{j=1}^{n_i} \sum_{j'=1}^{n_{i'}} c(X_{ij} - X_{i'j'})$$

Es werde noch gesetzt

$$\bar{R}_{i.} = \frac{1}{n_i} R_{i.}$$

für die stichprobenweisen Rangzahl-Mittelwerte.

Der Wilcoxon-Mann-Whitney-Test (WMW-Test ) beruht dann auf einer Statisi

$$W = \frac{\frac{1}{N} ( \bar{R}_{1.} - \bar{R}_{2.} )}{S_N} \sqrt{N} \qquad N = n_1 + n_2$$

Die formale Ähnlichkeit zur Statistik des t-Tests ( 'die Ränge übernehmen die Rolle der Originalwerte' ), die sich auch in einigen ( wenigen ) anderen Situationen zeigt, ist eine der Quellen, die Vorschläge für Rangverfahren hervorbringt nach dem Rezept 'man nehme einfach ein bewährtes parametrisches Verfahren und wende es auf die Ränge anstelle der Originalwerte an'; vgl. SAS (1982) "a set of data might be passed through PROC RANK to obtain the ranks for a response variable, which could then be fit to an analysis-of-variance model", S.479. Hier, im Falle des unverbundenen Zwei-Stichproben-Problems, geht es noch einmal gut - sieht man einmal davon ab, daß schon Unterschiede hinsichtlich der Varianz-Normierung auftreten. Aber schon bei k 2 Stichproben ( dem Kruskal-Wallis-Test ) werden wir auf Schwierigkeiten stoßen.

Betrachten wir zunächst die Schätzer-Eigenschaft der Test-Statistik. Mai erhält

$$\frac{1}{N} \mathbf{E}( \bar{R}_{1.} - \bar{R}_{2.} ) = \frac{1}{N} \left[ \frac{n_1+1}{2} + n_2 P(X_1 \geq X_2) - \frac{n_2+1}{2} - n_1 P(X_2 \geq X_1) \right]$$

$$= P(X_1 \geq X_2) - \frac{1}{2}$$

Daraus ergibt sich als spezifisches Test-Problem des WMW-Tests, d.h. dasjenige Test-Problem, gegen dessen Alternativen er sensibel ist, die

**Tendenz-Hypothese**

$$H_o^T: P(X_1 \geq X_2) = \frac{1}{2}$$

$$H_1^T: P(X_1 \geq X_2) \neq \frac{1}{2}$$

Im nächsten Abschnitt gehen wir zunächst auf die besonderen Beziehungen im Lokations-Modell ein, um anschließend das Allgemeine Modell zu behandeln.

#### 4.2.1 Der WMW-Test im Lokations-Modell

Das zunächst angenommene Allgemeine Modell werde nun auf das Lokations-Modell eingeschränkt, d.h. es werde angenommen

$$F_i(x) = F(x-\mu_i) \qquad i = 1,\ 2$$

wobei F(x) eine beliebige stetige Verteilungsfunktion sei.

In diesem Fall ergibt sich als spezielle Darstellung der Wahrscheinlichkeit

$$\begin{aligned} P(X_1 \geq X_2) &= \int_{-\infty}^{\infty} F(x-\mu_2)\ dF(x-\mu_1) \\ &=: G(\mu_1-\mu_2) \end{aligned}$$

wobei die Faltung

$$G(y) = \int_{-\infty}^{\infty} F(x+y)\ dF(x)$$

eine symmetrische Verteilungsfunktion um 0 ist, insbesondere also $G(0) = \frac{1}{2}$ gilt. Zusätzlich ist G(x) streng monoton wachsend in einer Umgebung von 0.

Unter dem Lokations-Modell gelten daher die Implikationen:

1. $P(X_1 \geq X_2) = \frac{1}{2} \quad \Longrightarrow \quad \mu_1 = \mu_2$
2. $\mu_1 = \mu_2 \quad \Longrightarrow \quad F_1(x) = F_2(x)$
3. $F_1(x) = F_2(x) \quad \Longrightarrow \quad P(X_1 \geq X_2) = \frac{1}{2}$

Durch diesen Ringschluß folgt, daß bei Einschränkung auf das Lokations-Modell die folgenden 3 Test-Probleme äquivalent sind

| **Tendenz-Hypothese** | **Global-Hypothese** | **Lokations-Hypothese** |
|---|---|---|
| $H_o^T$: $P(X_1 \geq X_2) = \frac{1}{2}$ | $H_o^G$: $F_1(x) = F_2(x)$ | $H_o^L$: $\mu_1 = \mu_2$ |
| $H_1^T$: $P(X_1 \geq X_2) \neq \frac{1}{2}$ | $H_1^G$: $F_1(x) \neq F_2(x)$ | $H_1^L$: $\mu_1 \neq \mu_2$ |

Unter der ( gemeinsamen ) Nullhypothese ist die zur Normierung erforderliche Varianz eine Konstante

$$\sigma_L^2 = \frac{N(N+1)}{12n_1n_2}$$

unabhängig von der zugrundeliegenden Verteilungsfunktion F(x) und braucht daher nicht geschätzt zu werden, im Gegensatz zum t-Test, wo selbst bei Einschränkung auf die Klasse der Normalverteilungen die Varianz in jedem Falle noch zu schätzen ist.

In dieser Situation ist auch die finite Verteilung der WMW-Statistik exakt angebbar, wobei man die Äquivalenz zur Global-Null-Hypothese $H_o^G: F_1(x) = F_2(x)$ ausnutzt, vgl. den Ansatz als Permutations-Test z.B. in LEHMANN (1975). Das bedeutet, daß der WMW-Test im Lokations-Modell für die ganze Klasse der stetigen Verteilungsfunktionen finit verteilungsfrei ist.
Weiter folgt daraus, daß im Lokations-Modell WMW-Test und t-Test hinsichtlich ihrer Power über die Klasse der stetigen Verteilungsfunktionen verglichen werden können, da das spezifische Test-Problem des t-Tests, die Erwartungswert-Hypothese, wiederum äquivalent ist zur Lokations-Hypothese.

### 4.2.2 Der WMW-Test im Allgemeinen Modell

Schränken wir nun das Modell nicht auf ein Lokations-Modell ein, sondern betrachten wieder das Allgemeine Modell

$$X_{ij} \sim F_i(x) \quad \text{unabhängig} \qquad i = 1, 2 \quad j = 1, 2, \ldots, n_i$$

mit der Tendenz-Hypothese als spezifischem Test-Problem des WMW-Tests. Als weitere Test-Probleme betrachten wir wieder die in vielen elementaren Statistik-Lehrbüchern allgemein anzutreffende Global-Hypothese sowie die Erwartungswert-Hypothese als spezifischem Test-Problem des t-Tests.

| **Tendenz-Hypothese** | **Global-Hypothese** | **Erwartungswert-Hypothese** |
|---|---|---|
| $H_o^T: P(X_1 \geq X_2) = \frac{1}{2}$ | $H_o^G: F_1(x) = F_2(x)$ | $H_o^E: \mathbf{E}(X_1) = \mathbf{E}(X_2)$ |
| $H_1^T: P(X_1 \geq X_2) \neq \frac{1}{2}$ | $H_1^G: F_1(x) \neq F_2(x)$ | $H_1^E: \mathbf{E}(X_1) \neq \mathbf{E}(X_2)$ |

Bezüglich der Beziehungen zwischen diesen Hypothesen gilt dann:

1. $H_o^G \Rightarrow H_o^T$: Aus $F_1(x) = F_2(x)$ folgt sofort $P(X_1 \geq X_2) = \frac{1}{2}$. Die Umkehrung ist jedoch i.a. falsch. Ein elementares Gegenbeispiel liefern die symmetrischen Verteilungen mit identischem Symmetriezentrum aber unterschiedlicher Form.
2. $H_o^G \Rightarrow H_o^E$: Aus $F_1(x) = F_2(x)$ folgt sofort $\mathbf{E}(X_1) = \mathbf{E}(X_2)$ (falls existent ). Die Rückrichtung ist wieder falsch.
3. Zwischen den beiden Hypothesen $H_o^T$ und $H_o^E$ bestehen keinerlei Beziehungen. Weder läßt sich aus $P(X_1 \geq X_2) = \frac{1}{2}$ die Gleichheit der Erwartungswerte folgern noch kann die Rückrichtung geschlossen werden.

Aus dieser Diskussion folgt, daß im Allgemeinen Modell, wie es durch das Mißverständnis 'verteilungsfrei = keine Modell-Einschränkung (?)' möglicherweise impliziert wird, keinerlei Beziehung mehr zwischen WMW-Test und t-Test besteht, da sie beide grundsätzlich etwas anderes testen. Es ist daher auch sinnlos, beide ( in diesem Allgemeinen Modell ) im Hinblick auf Robustheits-Eigenschaften miteinander vergleichen zu wollen.

Weiter hat die Global-Hypothese generell nichts mit den Rang-Verfahren zu tun und kann nur mit adäquaten Verfahren, z.B. dem Kolmogoroff-Smirnow-Test getestet werden. Sie ist im Zusammenhang mit der hier behandelten Situation ein Mißverständnis des Modells mit geordneten Alternativen, d.h. man schränkt das Modell auf vergleichbare Verteilungen $F_1 \geq F_2$ oder $F_1 \leq F_2$ ein. Das entsprechende Test-Problem lautet dann nämlich:

**Ordnungs-Hypothese**

$$H_o^O: F_1 = F_2$$

$$H_1^O: F_1 \gtrless F_2 \qquad ( \text{d.i. } F_1 > F_2 \text{ oder } F_1 < F_2 )$$

und ist unter der gemachten Einschränkung tatsächlich äquivalent zur Tendenz-Hypothese. Dies entspricht einer zweiseitigen Version des Zuganges von MANN und WHITNEY (1947) und rechtfertigt noch einmal die Zusammenfassung unter einem gemeinsamen Namen.

Im Allgemeinen Modell ist die Varianz selbst unter der spezifischen Nullhypothese $H_o^T$: $P(X_1 \geq X_2) = \frac{1}{2}$ keine Konstante mehr wie im Lokations-Modell. Insbesondere bedeutet dies, daß der WMW-Test ohne einschränkende Modell-Annahme finit nicht mehr verteilungsfrei ist und asymptotisch nur dann verteilungsfrei wird, wenn die Varianz konsistent geschätzt wird, vgl. HILGERS (1981).
Weiter folgt daraus, daß die Verwendung des WMW-Tests in der bekannten Form, d.h. entweder die Durchführung des finiten Tests unter Benutzung der entsprechenden Tabellen oder aber die Normierung mit der konstanten Varianz, die Annahme von Modelleinschränkungen impliziert, z.B. das Modell mit geordneten Alternativen, für das das Lokations-Modell ein Spezialfall ist.

## 5. Das unverbundene Mehr-Stichproben-Problem

### 5.1 Der Kruskal-Wallis-Test im Lokations-Modell

Gegeben seien unabhängige Zufallsvariable $X_{ij}$, $i = 1, 2, \ldots, k$, $k > 2$, $j = 1, 2, \ldots, n_i$, $N = \sum n_i$, mit stetigen Verteilungsfunktionen $F_i(x)$. Wir werden zunächst wieder die Einschränkung auf das Lokations-Modell behandeln, d.h. annehmen

$$F_i(x) = F(x-\mu_i) \qquad i = 1, 2, \ldots, k \quad k > 2$$

Dies ist auch die Situation, die KRUSKAL (1952) einführend betrachtet und auf die sich seine Bemerkung über seinen Test als "nonparametric analogue ... of one way analysis of variance" ausschließlich bezieht.

Sei wieder $R_{ij}$ der Rang von $X_{ij}$ in der Gesamt-Stichprobe

$$\bar{R}_{i.} = \frac{1}{n_i} \sum_{j=1}^{n_i} R_{ij} \qquad \bar{R}_{..} = \frac{1}{N} \sum_{i=1}^{k} \sum_{j=1}^{n_i} R_{ij} = \frac{N+1}{2}$$

$$\mathbf{R} = ( \bar{R}_{1.}, \bar{R}_{2.}, \ldots, \bar{R}_{k.})'$$

Dann beruht der Kruskal-Wallis-Test ( KW-Test ) auf einer Quadratform des Vektors ( $\mathbf{R} - \bar{R}_{..} \mathbf{1}_k$ ). Für die Konsistenz-Betrachtungen ist es daher hinreichend, die Komponenten dieses Vektors zu betrachten.

Man erhält in gleicher Vorgehensweise wie im Falle des WMW-Tests über die Darstellung der Rangzahlen mit Hilfe der Zählfunktion c(u) für den Erwartungswert der Komponenten die Linearform

$$\frac{1}{N} \mathbf{E}( \bar{R}_{i.} - \bar{R}_{..} ) = \sum_{i'=1}^{k} \frac{n_{i'}}{N} P(X_i \geq X_{i'}) - \frac{1}{2}$$

Gilt nun für die Konvergenz der Stichproben-Umfänge $^{n_i}/_N = \lambda_i + o(\sqrt{N})$ dann erhält man das spezifische Test-Problem des KW-Tests allgemein zu

**KW-Hypothese**

$$H_o^{KW}: \sum_{i'=1}^{k} \lambda_{i'} P(X_i \geq X_{i'}) = \frac{1}{2} \quad \forall\, i$$

$$H_1^{KW}: \exists\, i: \sum_{i'=1}^{k} \lambda_{i'} P(X_i \geq X_{i'}) \neq \frac{1}{2}$$

In dieser allgemeinen Form findet sich die Konsistenz-Formulierung schon bei KRUSKAL (1952), wenn er sich in der Folge auch ausschließlich mit dem Modell mit geordneten Alternativen auseinandersetzt, für das das Lokations-Modell ja einen Spezialfall darstellt.

Man beachte, daß die KW-Hypothese von einem Gewichtsvektor $\boldsymbol{\lambda} = (\lambda_1, \lambda_2, \ldots, \lambda_k)'$, $\lambda_i \geq 0$, $\sum\lambda_i = 1$, den asymptotischen relativen Stichprobenumfängen abhängt. Ein spezieller Gewichtsvektor ist $\mathbf{1}_k = \frac{1}{k}(1, 1, \ldots, 1)'$, mit dem wir formulieren

**'Mittlere'-Tendenz-Hypothese**

$$H_o^{T*}: \frac{1}{k} \sum_{i'=1}^{k} P(X_i \geq X_{i'}) = \frac{1}{2} \quad \forall i$$

$$H_1^{T*}: \exists i: \frac{1}{k} \sum_{i'=1}^{k} P(X_i \geq X_{i'}) \neq \frac{1}{2}$$

Zusätzlich betrachten wir noch die Erweiterungen aus dem Zwei-Stichproben-Problem

**Global-Hypothese**

$$H_o^G: F_i = F_{i'} \quad \forall i, i'$$

$$H_1^G: \exists i \neq i': F_i \neq F_{i'}$$

**Lokations-Hypothese**

$$H_o^L: \mu_i = \mu_{i'} \quad \forall i, i'$$

$$H_1^L: \exists i \neq i': \mu_i \neq \mu_{i'}$$

Ist G(x) wieder die Faltung $G(x) = \int F(y+x)\, dF(y)$, dann ergibt sich im Lokations-Modell als Darstellung der Wahrscheinlichkeiten $P(X_i \geq X_{i'}) = G(\mu_i - \mu_{i'})$. Damit zeigt man wie im Zwei-Stichproben-Problem die Äquivalenzen

$$H_o^{T*} \Longleftrightarrow H_o^G \Longleftrightarrow H_o^L$$

Es bleibt die Beziehung zur KW-Hypothese zu zeigen:

1. $H_o^L \Rightarrow H_o^{KW}$: Trivialerweise folgt aus $\mu_i = \mu_{i'}$ $G(\mu_i - \mu_{i'}) = \frac{1}{2}$ und damit auch unabhängig von $\boldsymbol{\lambda}$

$$\sum_{i'=1}^{k} \lambda_{i'} P(X_i \geq X_{i'}) = \frac{1}{2} \quad \forall i$$

2. $H_o^L \Leftarrow H_o^{KW}$: Diese Umkehrung zeigt man über die Implikation der Alternativen $H_1^L \Rightarrow H_1^{KW}$. Sei ohne Beschränkung der Allgemeinheit $\mu_1 \geq \mu_i$ und $\mu_1 > \mu_2$. Dann folgt wegen der strengen Monotonie von G(x) um 0 $G(\mu_1 - \mu_i) \geq \frac{1}{2}$, $G(\mu_1 - \mu_2) > \frac{1}{2}$ und damit für alle Gewichtsvektoren $\boldsymbol{\lambda}$ mit $\lambda_i > 0 \quad \forall i$

$$\sum_{i'=1}^{k} \lambda_{i'} P(X_1 \geq X_{i'}) \quad \frac{1}{2}$$

Daraus folgt, daß im Lokations-Modell das KW-Test-Problem äquivalent zu den drei anderen Test-Problemen ist, wobei der Gewichtsvektor wesentlich

in die Power eingeht. Insbesondere kann der KW-Test hier - über die formale Ähnlichkeit hinaus - tatsächlich als 'nichtparametrisches Analog zur Varianzanalyse' angesehen werden.
Dies endet jedoch auch schon wieder mit dem 'omnibus'-Test, da - anders als in der ANOVA - allgemeine lineare Kontraste nicht mehr getestet werden können. Hierauf weist auch schon FLIGNER (1981) mit einem Gegenbeispiel in seinem Kommentar zu der Arbeit von CONOVER und IMAN (1981), in der diese die 'rank-transform' empfehlen, nachdrücklich hin.

## 5.2 Der Kruskal-Wallis-Test im Allgemeinen Modell

Betrachten wir den Kruskal-Wallis-Test nun in dem Allgemeinen Modell

$$X_{ij} \sim F_i(x) \text{ unabhängig} \qquad \begin{array}{l} i = 1, 2, \ldots, k \\ j = 1, 2, \ldots, n_i \end{array}$$

dann gilt natürlich

$$F_i = F_{i'} \quad \forall\, i, i' \Longrightarrow P(X_i \geq X_{i'}) = \tfrac{1}{2} \quad \forall\, i, i'$$

$$\Longrightarrow \sum_{i'=1}^{k} \lambda_{i'} P(X_i \geq X_{i'}) = \tfrac{1}{2} \quad \forall\, i$$

Daß die Rückrichtung für die erste Implikation i.a. nicht gilt, hatten wir schon beim WMW-Test gezeigt. Für die zweite Implikation betrachten wir ein Beispiel, das zeigt, daß zum einen aus der Gültigkeit der Hypothese $H_0^{KW}$ nicht die Gültigkeit der paarweisen Tendenz-Hypothesen folgt und zum anderen in einem Allgemeinen Modell die Sensibilität des KW-Tests selbst von den Stichproben-Umfängen abhängt.
Seien dazu für k=3 die Verteilungen gegeben durch die Dichten

$$f_1(x) = \begin{cases} \frac{8}{30} & 0 < x \leq 1 \\ \frac{1}{30} & 1 < x \leq 4 \\ \frac{8}{30} & 4 < x \leq 5 \\ \frac{1}{30} & 5 < x \leq 8 \\ \frac{8}{30} & 8 < x \leq 9 \end{cases} \qquad f_2(x) = \begin{cases} \frac{1}{30} & 0 < x \leq 1 \\ \frac{8}{30} & 1 < x \leq 2 \\ \frac{1}{30} & 2 < x \leq 5 \\ \frac{8}{30} & 5 < x \leq 7 \\ \frac{1}{30} & 7 < x \leq 9 \end{cases} \qquad f_3(x) = \begin{cases} \frac{1}{30} & 0 < x \leq 2 \\ \frac{8}{30} & 2 < x \leq 4 \\ \frac{1}{30} & 4 < x \leq 7 \\ \frac{8}{30} & 7 < x \leq 8 \\ \frac{1}{30} & 8 < x \leq 9 \end{cases}$$

Mit $P(X_i \geq X_{i'}) = \int F_{i'}\, dF_i$ und elementarer Integration erhält man:

$$P(X_1 \geq X_2) = \frac{849}{1800} < \frac{1}{2} \qquad P(X_2 \geq X_3) = \frac{849}{1800} < \frac{1}{2} \qquad P(X_3 \geq X_1) = \frac{849}{1800} < \frac{1}{2}$$

Bezeichnet man mit " $\prec$ " die binäre Relation $X_i \prec X_{i'} \Leftrightarrow P(X_i \geq X_{i'}) < \frac{1}{2}$ dann erhält man den Ringschluß

$$X_3 \prec X_1 \prec X_2 \prec X_3$$

der zeigt, daß diese Relation keine Ordnungsrelation darstellt, d.h. in einem Allgemeinen Modell kann die Größe $P(X_i \geq X_{i'})$ nicht dazu benutzt werden, zwischen mehr als 2 Zufallsvariablen bzw. deren Verteilungen eine Beziehung im Sinne eines 'größer als' oder auch 'kleiner als' herzustellen, da lediglich eine paarweise aber keine globale Vergleichbarkeit besteht. In einem Lokations-Modell ist ein solcher Ringschluß wegen des Zusammenhanges der Wahrscheinlichkeit mit den Lokationsdifferenzen, über die nicht-lineare Funktion G(x), nicht möglich.

Gegen die angenommene Konstellation der Verteilungen wäre ein simultaner WMW-Test für die Paarvergleiche konsistent. Bildet man jedoch die Linearformen

$$P_i := \sum_{i'=1}^{3} \lambda_{i'} P(X_i \geq X_{i'})$$

so erhält man

$$P_1 = \lambda_1 \cdot \frac{1}{2} + \lambda_2 \cdot \frac{849}{1800} + \lambda_3 \cdot \frac{951}{1800}$$

$$P_2 = \lambda_1 \cdot \frac{951}{1800} + \lambda_2 \cdot \frac{1}{2} + \lambda_3 \cdot \frac{849}{1800}$$

$$P_3 = \lambda_1 \cdot \frac{849}{1800} + \lambda_2 \cdot \frac{951}{1800} + \lambda_3 \cdot \frac{1}{2}$$

Für die speziellen Gewichte $\lambda_1 = \lambda_2 = \lambda_3 = \frac{1}{3}$, das entspricht gleicher Zellbesetzung, folgt daraus $P_1 = P_2 = P_3 = \frac{1}{2}$. Das bedeutet aber, daß diese Konstellation von Verteilungen, bei gleicher Zellbesetzung, zur Nullhypothese des KW-Tests gehört. Für andere Gewichte können die Komponenten $P_i$ des ( asymptotischen ) Erwartungswertvektors jeden Wert des Intervalls $\left(\frac{849}{1800}, \frac{951}{1800}\right)$ annehmen; in diesem Fall gehören die Verteilungen dann aber zur Alternative des KW-Tests.

Daraus folgt, daß in einem Allgemeinen Modell der KW-Test nicht nur keine Mehr-Stichproben-Erweiterung des WMW-Tests im Sinne eines 'omnibus'-Tests ist, sondern daß darüberhinaus die Konsistenz-Eigenschaft des KW-Tests von den Stichproben-Umfängen abhängt. Mit anderen Worten - und etwas locker formuliert - was der KW-Test 'merkt' und was nicht, hängt ohne die einschränkende Annahme eines Lokations-Modells ( Modells mit geordneten Alternativen ) nicht zuletzt davon ab, wie man die Stichproben-Umfänge wählt.

Der Vollständigkeit halber muß an dieser Stelle erwähnt werden, daß KRUSKAL (1952) die Konsistenz-Betrachtungen zwar allgemein anstellt, die Anwendung seines Verfahrens jedoch auf ein Modell mit geordneten Alternativen, für das auch MANN und WHITNEY (1947) ihren Vorschlag formuliert haben, beschränkt.

## 6. Höherfaktorielle Versuchspläne

Die formale Analogie einiger Rangverfahren zu den entsprechenden Statistiken der ANOVA, wie z.B. beim WMW-Test oder KW-Test, mußte fast zwangsläufig die Idee aufkommen lassen, die Ränge seien eine Art Transformation der Daten mit nachfolgender varianzanalytischer Auswertung. Dies zeigt sich sehr deutlich in der Begriffsbildung "rank transform" von CONOVER und IMAN (1981). Unter der Fülle der in diesem Sinne entstandenen Vorschläge seien nur einige, stellvertretend, genannt: LEMMER und STOKER (1967), BREDENKAMP (1974), SCHEIRER, RAY und HARE (1976), HUBER (1980) und nicht zuletzt die allgemeine Empfehlung SAS (1982).

Oft findet sich deren Motivation noch begleitet durch Hinweise auf 'Robustheits'-Eigenschaften der Rangzahlen. Wie schon erwähnt, erfordert eine solche Argumentation grundsätzlich erst einmal die Vergleichbarkeit des vorgeschlagenen Rangverfahrens mit der ANOVA in dem Sinne, daß im Linearen Modell beide auch dasselbe testen.

Wir wollen in diesem letzten Teil zeigen, daß i.a. kein Zusammenhang zwischen einem höherfaktoriellen Rang-Verfahren und dem intendierten Test-Problem des Linearen Modells besteht. Von dieser generellen Aussage gibt es nur eine - strukturell bedingte - Ausnahme, für die aber auch ei gewisser Preis zu zahlen ist. Diese sei zunächst behandelt, bevor wir mi einem Gegenbeispiel zeigen werden, daß generell keine Beziehung mehr besteht.

### 6.1 Der 2-faktorielle Zufallsplan mit 2x2 Faktorstufen

Die angesprochene Ausnahme sei am Beispiel des 2-faktoriellen vollständigen Zufallsplans erläutert. Sie betrifft den Fall, daß die beiden ( festen ) Faktoren jeweils nur 2 Stufen haben.

Seien $X_{ijk}$, $i = 1, 2$ $j = 1, 2$ $k = 1, 2, \ldots, n_{ij}$, unabhängige Zufallsvariable und es werde angenommen

**Lokations-Modell**

$$X_{ijk} = \mu_{ij} + \varepsilon_{ijk} \qquad i = 1, 2 \quad j = 1, 2 \quad k = 1, 2, \ldots, n_{ij}$$

$$\varepsilon_{ijk} \sim F(x) \text{ unabhängig}$$

Mit der Zerlegung der Lokations-Parameter

$$\mu_{ij} = \mu + \alpha_i + \beta_j + \gamma_{ij}$$

wobei

$$\mu = \bar{\mu}_{..} \qquad (\text{'Global'-Effekt})$$
$$\alpha_i = \bar{\mu}_{i.} - \bar{\mu}_{..} \qquad (\text{Haupt-Effekt A})$$
$$\beta_j = \bar{\mu}_{.j} - \bar{\mu}_{..} \qquad (\text{Haupt-Effekt B})$$
$$\gamma_{ij} = \mu_{ij} - \bar{\mu}_{i.} - \bar{\mu}_{.j} + \bar{\mu}_{..} \qquad (\text{Wechselwirkung})$$

erhält man das bekannte

**Lineares Modell**

$$X_{ijk} = \mu + \alpha_i + \beta_j + \gamma_{ij} + \varepsilon_{ijk} \qquad i = 1, 2 \quad j = 1, 2 \quad k = 1, 2, \ldots, n_{ij}$$

Aus der Zerlegung des Lokations-Parameters ergeben sich die ( Reparametrisierungs- ) Bedingungen

$$\alpha_1 = -\alpha_2 \qquad \beta_1 = -\beta_2 \qquad \gamma_{11} = -\gamma_{12} = -\gamma_{21} = \gamma_{22}$$

Insgesamt haben wir also bei 2x2 Faktorstufen nur 3 freie Parameter $\alpha_1$, $\beta_1$, $\gamma_{11}$, die wir der Kürze halber mit $\alpha$, $\beta$, $\gamma$ bezeichnen wollen. Es sei an dieser Stelle hervorgehoben, daß diese Beschränkung der Freiheitsgrade die Basis des Ausnahmecharakters bildet.

Damit erhält man die Test-Probleme im Linearen Modell ( bei 2x2 Faktorstufen ) in der Form

| **Haupt-Effekt A** | **Haupt-Effekt B** | **Wechselwirkung** |
|---|---|---|
| $H_o^A: \ \alpha = 0$ | $H_o^B: \ \beta = 0$ | $H_o^{AB}: \ \gamma = 0$ |
| $H_1^A: \ \alpha \neq 0$ | $H_1^B: \ \beta \neq 0$ | $H_1^{AB}: \ \gamma \neq 0$ |

## 6.2 Der Wechselwirkungs-Test mit Total-Rangzahlen

Sei nun $R_{ijk}$ der Rang von $X_{ijk}$, d.h. in der Darstellung mit der Zählfunktion c(u)

$$R_{ijk} = \sum_{i'=1}^{2} \sum_{j'=1}^{2} \sum_{k'=1}^{n_{i'j'}} c(X_{ijk} - X_{i'j'k'})$$

und

$$\bar{R}_{ij.} = \frac{1}{n_{ij}} \sum_{k=1}^{n_{ij}} R_{ijk}$$

Wir wollen uns auf den Wechselwirkungs-Test beschränken und zunächst gleiche Stichproben-Umfänge $n_{ij} = n$ annehmen. Die dem Wechselwirkungs-Test der ANOVA analoge Rang-Statistik hat dann die Form

$$W = \bar{R}_{11.} - \bar{R}_{12.} - \bar{R}_{21.} + \bar{R}_{22.}$$

Für den Erwartungswert als Schätzer erhält man

$$\frac{1}{n}\, \mathbf{E}(W) = P(X_{11} \geq X_{12}) - P(X_{21} \geq X_{22}) + P(X_{11} \geq X_{21}) - P(X_{12} \geq X_{22})$$

und damit das für den auf W basierenden Test spezifische Test-Problem

**Wechselwirkungs-Tendenz-Hypothese**

$$H_o^{T,AB}\colon P(X_{11} \geq X_{12}) - P(X_{21} \geq X_{22}) + P(X_{11} \geq X_{21}) - P(X_{12} \geq X_{22}) = 0$$
$$H_1^{T,AB}\colon P(X_{11} \geq X_{12}) - P(X_{21} \geq X_{22}) + P(X_{11} \geq X_{21}) - P(X_{12} \geq X_{22}) \neq 0$$

Setzt man die Annahmen des Linearen Modells ein, so folgt

$$\frac{1}{n}\, \mathbf{E}(W) = G(2(\beta+\gamma)) - G(2(\beta-\gamma)) + G(2(\alpha+\gamma)) - G(2(\alpha-\gamma))$$

wobei G(x) wieder die Faltung $G(x) = \int F(y+x)\, dF(x)$ ist.

Man beachte, daß - anders als in der ANOVA - der Erwartungswert der Statistik nicht nur von der zu testenden Wechselwirkung $\gamma$, sondern auch von den Haupteffekten $\alpha$ , $\beta$ abhängt. Es gilt aber trivialerweise die Implikation $H_o^{AB} \Longrightarrow H_o^{T,AB}\ \forall \alpha,\ \beta$.

Um allgemein die Umkehrung unter allen Haupteffekten $\alpha$, $\beta$ zu zeigen, d.h. insgesamt die Äquivalenz, muß für die Verteilung F(x) gefordert werden, daß die Faltung G(x) global streng monoton wachsend ist. Zur Erinnerung: beim KW-Test genügte die ( stets erfüllte ) lokale strenge Monotonie um 0.

Setzt man die globale strenge Monotonie von G(x), z.B. durch Einschränkung auf F(x) mit mindestens einseitig unendlichem Träger, voraus, so sind die Test-Probleme äquivalent.

Den angesprochenen Preis, den man zahlen muß, um mit ( Total- ) Rangzahlen die Wechselwirkung im 2x2-Plan zu testen, entrichtet man mit der Power, die von den vorliegenden Haupteffekten $\alpha$, $\beta$ abhängt. Je größer die Haupteffekte desto schlechter die Power. Abhängigkeit von den Haupteffekten bedeutet aber auch, daß die Varianz unter diesen geschätzt werden muß.

Wir hatten oben gleiche Zellbesetzung $n_{ij} = n$ angenommen. Die Äquivalenz kann jedoch in gleicher Weise nachgewiesen werden, wenn lediglich gefordert wird $n_{11} = n_{22}$ und $n_{12} = n_{21}$ bzw. zumindest asymptotisch $\lambda_{11} = \lambda_{22}$ und $\lambda_{12} = \lambda_{21}$.
Entsprechende Überlegungen gelten auch für die Tests auf Haupteffekte A bzw. B, bei denen ebenfalls Einschränkungen hinsichtlich der Stichprobenumfänge gemacht werden müssen, die zusammen mit denjenigen beim Wechselwirkungs-Test gerade wieder die Forderung nach gleicher Zellbesetzung bedeuten.

## 6.3 Andere Rang-Tests in 2x2 Plänen

In der Diskussion in Abschnitt 6.2 hatten wir Total-Rangzahlen zugrunde gelegt, d.h. jede Zufallsvariable wird mit jeder anderen verglichen. Geht man aus von Stufenrängen, wobei jeweils nur innerhalb einer Stufe eines Faktors die Zufallsvariablen miteinander verglichen werden, so ist auch dadurch ein Wechselwirkungs-Test möglich, im Sinne einer Äquivalenz zu $H_0^{AB}$ und zwar für beliebige Stichprobenumfänge $n_{ij}$. Dies entspricht der Differenz zweier WMW-Statistiken wie sie schon PATEL und HOEL (1973) vorgeschlagen haben.
Dabei erhält man jedoch eine Abhängigkeit in der Power von genau einem Haupteffekt, so daß eine Entscheidung nicht invariant unter Vertauschung der Faktoren ist. Den obigen Zugang über Total-Rangzahlen erhält man - bei gleicher Zellbesetzung n - gerade als Symmetrisierung durch Addition der Statistiken für die beiden möglichen Stufenrang-Bildungen, so daß sich dieser im nachhinein als eigentlich sekundär und mehr zufällig erweist. Entsprechendes gilt für Tests auf Haupteffekte A bzw. B.

Eine genaue Darstellung dieses Sachverhaltes, sowie eine allgemeine Lösung für asymptotisch verteilungsfreie Wechselwirkungs-Tests - die allerdings nicht mehr auf Total-Rangzahlen basieren können - findet sich bei HILGERS (1979).

## 6.4 Rang-Tests in axb Plänen; ein Gegenbeispiel

In allgemeinen axb-Plänen, wobei $a>2$ oder $b>2$, ist es noch möglich Rang- Tests für Wechselwirkungen anzugeben, nicht mehr jedoch für Haupteffekte Diese beruhen dann aber auf partialen, d.h. Stufen-, Rang-Bildungen und erfordern die Einschränkung der Zellbesetzung. Dies ist Ausdruck der Tat sache, daß Rangzahlen ( bei mehr als 2 Stichproben ) nur unter gewissen Balancierungsbedingungen der Stichprobenumfänge als Spezialfälle im Zusa menhang mit der Zählfunktion c(u) auftreten, vgl. HILGERS (1979).

Daß umgekehrt, ausgehend wieder von den Total-Rangzahlen, die Bildung de einer ANOVA analogen Statistik im allgemeinen Fall keinen entsprechende Test liefert, möge das folgende Beispiel für $a=2$, $b=3$ demonstrieren.

Wir nehmen gleiche Zellbesetzungen $n_{ij} = n$ an und betrachten die auf de Rangvektor $\mathbf{R}^{WW}$ basierende Statistik, wobei dessen Komponenten $R_{ij}^{WW}$ die Ge stalt haben

$$R_{ij}^{WW} = \bar{R}_{ij.} - \bar{R}_{i..} - \bar{R}_{.j.} + \bar{R}_{...}$$

Dies ist gerade die Wechselwirkungs-Statistik mit den Rängen an Stelle d Originalwerte. Für die Effekte im Linearen Modell setzen wir

$$\alpha_1 = -\alpha_2 = \alpha \quad \beta_1 = \beta_2 = -\tfrac{1}{2}\cdot\beta_3 = \beta \quad \gamma_{ij} = 0 \quad \forall\, i, j$$

d.h. wir befinden uns unter der Nullhypothese $H_o^{AB}: \gamma_{ij} = 0 \ \forall\, i, j$. Wegen der Randbedingung $\bar{R}_{i.}^{WW} = \bar{R}_{.j}^{WW} = 0$ und $\mu_{11} = \mu_{12} = \alpha + \beta$ ist es hinreichend, den Erwartungswert der Komponente $R_{11}^{WW}$ des Vektors $\mathbf{R}^{WW}$ zu betrachten.

Aus der Darstellung der Rangzahlen mit der Zählfunktion c(u) und Einset der Annahmen unter dem Linearen Modell erhält man

$$\frac{1}{n}\,\mathbf{E}(R_{11}^{WW}) = \frac{1}{6}\cdot\{\, 2\cdot G(2\alpha) - [\, G(2\alpha + 3\beta) + G(2\alpha - 3\beta)]\,\}$$

wobei G(x) wieder die bekannte Faltung der Verteilung F(x) ist.

Obwohl wir eine Wechselwirkung $\gamma_{ij}$ in unseren Annahmen ausdrücklich aus- geschlossen hatten, verschwindet der Erwartungswert i.a. nicht, sondern hängt wesentlich von den Haupteffekten $\alpha$, $\beta$ und der Verteilung F(x) ( über G(x) ) ab. Das bedeutet aber, daß ein auf dem Vektor $\mathbf{R}^{WW}$ basiere der Test, trotz - oder auch gerade wegen - der formalen Analogie zur Sta tistik der ANOVA, grundsätzlich etwas anderes testet als intendiert. Insbesondere ist der Test auch nicht verteilungsfrei. Die folgende Tabe gibt einige Werte des Erwartungswertes an für $G(x) = \Phi(x)$, d.h. die Voraussetzungen der ANOVA sind im strengen Sinne erfüllt. Man beachte dabei, daß im Hinblick auf die Asymptotik diese Werte noch mit einem Faktor der Größenordnung $\sqrt{N}$ zu multiplizieren sind und damit selber gegen $\infty$ gehen.

| $\alpha$ \ $\beta$ | 0 | .5 | 1.0 | 1.5 |
|---|---|---|---|---|
| 0 | 0 | 0 | 0 | 0 |
| .5 | 0 | .06 | .11 | .11 |
| 1.0 | 0 | .04 | .13 | .16 |
| 1.5 | 0 | .01 | .08 | .18 |

Der Zusammenhang zwischen Rang-Verfahren und Test-Problem des Linearen Modells im Falle des 2x2-Planes erweist sich somit noch einmal als Spezialfall, der nicht generalisiert werden kann. Insbesondere ist eine Erweiterung auf noch höher faktorielle Pläne nicht möglich.

## 7. Rangzahlen in beliebigen Versuchsplänen ?

Eine zusammenfassende Betrachtung aller diskutierten Eigenschaften von Rang-Verfahren muß zu dem Ergebnis führen, daß eine generelle Beziehung zu den Hypothesen des Linearen Modells, wie sie oft unterstellt wird, i.a. gar nicht erwartet werden kann. Schließlich lassen sich in diesem Modell die Erwartungswerte der Rang-Statistiken, die ja ihre Konsistenz-Eigenschaften begründen, allgemein charakterisieren als

**Linearkombinationen von**
**nicht-linearen Transformationen** ( d.i. G(x) ) **von**
**Linearkombinationen von**
**Lokations-Parametern**

Daher sind Übereinstimmungen schon unter elementarsten strukturellen Bedingungen, d.h. konkret 1-faktoriellen Plänen, eher als überraschend zu werten. Die Hoffnung, in beliebig komplexen Situationen mit Rang-Verfahren dasselbe zu testen wie mit der ANOVA - nur eben 'robuster' -, die durch Vorschläge wie denjenigen von CONOVER und IMAN (1981), um nur ein besonders krasses Beispiel stellvertretend zu nennen, genährt wird, entspringt mehr einem Wunschdenken als einer verantwortungsvollen Auseinandersetzung mit den daraus erwachsenden Konsequenzen. Die lawinenartig anwachsende Fülle immer neuer Prozeduren geht einher mit einer im gleichen Maße geringer werdenden Fähigkeit, die Ergebnisse auch interpretieren zu können; eine Entwicklung, die durch den zunehmenden Einsatz umfangreicher Programm-Pakete, beispielsweise das mehrfach zitierte SAS (1982), noch nachhaltig verstärkt wird.

Für zukünftige 'Experten'-Systeme bietet sich hier die Gelegenheit, durc eine Rückbesinnung auf die jedweder statistischen Methodik zugrundeliege den Modelle wirkungsvoll gegenzusteuern. Ob diese Chance tatsächlich genutzt wird, müssen die Entwicklungen der nächsten Jahre zeigen. Nach den bisherigen Erfahrungen erscheint eine gewisse Skepsis allerdings nicht ganz unangebracht.

**Literatur:**

BREDENKAMP, J.: Nonparametrische Prüfung von Wechselwirkungen. Psychol. Beiträge **16**(1974), 398 - 416

CONOVER, W.J., IMAN, R.L.: Rank Transformation as a Bridge Between Parametric and Nonparametric Statistics. Amer. Statistn. **35** (1981), 124 - 128

FLIGNER, M.A.: Comment on: W.J. CONOVER, R.L. IMAN (1981). Amer. Statistn. **35** (1981), 131 - 132

HILGERS, R.: Ein asymptotisch verteilungsfreier Wechselwirkungstest in zweifaktoriellen vollständigen Zufallsplänen. Diss. Dortmund 1979

HILGERS, R.: On an Unbiased Variance Estimator for the WILCOXON-MANN-WHITNEY-Statistic Based on Ranks. Biom. J. **23** (1981), 653 -661

HILGERS, R. On the WILCOXON-MANN-WHITNEY-Test as Nonparametric Analogue and Extension of t-Test. Biom. J. **24** (1982), 3 - 15

HUBER, H.P.: Zur Auswertung mehrfaktorieller Rangvarianzanalysen bei ungleichen Zellbesetzungen. Teil I.: Versuchspläne mit unabhängigen Stichproben. Psychol. Beiträge **22** (1980), 553 - 573

KRUSKAL, W.H.: A nonparametric test for the several sample problem. Ann. Math. Statist. **23** (1952), 525 - 540

KRUSKAL, W.H.: Historical Notes on the Wilcoxon Unpaired Two-Sample Test. JASA **52** (1957), 356 - 360

LEHMANN, E.L.: Nonparametrics - Statistical Methods Based on Ranks. McGraw-Hill, N.Y. 1975

LEMMER, H.J.: Some Empirical Results on the Two-Way Analysis of Variance by Ranks. Commun. Statist. Ser. A **9** (1980), 1427 -1438

LEMMER, H.H., STOKER, D.J.: A Distribution-free Analysis of Variance for the Two-Way Classification. S. Afr. Statist. J. **1** (1967), 67 - 74

MANN, H.B., WHITNEY, D.R.: On a test of whether one of two random variables is stochastically larger than the other. Ann. Math. Statist. **18** (1947), 50 - 60

PATEL, K.M., HOEL, D.G.: A Nonparametric Test for Interaction in Factorial Experiments. JASA **68** (1973), 615 - 620

SAS User's Guide: Statistics. SAS Inst., Cary 1982

SCHEIRER, C.J., RAY, W.S., HARE, N.: The Analysis of Ranked Data Derived from Completely Randomized Factorial Designs. Biometrics **32** (1976), 429 - 434

WILCOXON, F.: Individual Comparisons by Ranking Methods. Biometrics **1** (1945), 80 - 83

# RESIDUENANALYSE DES UNABHÄNGIGKEITSMODELLS ZWEIER KATEGORIALER VARIABLEN

G. Hommel[1], W. Lehmacher[2], H.-G. Perli[1]

[1]Institut für Medizinische Statistik und Dokumentation
Universität Mainz
Langenbeckstr. 1, D-6500 Mainz

[2]Institut für Med. Informatik und Systemforschung der
Gesellschaft für Strahlen- und Umweltforschung
Ingolstädter Landstr. 1, D-8042 Neuherberg

Summary

For the 'cellwise' analysis of independence of two categorial variables, HABERMAN (1973) proposes the method of 'adjusted residuals'. FUCHS and KENETT (1980) use (the absolute value of) the maximal adjusted residual as a measure for the deviation from the null hypothesis.
In our paper it is shown how these tests can be combined with a multiple test procedure. For control of the multiple level $\alpha$, a modification of HOLM's (1979) procedure is recommended. If one of the two variables is alternative, the principle of closed tests procedures (cf. SONNEMANN, 1982) leads to still more powerful results (PERLI, HOMMEL, LEHMACHER, 1985).

## Zusammenfassung

Für die "zellenweise" Analyse der Unabhängigkeit zweier kategorialer Variablen wird von Haberman (1973) die Methode der "adjustierten Residuen" vorgeschlagen. Fuchs und Kenett (1980) verwenden als Maß für die Abweichung von der Unabhängigkeit das (absolut) maximale adjustierte Residuum.
In unserem Vortrag wird gezeigt, wie sich diese Tests innerhalb einer multiplen Testprozedur zusammenfassen lassen. Zur Kontrolle des multiplen Niveaus wird eine Modifizierung der Holm'schen (1979) Prozedur empfohlen. Ist eine der beiden Variablen alternativ, so führt das Prinzip des Abschlußtests (s. Sonnemann, 1982) zu noch trennschärferen Ergebnissen (Perli, Hommel, Lehmacher, 1985).

## 1. Einleitung

Die Nullhypothese $H_0$ der Unabhängigkeit zweier kategorialer Variablen läßt sich beispielsweise mit dem $\chi^2$-Test überprüfen. Wenn $H_0$ durch einen solchen Globaltest abgelehnt wird, möchte der Anwender oft die Art der Abhängigkeit genauer lokalisieren. Eine Möglichkeit dazu besteht in der zellenweisen Analyse aller möglichen Paare von Ausprägungen je einer dieser Variablen. Haberman (1973) schlug vor, zu jedem solchen Paar eine entsprechende kollabierte Vierfeldertafel zu konstruieren und einen Vierfelder-Test durchzuführen. Diese Vorgehensweise ist äquivalent zur Residuenanalyse im loglinearen Modell zu $H_0$. Fuchs und Kenett (1980) schlugen dann eine $\alpha$-Adjustierung nach Bonferroni vor; sie hatten dabei zwar nur einen Globaltest zum Testen von $H_0$ im Auge, jedoch liefert ihr Verfahren auch einen multiplen Test für die einzelnen Zellenhypothesen. Die gleiche Idee wurde auch im Rahmen der Konfigurationsfrequenzanalyse (KFA) vorgetragen; vgl. Krauth und Lienert (1973) und Lehmacher (1981). Später wurde für die multiplen Tests die Anwendung der Holm-Methode (1979) anstelle der Bonferroni-Methode vorgeschlagen; vgl. Lehmacher und Lienert (1982). Ziel der vorliegenden Arbeit ist es, das multiple Niveau kontrollierende Verfahren vorzustellen, die trennschärfer als das Holm-Verfahren, aber dennoch rechnerisch einfach durchzuführen sind.

## 2. Tests zum multiplen Niveau

### 2.1. Modifikationen der Holmschen Prozedur

Gegeben sei eine (rxc)-Kontingenztafel, wobei wir zunächst annehmen, daß sowohl $r\geq 3$ als auch $c\geq 3$ gilt (ansonsten siehe Abschnitt 3). Zu prüfen sind die rxc Zellen-(Residual-)Hypothesen

$$H_{ij}: p_{ij} = p_{i.} \times p_{.j} \quad \text{gegen} \quad K_{ij}: p_{ij} \neq p_{i.} \times p_{.j}$$

$(i = 1,\ldots,r \; ; \; j = 1,\ldots, c)$; $p_{ij}$, $p_{i.}$ und $p_{.j}$ seien, wie üblich, die Zell- bzw. Randwahrscheinlichkeiten unter einem multinomialen Modell $M(p_{11},\ldots, p_{rc};n)$ mit $\sum_{i=1}^{r} \sum_{j=1}^{c} p_{ij} = 1$ . $n_{ij}$, $n_{i.}$, $n_{.j}$ und $n=n_{..}$ seien die entsprechenden beobachteten Häufigkeiten. $H_o = \bigcap_{i,j} H_{ij}$ ist die Globalhypothese, die besagt, daß die beiden Variablen unabhängig sind.

Zum Test der Zellen-Hypothesen $H_{ij}$ bildet man dann die kollabierten Vierfeldertafeln

| | | |
|---|---|---|
| $n_{ij}$ | $n_{i.}-n_{ij}$ | $n_{i.}$ |
| $n_{.j}-n_{ij}$ | $n-n_{i.}-n_{.j}+n_{ij}$ | $n-n_{i.}$ |
| $n_{.j}$ | $n-n_{.j}$ | $n$ |

und führt einen gewöhnlichen Vierfeldertest (exakt oder $\chi^2$-Test) durch. Dieses Vorgehen entspricht einer Residuenanalyse im loglinearen Modell der Unabhängigkeit der beiden Variablen mit adjustierten Residuen; vgl. Haberman (1973, 1978) und Lehmacher (1981).

Zur Kontrolle des multiplen Niveaus beim Test dieser rxc Zellen-Hypothesen läßt sich die Holmsche (1979) Prozedur verwenden; man testet also mit den sequentiellen Schranken

$$\alpha/(rxc),\ \alpha/(rxc-1),\ \alpha/(rxc-2),\ldots,\ \alpha/2,\ \alpha .$$

Eine <u>Modifikation</u> dieser Prozedur, die gleichzeitig zu einer echten Verschärfung führt, läßt sich durch eine tiefergehende Betrachtung der Holmschen Prozedur erzielen. Man findet, daß beim sequentiell ablehnenden Testen Schranken $\alpha/m$ nur dann auftreten müssen, wenn für den Nenner m gilt: Es gibt mindestens einen Durchschnitt von m Zellen-Hypothesen $H_{ij}$, der sich auf keine Weise als Durchschnitt von mehr als m der $H_{ij}$ darstellen läßt; vgl. Shaffer (1985) oder Perli (1985). Ist diese Bedingung für m nicht erfüllt, so läßt sich $\alpha/m$ durch $\alpha/m'$ ersetzen, wobei m' die nächstkleinere natürliche Zahl ist, die dieser Bedingung genügt.

Für den Fall einer (rxc)-Kontingenztafel findet man, daß für $rxc > m \geq rxc-3$ diese Bedingung nicht erfüllt ist; es gilt nämlich stets, wenn man m Zellenhypothesen $H_{ij}$ , $m \geq rxc-3$, als richtig voraussetzt, daß auch die restlichen (rxc-m) $H_{ij}$ gültig sind und somit $H_o$ gilt. Ebenso läßt sich noch zeigen, daß auch bei Gültigkeit von m = rxc-5 Hypothesen $H_{ij}$ noch mindestens eine weitere Hypothese gültig ist; also ist auch in diesem Fall die Bedingung nicht erfüllt.

Zusammengefaßt ergibt sich also eine Modifikation der Holm'schen Prozedur mit den sequentiellen Schranken

$\alpha/(rxc)$, $\underline{\alpha/(rxc-4)}$, $\underline{\alpha/(rxc-4)}$, $\underline{\alpha/(rxc-4)}$, $\alpha/(rxc-4)$, $\underline{\alpha/(rxc-6)}$, $\alpha/(rxc-6)$, $\alpha/(rxc-7)$, $\alpha/(rxc-8)$ ... weiter wie bei Holms allgemeiner Prozedur bis ... $\alpha/2$, $\alpha$.

Wie bei der Holmschen Prozedur sind die geordneten rxc P-Werte mit diesen Schranken zu vergleichen.

Eine <u>Variante</u> dieser Prozedur, die oft noch trennschärfer ist, entsteht, wenn man berücksichtigt, daß die erste Schranke $\alpha/(rxc)$ nur deshalb auftritt, weil zunächst ein Bonferroni-Test der Globalhypothese $H_o$ durchzuführen ist. Stattdessen kann man auch einen spezifischen Globaltest (z.B. einen $\chi^2$-Unabhängigkeitstest für die gesamte Tafel) zum Niveau $\alpha$ durchführen. Führt dieser zur Annahme von $H_o$ , so darf man kein $H_{ij}$ ablehnen; lehnt der Test jedoch $H_o$ ab, so darf man in Holms modifizierter Prozedur mit $\alpha/(rxc-4)$ statt mit $\alpha/(rxc)$ beginnen. Es ergibt sich also eine Variante mit den sequentiellen Schranken

$\underline{\alpha/(rxc-4)}$, $\underline{\alpha/(rxc-4)}$, $\underline{\alpha/(rxc-4)}$, $\underline{\alpha/(rxc-4)}$, $\alpha/(rxc-4)$, $\underline{\alpha/(rxc-6)}$, $\alpha/(rxc-6)$, $\alpha/(rxc-7)$, $\alpha/(rxc-8)$ ... weiter wie bei Holms allgemeiner Prozedur bis ... $\alpha/2$, $\alpha$ .

## 2.2. Ein Rechenbeispiel

Wir betrachten folgende (3x3)-Kontingenztafel:

| | | | |
|---|---|---|---|
| 22 | 3 | 25 | 50 |
| 14 | 23 | 9 | 46 |
| 10 | 27 | 20 | 57 |
| 46 | 53 | 54 | 153 |

Zum Test beispielsweise der Hypothese $H_{11}$: $p_{11} = p_{1.} \times p_{.1}$ stellt man die kollabierte Vierfeldertafel wie folgt auf:

| | | |
|---|---|---|
| 22 | 28 | 50 |
| 24 | 79 | 103 |
| 46 | 107 | 153 |

Der $\chi^2$-Test (mit 1 FG) liefert $\chi^2_{11} = 6{,}86$ und als zugehörigen P-Wert $P_{11} = 0{,}0088$. In ähnlicher Weise lassen sich die übrigen $H_{ij}$ $(i,j = 1,2,3)$ testen und man erhält folgende (3x3)-Tafeln für die

$\chi^2$-Werte:

| | | |
|---|---|---|
| 6,86 | 26,91 | 7,03 |
| 0,00 | 6,85 | 7,13 |
| 6,77 | 6,50 | 0,00 |

und die P-Werte:

| | | |
|---|---|---|
| 0,0088 | 0,0000 | 0,0080 |
| 0,9479 | 0,0088 | 0,0076 |
| 0,0092 | 0,0108 | 0,9672 |

Wählt man als multiples Niveau $\alpha = 0{,}05$, so liefert <u>Holms allgemeine Prozedur</u> eine Ablehnung von $H_{12}$, denn es ist $P_{12} < \alpha/9 = 0{,}0056$. Da jedoch kein weiteres $P_{ij}$ kleiner oder gleich $\alpha/8 = 0{,}00625$ ist, stoppt die Prozedur hier; es läßt sich keine weitere Zellen-Hypothese $H_{ij}$ ablehnen.

Die Modifikation der Holmschen Prozedur lehnt aus den selben Gründen wie vorher $H_{12}$ ab. Dann genügt es jedoch, die nächsten vier $P_{ij}$ mit $\alpha/5 = 0{,}01$ zu vergleichen, und man findet tatsächlich $P_{23} < \alpha/5$, $P_{13} < \alpha/5$, $P_{11} < \alpha/5$ und $P_{22} < \alpha/5$, womit man die entsprechenden $H_{ij}$ ablehnen kann. Die nächsten zwei $P_{ij}$ brauchen nur mit $\alpha/3 = 0{,}0167$ verglichen zu werden, und da $P_{31} < \alpha/3$, $P_{32} < \alpha/3$, werden auch $H_{31}$ und $H_{32}$ abgelehnt. Erst jetzt stoppt die Prozedur, da sowohl $P_{21} > \alpha/2$ als auch $P_{33} > \alpha/2$.

Die Variante dieser Prozedur führt zunächst einen Globaltest durch; man erhält $\chi^2 = 30{,}13$ bei 4 FG, $P = 0{,}000005<\alpha$ und kann somit mit dem sequentiell ablehnenden Testen beginnen. Nunmehr würde es bereits genügen, wenn der kleinste Wert der $P_{ij}$ kleiner oder gleich $\alpha/5 = 0{,}01$ wäre; da er sogar kleiner als $\alpha/9$ ist, führt die Variante hier zu denselben Entscheidungen wie die oben durchgerechnete Modifikation.

## 3. Der Fall r=2 oder c=2

### 3.1. Holmsche Prozeduren

Es sei o. B. d. A. $r=2$ und $c\geq 3$, so daß 2c Hypothesen $H_{ij}$ $(i=1,2;\ j=1,\ldots,c)$ vorliegen. Gilt jedoch für ein j die Zellenhypothese $H_{1j}$: $p_{1j} = p_{1.} \times p_{.j}$, so folgt hieraus $p_{2j} = p_{2.} \times p_{.j}$, d.h. es folgt $H_{2j}$, und umgekehrt. Durch die Äquivalenz der Paare $H_{1j}$ und $H_{2j}$ brauchen nur c Zellenhypothesen (etwa $H_{11}, \ldots, H_{1c}$) getestet zu werden.

Somit läßt sich in diesem Fall die allgemeine Holmsche Prozedur mit den sequentiellen Schranken

$$\alpha/c,\ \alpha/(c-1),\ \alpha/(c-2),\ldots,\ \alpha/2,\ \alpha$$

durchführen.

Hier läßt sich nun zeigen, daß aus der Gültigkeit von (c-1) Zellenhypothesen stets die Gültigkeit aller $H_{1j}$ (und somit $H_o$) folgt, so daß man eine Modifikation der Holmschen Prozedur mit folgenden Schranken durchführen kann:

$\alpha/c$, $\underline{\alpha/(c-2)}$, $\alpha/(c-2)$, $\alpha/(c-3)$ ...
weiter wie bei Holms Prozedur bis ... $\alpha/2$, $\alpha$ .

Auch eine Variante dieser Prozedur läßt sich in gleicher Weise wie in 2.2. herleiten: Man führt wiederum zunächst einen Globaltest (für die gesamte Tafel) zum Niveau $\alpha$ durch; im Falle der Ablehnung von $H_o$ benutzt man die sequentiellen Schranken

$\alpha/(c-2)$, $\alpha/(c-2)$, $\alpha/(c-2)$, $\alpha/(c-3)$ ...
weiter wie bei Holms Prozedur bis ... $\alpha/2$, $\alpha$ .

Bemerkung: Für c=3 stimmt diese Variante überein mit dem Vorgehen bei Fisher's LSD-Test: Führt der globale 2x3-Felder-Test zu einem zum Niveau $\alpha$ signifikanten Ergebnis, so kann man die drei Tests für die Zellenhypothesen $H_{11}$, $H_{12}$ und $H_{13}$ jeweils einfach zum Niveau $\alpha$ durchführen.

## 3.2. Abschlußtest

Statt der Holmschen Prozedur läßt sich auch das Prinzip des Abschlußtests (Marcus, Peritz, Gabriel, 1976; Sonnemann 1982) benutzen. Man hat also alle Schnitte von Hypothesen $H_J = \bigcap \{H_{1j} : j \in J\}$, mit $J \subseteq \{1,\ldots,c\}$, $J \neq \emptyset$, zu bilden. Dies ergibt für $|J| \leq c-2$ jeweils verschiedene Hypothesen; für $|J| \geq c-1$ erhält man stets $H_J = H_o$ . Als Tests der $H_J$ verwende man für $|J| \geq c-1$ einen Globaltest der (2xc)-Tafel; für $J = \{j_1,\ldots, j_r\}$ mit $r = |J| \leq c-2$ bilde man die kollabierte (2x(r+1))-Kontingenztafel

| | | | |
|---|---|---|---|
| $n_{1j_1}$ | .... $n_{1j_r}$ | $n_{1.} - \sum_{s=1}^{r} n_{1j_s}$ | $n_{1.}$ |
| $n_{2j_1}$ | .... $n_{2j_r}$ | $n_{2.} - \sum_{s=1}^{r} n_{2j_s}$ | $n_{2.}$ |
| $n_{.j_1}$ | .... $n_{.j_r}$ | $n - \sum_{s=1}^{r} n_{.j_s}$ | $n$ |

und führe für diese einen Unabhängigkeitstest zum Niveau $\alpha$ durch. Man hat dann noch Kohärenz zu erzwingen, d.h. wird ein $H_J$ nicht abgelehnt, so müssen auch alle Implikationen $H_K$ von $H_J$ beibehalten werden; in diesem Fall heißt das einfach, daß alle $H_K$ mit $K \subseteq J$ beibehalten werden müssen.

Der Abschlußtest liefert also von seiner Natur her Entscheidungen über alle $H_J$, insbesondere (für $J = \{j\}$) auch über die vor allem interessierenden "Elementar"-Hypothesen $H_{1j}$, $j = 1,\ldots, c$. Ein Rechenbeispiel für die Durchführung des Abschlußtests bei einer (2x4)-Kontingenztafel ist bei Perli, Hommel und Lehmacher (1985a) angegeben.

Bemerkung: Für c=3 stimmt die Abschlußtest-Strategie mit der in 3.1. beschriebenen Variante und somit mit der LSD-Test-Strategie überein.

### 3.3. Vergleich zweier Multinomialverteilungen

Gelegentlich sind zwei Multinomialverteilungen $M(p_{11},\ldots, p_{1c};n_1)$ und $M(p_{21},\ldots, p_{2c};n_2)$ mit $\sum_{j=1}^{c} p_{1j} = \sum_{j=1}^{c} p_{2j} = 1$ miteinander zu vergleichen. Lehnt man die globale Nullhypothese der Gleichheit der beiden Verteilungen ab, so kann man sich dafür interessieren, in welcher der c Kategorien Unterschiede liegen, d.h. man prüft die Hypothesen

$$H_j\colon p_{1j} = p_{2j}\ ,\ j=1,\ldots, c.$$

Die logische Struktur dieses Hypothesensystems ist genau dieselbe wie in 3.1. und 3.2; es lassen sich also die identischen Teststrategien verwenden.

Bemerkung 1: In analoger Weise kann man auch einen multiplen Anpassungstest für eine Multinomial-Verteilung konstruieren; vgl. Perli, Hommel, Lehmacher (1985a).

Bemerkung 2: Es sollte noch erwähnt werden, daß der Vergleich von c Binomialverteilungen (der sich ja auch in einer (2xc)-Tafel beschreiben läßt) nicht zu den oben beschriebenen, sondern zu grundsätzlich anderen Teststrategien führt, da hier alle $\binom{c}{2}$ Paarvergleiche interessieren. Siehe hierzu Hommel (1985).

## 4. Diskussion

### 4.1. Rechenaufwand

Die beschriebene Modifikation der Holmschen Prozedur sowie die Variante sind von der Rechenarbeit her auch für große r und c sehr leicht zu bewältigen. Bei der vollständigen Durchführung des Abschlußtests (wie für r=2 beschrieben) sieht dies, wegen der größeren Zahl zu untersuchender Hypothesen und der wesentlich komplizierteren Teststrategie, anders aus; für eine (2xc)-Tafel, etwa mit $c \leq 15$, hält sich die Rechenzeit jedoch noch im Rahmen. Für (rxc)-Tafeln mit $r \geq 3$, $c \geq 3$ schlägt Perli (1985, S. 79 ff.) eine vereinfachte Abschlußtest-Strategie vor, die zu einer "dynamischen" modifizierten Holm-Prozedur führt (d.h. die Schranken $\alpha/m$ können, je nach Anordnung der P-Werte, unterschiedlich ausfallen). Die Abschlußtest-Strategie bei einer (rxc)-Tafel mit $r \geq 3$, $c \geq 3$ liefert jedoch auch noch aus anderen Gründen Probleme: die Tests von Schnitthypothesen müssen hier nicht mehr zu Unabhängigkeitstests in einer Kontingenztafel führen. Dies sei am Beispiel einer (3x3)-Tafel verdeutlicht: Hier läßt sich zwar $H_{11} \cap H_{12} \cap H_{13}$ durch Betrachtung der Kontingenztafel

| | | | |
|---|---|---|---|
| $n_{11}$ | $n_{12}$ | $n_{13}$ | $n_{1.}$ |
| $n_{21}+n_{31}$ | $n_{22}+n_{32}$ | $n_{23}+n_{33}$ | $n_{2.}+n_{3.}$ |
| $n_{.1}$ | $n_{.2}$ | $n_{.3}$ | $n$ |

testen; aber etwa für $H_{11} \cap H_{22}$ oder $H_{11} \cap H_{12} \cap H_{21}$ findet man keine geeignete Kontingenztafel mehr und es scheint auch keine exakten Tests für derartige Schnitthypothesen zu geben.

## 4.2. Verallgemeinerung auf höherdimensionale Tafeln?

Es scheint einleuchtend zu sein, das beschriebene Vorgehen im Sinne der Konfigurationsfrequenzanalyse (KFA) auf höherdimensionale Kontingenztafeln zu erweitern. Es lassen sich in der Tat auch einfache Modifikationen der Holmschen Prozedur angeben (Perli, 1985, Perli, Hommel und Lehmacher, 1985b). Wie jedoch von denselben Autoren gezeigt, führt bei drei- und mehrdimensionalen Tafeln ein Unabhängigkeitstest für eine (im Hinblick auf eine bestimmte Zelle) kollabierte Kontingenztafel nur unter der Hypothese der totalen Unabhängigkeit für diese (kollabierte) Tafel zu einem Niveau-$\alpha$-Test, jedoch nicht mehr, wenn lediglich die entsprechende Zellenhypothese vorausgesetzt wird. Deshalb werden dort auch Korrekturen zu den bislang in der KFA verwendeten Tests angegeben.

## 4.3. Weitere Bemerkungen

Residualanalysen werden häufig in explorativer Weise durchgeführt; in diesem Fall wird man natürlich auf die Kontrolle des multiplen Niveaus verzichten und die Analyse, wie bei Haberman (1973, 1978) beschrieben, durchführen können. Bei Kontingenztafeln mit einer Dimension $\geq$ 3 treten jedoch auch bei explorativer Analyse dieselben Probleme, wie in 4.2. geschildert, auf.

Ähnliche Verbesserungen der Holmschen Prozedur, wie sie in diesem Papier für den Fall der Residuenanalyse in rxc-Kontingenztafeln beschrieben werden, lassen sich oft auch bei anderen Problemen erzielen. Voraussetzung dazu ist, daß das zugrundeliegende abgeschlossene Hypothesensystem geeignete Redundanzen enthält; vgl. hierzu Shaffer (1985) und Hommel (1985).

## Literatur

Fuchs, C., Kenett, R. (1980): A Test for Detecting Outlying Cells in the Multinomial Distribution and Two-Way Contingency Tables. J. Amer. Statist. Assoc. 75, 395-398.

Haberman, S. J. (1973): The Analysis of Residuals in Cross-Classified Tables. Biometrics 29, 205-220.

Haberman, S. J. (1978): Analysis of Qualitative Data. Vol. 1. Acad. Press, New York.

Holm, S. (1979): A Simple Sequentially Rejective Multiple Test Procedure. Scand. J. Statist. 6, 65-70.

Hommel, G. (1985): Multiple Vergleiche mittels Rangtests - alle Paarvergleiche. ROeS-Seminar, Graz. Erscheint in den Springer Lecture Notes.

Krauth, J., Lienert, G. A. (1973): Die Konfigurationsfrequenzanalyse und ihre Anwendung in Psychologie und Medizin. Alber, Freiburg.

Lehmacher, W. (1981): A More Powerful Simultaneous Test Procedure in Configural Frequency Analysis. Biom. J. 23, 429-436.

Lehmacher, W., Lienert, G. A. (1982): Die Konfigurationsfrequenzanalyse. XVI. Neue Tests gegen Typen und Syndrome. Z. f. Klin. Psych. Psychother. 30, 5-11.

Marcus, R., Peritz, E., Gabriel, K. R. (1976): On Closed Testing Procedures with Special Reference to Ordered Analysis of Variance. Biometrika 63, 655-660.

Perli, H.-G. (1985): Testverfahren in der Konfigurationsfrequenzanalyse bei multinomialem Versuchsschema. Diplomarbeit, Mainz. Erlanger Reihe der Medizinischen Statistik und Informationsverarbeitung, Bd. 5, Palm und Enke, Erlangen.

Perli, H.-G., Hommel, G., Lehmacher, W. (1985a): Sequentially Rejective Test Procedures for Detecting Outlying Cells in One- and Two-Sample Multinomial Experiments. Biom. J. 27, im Druck.

Perli, H.-G., Hommel, G., Lehmacher, W. (1985b): Test Procedures in Configural Frequency Analysis (CFA) Controlling the Local or Multiple Level. Erscheint in Biom. J.

Shaffer, J. P. (1985): Issues Arising in Multiple Comparisons Among Populations. In: Proc. 7th Conf. Prob. Theory (Brasov 1982), 353-362. Ed. Acad. R. S. Romania, Bukarest.

Sonnemann, E. (1982): Allgemeine Lösungen multipler Testprobleme. EDV in Medizin und Biologie 13, 120-128.

# DIE STATISTISCHE AUSWERTUNG PRÄRANDOMISIERTER VERSUCHSPLÄNE

E. Brunner
Abteilung Medizinische Statistik
Georg-August-Universität Göttingen
Windausweg 2, D-3400 Göttingen

Summary

A statistical model will be introduced for the evaluation of the pre-randomized designs (PRD) proposed by M. Zelen. Treatment and selection effects will be defined by this model. These effects can be estimated properly in the simple PRD. The approach suggested by Zelen yields correct estimates for these effects only when the sample characteristics which describe the outcome of the trial fulfill certain requirements. Examples and counterexamples are given.

In the double PRD, not all effects are estimable. It can be shown that the effect which is estimated by the procedure suggested by Zelen cannot be meaningfully interpreted as a therapy effect. This is shown by an example.
In the double Zelen design therapy effects are only estimable meaningful under additional restrictive conditions. These assumptions cannot be verified by statistical methods. If these assumptions are only slightly violated it is possible to perform a conservative test for a lower bound of the therapy effect.

## 1. Einleitung

Der vorrandomisierte Versuchsplan wurde 1979 von ZELEN [10] eingeführt, um die ethischen und juristischen Probleme, die sich aus einer Randomisierung der Patienten bei einer klinischen Therapiestudie ergeben, so weit wie möglich zu umgehen.

Im einfachen ZELEN - Plan soll eine Standard-Therapie (A) gegen eine neue Therapie (B) getestet werden. Die Patienten werden zufällig den Behandlungen A bzw. B zugewiesen. Da A die Standard-Therapie (beste bis dahin bekannte Therapie) ist, werden die für A randomisierten Patienten nicht nach ihrer Zustimmung gefragt; nur die für B randomisierten Patienten werden gefragt, ob sie mit der Therapie B einverstanden sind. Falls sie einverstanden sind, erhalten sie die Therapie B andernfalls die Therapie A. Die Abb. 1 stellt diesen Versuchsplan schematisch dar.

Abb. 1 Einfacher vorrandomisierter Plan

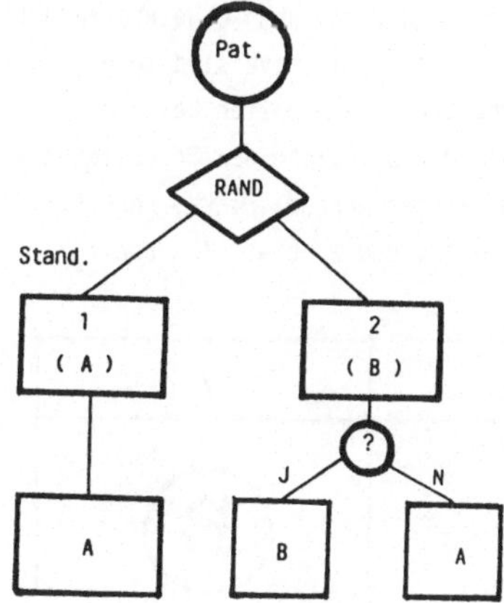


Doppelter vorrandomisierter Plan

Abb. 2

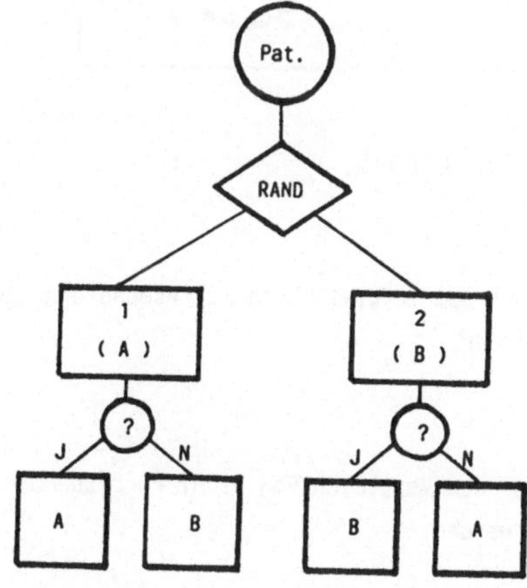


Im doppelten ZELEN - Plan werden auch die für A randomisierten Patienten nach ihrer Zustimmung gefragt. Falls sie zustimmen erhalten sie die für sie vorgesehene Therapie A andernfalls die Therapie B. Die

Abb. 2 stellt den doppelten ZELEN - Plan schematisch dar.

Seit der Einführung dieser beiden Pläne ist in der Literatur eine rege Diskussion über die Anwendung sowie über Vor- und Nachteile dieser Pläne entstanden (s. Literaturverzeichnis). In [2] ist gezeigt worden, daß im doppelten ZELEN - Plan ohne restriktive (nicht überprüfbare) Zusatzannahmen die Schätzung eines sinnvollen Therapie Effektes nicht möglich ist. In dieser Arbeit soll nun ein konservatives Testverfahren für normalverteilte Beobachtungen im doppelten ZELEN - Plan angegeben werden. Dazu werden zunächst nochmals die Ergebnisse und Definitionen zusammengestellt. Nähere Ausführungen findet man in [1], [2] und [10].

## 2. Der einfache ZELEN - Plan

Gruppe 1 : fur A randomisiert

Gruppe 2 : fur B randomisiert

Durch die Zustimmung zur Therapie B bzw. durch deren Ablehnung wird die Gruppe 2 in zwei selektierte Teilkollektive unterteilt, die in Abb. 3 mit "B" und "$A_2$" gekennzeichnet sind. Analog denkt man sich die Gruppe 1 unterteilt. Ware diese Gruppe namlich für B vorgesehen gewesen, so hatten sich auch hier zwei selektierte Kollektive gebildet; diese hypothetischen Kollektive sind in Gruppe 1 jedoch nicht getrennt beobachtbar sondern sind nur als Mischung vorhanden. Sie erhalten beide die Therapie A und sind in Abb. 3 mit "$A_{11}$" und "$A_{12}$" gekennzeichnet. Kollektive, die bezuglich der Selektion als identisch anzusehen sind, sollen als "korrespondierende Kollektive" bezeichnet werden. Die korrespondierenden Kollektive des einfachen ZELEN - Plans sind in Abb. 3 die Kollektive $A_{11}$ und B bzw. $A_{12}$ und $A_2$ .

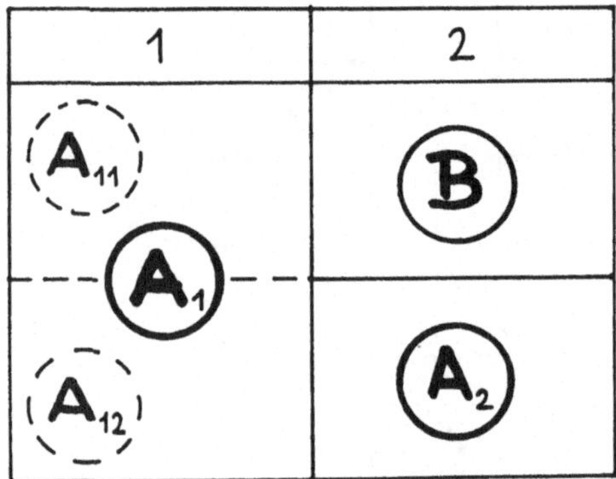


Daraus ergeben sich die Definitionen für die Effekte:

**Behandlungseffekt**

Einen Behandlungseffekt erhält man aus dem Vergleich von korrespondierenden Teilkollektiven, die mit verschiedenen Therapien behandelt werden.

**Selektionseffekt**

Einen Selektionseffekt erhält man aus dem Vergleich von nicht korrespondierenden Teilkollektiven, die mit der gleichen Therapie behandelt werden.

**Nebenbedingungen**

Die Verteilung der Beobachtungen von korrespondierenden Teilkollektiven, die mit der gleichen Therapie behandlet werden, sind wegen der Vorrandomisierung identisch. Hierbei wird vorausgesetzt, daß durch die Zustimmung zu einer Therapie bzw. die Ablehnung einer Therapie das Versuchsergebnis nicht durch eine mögliche Erwartungshaltung bezuglich der gewählten Therapie beeinflußt wird.

**Bezeichnungen**

$n_{ik}$ Anzahl der Patienten im Teilkollektiv (i,k)

$X_{ikv}$ Beobachtungen im Teilkollektiv (i,k), $v=1,\dots,n_{ik}$

$F_{ik}$ Verteilungsfunktion von $X_{ikv}$

$\mu_{ik}$ Erwartungswert von $X_{ikv}$

$p_i$ Wahrscheinlichkeit, daß ein Patient die Behandlung B in der Gruppe i akzeptiert bzw. akzeptieren würde. Wegen der Vorrandomisierung gilt $p_1 = p_2 = p$

In Abb. 4 sind diese Größen schematisch in den Versuchsplan eingeordnet.

| 1 | 2 |
|---|---|
| $A_{11}$ — $X_{11v}$, $F_{11}$, $\mu_{11}$, $p$ | B — $X_{21v}$, $F_{21}$, $\mu_{21}$, $p$ |
| $A_1$ | |
| $A_{12}$ — $X_{12v}$, $F_{12}$, $\mu_{12}$, $p$ | $A_2$ — $X_{22v}$, $F_{22}$, $\mu_{22}$, $p$ |

Daraus erhält man:

**Behandlungseffekt** $\mu_d = \mu_{11} - \mu_{21}$

**Selektionseffekt** $\mu_s = \mu_{11} - \mu_{12}$

**Nebenbedingung** $\mu_{12} = \mu_{22}$

Einen Schatzer für $\mu_d$ erhält man aus

$$\hat{\mu}_d = \frac{1}{\hat{p}}\left(\hat{\mu}_{11} - \hat{\mu}_{21}\right) = \left[1 + \frac{n_{22}}{n_{21}}\right]\left(\overline{X}_{1..} - \overline{X}_{2..}\right)$$

Die Hypothesen $H_0\colon \mu_d = 0$ und $\tilde{H}_0\colon p\mu_d = 0$ sind für $p \neq 0$ äquivalent. Damit erhält man unter der Annahme gleicher Varianzen die Statistik

$T = (\overline{X}_{1..} - \overline{X}_{2..}) / s_0$

mit $s_0^2 = s_1^2 / (n_{11}+n_{12}) + s_2^2 / (n_{21}+n_{22})$ und

$$s_i^2 = \frac{1}{n_{i1}+n_{i2}-1} \sum_{k=1}^{4} \sum_{v=1}^{n_{ik}} (X_{ikv} - \overline{X}_{i..})^2 \qquad \text{für } i = 1,2 \quad .$$

Die Statistik $T$ ist für große Stichprobenumfänge unter $\widetilde{H}_0$ standardnormalverteilt.

## 3. Der doppelte ZELEN - Plan

Das folgende Schema soll die Situation des doppelten ZELEN - Plans verdeutlichen:

| 1(A) | | 2(B) | |
|---|---|---|---|
| A | A | B | A |
| B | B | B | A |

Die Bezeichnungen $n_{ik}$, $X_{ikv}$, $F_{ik}$, $\mu_{ik}$ und $p_k$ gelten analog wie im einfachen ZELEN - Plan.

| 1(A) | | 2(B) | |
|---|---|---|---|
| $n_{11}$ $X_{11v}$ A $F_{11}$ $\mu_{11}$ $p_1$ | $n_{12}$ $X_{12v}$ A $F_{12}$ $\mu_{12}$ $p_2$ | $n_{21}$ $X_{21v}$ B $F_{21}$ $\mu_{21}$ $p_1$ | $n_{22}$ $X_{22v}$ A $F_{22}$ $\mu_{22}$ $p_2$ |
| $n_{13}$ $X_{13v}$ B $F_{13}$ $\mu_{13}$ $p_3$ | $n_{14}$ $X_{14v}$ B $F_{14}$ $\mu_{14}$ $p_4$ | $n_{23}$ $X_{23v}$ B $F_{23}$ $\mu_{23}$ $p_3$ | $n_{24}$ $X_{24v}$ A $F_{24}$ $\mu_{24}$ $p_4$ |

Man erhält hier zwei Behandlungseffekte:

$d_1 = \mu_{11} - \mu_{21}$ ( A - B )

$d_2 = \mu_{24} - \mu_{14}$ ( A - B )

In [2] ist gezeigt, daß weder $d_1$ noch $d_2$ schätzbar ist, d.h. weder $d_1$ noch $d_2$ können aus den Daten des Versuchsplans geschätzt werden. Das gleiche gilt für $d_1 + d_2$ und für $p_1 d_1 + p_4 d_2$. Was wird nun geschätzt, wenn man dem Vorschlag von ZELEN folgt [8], die beiden Gesamtmittelwerte $\hat{D} = \hat{\mu}_1 - \hat{\mu}_2 = \overline{X}_{1..} - \overline{X}_{2..}$ zu vergleichen ? Man rechnet sofort nach, daß $D = E(\hat{D}) = p_1 d_1 - p_4 d_2$ ist. D ist jedoch kein sinnvoll interpretierbarer Therapie Effekt, da aus $D > 0$ weder $d_1 > 0$ noch $d_2 > 0$ folgt. Es kann sogar $D > 0$ und $d_1 < 0$ und $d_2 < 0$ gelten. Durch Zusatzforderungen kann man eine Schätzbarkeit erreichen:

a) $d_1 = d_2$

Dies bedeutet, daß beide Therapie Effekte gleich sind. Da die Kollektive $F_{11}$ und $F_{21}$ bzw. $F_{24}$ und $F_{14}$ selektiert sind, ist diese Annahme unrealistisch.

b) $p_4 = 0$

Diese Annahme bedeutet, daß es keine Patienten gibt, die A ablehnen und statt dessen B haben möchten und gleichzeitig B ablehnen würden (falls diese Therapie angeboten worden wäre) und statt dessen A haben möchten. Die Bedingung $p_4 = 0$ kann jedoch mit statistischen Methoden nicht überpruft werden, da kein $p_k$ einzeln schätzbar ist.

Nun scheint es intuitiv klar, daß "wenige" Wechsler das Versuchsergebnis nicht sehr beeinflussen können. D.h. die beiden Teilkollektive $F_{11}$ und $F_{21}$ sind "groß" gegenüber den anderen Teilkollektiven, so daß der Therapie Effekt $d_2$ nur durch wenige Patienten repräsentiert wird. Hier würde sinnvollerweise nur die Hypothese $H_0^*$ : $p_1 d_1 = 0$ untersucht werden konnen. Es sollte daher möglich sein, für den doppelten ZELEN - Plan wenigsten eine untere (obere) Grenze für den Therapie Effekt $d_1$ anzugeben. Man betrachtet hierzu die Statistik

$$T = \overline{X}_{1..} - \overline{X}_{2..} \quad .$$

Konnte man nun die Patienten der beiden "storenden" Teilkollektive $F_{14}$ und $F_{24}$ identifizieren, so würde man die $n_{i4}$ Werte von den $m_i$ Werten der Gruppe i einfach subtrahieren:

$$T^* = T - \left( \frac{1}{m_1} \sum_{v=1}^{n_{14}} (X_{14v} - \overline{X}_{...}) - \frac{1}{m_2} \sum_{v=1}^{n_{24}} (X_{24v} - \overline{X}_{...}) \right)$$
$$= T - K$$

Die Statistik $T^*$ ist ein erwartungstreuer Schätzer für $p_1 d_1$ und somit kann man $T^*$ zum testen von $H_0^*$ : $p_1 d_1 = 0$ verwenden, wenn man den unbekannten Term K und die Varianz von $T^*$ abschätzt:

Fur $m_1 = m_2 = m$ gilt

$$V(T^*) \leq V(T)$$

und damit folgt

$$P(|T^*/\sqrt{V(T^*)}| \geq u) \geq P(|T^*/\sqrt{V(T)}| \geq u)$$
$$\geq P(|T/\sqrt{V(T)}| \geq u + d_0/\sqrt{V(T)})$$

$$\text{mit} \quad d_0 = \frac{n_{1B}}{m_1} \max_v \left\{ X_{1Bv} - \overline{X}_{...} \right\} + \frac{n_{2A}}{m_2} \max_v \left\{ X_{2Av} - \overline{X}_{...} \right\}$$

Dabei bedeutet:

$n_{1B}$ Anzahl der "Therapiewechsler" in Gruppe 1

$n_{2A}$ Anzalh der "Therapiewechsler" in Gruppe 2

$X_{1Bv}$ Meßwert für den Therapiewechsler Nr. v in Gruppe 1

d.h. $\left\{ X_{1B1}, \ldots, X_{1Bn_{1B}} \right\} = \left\{ X_{131}, \ldots, X_{13n_{13}} \right\} \cup \left\{ X_{141}, \ldots, X_{14n_{14}} \right\}$

$X_{2Av}$ analog fur Gruppe 2

$\overline{X}_{...}$ Mittelwert aller Meßwerte

Die Vatianz $V(T)$ schatzt man aus

$$\widehat{V(T)} = s_1^2/m_1 + s_2^2/m_2$$

$$\text{mit} \quad s_i^2 = (m_i - 1)^{-1} \sum_{k=1}^{4} \sum_{v=1}^{n_{ik}} (X_{ikv} - \overline{X}_{i..})^2$$

Man erhält somit einen konservativen Test für $H_0^*$ : $p_1 d_1 = 0$ zum Niveau $\alpha$ durch die Entscheidung:

$H_0^*$ ablehnen, falls $|T| \geq \sqrt{\widehat{V(T)}} \cdot u_{1-\alpha/2} + d_0$ ist.

Literatur:


[1] Anbar,D.: The Relative Efficiency of Zelen's Prerandomization Design for Clinical Trials. Biometrics 39:711-718, 1983.

[2] Brunner, E., Neumann, N.: On the Mathematical Basis of Zelen's Prerandomized Designs. Meth. Inform. Med. 24:120-130, 1985

[3] Fletcher, M.U.: Letters to the editors "Clinical trials, Randomized Consent and Estimation". J. Chron. Dis. 37:953-954, 1984

[4] Zelen, M.: Response. J. Chron. Dis. 37:955, 1984

[5] Ihm, P.: Ein lineares Modell für die Randomisierungspläne von Zelen. Med. Stat. Inform. 33:176-184, Springer 1981

[6] McHugh, R.: Validity and Treatment Dilution in Zelen's single Consent Design. Stat. Med. 3:215-218, 1984

[7] Smith, W.: Randomization and Optimal Design. J. Chron. Dis. 36:609-612, 1983

[8] Zelen, M.: Commentary on "Randomization ...". J. Chron. Dis. 36:613-614, 1983

[9] Smith, W.: Author's reply. J. Chron. Dis. 36:615, 1983

[10] Zelen, M.: A New Design for Randomized Clinical Trials. N. Engl. J. Med. 300:1273-1275, 1979

# KLINISCHE UND METHODISCHE IMPLIKATIONEN DER PRÄRANDOMISATION BEI KLINISCHEN STUDIEN

H. Scheurlen, M. Olschewski
Institut für Medizinische Dokumentation, Statistik und Datenverarbeitung
Universität Heidelberg
Im Neuenheimer Feld 325, D-6900 Heidelberg

## Summary

It is the now a widely accepted position of scientific empiricism that we consider therapy an experiment that almost regularly becomes com- plicated as deviations from an - explicitly or implicitly - prede- termined protocol are unavoidable. In this context informed consent appears to be just an additional complication. Recently, due to legal positions, informed consent has prompted the doctor-patient relationship to bve reconsidered, giving more weight to the patient. Under these conditions Zelen suggested that information should be limited in clinical trials by allowing patients to be randomized prior to their giving consent in order to spare the patient the trouble of decision making and thus to avoid diminishing accrual rates. The patients's precarious confidence in his or her doctor is said to be backed up by deception ("telling a little lie") after the randomized treatment is known to the doctor. Actually, the gain in accrual attributable to prerandomization turns out to be rather small. As only confounded effects of tratments and self-selection can be considered in Zelen's design, an interpretation of the results may be unsatisfactory if the proportion of non-consenting patients cannot be neglected. What can be learned from the recent controversies about prerandomization is not to exclude these patients from analysis in a conventionally randomized trial as presumably they provide the basis for a better understanding of self-selection.

## 1. Einleitung

Kontrollierte klinische Studien gedeihen am besten im Verborgenen, unter der Obhut von anerkannten Experten, die den betroffenen Patienten nur beschränkt Rechenschaft schulden: Zelen's "neuer Plan"[1] einer Randomisation vor der Aufklärung zum Zwecke der Argumentationshilfe für den Arzt paßt durchaus in dieses furchterregende Bild eines methodischen Instruments, das doch ohne Zweifel in den Jahrzehnten seit dem Zweiten Weltkrieg erheblich zu den Fortschritten in der Behandlung und Prävention zahlreicher Krankheiten beigetragen hat.
Wir wollen hier zuerst ausführlicher den Hintergrund und danach die Konsequenzen der Prärandomisation untersuchen.

## 2. Randomisation: ein faires Angebot an den Patienten

### 2.1 Das Protokoll

Ein Arzt, der einen Patienten behandelt, hat oft die Wahl zwischen mehreren Möglichkeiten. Er verläßt sich bei seiner Entscheidung auf eigene Erfahrungen und die Erfahrungen anderer. Schließlich entscheidet er sich für ein Vorgehen, das sich nach seiner Ansicht am besten bewährt, d.h. die härtesten Prüfungen am erfolgreichsten bestanden hat (pragmatic preference). Es ist klar, daß ein solcher Entscheidungsprozeß im akuten Notfall anders abläuft als im Verlaufe einer chronisch progredienten Krankheit. Wichtig ist hier, daß jede ärztliche Entscheidung richtig oder falsch, schlimmstenfalls ein Kunstfehler sein kann und daß man jedes Behandlungsergebnis der medizinischen Öffentlichkeit zugänglich und so für zukünftige Therapieentscheidungen nutzbar machen muß.

Es ist dazu notwendig, den ganzen Behandlungsablauf sorgfältig zu dokumentieren. Ein Protokoll muß vorhanden sein, das festlegt, welche Patienten wie zu behandeln sind und welche Befunde vor Behandlungsbeginn und im Laufe der Nachsorge zu erheben sind. Künftige Therapieentscheidungen können so auf dem Vergleich verschiedener Protokolle aufbauen.

Damit aber beginnen die Schwierigkeiten. Sind solche Ergebnisse überhaupt vergleichbar? Wieweit sind Behandlungseffekte mit (bekannten oder unbekannten) prognostischen Faktoren vermengt? Sind die Definitionen der Begriffe kompatibel? Sind wichtige Variablen in allen Protokollen vorgesehen?

Die Schwierigkeiten der Vergleichbarkeit sind behebbar, wenn die Wahl zwischen zwei oder mehr Behandlungen dem Zufall überlassen bleibt. Angesichts der äußerst mühsamen Entwicklung einer optimalen Behandlungsstrategie auf vielen Gebieten der Medizin ist es erstaunlich, wie selten von der Möglichkeit einer streng zufälligen Zuteilung der Behandlungen Gebrauch gemacht wird. In der Bundesrepublik dürften zum Beispiel bei Brustkrebs im primär operablen Stadium etwa 4, allerhöchstens 5% aller Neuzugänge (hier vorsichtig mit 10,000 pro Jahr angenommen) an randomisierten Studien teilnehmen. In anderen Ländern, so in England und insbesondere in Dänemark ist dieser Anteil sicherlich erheblich höher.

## 2.2 Protokollabweichungen

Ein großes Problem für die Vergleichbarkeit von Behandlungsergebnissen sind die Protokollabweichungen. Sie sind bei klinischen Experimenten unvermeidlich, weil es sich hierbei um Versuchseinheiten mit eigener, wenn auch eingeschränkter Entscheidungsfreiheit handelt, die unter diesen Bedingungen optimal zu behandeln sind und nicht als Testobjekte für die Beantwortung einer Fragestellung geopfert werden dürfen. Auch ein gut fundiertes Protokoll kann nur eine verhältnismäßig grobe Behandlungsanweisung geben, die den Arzt in keiner Weise aus der Verantwortung für seinen Patienten entläßt. Damit ist nicht gesagt, daß Protokollabweichungen, wenn sie vorkommen, immer sinnvoll sind. Häufig genug sind sie tatsächlich mehr oder weniger willkürlich.

Bei nicht randomisierten, insbesondere bei nicht prospektiv geplanten Studien sind Protokollabweichungen eine Dunkelziffer. Bei randomisierten Studien werden sie nach den Empfehlungen der Statistiker so behandelt, als gäbe es sie gar nicht: Prinzipiell bleiben alle randomisierten Patienten in der Studie und gelten als behandelt nach der Methode, der sie streng zufällig zugeteilt worden sind, auch wenn sie tatsächlich die zum Vergleich dienende Behandlung erhalten haben. Dadurch vermeidet man einen systematischen Fehler als Folge einer Vermengung der Effekte der Behandlungen und der prognostischen Faktoren, muß aber gleichzeitig auf eine präzise Definition der Behandlungsmethoden verzichten. Fragt nun aber der Kliniker nach dem Effekt der tatsächlich durchgeführten therapeutischen Maßnahmen, eine vage wenn auch vergleichbare Studienstrategie interessiert ihn weniger, dann hat man die Probleme mit dem systematischen Fehler wieder vor sich. Wenn dieser Fehler klein ist, stört er kaum, und man kann getrost den Empfehlungen der Statistiker folgen. Wenn er groß ist, stimmen die klinischen Voraussetzungen nicht und man sollte die Studie abbrechen. Jeder andere Studienverlauf aber bringt den Statistiker in Verlegenheit, wenn er das Ergebnis seiner, nach den Regeln der Kunst durchgeführten Analyse mit der klinischen Fragestellung in Einklang bringen soll.

### 2.3 Informed consent

An dieser Stelle erscheint es angebracht, eine Definition des therapeutischen Experiments am Menschen zu versuchen. In der Sprache des wissenschaftlichen Empirizismus ist jeder Eingriff ein solches Experiment, der nach einer theoretisch und empirisch begründeten, protokollarisch fixierten Anweisung durchgeführt wurde und dessen Berechtigung durch eine im Protokoll vorgeschriebene Dokumentation der Ergebnisse nachprüfbar ist, wobei Abweichungen vom Protokoll zu dokumentieren und zu begründen sind. In einer Situation der Therapieunsicherheit soll ein solches Protokoll auch die streng zufällige Therapiezuteilung vorsehen.

1962 definierte das Ethical Committee of the World Medical Association das Experiment am Menschen allgemein als "einen Akt, bei dem der Untersucher absichtlich das innere oder äußere Milieu verändert, um den Effekt einer solchen Änderung zu beobachten"[2], eine Definition, die sich in ihrer Intention von eklatanten Verbrechen, verübt von Ärzten an Wehrlosen, nur durch eine Reihe von Einschränkungen abgrenzt, die sich an diese Definition anschließen. Das ist lange her. Seitdem wurden unseres Wissens keine weiteren Definitionsversuche unternommen.

Das Problem hat sich indessen keineswegs von selbst erledigt. Durch seine Verlagerung in die Ethik ist es eher verschleiert worden und sicherlich kann es nicht durch einen Kompromiß zwischen einer individuellen und einer kollektiven Ethik[3] gelöst werden: Einen solchen Kompromiß kann es nicht geben. Der kollektive Nutzen eines therapeutischen Experiments resultiert einzig und allein aus seiner Transparenz, und wiewohl es eigentlich ziemlich klar ist, daß zwischen dem klinischen Experiment am Menschen und irgendeinem anderen Massenexperiment ein prinzipieller Unterschied bestehen muß, ist die Methodologie noch weit davon entfernt, diesem Unterschied in befriedigender Weise Rechnung zu tragen.

Eine derart bedrohliche Konfusion in den Prinzipien ärztlicher Therapeutik ist auch der Öffentlichkeit nicht verborgen geblieben. Das Vertrauen in die Medizin ist nicht mehr ungebrochen. Die zunehmend informierte Laienpresse signalisiert ein Abrücken von dem als arrogant empfundenen Paternalismus im Arzt-Patient-Verhältnis. Aufklärung wird verlangt!

Das sollte nicht nur negativ, als Folge von Mißtrauen und Anspruchsdenken gesehen werden. Primär ist Aufklärung ein natürliches und berechtigtes Anliegen des Patienten und damit ein Charakteristikum des Experiments am Menschen. Wenn der Patient dabei etwas lernt (i) über eine tatsächliche doch nur begrenzte Unsicherheit seines Arztes in der Wahl zwischen wenigen, meist nur zwei, Möglichkeiten, und (ii) über die für ihn, den Patienten, daraus resultierende Notwendigkeit, selbst entscheiden zu müssen oder den Zufall entscheiden zu lassen, dann könnte sich auf dieser Basis ein durchaus tragfähiges Vertrauensverhältnis entwickeln. natürlich ist Aufklärung immer auch ein Zeitproblem. Im akuten Notfall wird der Arzt schon mal ohne jede Aufklärung entscheiden und eventuell randomisieren müssen. Auch in weniger akuten Situationen wird der Grad der Aufklärung vom Informationsbedürfnis des Patienten und von seiner Fähigkeit abhängen, die durchaus nicht immer leicht durchschaubaren Unterschiede zwischen den Behandlungsalternativen und ihren Risiken zu begreifen. Wenn sie am Platze ist, ist Randomisation ein faires Angebot an den Patienten. Es gehört aber zum Wesen eines Angebots, daß es nicht immer angenommen zu werden braucht.

## 3. Prärandomisation: ein Schritt zurück

### 3.1 Standardtherapie und Innovation

Kritiker einer fairen Aufklärung der Patienten, die sie für die Teilnahme an einer kontrollierten Studie gewinnen möchten, behaupten indessen unverdrossen, daß Aufklärung zu einer Belastung des Arzt-Patient-Verhältnisses führt. Sie halten eine Aufklärung über mögliche Alternativen zumindest dann für unangebracht oder entbehrlich, wenn ein vielversprechendes neues Medikament oder ein Impfstoff nur in begrenztem Umfang zur Verfügung stehen. Im Falle des Vergleichs einer "besten Standardtherapie" mit einer innovativen "experimentellen Therapie" schlägt Zelen vor, alle nach klinischen Kriterien geeigneten Patienten zu randomisieren und nur solche Patienten über die möglichen Alternativen zu informieren, die der experimentellen Therapie zugeteilt worden sind. Diesen Patienten soll man die experimentelle Therapie vorschlagen. Wenn sie sich anders entscheiden, sind sie als Protokollverletzungen zu betrachten und bei der Auswertung den Regeln entsprechend zu behandeln.

Hier erhebt sich die Frage, ob wir berechtigt sind, nur im Falle einer Zuordnung zur experimentellen Therapie über Alternativen zu informieren. Wir meinen: nein, wenn man annehmen muß, daß es Patienten gibt, die ausdrücklich die experimentelle Therapie wünschen. Im folgenden gehen wir davon aus, daß die Patienten nach einer Prärandomisation grundsätzlich über alle therapeutischen Alternativen aufgeklärt werden (Abb. 1A).

### 3.2 Konsequenzen der Prärandomisation

Die Philosophie der Prärandomisation nach Zelen kann man in vier Punkten zusammenfassen:

(i) Der Arzt läßt sich vor dem eigentlichen Aufklärungsgespräch über das Ergebnis der Randomisation informieren. Dadurch wird er in die Lage versetzt, das Gespräch mit dem Patienten so zu führen, daß dieser die vorgeschlagene Therapie akzeptiert, ohne dabei mit der, das Arzt-Patient-Verhältnis belastenden Therapieunsicherheit konfrontiert zu werden.

(ii) Protokollverletzungen als Folge einer Zurückweisung der prärandomisierten Therapie durch den Patienten sind eingeplant. Ihr Anteil hängt von der vorgeschlagenen Therapie ab, kann also in beiden Vergleichsgruppen verschieden groß sein. Außerdem hängen die Verweigerungsquoten noch von der persönlichen Einstellung und der Überredungskunst des aufklärenden Arztes ab, ein Faktor, der speziell bei multizentrischen Studien zu Problemen führen kann. Der Anteil an Protokollverletzungen sollte jedoch unter dem liegen, der zu erwarten wäre, wenn das Ergebnis der Prärandomisation erst nach dem Aufklärungsgespräch bekanntgegeben würde.

(iii) Man bildet Vergleichsgruppen entsprechend der streng zufälligen Zuteilung der Patienten zu den Behandlungen, ohne Rücksicht auf die tatsächlich durchgeführte Therapie.

(iv) Durch die Protokollverletzungen kommt es zu einer Vermischung der Behandlungen in den Vergleichsgruppen und dadurch zu einer Verdünnung der Behandlungsunterschiede. Dieser "dilution effect" kann jedoch durch die um die überredeten Patienten vergrößerten Stichproben zumindest kompensiert werden.

An anderer Stelle[4] haben wir uns mit der Selbstselektion der Patienten und mit den Annahmen auseinandergesetzt, die man machen muß, um die Konsequenzen einer Vermischung der Therapien innerhalb der Vergleichsgruppen als reine Verdünnung des Behandlungseffektes interpretieren zu können. Es ist klar, daß eine solche Interpretation nur dann sinnvoll ist, wenn Selbstselektion keinen Einfluß auf den Behandlungseffekt hat. Es ist ebenso klar, daß eine solche Annahme unrealistisch ist. Wozu sonst müssen wir randomisieren!

Im folgenden wollen wir untersuchen, wie unter eben dieser Annahme (kein self-selection bias) eine Kompensation des Verdünnungseffektes zu erreichen ist. Dazu betrachten wir folgendes Modell: Wir wollen zwei Behandlungen miteinander vergleichen. Dazu steht uns eine Gesamtstichprobe von 2N Patienten zur Verfügung, die den klinischen Bedingungen einer Aufnahme in die Studie genügen. Nach den Präferenzen vor und nach einer objektiven ("fairen") Aufklärung können wir drei Teilkollektive unterscheiden: die Patienten ohne eine Therapiepräferenz und die Patienten mit einer Präferenz für Behandlung A bzw. für B mit den Anteilen $p_o$, $p_A$ bzw. $p_B$, wobei $p_o + p_A + p_B = 1$. Dabei gehen wir davon aus, daß Patienten, die es ablehnen, die vorrandomisierte Therapie zu akzeptieren, ausschließlich die alternative Therapie wählen. Im Falle einer Aufklärung nach Zelen mit Vorinformation des Arztes über das Ergebnis der Prärandomisation ist eine solche Präferenzstruktur hypothetisch: Wie würden die Patienten entscheiden, wenn sie objektiv aufgeklärt worden wären? Die Wahrscheinlichkeiten $p_i$ (i=o,A,B) sind dabei nicht mehr schätzbar.

In einer k o n v e n t i o n e l l randomisierten Studie entspricht $P_o$ dem Anteil der in die Randomisation einwilligenden, d.h. der an der Studie teilnehmenden Patienten überhaupt. (Zielkriterium sei die Zeit bis zum Auftreten eines bestimmten Ereignisses mit den Verteilungen $S_A(t)$ und $S_B(t)$. Für die konventionell randomisierte Studie mit Gesamtstichprobenumfang $2p_oN$ läßt sich als Gütekriterium eines Testes zum Niveau $\alpha$ die Power $1-\beta$ zu einem festen Zeitpunkt berechnen.) Für die vergleichbare p r ä r a n d o m i s i e r t e Studie wollen wir zwei Fälle unterscheiden:

(i) Informed consent ist unabhängig vom Ergebnis der Prärandomisation, d.h. kein Patient kann zu irgend etwas überredet werden (Abb. 1B). Die (bedingte) Wahrscheinlichkeit einer Zustimmung zur i-ten Behandlung $a_i = p_o + p_i$ , $(i=A,B)$ .

(ii) Informed consent ist abhängig vom Ergebnis der Prärandomisation (Abb. 1A), d.h. ein Anteil $b_i$ wird zur prärandomisierten Therapie überredet. Dadurch vergrößert sich die Akzeptanzwahrscheinlichkeit: $a_i = p_o + p_i + b_i(1 - p_o - p_i)$ , $(i=A,B)$ .

Die Annahme eines Minimums für die Akzeptanzwahrscheinlichkeit $a_i$ (Fall (i)) kann dabei als realistisch angesehen werden, weil man nicht davon ausgehen kann, daß ein Arzt einen Patienten zu einer Protokollverletzung überreden wird. Ausgehend von der Annahme, daß Selbstselektion unwirksam ist, können wir die vermischten Erfolgswahrscheinlichkeiten wie folgt berechnen:

$$S_A(t) = a_A S_A(t) + (1-a_A) S_B(t) ,$$
$$S_A(t) = a_B S_B(t) + (1-a_B) S_B(t) .$$

Im folgenden hypothetischen Beispiel legen wir die Erfolgsraten auf $S_A(5) = 0.90$ und $S_B(5) = 0.80$ und den Gesamtstichprobenumfang auf $2N = 1000$ fest und betrachten vier Fälle unterschiedlicher Präferenzsstruktur:

Fall 1 : $p_o = 2/3 \quad p_A = p_B = 1/6 \; ; \; p_o/(1-p_o) = 2$
Fall 2 : $p_o = 1/2 \quad p_A = p_B = 1/4 \; ; \; p_o/(1-p_o) = 1$
Fall 3 : $p_o = p_A = p_B = 1/3 \; ; \; p_o/(1-p_o) = 1/2$
Fall 4 : $p_o = 1/10 \quad p_A = p_B = 9/20 \; ; \; p_o/(1-p_o) = 1/9$

Dabei entspricht der Fall 1 einer relativ hohen, Fall 2 und 3 einer mittleren, und Fall 4 einer sehr niedrigen Randomisationsquote, wie man auch am Verhältnis Randomisierter zu Nicht-Randomisierter ablesen kann. Gütekriterium in diesen prärandomisierten Fällen ist wieder die Power $1-\beta^*$. Zum Vergleich der konventionell randomisierten mit der prärandomisierten Studie bilden wir Quotienten aus den Power-Werten

$(1-\beta^*)/(1-\beta)$. Ein Quotient > 1 spricht dabei für die Überlegenheit der prärandomisierten Studie, ein Quotient < 1 spricht für die Überlegenheit der konventionellen Studie. Die Ergebnisse sind in Tabelle 1 zusammengestellt.

| | Überredungsquote $b_A = b_B$ (%) | | | | | |
|---|---|---|---|---|---|---|
| | 0 | 20 | 40 | 60 | 80 | 100 |
| Fall 1 | 0.82 | 0.91 | 0.98 | 1.04 | 1.08 | 1.10 |
| Fall 2 | 0.62 | 0.81 | 0.98 | 1.11 | 1.20 | 1.25 |
| Fall 3 | 0.40 | 0.69 | 1.02 | 1.30 | 1.49 | 1.58 |
| Fall 4 | 0.23 | 0.74 | 1.66 | 2.74 | 3.52 | 3.89 |

Tab. 1: Relative Power verschiedener Prärandomisationsdesigns in Abhängigkeit vom Grad der Patientenüberredung

Folgende Befunde lassen sich ablesen:

1. Wenn das Aufklärungsgespräch unabhängig vom Ergebnis der Prärandomisation geführt wird (b = 0%), so ist eine Prärandomisation in jedem Falle weniger effizient als eine konventionelle Randomisation. Die Power ist dabei umso kleiner, je höher der Anteil der Patienten mit einer Präferenz ist. Bei einem unbeeinflußten, fairen Aufklärungsgespräch ist die durch Prärandomisation automatisch auftretende Erhöhung der Anzahl randomisierter Patienten also nicht mit einem Gewinn an Power verbunden.
2. Die Effizienz des Zelen'schen Plans läßt sich dadurch erhöhen, daß Patienten überredet werden können, an Stelle der Therapie ihrer Wahl die prärandomisierte Therapie zu akzeptieren (b > 0%). Dabei nimmt der Gewinn an Power mit der Akzeptanzquote zu, und es gibt einen Schwellenwert für die Überredungsquoten, von denen ab eine Prärandomisation effizienter als eine konventionelle Randomisation wird. Er liegt in den hier betrachteten Fällen zwischen 27 und 45%.

Es zeigt sich also, daß eine Prärandomisation, wenn überhaupt, dann nur auf Kosten einer fairen Aufklärung einen Vorteil bringen kann. Es sei hier aber noch einmal ausdrücklich daran erinnert, daß die angeführten Zahlen auf der Annahme basieren, daß Selbstselektion unwirksam ist, d.h. daß Überlebenszeitverteilungen nur von der Behandlung und nicht von der persönlichen Entscheidung der Patienten abhängen. Grundsätzlich kann der Einfluß solcher Selektionseffekte in Zelen's Plan zu einer Verstärkung oder zu einer Abschwächung des Verdünnungseffektes, im Extremfall sogar zu einer Effektumkehr führen. Die tatsächlichen Selektionseffekte wird man im voraus jedoch kaum abschätzen können.

### 3.3 Comprehensive Cohort Study (CCS)

Nach allem erscheint es uns sinnvoll, auf die Prärandomisation zu verzichten, und die Randomisation wie eh und je von der Zustimmung der Patienten abhängig zu machen, die Entscheidung über die Aufnahme eines Patienten in die Studie aber dennoch v o r dem Aufklärungsgespräch, ohne Rücksicht auf den informed consent zu fällen. Damit sind dann auslesefrei alle Patienten erfaßt, die bestimmten, klinisch zu definierenden Bedingungen der Grundgesamtheit genügen. Gegenüber der Prärandomisation hat eine solche übergreifende Kohortenstudie folgende Vorteile (Abb. 1C):

(i) Der Arzt wird bei der Aufklärung des Patienten nicht durch das Vorwissen einer, hinter dem Rücken des Patienten gefällten, Therapieentscheidung kompromittiert.

(ii) Im randomisierten Kern der CCS sind Abweichungen von der streng zufällig zugeteilten Therapie die Ausnahme. Wir vergleichen also wieder relativ scharf definierte Behandlungsmethoden und können diese Patienten gegebenenfalls problemlos in eine amalgamierte Auswertung mit parallel laufenden Studien einbringen.

(iii) Im Vergleich der randomisierten mit den nicht-randomisierten Patienten hat man die Möglichkeit, Selektionsmechanismen, bedingt durch die Mitsprache der Patienten bei der Therapiewahl, zu untersuchen.

(iv) Unter bestimmten Bedingungen kann die Hinzunahme der nicht-randomisierten Patienten auch die Kraft der Aussage über Behandlungseffekte erhöhen. Den Gang der Analyse haben wir an anderer Stelle skizziert[4]. Die Untersuchungen hierüber sind nicht abgeschlossen. Eine notwendige, aber nicht ausreichende Bedingung scheint zu sein, daß sich die Behandlungen in ihrer Wirkung auf das Zielkriterium voneinander nicht unterscheiden. Tatsächlich bestehende Unterschiede werden auf diesem Wege nicht zu sichern sein.

Leider lehrt die Erfahrung, daß die Akzeptanz der streng zufällig zugeteilten Therapie viel weniger vom Patienten, als vielmehr vom Arzt bzw. der Klinik abhängt. Dabei kann man die Ärzte bzw. Kliniken grob in vier Kategorien einteilen:

1. Monotherapeutische Kliniken. Sie wenden mit Vorliebe die experimentelle Therapie an.
2. Kliniken mit ausgewogenem Angebot: Beide Behandlungen kommen zur Anwendung. Randomisation findet nicht statt. Die Zuteilungsstrategie ist meist gut durchschaubar.
3. Randomisierende Kliniken, die zu 50% oder mehr Protokollverletzungen produzieren. Solche Kliniken können nicht vollständig aufgeklärt haben. Sie sind zu eliminieren, zumindest gehören sie nicht in den randomisierten Kern der Studie.
4. Randomisierende Kliniken mit nahezu 100%iger Akzeptanz. Solche Kliniken berichten oft über völlig neue und positive Aspekte des Arzt-Patient-Verhältnisses.

Für die Analyse der Behandlungseffekte bringt ein solcher hospital selection bias zweifellos neue Probleme mit sich.

## 4. Epilog

Wenn wir uns abschließend fragen, was zu tun ist, wenn die Bereitschaft der Patienten zur Teilnahme an einer kontrollierten Studie im laufe der Jahre geringer wird, dann erscheint die Antwort ziemlich klar: Es kann nicht Sache der Methodiker sein, sich dieser Entwicklung entgegenzustemmen. Wir sollten aber darauf bestehen, auf der Basis einer k l i n i s c h zu definierenden Grundgesamtheit umfassender als bisher informiert zu werden. Im Vergleich mit nicht-klinischen Experimenten ist die von uns skizzierte Strategie der umfassenden Kohortenstudie "weich": Auch nicht-randomisierte Patienten gehören dazu. Aber auch und gerade die Kohortenstudie hat streng nach einem protokoll abzulaufen, und damit sollte klar sein, daß wir unter keinen Umständen einem Datenbankkonzept das Wort reden, das auf ein streng protokollarisches Reglement glaubt verzichten zu können.

## Literatur


1 ZELEN, M. (1979): A new design for randomized clinical trials. N.Engl.J.Med. 300, 1242-1245.

2 Ethical Committee of the World Medical Association (1962): Draft code of ethics on human experimentation. Brit.Med.J. ii, 1119.

3 LELLOUCH, J., SCHWARTZ, D. (1971): L'essai thérapeutique: éthique individuelle ou éthique collective? Rev.Inst.Int.Statist. 39, 127-136.

4 OLSCHEWSKI, M., SCHEURLEN, H. (1985): Comprehensive cohort study: an alternative to randomized consent design in a breast preservation trial. Meth.Inform.Med. 24, 131-134.

Abbildung 1 : Randomisationspläne

1A — Double randomized consent design (ZELEN)*

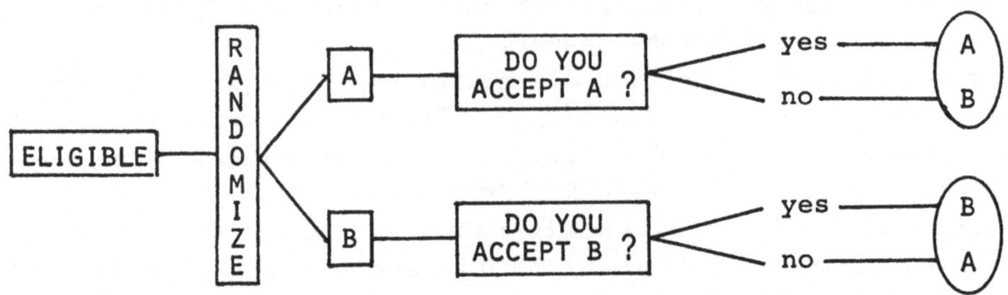


1B — Prerandomization, consent given independently*

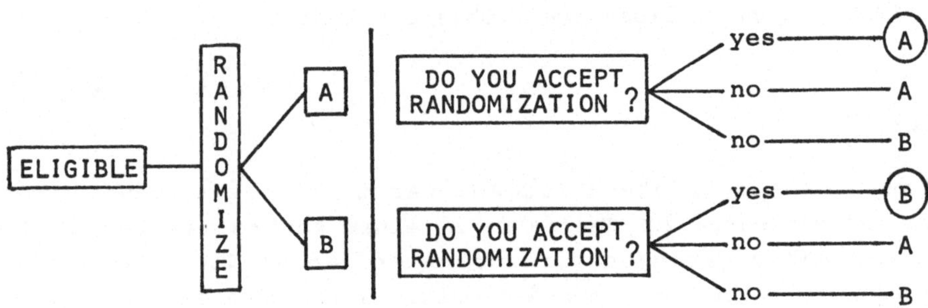


1C — Comprehensive cohort study (CCS)*

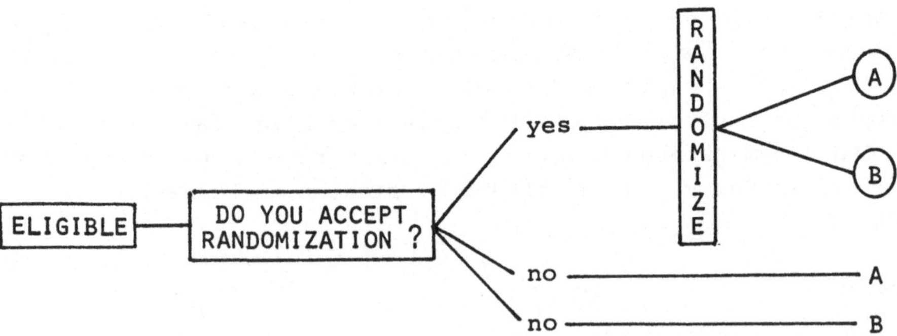


* Encircled are those treatments that form a truly randomized trial.

## AUTORENINDEX/INDEX OF AUTHORS


Abel, U. 381
Adam, J. 456
Ahrens, W. 177
Ambrosioni, E. 441
Bäuning, K. 118
Bassein, L. 441
Becher, H. 177
Blomer, R. 273
Bodendorf, F. 328
Bolt, H.M. 58
Brunner, E. 504
Clayton, P.D. 266
Deneke, J.F.V. 1
Drescher, K. 177
Ennis, M. 410
Fantinel, M. 441
Farthmann, E.H. 328
Ferber, L., von 187
Fimmers, R. 187
Fischer, J.Th. 139
Gardner, R.M. 266
Gaspari, A. 441
Gierl, L. 319
Graubner, B. 296
Greiser, E. 177
Gröticke, J. 67
Guggenmoos-Holzmann, I. 421
Gunselmann, W. 421
Hartmann, K.-W. 278
Haux, R. 339
Hedderich, J. 118
Heinen, B. 421
Helmich, P. 232
Hermanek, P. 421
Hilgers, R. 472
Hommel, G. 494
Horbach, L. 20
Horst, H.A. 118
Jacob, B. 296
Janßen, R. 451
Jesdinsky, H.J. 103, 105
Jöckel, K.-H. 177
Kanitz, R.-D. 118
Kimbel, K.H. 93
Klar, R. 290
Köbberling, J. 352, 370
Langner, K. 339
Lehmacher, W. 494
Liverani, L. 441
Lorenz, W. 410
Magnani, B. 441
Manu, P. 392
Marata, A.M. 441
Maschewsky-Schneider, U. 177
Mau, J. 400
Metternich, P. 177
Molik, B. 177
Müller, A. 118
Neumann, B. 238
Nieländer, M. 278
Ohmann, C. 410
Olschewski, M. 511
Overhoff, H. 78
Perli, H.-G. 494
Pollwein, B. 319
Pryor, T.A. 266
Qin, Yang 410
Reichertz, P.L. 203
Repges, R. 339
Reuter, R. 451
Rothwell, D.J. 255
Salm, R. 328
Sanguinetti, M. 441
Sauerbrey, U. 339
Schaefer, O.P. 130
Scheurlen, H. 511
Schewe, A. 278
Schmidt, G. 431

Schöneberg, G. 177
Schönhöfer, P.S. 67
Schöning, B. 410
Schulz, R. 308
Schwabe, U. 47
Selbmann, H.K. 107
Simon, Ch. 203
Slesina, W. 220
Stark, R. 203
Steinbach, M. 166
Steinke, B. 400
Streichenwein, S. 273
Teppo, L. 146
Timm, J. 177
Ulm, K. 431
Vanderbeke, O. 273
Vosseler, C.R. 130
Warner, H.R. 266
Wettich, K. 203
Wichmann, H.E. 177
Wiedemann, B. 203
Windeler, J. 370
Wortha, H.-P. 456
Zaczyk, R. 410

Band 34: C. E. M. Dietrich, P. Walleitner, Warteschlangen-Theorie und Gesundheitswesen. VIII, 96 Seiten. 1982.

Band 35: H.-J. Seelos, Prinzipien des Projektmanagements im Gesundheitswesen. V, 143 Seiten. 1982.

Band 36: C. O. Köhler, Ziele, Aufgaben, Realisation eines Krankenhausinformationssystems. II, (1-8), 216 Seiten. 1982.

Band 37: Bernd Page, Methoden der Modellbildung in der Gesundheitssystemforschung. X, 378 Seiten. 1982.

Band 38: Arztgeheimnis - Datenbanken - Datenschutz. Arbeitstagung, Bad Homburg, 1982. Herausgegeben von P. L. Reichertz und W. Kilian. VIII, 224 Seiten. 1982.

Band 39: Ausbildung in der Medizinischen Informatik. Proceedings, 1982. Herausgegeben von P. L. Reichertz und P. Koeppe. VIII, 248 Seiten. 1982.

Band 40: Methoden der Statistik und Informatik in Epidemiologie und Diagnostik. Proceedings, 1982. Herausgegeben von J. Berger und K. H. Höhne. XI, 451 Seiten. 1983.

Band 41: G. Heinrich, Bildverarbeitung von Computer-Tomogrammen zur Unterstützung der neuroradiologischen Diagnostik. VIII, 203 Seiten. 1983.

Band 42: K. Boehnke, Der Einfluß verschiedener Stichprobencharakteristika auf die Effizienz der parametrischen und nichtparametrischen Varianzanalyse. II, 6, 173 Seiten. 1983.

Band 43: W. Rehpenning, Multivariate Datenbeurteilung. IX, 89 Seiten. 1983.

Band 44: B. Camphausen, Auswirkungen demographischer Prozesse auf die Berufe und die Kosten im Gesundheitswesen. XII, 292 Seiten. 1983.

Band 45: W. Lordieck, P. L. Reichertz, Die EDV in den Krankenhäusern der Bundesrepublik Deutschland. XV, 190 Seiten. 1983.

Band 46: K. Heidenberger, Strategische Analyse der sekundären Hypertonieprävention. VII, 274 Seiten. 1983.

Band 47: H.-J. Seelos, Computerunterstützte Screeninganamese. IX, 221 Seiten. 1983.

Band 48: H. E. Wichmann, Regulationsmodelle und ihre Anwendung auf die Blutbildung. XVIII, 303 Seiten. 1984.

Band 49: D. Hölzel, G. Schubert-Fritschle, Ch. Thieme, Klinikübergreifende Tumorverlaufsdokumentation. XI, 269 Seiten. 1984.

Band 50: Der Beitrag der Informationsverarbeitung zum Fortschritt der Medizin. 28. Jahrestagung der GMDS, Heidelberg, September 1983. Herausgegeben von C. O. Köhler, P. Tautu und G. Wagner. XI, 668 Seiten. 1984.

Band 51: L. Gutjahr, G. Ferber, Neurographische Normalwerte. XI, 322 Seiten. 1984.

Band 52: Systemanalyse biologischer Prozesse, 1. Ebernburger Gespräch. Herausgegeben von D. P. F. Möller. IX, 226 Seiten. 1984.

Band 53: W. Köpcke, Zwischenauswertungen und vorzeitiger Abbruch von Therapiestudien. V, 197 Seiten. 1984.

Band 54: W. Grothe, Ein Informationssystem für die Geburtshilfe, VIII, 240 Seiten. 1984.

Band 55: K. Vanselow, D. Proppe, Grundlagen der quantitativen Röntgen-Bildauswertung. VII, 280 Seiten. 1984.

Band 56: Strukturen und Prozesse - Neue Ansätze in der Biometrie. Proceedings, 1982. Herausgegeben von R. Repges und Th. Tolxdorff. V, 138 Seiten. 1984.

Band 57: H. Ackermann, Mehrdimensionale nichtparametrische Normbereiche. VI, 128 Seiten. 1984.

Band 58: Krankendaten, Krankheitsregister, Datenschutz. 29. Jahrestagung der GMDS, Frankfurt, Oktober 1984. Herausgegeben von K. Abt, W. Giere und B. Leiber. VI, 566 Seiten. 1985.

Band 59: WAMIS Wiener Allgemeines Medizinisches Informations-System. Herausgegeben von G. Grabner. X, 367 Seiten. 1985.

Band 60: Neuere Verfahren der nichtparametrischen Statistik. Proceedings, 1985. Herausgegeben von G. Ch. Pflug. V, 129 Seiten. 1985.

Band 61: Von Gesundheitsstatistiken zu Gesundheitsinformation. Herausgegeben von E. Schach. XIV, 300 Seiten. 1985.

Band 62: Prognose- und Entscheidungsfindung in der Medizin. Proceedings, 1985. Herausgegeben von H. J. Jesdinsky und H. J. Trampisch. VIII, 524 Seiten. 1985.